TRAITÉ
DES MALADIES
CHIRURGICALES
ET DES OPERATIONS
QUI LEUR CONVIENNENT.

TRAITÉ

DES MALADIES

CHIRURGICALES

ET DES OPERATIONS

QUI LEUR CONVIENNENT;

Par M. le Baron BOYER,

Membre de la Légion-d'Honneur, Professeur de Chirurgie-pratique à la Faculté de Médecine de Paris, Chirurgien en chef-adjoint de l'hôpital de la Charité, Membre de plusieurs Sociétés savantes étrangères et nationales, etc.

TOME TROISIÈME.

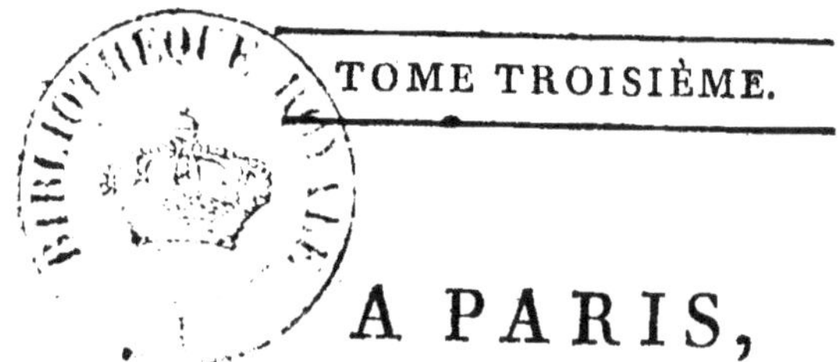

A PARIS,

CHEZ

L'Auteur, rue de Grenelle, faubourg Saint-Germain, N.° 9;

Madame V.° MIGNERET, Imprimeur, rue du Dragon, faubourg Saint-Germain, N.° 20.

1814.

TRAITÉ

DES

MALADIES CHIRURGICALES

ET DES OPÉRATIONS

QUI LEUR CONVIENNENT.

DES MALADIES DES OS.

INTRODUCTION.

Les os sont sujets à presque toutes les maladies qui attaquent les parties molles.

L'observation et le raisonnement démontrent la vérité de cette proposition.

L'observation. Les os, en effet, s'enflamment, se gonflent, suppurent, comme les parties molles ; comme elles, ils s'ulcèrent, se nécrosent, s'exfolient, se recouvrent de bourgeons charnus, et se réunissent quand ils ont été divisés : comme elles, ils peuvent être le siège de ces douleurs également cruelles et inexplicables, qui ne laissent aucune trace de lésion dans les parties qu'elles attaquent, et qu'on appelle *ner-veuses,* sans savoir au juste, ni le tissu qu'elles affectent, ni trop souvent la cause qui les produit. En un mot, il n'est peut-être pas une seule maladie des parties molles, qu'on ne puisse rencontrer dans les os, si l'on excepte celles qui attaquent les gros vaisseaux.

Le raisonnement. La raison dit, en effet, que là où il y a identité de structure et de propriétés vitales, il doit y avoir identité de maladies. Or, les os présentent les mêmes élémens constitutifs, et les mêmes propriétés vitales que les parties molles, du moins quant au fond, et abstraction faite des variétés de proportion dans les élémens, et d'intensité dans les propriétés vitales.

L'anatomie démontre dans les os, comme dans les parties molles, des vaisseaux sanguins, artériels et veineux, des exhalans, des absorbans. Le tissu cellulaire y devient très-manifeste dans l'état de carnification, et dans les bourgeons charnus qui naissent sur les endroits denudés. Les recherches anatomiques les plus fines n'ont point encore fait appercevoir les nerfs des os ; mais la sensibilité dont ils jouissent dans certaines maladies, ne laisse aucun doute sur leur existence. Enfin, la chimie ne peut découvrir dans les os aucune substance qu'on ne retrouve dans les parties molles, car le phosphate de chaux et la gélatine qui sont en si grande quantité dans les os, existent aussi dans le sang, l'urine et les diverses humeurs de l'économie, comme dans toutes les parties molles en général. D'où il suit que la différence qui existe entre les os et les parties molles, ne tient point à la différence des élémens constitutifs, mais uniquement à la différence de leurs proportions et de leurs combinaisons; différence que nécessitoit la nature des fonctions qu'ils ont à remplir.

En second lieu, les os, ainsi que nous l'avons dit, se nourrissent, croissent, s'enflamment, se recouvrent de bourgeons charnus; or ces phénomènes supposent nécessairement les propriétés vitales qui président à la circulation et à la nutrition. Enfin, la sensibilité se développe quelquefois à un très-haut degré dans les os; preuve certaine qu'ils ne sont pas entièrement dépourvus de cette propriété vitale.

Mais si les os ne diffèrent point essentiellement des parties molles, quant à leurs élémens constitutifs et à leurs propriétés vitales, ils en diffèrent beaucoup quant aux proportions de ces mêmes élémens et à l'intensité de ces mêmes propriétés. Ainsi, le phosphate calcaire qui se trouve à peine dans les parties molles, est accumulé en grande quantité dans les os, où il est combiné avec la gélatine qui en lie toutes les molécules; et de la combinaison exacte de ces deux substances saline et gélatineuse, résulte ce mélange admirable de solidité, de force et de souplesse, sans lequel les os ne pourroient remplir leurs fonctions.

Les os doivent leur solidité à la grande quantité de phosphate calcaire qu'ils contiennent; aussi deviennent-ils mous et flexibles, lorsqu'ils en sont privés par une cause quelconque, comme on le remarque dans le rachitis. Ils doivent leur souplesse à la gélatine; c'est pourquoi ils deviennent fragiles et cassans, lorsqu'ils en ont été privés par l'action de certains virus, tels que le vénérien, le cancéreux, etc.

1..

Si les os des vieillards sont plus durs, plus fragiles et moins souples que ceux des enfans, c'est uniquement parce que le phosphate calcaire s'y accumule en plus grande quantité, tandis que la gélatine n'augmente pas dans les mêmes proportions, et semble au contraire diminuer.

Les propriétés vitales des os sont beaucoup moins énergiques que celles des parties molles, et leur activité est toujours en raison inverse de la quantité de la substance saline, laquelle est entièrement inorganique ; aussi les mouvemens vitaux sont-ils beaucoup plus marqués dans les os des enfans où la gélatine prédomine, de même que dans les premiers temps de la formation du cal, où il n'existe encore que cette substance, et dans le ramollissement des os où elle reste presque seule. On voit, au contraire, la vie s'affoiblir, et pour ainsi dire s'éteindre progressivement dans les os, à mesure que, par les progrès de l'âge, la nature y entasse le phosphate calcaire : voilà pourquoi la formation du cal est si lente, et souvent même impossible chez le vieillard.

La grande quantité de substance calcaire qui pénètre le parenchyme des os, et le peu d'énergie de leurs propriétés vitales qui paroît être l'effet de la présence de cette matière inorganique, produisent dans leurs maladies des modifications bien remarquables. Toutes les maladies présentent dans les os un caractère de lenteur, et, si l'on peut ainsi dire, de chronicité qu'elles n'offrent point dans les parties molles. La fracture d'un os exige trente, quarante jours, quelquefois même plusieurs mois pour se consolider, tandis qu'une plaie simple des parties molles , dont les bords ont été rapprochés et maintenus en contact , se cicatrise et guérit en trois ou quatre jours. La gangrène , ou *nécrose* du tissu osseux, se forme aussi beaucoup plus lentement que la gangrène des parties molles, et la séparation de la partie morte se fait attendre beaucoup plus long-temps. En général, cette lenteur dans la succession des phénomènes morbifiques , est d'autant plus grande, que les os sont surchargés d'une plus grande quantité de phosphate de chaux : ainsi, elle est moindre chez l'enfant, plus grande chez l'adulte, et plus grande encore chez le vieillard.

Les maladies des os se partagent naturellement en deux grandes classes ; celles qui attaquent la substance même des os, ou leur *continuité*, et celles qui affectent leurs articulations, ou leur *contiguité*. Mais il faut observer que parmi ces dernières, il en est aussi qui attaquent la substance de l'os ; telles sont les tumeurs blanches des articulations dans lesquelles souvent la carie des extrémités des os se joint à l'engorgement des parties molles, et au déplacement de ces mêmes os.

Les maladies qui attaquent la substance des os, ou leur *continuité*, sont : les fractures, les plaies des os, la nécrose, l'exostose, la carie, le spina-ventosa, l'ostéo-sarcôme, le rachitis ou ramollissement, et la fragilité.

Les maladies qui attaquent la contiguité des os, sont : l'entorse, le diastasis, la luxation , l'hydropisie des articulations, les corps étrangers qui s'y développent, les tumeurs blanches ou lymphatiques, et l'ankilose.

Ces deux classes de maladies fourniront la

matière de deux livres, dans lesquels chaque maladie formera un chapitre particulier.

Dans le plus grand nombre de ces maladies, l'art offre des secours également efficaces et indispensables, comme on le verra dans l'histoire de chacune d'elles.

Nous allons commencer par traiter des fractures, parce que c'est de toutes les maladies des os, les plus fréquentes, celles qui exigent des soins plus nombreux et plus nécessaires, et qui prouvent d'une manière plus évidente le pouvoir de l'art,

DES MALADIES

QUI ATTAQUENT LA SUBSTANCE DES OS, OU LEUR CONTINUITÉ.

CHAPITRE PREMIER.

Des Fractures en général.

LA fracture est une division ou solution de continuité d'un ou de plusieurs os, produite ordinairement par la violence de quelque cause extérieure contondante, et quelquefois par la contraction violente et subite des muscles.

En traitant des fractures en général, nous considérerons successivement, et dans autant d'articles séparés : 1.º leurs différences ; 2.º leurs causes ; 3.º leurs signes ; 4.º leur pronostic ; 5.º leur traitement ; 6.º la formation du cal.

ARTICLE PREMIER.

Différences des Fractures.

Les différences des fractures sont relatives à l'os affecté, à l'endroit de l'os où elles arrivent, à la direction suivant laquelle il est cassé, à la position respective des fragmens ; enfin, aux circonstances qui les accompagnent et les ren-

3.

dent simples ou diversement compliquées. Examinons en détail ces cinq espèces de différence.

1.° *Relatives à l'os affecté*. Tantôt c'est un
os large comme l'omoplate, le sternum, l'os des
îles; tantôt un os court, comme le calcanéum;
mais le plus souvent c'est un os long. La situation des os larges et les fonctions qu'ils remplissent rendent leurs fractures assez rares, si l'on
en excepte celles des os du crâne qui sont assez
fréquentes; mais ces fractures méritent moins
l'attention du chirurgien, sous le rapport de la
solution de continuité, que sous celui de l'affection du cerveau, ou des épanchemens sanguins
qui les accompagnent. Les fractures des os courts
sont encore plus rares, parce que ces os, à raison de l'étendue à-peu-près égale de leurs trois
dimensions, résistent davantage et laissent très-
peu de prise aux puissances extérieures : d'ailleurs, la plupart de ces os, par leur situation,
ou par la nature de leurs fonctions, sont peu
exposés à l'action des causes externes : aussi, à
moins que les membres ne soient écrasés, les
fractures des os courts dépendent presque toujours de l'action musculaire, cause la plus fréquente de celle de la rotule, de l'olécrâne et
du calcanéum. Les os longs qui servent de colonnes, d'arcs-boutans ou de leviers, sont pour
cela même très-exposés aux fractures; aussi
tout ce que nous dirons des fractures en général, s'applique-t-il principalement à celles des
os longs.

2.° *Relatives à l'endroit de l'os où elles arrivent*. Les os peuvent être fracturés dans différens points de leur longueur. Le plus ordinairement, c'est à leur partie moyenne, et alors
ils se cassent le plus souvent comme un bâton,

qui est courbé au-delà de son extensibilité , par les mains placées à ses deux extrémités. D'autres fois la fracture a lieu plus ou moins près des extrémités de l'os , ce qui est toujours plus fâcheux , comme nous l'expliquerons en parlant du pronostic. Quelquefois , enfin , l'os est fracturé en plusieurs endroits , soit que cette double fracture ait été produite par deux causes différentes qui ont agi successivement ou simultanément sur les endroits de l'os qui sont cassés , soit qu'elle ait été occasionnée par une seule cause qui a agi en même temps sur plusieurs points de l'os.

Ces distinctions des fractures , relativement au lieu qu'elles occupent , ne sont point des subtilités purement scholastiques : elles ont , en effet , une influence très-remarquable sur le pronostic et sur le traitement , comme on s'en convaincra par la suite.

3.º *Relatives à la direction suivant laquelle l'os est cassé*. Un os peut être cassé de plusieurs manières , et la fracture reçoit différens noms , suivant qu'elle est diversement dirigée relativement à l'axe de l'os. On la nomme transversale , quand l'os est partagé par une rupture transversale à sa longueur : on lui a donné aussi le nom de fracture en *rave* , à cause de sa ressemblance avec celle d'une rave ou d'un concombre. On appelle la fracture *oblique* , ou en bec de flûte , lorsque la division de l'os n'est pas perpendiculaire à sa longueur , mais s'en éloigne plus ou moins d'un côté ou de l'autre , ce qui rend la surface de la fracture plus grande , et fait qu'on a plus de peine à maintenir ensemble les fragmens que l'on a réunis. Les fractures obliques diffèrent entre elles suivant que leur obliquité est plus ou moins grande , qu'elles sont obliques dans toute leur étendue , ou qu'elles sont en partie obliques , et en partie transversales. Lorsqu'un os est fracturé dans plusieurs sens à-la-fois , et se trouve partagé en un plus ou moins grand nombre d'esquilles , on nomme cette fracture *comminutive* ou *compliquée* , parce qu'alors les parties molles sont toujours plus ou moins endommagées.

Plusieurs auteurs ont admis une autre espèce de fracture ; c'est celle qu'on dit se faire exactement suivant la longueur de l'os. *Duverney*, qui ne doute nullement de la possibilité de cette fracture, en cite trois exemples dans son Traité des maladies des os , tom. 1 , pag. 167 et suivantes ; mais ces observations ne sont rien moins que concluantes. *J. L. Petit* croit cette espèce de fracture imaginaire. Il en donne une raison très-solide ; c'est qu'il n'y a point de coup capable de fracturer l'os suivant sa longueur, qui ne puisse le rompre en travers ou obliquement avec bien plus de facilité. D'ailleurs, en supposant que cette fracture existât réellement , il seroit impossible de la reconnoître sur le vivant à travers les parties molles contuses dont l'os est recouvert , et d'en distinguer les effets de ceux d'une simple contusion de l'os. Le sentiment de *J. L. Petit* a prévalu , et aujourd'hui presque tous les praticiens regardent la fracture en long des grands os des extrémités , comme impossible. On trouve néanmoins , à la suite des plaies d'armes à feu , les os fendus suivant leur longueur, jusques dans leurs articulations ; mais ces exemples ne prouvent point la possibilité de la fracture longitudinale simple.

Quelle que soit la direction suivant laquelle un os est fracturé, la division s'étend toujours dans toute son épaisseur, et il est entièrement séparé en deux parties : ainsi la distinction des fractures, en complètes et en incomplètes, admise par plusieurs auteurs, n'est point fondée, puisque les os sont toujours entièrement cassés, et qu'il n'arrive jamais que leur continuité soit conservée en partie, au moyen de quelque portion osseuse qui n'auroit point souffert de division. L'élasticité des os, et l'action prompte et subite des causes qui les fracturent, ne leur permettent pas de se rompre ainsi incomplètement, ou seulement dans une partie de leur épaisseur.

4°. *Relatives à la position respective des fragmens.* Ces différences sont les plus importantes à connoître, puisque le traitement des fractures consiste presque entièrement à remédier au dérangement des fragmens, ou à le prévenir. Cependant il ne faut pas croire que le déplacement des fragmens soit un symptôme absolument essentiel des maladies dont nous parlons, car on l'observe rarement dans les membres composés de deux os, lorsqu'il n'y en a qu'un seul de fracturé. Il n'a pas toujours lieu non plus dans toutes les fractures qui sont au col d'un os, comme on le voit dans certaines fractures du col du fémur, dont les fragmens ne changent de rapport que quand le malade essaie de marcher, ou qu'on fait mouvoir le membre imprudemment. On voit aussi des fractures de la jambe, dans lesquelles il n'existe, ni déplacement des fragmens, ni altération dans la forme du membre, sur-tout lorsque le tibia seul est fracturé près de sa partie

supérieure où il est très-épais ; alors , en effet ,
les surfaces par lesquelles les fragmens se
correspondent , ayant beaucoup d'étendue ,
ne peuvent point s'abandonner , ou ne s'aban-
donnent qu'avec difficulté : d'ailleurs , le péroné
résiste à l'action des causes qui tendent à opérer le déplacement ; mais ce phénomène a
presque constamment lieu lorsque les deux os
de la jambe ou de l'avant-bras sont fracturés
en même temps : comme aussi dans les fractures des membres formés d'un seul os , à raison du peu d'étendue des surfaces des fragmens
et du grand nombre de puissances musculaires
qui tendent à les déplacer. Examinons maintenant dans quels sens les fragmens peuvent se
déplacer , et quelles sont les causes de ce déplacement.

Le déplacement peut avoir lieu suivant l'é-
paisseur de l'os , suivant sa longueur , suivant
sa direction , et suivant sa circonférence.

Suivant l'épaisseur. Les fractures transversales sont les seules dans lesquelles on observe
cette espèce de déplacement : alors , ou bien
les deux fragmens se touchent encore par quelque point de leurs surfaces , ou bien ils ont
cessé tout-à-fait de se correspondre ; et dans
ce dernier cas , le membre se raccourcit par
le chevauchement des fragmens qui glissent à
côté l'un de l'autre.

Suivant la longueur. Ce mode de déplacement, dans lequel les fragmens de l'os fracturé
chevauchent plus ou moins l'un sur l'autre, a
constamment lieu dans les fractures obliques ,
et même dans les fractures transversales , lorsque le déplacement, suivant l'épaisseur, a été
tel que les surfaces des fragmens ne se corres-

pondent plus. Nous verrons par la suite que toutes les fois qu'il y a raccourcissement du membre dans les fractures des extrémités, c'est le fragment inférieur qui se déplace.

On peut rapporter au mode de déplacement dont nous parlons, celui qui survient dans les fractures de la rotule, de l'olécrâne et du calcanéum; mais ce dernier diffère de l'autre, en ce que les fragmens, au lieu de chevaucher l'un sur l'autre, s'écartent suivant la longueur de l'os, et restent séparés par un intervalle plus ou moins considérable,

Suivant la direction de l'os. Dans cette espèce de déplacement, les deux fragmens forment un angle plus ou moins saillant, et l'os paroît arqué. Ce déplacement s'observe principalement dans les fractures comminutives; il peut aussi avoir lieu dans les fractures simples : par exemple, à la jambe, lorsque le membre ne portant pas sur un plan exactement horizontal, le talon se trouve plus bas que le reste de la jambe; alors la saillie angulaire des fragmens est antérieure ; elle seroit au contraire postérieure , si le talon étoit trop élevé.

Suivant la circonférence de l'os. Ce déplacement s'opère, lorsque le fragment inférieur exécute un mouvement de rotation, tandis que le supérieur reste immobile; ainsi, dans les fractures du col du fémur, si le pied est mal soutenu par l'appareil contentif, son poids, joint à celui de la jambe et à l'action musculaire, l'entraîne en dehors, et fait tourner dans ce sens le fragment inférieur.

Outre les déplacemens simples dont nous venons de parler, il en est de composés, c'est-à-dire, qui ont lieu dans plusieurs sens à-la-

fois ; tel est, par exemple, celui que l'on observe dans une fracture du fémur, lorsque le
fragment inférieur étant remonté en dedans,
la pointe du pied s'incline en dehors.

Quelles sont les causes du déplacement ?

Les os, organes passifs de nos mouvemens,
n'ont en eux aucune cause capable de produire
le déplacement ; mais ils obéissent à l'impulsion des corps extérieurs, au poids du membre et à l'action musculaire ; trois causes du
déplacement des fractures que nous allons examiner successivement.

Le déplacement peut être produit par une
puissance extérieure, soit au moment où la
fracture s'opère, et par l'action même de la
cause fracturante, soit par le poids du corps,
lorsque la fracture précède la chûte, soit enfin
par une autre puissance extérieure qui agit sur
les fragmens plus ou moins long-temps après
que l'os a été rompu.

La force extérieure qui produit une fracture,
agit, tantôt sur l'endroit même où l'os se casse,
tantôt sur des parties plus ou moins éloignées
de cet endroit. Dans l'un et l'autre cas, l'action de cette force n'est pas entièrement employée à produire la solution de continuité :
elle s'épuise en produisant le déplacement des
fragmens.

Les chûtes sont les causes les plus ordinaires
des fractures ; mais quelquefois la chûte n'a
lieu qu'après que la jambe ou la cuisse est cas-
sée ; alors le poids du corps produit le déplacement, en poussant le fragment supérieur
contre les chairs qu'il déchire plus ou moins ;
c'est ce qui arriva à *Ambroise Paré* : ce célèbre
chirurgien, après avoir reçu un coup de pied

de cheval, vouloit reculer pour s'en épargner d'autres, mais il tomba aussitôt, et les deux os de la jambe gauche, qui avoient été rompus, pressés par le poids du corps, non-seulement traversèrent la peau en lui faisant éprouver une douleur excessive, mais lui percèrent même le bas et la botte. J'ai vu un cas à-peu-près semblable sur un jeune homme de vingt ans, qui étant debout, reçut sur la partie moyenne de la cuisse droite, un coup de timon de voiture, qui lui fractura le fémur; le poids du corps n'étant plus soutenu par cette cuisse, le malade tomba, et dans sa chûte, le fragment supérieur lui perça non-seulement les muscles et la peau, mais même la culotte.

Le poids seul du membre peut causer des déplacemens suivant la direction ou la circonférence de l'os, comme nous l'avons dit plus haut. Les mouvemens imprimés au membre en relevant le malade et en le transportant dans son lit, changent aussi quelquefois le rapport des fragmens, et occasionnent leur déplacement.

Mais de toutes les causes du déplacement des fractures, la plus commune et la plus puissante est l'action musculaire. Parmi les muscles qui environnent un os fracturé, les uns s'attachent dans toute sa longueur, et tiennent également à l'un et à l'autre fragment ; d'autres viennent de l'os qui est au-dessus, et vont se rendre à celui qui est articulé avec le fragment inférieur, ou à ce fragment lui-même. Enfin, il en est qui, venant d'un endroit plus ou moins éloigné, se terminent au fragment supérieur. Les muscles qui sont autour de l'os de la cuisse, nous fournissent l'exemple de ces trois dispositions. Le triceps crural s'attache à toute la longueur de l'os ; le biceps , le demi-membraneux , le demi-tendineux viennent du bassin, et vont se rendre à la jambe , membre avec lequel le fragment inférieur s'articule , et dont il suit tous les mouvemens ; le grand adducteur s'insère à ce fragment lui-même ; enfin , les muscles iliaque , psoas , pectiné , etc. viennent des lombes et du bassin pour s'attacher au fémur , non loin de son extrémité supérieure.

Les muscles qui s'attachent aux deux fragmens , contribuent infiniment peu à leur déplacement; ils peuvent cependant les tirer tous deux du côté où ils sont placés , et changer ainsi la direction du membre. Le triceps crural , et notamment sa partie moyenne , agit de cette manière dans la fracture du fémur , pour rendre la cuisse convexe antérieurement. Le brachial antérieur tend à produire le même effet , lorsque l'humérus est fracturé au-dessous de sa partie moyenne.

Mais c'est principalement aux muscles qui s'attachent au fragment inférieur , ou au membre avec lequel ce fragment s'articule , que le déplacement doit être attribué. Que l'humérus soit fracturé entre son extrémité supérieure et l'endroit où se fait l'insertion du grand pectoral , ce muscle , aidé du très-large du dos et du grand rond , tire en dedans le fragment inférieur , et le déplace en le portant au côté interne du fragment supérieur, qui demeure immobile , à raison de son peu de longueur , et parce que rien d'ailleurs ne provoque l'action des muscles qui s'y attachent. Dans les fractures du col du fémur , le fragment supérieur, renfermé dans l'articulation iléo-fémorale, ne donne attache à aucun muscle ; tous ceux qui s'attachent au fragment inférieur, le tirent en haut et en arrière, et le déplacement, dans ce sens, est inévitable. Dans toutes les fractures, le fragment inférieur étant entraîné dans tous les mouvemens qu'exécute le membre avec lequel il s'articule, les muscles qui s'attachent aux os dont ce membre est composé, deviennent une cause puissante de déplacement ; c'est ainsi que dans la fracture du fémur, les muscles biceps, demi-tendineux et demi-membraneux tirent là jambe, et avec elle le fragment inférieur en haut, en dedans et en arrière, et le font monter au côté interne un peu postérieur du fragment supérieur, dont l'extrémité fait alors saillie du côté antérieur et externe. Dans la fracture de la jambe, les jumeaux, le soléaire, les péroniers latéraux, en agissant sur le pied, entraînent le fragment inférieur du tibia et du péroné, et le font glisser contre le côté externe et postérieur du fragment supérieur ; car ici, comme dans toutes les parties, les muscles les plus forts, en opérant le déplacement, tirent vers eux le fragment sur lequel ils agissent ; et comme les muscles postérieurs de la jambe l'emportent, pour le nombre et la force, sur ceux de sa partie antérieure, et que ceux de sa partie externe ne sont contre-balancés par aucun muscle, c'est en arrière et en dehors que le déplacement doit avoir lieu. On pourroit donc, en supposant une fracture dans un point quelconque de la longueur d'un os, déterminer *à priori*, d'après la connoissance anatomique des muscles, dans quel sens le déplacement doit s'effectuer, en supposant, d'ailleurs, qu'on n'oppose aucune résistance à l'action musculaire, et que le déplacement dépende uniquement de cette cause.

Enfin, les muscles qui s'attachent au fragment supérieur seulement, peuvent quelquefois le déplacer. Dans la fracture du fémur, placée immédiatement au-dessous du petit trochanter, les muscles psoas et iliaque réunis, portent en avant l'extrémité du fragment supérieur, qui soulève la peau, et forme vers le pli de l'aine une saillie plus ou moins considérable ; mais on doit observer qu'en général le déplacement du fragment supérieur est très-rare, et que c'est presque toujours le fragment inférieur qui se déplace.

La manière dont le déplacement des fractures est opéré par l'action des muscles, rend raison d'un phénomène qui les accompagne presque toujours, et qui se remarque particulièrement dans celles du fémur, de la clavicule et de la jambe ; c'est la saillie du fragment supérieur, ou de celui qui est le plus rapproché du tronc. On croiroit, au premier coup-d'œil, que cette saillie est formée par le fragment supérieur, qui, en quittant sa place naturelle, s'est élevé au-dessus du fragment inférieur ; mais pour peu qu'on y réfléchisse, on voit manifestement que l'extrémité du fragment supérieur n'est devenue saillante, que parce que le fragment inférieur s'est déplacé et s'est porté du côté où les muscles qui s'y attachent sont les plus forts : aussi remarque-t-on dans la pratique, que pour faire disparoître la saillie ou l'éminence formée par le fragment supérieur, il suffit de réduire l'inférieur dans sa place naturelle. Si, au lieu de cela, on employoit des bandages serrés, ou des machines pour abaisser l'extrémité saillante, et la tenir enfoncée, on n'en viendroit point à bout ; et si on s'obstinoit dans l'usage de ces moyens, on donneroit lieu à l'inflammation, peut-être même à la gangrêne de la peau, et des autres parties molles qui couvrent la partie saillante de l'os.

5.º *Relativement aux circonstances dont les fractures sont accompagnées.* On les distingue en simples, en composées, en complètes, en incomplètes et en compliquées. La fracture est simple, lorsqu'il n'y a qu'un seul os de rompu, que les parties molles n'ont éprouvé que le degré de lésion inséparable de la maladie, sans autre accident contraire à l'indication curative générale, qui consiste dans la réunion des parties divisées. La fracture est composée, quand un os est rompu en différens endroits, ou que les deux os qui composent un membre, comme l'avant-bras, sont cassés, sans cependant qu'il y ait d'accident. Par fracture incomplète, plusieurs auteurs entendent celle où les deux os sont cassés en même temps ; mais suivant le plus grand nombre, la fracture est complète, lorsque l'os est entièrement cassé, et incomplète, lorsque la continuité est conservée en partie, au moyen de quelque portion osseuse qui n'a point souffert de division. Prise dans ce dernier sens, la distinction des fractures en complètes et en incomplètes, n'est point admissible, puisque, comme nous l'avons déja dit, la solution de continuité s'étend toujours dans toute l'épaisseur de l'os. La fracture est compliquée lorsqu'elle est accompagnée de maladies ou d'accidens qui multiplient les indications, et demandent qu'on emploie différens remèdes, ou que l'on fasse différentes opérations pour parvenir à leur guérison.

Les fractures peuvent être compliquées de contusion, de plaie, de l'ouverture d'un gros vaisseau, de luxation et de maladies: la contusion et la plaie sont souvent accompagnées de gonflement inflammatoire, de fièvre, de douleurs vives, de convulsion, etc.

Toutes les fractures sont accompagnées d'un certain degré de contusion; car une force extérieure ne peut pas rompre la cohésion des parties d'un os, sans agir en même temps sur les parties molles qui sont dessus; et comme ces parties se trouvent entre la cause blessante et l'os, qui est une partie dure, elles doivent nécessairement être meurtries. Ainsi la contusion ne peut être regardée comme une complication des fractures, que lorsqu'elle est portée à un degré considérable, et qu'elle exige des moyens particuliers, différens de ceux qu'on emploie dans les fractures simples.

La solution de continuité des parties molles, soit qu'elle ait été faite par la cause fracturante, soit qu'elle ait été produite par les fragmens de l'os cassé, qui ont déchiré les muscles et la peau, est toujours une complication des fractures, laquelle est suivie d'un gonflement inflammatoire plus ou moins grand, suivant l'étendue de la plaie et la nature des parties déchirées.

Les fractures sont quelquefois accompagnées de luxation; mais cette complication est rare, et pour qu'elle ait lieu, il faut que la luxation

s'opère avant la fracture , ou que ces deux maladies soient produites dans le même temps et
par la même cause. Une fois que la fracture
est effectuée , les fragmens offrent trop peu de
prise aux puissances extérieures , et jouissent
d'une trop grande mobilité pour pouvoir se
luxer : l'action de ces puissances se borne alors
à remuer les bouts fracturés , à les enfoncer
dans les parties molles , et à produire des dila-
cérations plus ou moins considérables.

Les fractures peuvent être compliquées d'autres maladies, telles que le scorbut , la vérole,
etc. ; et cette complication est d'autant plus
fâcheuse , qu'elle retarde souvent la formation
du cal , et l'empêche même quelquefois. Enfin ,
une maladie aiguë quelconque peut se développer chez une personne qui a une fracture ,
et rendre la guérison de celle-ci plus longue et
plus difficile.

ARTICLE II.

Des Causes des Fractures.

Les causes des fractures sont distinguées en
prédisposantes ou éloignées, et en efficientes
ou prochaines. Les premières sont relatives à
la situation des os, aux fonctions dont ils sont
chargés, à l'âge des individus, et aux maladies
dont ils peuvent être attaqués.

Les os superficiels sont, en général, plus exposés aux fractures que ceux qui sont situés
profondément , et recouverts par des parties
molles très-épaisses, qui les protégent contre
les violences extérieures.

Les usages que certains os remplissent , les

exposent aux fractures; ainsi le radius, à cause de ses rapports avec la main, y est plus sujet que le cubitus. La clavicule est souvent fracturée, parce qu'elle fait l'office d'un arc-boutant, qui tient l'épaule écartée du tronc, et supporte les efforts de l'extrémité supérieure.

La vieillesse doit encore être rangée parmi les causes prédisposantes des fractures. A mesure que nous avançons en âge, nos os deviennent de plus en plus cassans, parce qu'ils se chargent d'une plus grande quantité de phosphate de chaux. Chez les vieillards, la proportion de la partie saline ou inorganique de l'os, est très-considérable relativement à sa portion fibreuse ou organisée ; aussi les os des vieillards se fracturent-ils avec la plus grande facilité. Dans les enfans, au contraire, l'os, plus fibreux et moins chargé de phosphate calcaire, jouit d'une plus grande flexibilité, cède et revient sur lui-même, quand les causes fracturantes agissent sur lui, et tendent à le rompre.

Enfin, il est des maladies qui disposent manifestement aux fractures. Certains virus, portant leur action sur la partie gélatineuse du système osseux, la détruisent et rendent les os très-fragiles ; c'est ainsi qu'on a vu des femmes attaquées de cancers anciens et ulcérés, se fracturer les os par la plus légère cause, en exécutant des mouvemens très-modérés, en se remuant dans leur lit, etc. Le virus vénérien, le vice scorbutique, le rachitique, et d'autres qu'il est souvent très-difficile d'apprécier, peuvent aussi rendre les os très-fragiles, comme le prouvent les observations les plus authentiques de chirurgie.

On a encore mis le froid au nombre des causes

prédisposantes des fractures; mais si ces maladies sont plus communes en hiver qu'en été, c'est parce qu'alors, d'une part, les chûtes sont plus fréquentes, et que de l'autre, les corps sur lesquels on tombe sont plus durs.

Les causes efficientes des fractures agissent en surmontant la force de cohésion des molécules, et en alongeant l'os au-delà de son extensibilité. Elles sont externes ou internes. La cause interne vraiment efficace, est la contraction musculaire qui produit souvent la fracture de la rotule, de l'olécrâne et du calcaneum. Les externes sont les plus ordinaires; tantôt elles agissent loin de l'endroit où elles produisent la solution de continuité, tantôt elles portent leur action sur le lieu même où cette solution s'effectue. Lorsque les puissances fracturantes sont appliquées aux deux extrémités d'un os, elles tendent à les rapprocher en produisant sa courbure: c'est ainsi que dans une chûte sur l'épaule, la clavicule pressée vivement contre le sternum, se courbe en avant et se fracture. Nous tombons sur les mains, le radius pressé entre le poids du corps et le sol qui résiste, se courbe vers sa partie moyenne et se fracture dans ce point de sa longueur. Alors les courbures naturelles des os déterminent, autant que la manière d'agir de la cause fracturante, le lieu où la solution de continuité arrive. Dans ce cas, la contusion est moindre que si la cause de la fracture avoit agi sur l'endroit même où la solution de continuité est arrivée : les extrémités des fragmens poussées contre les parties molles, produisent seulement une dilacération plus ou moins considérable. Mais quand la puissance extérieure fracture l'os à l'endroit même où elle exerce son action, elle le courbe du côté opposé et meurtrit les parties qu'elle frappe. C'est ainsi qu'un coup de bâton appliqué sur la partie moyenne de la clavicule, dont le milieu porte à faux, et n'est soutenu que par des parties molles, la courbe en bas, et ne la fracture jamais sans occasionner une contusion plus ou moins grande, et quelquefois même une plaie contuse.

Lorsque la cause fracturante est appliquée avec beaucoup de force sur un os également soutenu dans tous ses points, elle le brise en plusieurs fragmens, et ces sortes de fractures toujours très-graves, et souvent accompagnées de plaies et de déchirement, se nomment *comminutives*, comme nous l'avons dit plus haut.

ARTICLE III.

Des Signes des Fractures.

Les signes des fractures se distinguent en rationnels et en sensibles.

Les premiers sont la douleur et l'impossibilité de mouvoir le membre ; mais comme ces effets peuvent dépendre d'une luxation, ou même d'une contusion, aussi-bien que d'une fracture, il en résulte qu'ils sont toujours équivoques, et qu'ils ne peuvent servir seuls à établir le diagnostic.

Les signes sensibles sont tous les changemens survenus tout-à-coup dans la conformation du membre, dans sa longueur, dans sa forme, dans sa direction ; l'écartement ou les inégalités senties par le toucher, lorsque l'os est superficiel ; enfin, la crépitation produite par le frottement des bouts des fragmens l'un contre l'autre.

Lorsqu'on trouve la longueur du membre malade diminuée, on doit, avant de prononcer que ce raccourcissement dépend du chevauchement des fragmens, examiner si les extrémités de l'os n'ont point abandonné leurs cavités articulaires, s'informer si le malade n'a pas naturellement, ou par suite d'une ancienne fracture mal réduite, un membre plus court que l'autre.

Si l'on compare la longueur des extrémités inférieures, on doit donner au bassin une position horizontale, placer sur la même ligne les deux épines antérieures et supérieures des os des îles ; car si ces deux éminences ne sont pas de niveau, l'extrémité vers laquelle le bassin s'incline, paroîtra plus longue que l'extrémité opposée.

Celui qui connoît la conformation de nos membres, qui a sur-tout apprécié les justes rapports des éminences qui s'élèvent des extrémités des os, s'apperçoit facilement des changemens qu'une fracture peut y introduire. Toutes les fois qu'à la suite d'une chûte ou d'un coup, un membre est concave dans un endroit où il devroit être convexe, ou droit, *et vice versâ*, ce changement de forme et de direction ne peut être que le résultat d'une fracture avec déplacement. Le côté interne du gros orteil dans une personne dont la jambe repose sur un plan horizontal, doit correspondre au bord interne de la rotule : si ce rapport naturel est changé, que le bord interne du gros orteil corresponde au côté externe de la rotule, nul doute qu'il n'y ait fracture des deux os de la jambe.

En promenant les doigts sur la partie des os la plus voisine des tégumens, on sent les inégalités qui résultent du déplacement des fragmens. Ce signe est sur-tout facile à acquérir, lorsque l'os est couvert de parties molles qui ont peu d'épaisseur, ou qu'il est placé immédiatement sous la peau. Mais en faisant ces recherches, on aura attention, afin de ménager la sensibilité, de ne toucher qu'avec beaucoup de douceur et de circonspection les endroits où l'on sent des esquilles ou pointes d'os s'élever et faire tumeur ; car en poussant durement les parties sensibles contre les pointes et les tranchans des os, on feroit un supplice d'un examen salutaire.

La crépitation ou le bruit que font les bouts de l'os cassé, en se froissant l'un l'autre, lorsqu'on remue le membre, est un des principaux signes des fractures. Pour faire avec moins de douleur cette épreuve presque toujours nécessaire, il faut, si le membre est peu volumineux, tenir fixement sa partie supérieure avec une main, pendant qu'avec l'autre on remue doucement sa partie inférieure. Lorsque la grosseur du membre ne permet pas de l'embrasser de cette manière, on fait saisir sa partie supérieure par un aide, afin qu'en remuant avec circonspection la partie inférieure, elle puisse occasionner une légère crépitation, qui frappe quelquefois l'oreille, mais que le chirurgien sent le plus souvent par l'ébranlement que le choc ou le froissement des fragmens de l'os cassé communique à ses mains. Un praticien exercé distingue aisément la crépitation de l'espèce de craquement que font sentir les tumeurs emphysémateuses, quand on les presse, et du bruit que font entendre les articulations, lorsqu'il y a disette de synovie et sécheresse des surfaces articulaires.

Quoiqu'il soit facile, en général, de reconnoître une fracture aux signes que l'on vient d'indiquer, il est cependant des cas dans lesquels il est presqu'impossible, pendant les premiers jours, de prononcer sur l'existence de la maladie. Cette difficulté du diagnostic peut dépendre de plusieurs causes.

Quelquefois l'os malade est situé si profondément, et environné de masses musculaires qui ont tant d'épaisseur, qu'on sent difficilement la solution de continuité, et que la crépitation ne peut se faire entendre. Si dans un cas pareil le déplacement est peu considérable, comme dans certaines fractures du col du fémur, on peut aisément méconnoître la maladie.

Les fractures des os de l'avant-bras et de la jambe, quand un des deux reste intact, étant quelquefois sans déplacement, sont alors difficiles à reconnoître : l'os sain servant d'appui à celui qui est fracturé, s'oppose à un déplacement d'une certaine étendue, et prévient une dépravation sensible dans la conformation du membre. Enfin, si on est appelé trop tard, et que déja un gonflement inflammatoire soit survenu autour des parties fracturées, on ne peut souvent constater la fracture. Dans ce cas, quel est le praticien auquel il n'est point arrivé d'hésiter avant de connoître s'il y avoit fracture ? D'ailleurs, quand bien même on parviendroit à la reconnoître sur-le-champ, on devroit attendre la cessation des accidens, avant de procéder à une réduction exacte.

Lorsque, malgré l'examen le plus attentif, on

ne peut parvenir à constater une fracture dont
on soupçonne fortement l'existence, on doit
appliquer sur le membre un appareil contentif,
et employer les moyens propres à combattre la
tension et le gonflement inflammatoires. Au
bout de quelques jours, ou bien on reconnoît
l'erreur, et on ôte l'appareil dont l'application
n'entraîne aucun inconvénient ; ou bien on se
confirme dans la réalité de la fracture, et on
continue les soins qu'elle exige.

ARTICLE IV.

Du Pronostic des Fractures.

Le pronostic des fractures varie selon l'espèce d'os fracturé, suivant l'endroit et la direction de la fracture, suivant les circonstances
particulières qui l'accompagnent ; enfin, suivant l'âge et la santé du sujet.

1.º *Suivant l'espèce d'os fracturé.* Les fractures des os superficiels et peu environnés de
muscles, sont, toutes choses égales d'ailleurs,
moins fâcheuses que celles des os entourés de
muscles nombreux et puissans : ainsi la fracture de la clavicule est moins grave que celle de
l'humérus. Les fractures des extrémités supérieures entraînent toujours moins de danger
que celles des membres inférieurs. Celles des os
courts, lorsqu'elles ont été produites par une
puissance extérieure, sont en général plus fâcheuses que celles des os longs, parce qu'elles
sont ordinairement accompagnées de beaucoup
de contusion et d'engorgement des parties molles, et suivies d'une roideur considérable des
articulations.

2.º *Suivant l'endroit de la fracture.* Les fractures sont moins dangereuses quand elles ont lieu au milieu des os ; souvent alors la cause n'a point agi sur l'endroit où s'est opérée la solution de continuité , les parties molles n'ont éprouvé qu'une contusion légère , et l'engorgement inflammatoire est moins à craindre. Les fractures des extrémités des os peuvent occasionner la fausse ankilose des articulations voisines : c'est ainsi que dans la fracture du fémur au-dessus de ses condyles, l'engorgement s'étendant à l'articulation du genou , celle-ci contracte une roideur qui ne se dissipe qu'à la longue, et qui, quelquefois même, ne se dissipe jamais entièrement. D'ailleurs, l'inflammation s'étend aux parties articulaires, et est accompagnée de symptômes plus graves , parce que la contusion a été plus forte ; enfin, les attelles n'ayant presqu'aucune prise sur le fragment le plus court, le déplacement est plus facile ; c'est pourquoi la fracture du col du fémur est réputée bien plus grave que celle du corps de cet os.

Si un os est rompu en plusieurs endroits, la fracture est plus fâcheuse et la difficulté du traitement beaucoup plus grande ; mais elle est plus grande encore, lorsque deux parties d'un membre sont fracturés en même temps ; par exemple, la cuisse et la jambe. Il est presqu'impossible alors de réduire et de contenir exactement réduite la fracture de la cuisse, et de consolider le membre, en lui conservant sa longueur naturelle.

Lorsque les deux os qui composent un membre sont fracturés, le cas est plus grave que quand il n'y en a qu'un de cassé.

3.º *Suivant la direction de la fracture.* Les fractures transversales sont moins fâcheuses que les fractures obliques, sur-tout si les fragmens restent appuyés l'un sur l'autre, et qu'ils ne soient pas totalement déplacés. Les fractures obliques sont d'autant plus fâcheuses que leur obliquité est plus grande, parce qu'alors les fragmens ne se soutiennent pas aisément l'un sur l'autre, qu'ils sont facilement dérangés de leur contact mutuel par la contraction des muscles, et qu'ils se dérobent, pour ainsi dire, à l'action des moyens contentifs : aussi regarde-t-on une fracture très-oblique du corps du fémur, comme tout aussi grave et presqu'aussi difficile à contenir que celle de son col.

4.º *Suivant les circonstances particulières qui l'accompagnent.* Les fractures simples, quelles que soient d'ailleurs leur situation et leur direction, sont bien moins fâcheuses que les fractures compliquées : celles-ci sont plus ou moins graves, suivant l'espèce de complication. Une contusion médiocre n'ajoute pas beaucoup à la gravité de la maladie ; mais lorsque la contusion est excessive, et que l'os est brisé en esquilles pointues, dont quelques-unes sont enfoncées dans les chairs, l'engorgement inflammatoire est quelquefois porté à un tel degré d'intensité, qu'au bout de trois ou quatre jours la gangrène s'empare du membre, s'étend vers le tronc et fait périr le malade. Les fractures compliquées de plaie sont les plus fâcheuses de toutes. Le danger qui les accompagne et la difficulté de la guérison, sont toujours proportionnés au degré d'écrasement de l'os et au déchirement des parties molles. Les accidens qui surviennent à ces fractures, sont : l'hémorragie, le gonflement inflammatoire, la douleur, la fièvre, le délire, les convulsions, la gangrène, les abcès, etc. Le degré et le nombre de ces accidens rendent le cas plus ou moins fâcheux. Lorsque dans une fracture compliquée, les os sont mis à découvert, il faut s'attendre que le traitement sera long et difficile, parce qu'alors il faudra que l'os dénudé s'exfolie. En général, les fractures compliquées de contusion et de plaie, sont plus dangereuses aux extrémités inférieures qu'aux supérieures; et comme il est presqu'impossible de les guérir sans difformité et sans raccourcissement du membre, il faut en prévenir le malade ou ses parens, afin qu'on n'attribue pas au chirurgien, ce qui est le résultat de la nature même de la maladie.

La complication de luxation rend toujours les fractures plus fâcheuses, sur-tout si c'est une articulation orbiculaire entourée de beaucoup de muscles, parce qu'alors il est presque toujours impossible de réduire la luxation avant la consolidation de la fracture, et que quand celle-ci est guérie, la luxation ne peut pas être réduite. Dans le cas même où on pourroit réduire la luxation avant de traiter la fracture, comme cela arrive aux articulations ginglymoïdales, la maladie est toujours très-grave, parce que l'ankilose en est le résultat presque inévitable.

5.º *Suivant l'âge et la santé du sujet.* Les fractures guérissent plus facilement chez les jeunes sujets que chez les vieillards, dont les forces vitales sont affoiblies et les humeurs dans un état d'appauvrissement peu favorable à la formation du cal. Dans une vieillesse extrême, la guérison des fractures est plus difficile encore, et souvent même impossible.

L'expérience a appris que les fractures se consolident plus facilement et plus promptement chez les sujets d'un bon tempérament et qui jouissent d'une bonne santé, que chez ceux qui sont cacochymes, ou affectés d'un vice général, tel que le scorbut, la vérole, etc. Portés à un très-haut degré, ces vices altèrent tellement l'action des solides et les qualités des humeurs, qu'ils empêchent entièrement la formation du cal.

L'état de grossesse, quoi qu'en aient dit plusieurs auteurs, ne s'oppose point à la consolidation des fractures, et ne la retarde même point d'une manière assez marquée pour en aggraver le pronostic. Cependant, comme on cite des exemples de fractures chez des femmes enceintes, qui ne se sont consolidées qu'après l'accouchement, il est à propos, en pareil cas, d'avertir que le traitement pourra être long et difficile, afin que dans la suite on n'en rejette pas la faute sur le chirurgien.

ARTICLE V.

Thérapeutique générale des Fractures.

La cure générale des fractures comprend trois indications principales : la première, de réduire les pièces d'os dans leur situation naturelle ; la seconde, de les maintenir dans cet état ; et la troisième consiste à prévenir les accidens, et à y remédier s'ils surviennent. La première indication n'a lieu que dans les fractures avec déplacement ; car dans celles où les fragmens n'ont point changé de rapport, il faut bien se garder de faire aucune tentative de réduction ; on doit se borner alors à contenir la fracture, à prévenir les accidens, et à les combattre s'ils surviennent.

§. I. *Des Moyens de réduction.*

Les moyens que l'on emploie pour la réduction des fractures en général, se réduisent à trois principaux, l'extension, la contre-extension et la coaptation ou conformation ; mais ils doivent varier selon l'espèce de déplacement, et on a trop généralisé, en disant qu'ils étoient tous trois nécessaires pour réduire toute espèce de fracture. Il est, en effet, plusieurs de ces maladies dans lesquelles l'extension et la contre-extension sont parfaitement inutiles : telles sont les fractures de la rotule et de l'olécrâne, dans lesquelles le déplacement s'opère par l'écartement des fragmens. Il suffit, pour réduire ces sortes de fractures, de donner au membre une position dans laquelle les muscles qui s'attachent à la partie supérieure de l'os soient relâchés, et ensuite de pousser les fragmens l'un vers l'autre.

On appelle extension, l'action par laquelle on étend en tirant à soi une partie fracturée, pour mettre les fragmens dans leur situation naturelle. La contre-extension est une action opposée qui empêche que le membre, ou même tout le corps, n'obéisse à l'effort extensif, ce qui le rendroit inutile.

Les mains d'aides intelligens suffisent toujours pour ces opérations ; rarement retire - t - on quelque avantage de l'emploi des lacs et des machines qu'on a coutume de leur substituer,

lorsque l'action des muscles ne peut être sur-
montée par les mains des aides. Ces moyens violens occasionnent de vives douleurs, et déterminent la contraction spasmodique de tous les
muscles, dont la résistance croît avec l'effort
qu'on exerce sur eux, et le rend le plus souvent inutile. Cette réaction spasmodique des
muscles est quelquefois si considérable, qu'on
romproit plutôt ces organes que de les alonger
suffisamment pour mettre les deux bouts de l'os
complètement de niveau. On la diminue beaucoup en donnant au membre une position telle,
que tous les muscles qui environnent l'os fracturé soient également relâchés. Dans le cas où
la réaction des muscles est l'effet de l'irritation,
du gonflement et de la douleur, il faut attendre
que ces accidens soient dissipés pour procéder
à la réduction de la fracture.

On conseilloit autrefois d'appliquer la puissance extensive sur le fragment inférieur, et la
contre-extensive sur le supérieur ; mais outre
qu'il est souvent difficile, et quelquefois même
impossible de saisir les deux fragmens, comme
dans la fracture du col du fémur, par exemple,
en pratiquant l'extension et la contre-extension
sur l'os même qui est cassé, on comprime la
plupart des muscles qui les environnent, et
cette compression produit dans ces organes une
contraction spasmodique, qui rend l'extension
et la contre-extension souvent inutiles et quelquefois même nuisibles.

Pour éviter cet inconvénient, on exerce l'extension sur le membre qui s'articule avec le
fragment inférieur, et la contre-extension sur
celui qui est articulé avec le fragment supérieur. Dans une fracture de la jambe, par exem-

ple, les moyens d'extension agissent sur le pied, et les puissances contre-extensives sont appliquées à la cuisse; tandis que dans la fracture de ce dernier membre, c'est sur la jambe qu'on fait l'extension, pendant que le bassin est fixé par la puissance contre-extensive.

Il est difficile de déterminer le degré auquel il faut porter les forces extensives. Il varie suivant l'espèce de déplacement, le nombre et la force des muscles qui environnent la fracture. Dans les fractures transversales, déplacées seulement suivant l'épaisseur de l'os, une extension médiocre suffit, et on la pratique uniquement dans la vue de diminuer les frottemens des surfaces des fragmens qui sont toujours plus ou moins garnies d'aspérités ; mais quelle que soit la direction de la fracture, lorsque les fragmens ont glissé l'un contre l'autre, on a besoin, pour les replacer, d'une extension et d'une contre-extension proportionnées au degré de raccourcissement du membre et à la force des muscles qui l'ont produit. L'extension doit être faite par degrés ; si l'on tiroit tout-à-coup avec violence, on exciteroit la contraction spasmodique des muscles, et on courroit risque de les déchirer, parce que leurs fibres n'auroient pas eu le temps de céder à la force qui les alonge. On doit faire les extensions dans la direction où se trouve le fragment inférieur, et les continuer suivant celle qui est naturelle au corps de l'os.

Dans toutes les fractures avec déplacement, lorsque les extensions nécessaires sont faites, on travaille à replacer les pièces osseuses dans leur situation naturelle ; c'est ce qu'on appelle faire la coaptation ou la conformation. Cette

3..

opération s'exécute de différentes manières, suivant l'espèce de déplacement. Lorsqu'il a lieu suivant l'épaisseur de l'os, on pousse les fragmens en sens contraire, ou bien pendant qu'on tient le fragment supérieur fixe et immobile, on fait exécuter à l'inférieur un mouvement contraire à celui qui a eu lieu pour le déplacement ; c'est-à-dire, que s'il est porté en dedans, on le pousse en dehors, *et vice versâ*. Dans le cas de déplacement suivant la longueur de l'os, si la fracture est oblique, il suffit, pour faire la coaptation, de ramener le fragment inférieur à sa rectitude naturelle, à mesure que le membre s'alonge par l'action de la puissance extensive. Si la fracture est transversale, on remédie au déplacement suivant la longueur de l'os, au moyen de l'extension faite de la manière qui a été indiquée plus haut, et on fait cesser le déplacement suivant son épaisseur, en agissant comme dans les fractures transversales qui ont éprouvé cette espèce de déplacement. Dans le déplacement suivant la direction de l'os, la conformation s'opère en ramenant le fragment inférieur à sa rectitude naturelle ; et dans celui suivant la circonférence, en lui faisant exécuter un mouvement de rotation en sens contraire de celui qui a produit le déplacement.

On voit, par ce que nous venons de dire, que, pour opérer la coaptation d'une fracture, il faut agir sur le fragment inférieur, et que rarement il est nécessaire d'agir sur le lieu même de la fracture, en y appliquant les doigts, ou les paumes des mains, pour régulariser le contact des fragmens. Lorsqu'on juge cette manœuvre nécessaire, il faut l'exécuter avec beaucoup de circonspection, et diriger la force qui tend à replacer les pièces fracturées, de manière à ne point pousser les chairs contre des pièces d'os ou des esquilles ; on évitera, par cette précaution, des déchiremens et des divulsions qui pourroient causer de fâcheux accidens.

Quoique la réduction des fractures soit, en général, assez facile, il arrive cependant quelquefois que les premières tentatives de réduction ne réussissent pas ; on doit alors chercher la cause qui les a rendues inutiles. Quelquefois la difficulté de la réduction tient à l'extension forcée du membre et au tiraillement inégal des muscles : on la fait cesser en mettant le membre dans la demi-flexion, position dans laquelle tous les muscles qui passent sur l'endroit de la fracture, sont également relâchés. D'autres fois, la difficulté de la réduction vient de ce que l'extension est trop foible, relativement au nombre et à la force des muscles, et alors il faut l'augmenter et la proportionner à la force de ces organes. Mais le plus souvent les tentatives de réduction ne sont infructueuses, que parce qu'il existe dans les muscles une irritation très-grande, qui excite leur contraction convulsive, et qu'il est déja survenu du gonflement, de la tension et de la douleur. Si l'on s'obstinoit, dans ce cas, à réduire la fracture, et que, pour y parvenir, on employât des extensions violentes, on augmenteroit l'irritation, le spasme et la douleur, et il pourroit en résulter des accidens graves.

En pareil cas, avant d'entreprendre la réduction, il faut combattre l'irritation et la douleur, par les saignées, la diète, les délayans, et les topiques émolliens et anodins. On continue l'usage de ces moyens jusqu'à ce que l'effet réponde aux vues qu'on se propose ; et c'est alors seulement, et non plus tôt, qu'on peut tenter la réduction.

On juge que la réduction est bien faite, quand il n'y a plus d'inégalités, que la partie a recouvré sa forme, sa longueur et sa direction naturelles, et que les éminences osseuses et les autres parties extérieures du membre ont entre elles le rapport qui leur est naturel.

§. II. *Des Moyens de maintenir les Fractures réduites.*

Quand les os sont remis dans leur situation naturelle, si la partie pouvoit rester tout-à-fait immobile, par le seul empire de la volonté, il ne faudroit pas autre chose ; mais il arrive souvent, sans qu'on y pense, durant le sommeil, par exemple, ou bien malgré que l'on en ait, en toussant, en éternuant, etc., qu'il se fait dans le corps de grands mouvemens capables de déplacer de nouveau les os réunis. C'est pourquoi on est obligé d'employer différens moyens pour affermir si bien le membre blessé, qu'il reste totalement immobile pendant tout le temps que la nature emploiera à la consolidation de la fracture ; cette seconde indication est beaucoup plus difficile à remplir qu'on ne pense d'ordinaire ; et c'est dans cette partie du traitement des fractures, que l'expérience et l'habileté du chirurgien se font le plus connoître. Les moyens qu'on emploie pour satisfaire à cette indication, sont la situation, le repos, les bandages et autres pièces d'appareils, telles que les fanons, les faux-fanons, les attelles, les remplissages, les liens, les machines et l'extension continuelle. Nous allons exposer chacun de ces moyens, à l'exception des machines dont nous parlerons en traitant des fractures en particulier.

La situation est un point très-important dans le traitement des fractures : elle a rapport au corps entier et au membre fracturé en particulier.

Dans toutes les fractures des membres inférieurs, le malade doit rester couché jusqu'à l'entière formation du cal. Le lit dans lequel on le place ne doit pas avoir plus de trois pieds de large ; une largeur plus considérable seroit très-incommode pour le chirurgien et pour les aides ; il ne doit point avoir de dossier aux pieds ; il doit être garni de matelas seulement, sans lit de plume, et même il est bon de mettre entre le premier matelas et le second, une planche qui occupe depuis la hanche jusques par-delà le pied. On fait attacher au plafond une corde qui passe à travers le ciel du lit, s'il en a un, et qui descende à la portée de la main du malade ; cette corde lui est très-utile pour se remuer facilement, et satisfaire à ses différens besoins. On attache au pied du lit une planche qui doit être stable, et sur laquelle on fait clouer un billot garni d'un matelas ou coussin ; ce billot est un des plus grands soulagemens qu'on puisse procurer au malade ; il lui sert à appuyer le pied sain, pour se relever de temps en temps, lorsqu'il glisse vers le bas du lit, et pour se soulever, avec l'aide de la corde, dans ses besoins. La disposition convenable du lit est un objet si important pour l'heureux succès du traitement des fractures, que le chirurgien doit en surveiller la construction, et y travailler lui-même, ou charger de cette fonction ses aides les plus intelligens. Dans les fractures des extrémités supérieures, la construction du lit demande moins d'attention; cependant on ne doit pas négliger de lui donner la disposition la plus conforme au but qu'on se propose dans le traitement de la maladie.

La position la plus favorable d'un membre fracturé, est celle où tous les muscles qui, passant sur le lieu de la fracture, vont s'attacher au fragment inférieur, ou à la partie du membre avec laquelle ce fragment s'articule, sont également relâchés; où la partie malade a un appui solide dans tous les points de son étendue; et enfin où elle est le moins exposée au déplacement des fragmens par l'action des muscles, ou par le poids du membre ou du corps.

La situation naturelle de nos membres est celle qu'on remarque dans un homme qui repose, et sur-tout qui dort; car alors tous les mouvemens cessent, chaque partie se met dans la situation qui lui est la plus naturelle : or, dans cet état, les membres ne sont jamais étendus, jamais entièrement pliés, mais seulement médiocrement fléchis. La demi-flexion est donc la situation la plus naturelle de nos parties, celle dans laquelle tous les muscles sont également tendus et relâchés ; par conséquent c'est celle qu'il faut donner aux membres fracturés. Cette position conseillée par *Hippocrate* et par *Galien*, a été ensuite singulièrement vantée par *Pott*, qui me paroît en avoir exagéré les avantages. Considérée d'une manière générale, elle est, sans contredit, préférable à toute autre situation du membre; mais son usage doit être soumis à des exceptions dont nous parlerons en traitant des fractures en particulier.

Dans quelque position qu'on place un membre fracturé, il faut qu'il porte également partout et à-plomb dans toute sa longueur, et non en partie seulement; car si un membre cassé n'est pas appuyé dans toute sa longueur, et qu'il n'y ait, par exemple, que ses extrémités qui portent sur le lit, le poids seul du membre le fera courber à l'endroit de la fracture; il en sera de même, si l'endroit de la fracture étant appuyé, les extrémités du membre, et surtout l'inférieure, s'abaissent davantage par leur propre poids. Le déplacement de la fracture n'est pas le seul inconvénient qui résulte de la position du membre sur un plan contre lequel il n'appuie pas également par-tout; les parties qui appuient davantage éprouvent une compression douloureuse; et cette compression, si elle dure long-temps, peut donner lieu à l'inflammation de la peau, et à des escarres gangreneuses. C'est ainsi qu'on a quelquefois remarqué dans la fracture de la jambe, que la gangrène est venue au talon, uniquement de cette cause. On évite ces inconvéniens en plaçant le membre fracturé sur un plan dont la forme corresponde à la sienne, c'est-à-dire, qui soit déprimé aux endroits où le membre offre des saillies, et élevé dans ceux où il présente des enfoncemens. Ce plan, sans être d'une dureté qui incommode le malade, doit cependant offrir assez de résistance, pour ne pas trop céder au poids du membre chargé de l'appareil contentif. Un oreiller de balle d'avoine est préférable à tout autre, par la

facilité qu'on a de déplacer la substance dont
il est rempli, des endroits où le membre est
saillant, et de la pousser vers ceux où il offre
des enfoncemens. D'ailleurs, un oreiller de
balle d'avoine échauffe moins la partie qu'un
oreiller de plume, et il est moins sujet à se
gâter.

Quelle que soit la position qu'on donne aux
membres fracturés, il faut les tenir dans un
parfait repos pendant tout le temps nécessaire
pour la consolidation; car, si pendant le temps
que la nature emploie à la formation du cal,
on imprime des mouvemens à l'os cassé, les
surfaces de la fracture frottent les unes contre
les autres, et ces frottemens nuisent à la réunion : trop fréquemment répétés, ils l'empêchent totalement, ou du moins ils la rendent
très-longue et très-difficile.

On assure la position et le repos du membre, et on maintient les fragmens dans leur
rapport naturel, en interdisant au malade tout
mouvement qui ne seroit pas absolument nécessaire pour satisfaire à un besoin naturel, en
écartant toutes les causes extérieures qui pourroient imprimer quelque secousse, et sur-tout
en appliquant un appareil contentif. Cet appareil se compose de bandages, de fanons, de
faux-fanons, d'attelles, de liens, etc.

Les bandages ont été regardés comme un
des moyens les plus propres à maintenir les
fractures ; mais il nous sera facile de démontrer que les bandages, de quelque manière
qu'ils soient construits et appliqués, ne servent
qu'infiniment peu, ou même pas du tout, à
maintenir les fragmens dans leur rapport naturel. Ceux dont on s'est servi pour remplir

cette indication, sont *le bandage roulé*, le bandage à *dix-huit chefs*, et celui *de Scultet*, ou à bandelettes séparées.

Le bandage roulé se fait avec une bande roulée à un chef, assez longue pour qu'elle puisse recouvrir tout le membre, et large d'environ trois travers de doigt. Voici la manière dont on l'applique : après l'avoir trempée dans une liqueur résolutive, on commence par faire trois tours égaux de cette bande sur le lieu fracturé, et l'on continue de l'employer en doloires sur la partie, en descendant jusqu'à l'extrémité inférieure du membre ; on remonte de la même manière jusqu'à l'endroit de la fracture que l'on recouvre de trois nouveaux circulaires ; après quoi on couvre la partie supérieure du membre, et on redescend encore par des doloires jusqu'à sa partie inférieure, si la bande a assez de longueur. Les différens tours de la bande ne doivent laisser à découvert qu'une quatrième partie du tour précédent, afin que le bandage comprime plus exactement, et que la fracture soit mieux contenue. L'inégale grosseur des membres dans l'étendue de leur longueur, oblige, en appliquant les bandes, de faire avec art des renversés, sans quoi il y auroit des godets dont l'inconvénient est de ne pas faire une compression égale, et de laisser des inégalités capables de blesser la partie, par la compression qui résulte de l'application des autres pièces d'appareil.

Le bandage ne doit être, ni trop lâche, ni trop serré ; trop lâche, il contient mal la fracture ; trop serré, il peut occasionner la gangrène. On juge que le bandage roulé est bien fait, et qu'il est suffisamment serré, quand on aperçoit au-dessus et au-dessous une légère tuméfaction sans douleur ni rougeur.

Pour apprécier l'action du bandage roulé, supposons qu'il est appliqué sur le bras ou sur la cuisse dans une fracture de la partie moyenne de l'humérus ou du fémur ; tous les circulaires qui sont placés sur chacun des deux fragmens en particulier, ne sont d'aucune utilité pour prévenir leur déplacement ; il n'y a que ceux qui, mis sur l'endroit même de la fracture, anticipent sur l'un et l'autre fragment, qui puissent contribuer à les maintenir en contact. Or, pour se convaincre combien peu leur action doit être efficace, il suffit de faire attention qu'en supposant que la bande ait trois pouces de largeur, et que sa partie moyenne tombe précisément sur la solution de continuité, un pouce et demi seulement anticipe sur chaque fragment, et que cette puissance d'autant plus foible que la substance de la bande est molle, flexible et sans résistance, n'exerce son action qu'à travers une épaisseur plus ou moins considérable de parties molles qui l'empêchent de s'étendre jusqu'à l'os.

Le bandage à dix-huit chefs se construit de la manière suivante : on prend trois morceaux de linge, aussi larges que l'os fracturé a de longueur, et assez longs pour environner une fois et demie la circonférence du membre, de manière cependant que celui qui touche le membre blessé, soit le plus court ; le suivant un peu plus long, et le dernier encore plus long que celui du milieu. On les pose l'un sur l'autre, et on les assujettit en pratiquant à leur partie moyenne une suture qui va d'un bord à l'autre ; puis on les fend de chaque côté en deux endroits, et à des distances égales; on a de cette manière dix-huit chefs, neuf de chaque côté, dont trois supérieurs, trois moyens et trois inférieurs. Après avoir étendu le bandage sur l'oreiller qui doit supporter le membre, et l'avoir mouillé avec une liqueur résolutive, on applique les chefs moyens du premier linge, ensuite ceux d'en haut, puis ceux d'en bas; on applique successivement et de la même manière les chefs des deux autres pièces de linge.

Les chefs moyens de ce bandage sont les seuls propres à contenir la fracture, puisque ce sont les seuls qui agissent en même temps sur les deux fragmens. Sous ce rapport, le bandage à dix-huit chefs ne mérite aucune préférence sur le bandage roulé; mais il a sur ce dernier l'avantage de pouvoir être appliqué et renouvellé, sans qu'on soit obligé de soulever le membre, et de lui imprimer des mouvemens toujours nuisibles.

Le bandage de *Scultet* est composé de bandelettes séparées, de deux pouces et demi à trois pouces de largeur, et en aussi grand nombre qu'il est nécessaire, pour que, se recouvrant les unes les autres dans les trois quarts de leur largeur, elles puissent envelopper le membre dans toute sa longueur : elles seront assez longues pour entourer le membre une fois et demie. On pose ces bandelettes sur le morceau de linge destiné à envelopper les attelles, de manière que la première qui doit correspondre à la partie supérieure du membre, soit recouverte par la seconde dans les trois quarts de sa largeur, et ainsi des autres.

Ce bandage étant construit et disposé comme

je viens de le dire, on le place sous le membre ; et après avoir réduit la fracture et mouillé
les bandelettes avec une liqueur résolutive, on
les applique successivement en commençant par
les inférieures.

Le bandage de *Scultet*, considéré comme
moyen propre à contenir les fractures, n'a pas
plus d'efficacité que le bandage roulé et le bandage à dix-huit chefs, peut-être même en a-t-il
moins ; mais il a l'avantage de pouvoir être
appliqué sans qu'on soit obligé de tenir le
membre soulevé, et de permettre, dans la
suite, de panser la fracture aussi souvent qu'il
est nécessaire, sans imprimer le moindre mouvement au membre, et sans exposer par conséquent à déranger les fragmens et à les désunir. Le bandage de *Scultet* partage cet avantage avec le bandage à dix-huit chefs ; mais il
a sur ce dernier celui de comprimer avec plus
d'exactitude et d'uniformité, et de pouvoir être
renouvelé par partie. En effet, dans les fractures compliquées, lorsqu'une ou plusieurs
bandelettes sont sales, on peut les renouveler
séparément, en fixant à une de leurs extrémités,
avec quelques points d'aiguille, ou avec une
épingle, d'autres bandelettes que l'on fait aisément glisser sous le membre. Ces avantages
ont concilié au bandage de *Scultet* les suffrages
de presque tous les praticiens, et lui ont mérité
la préférence sur les deux autres, dans toutes
les fractures compliquées, et même dans les
fractures simples des membres inférieurs.

Quoique les bandages ne servent que très-
peu à contenir les fractures, ils sont cependant
fort utiles dans leur traitement, soit pour se
charger des topiques qu'il est souvent conve-

nable d'employer, soit pour prévenir l'infiltration œdémateuse du membre, soit enfin pour
engourdir l'irritabilité des muscles, par la
compression qu'ils exercent, et avertir, pour
ainsi dire, le malade de ne les point contracter.

Les fanons sont des pièces d'appareil dont
on faisoit autrefois un grand usage pour les
fractures des membres inférieurs. On compose
les fanons avec deux baguettes ou petits bâtons
de la grosseur du doigt; chaque baguette est
garnie de paille qu'on maintient autour avec
un fil qui l'entortille d'un bout à l'autre. La
longueur des fanons est différente suivant la
grandeur des sujets, et suivant la partie fracturée. Les fanons qui servent pour la jambe
doivent être d'égale longueur, et s'étendre depuis au-dessus du genou jusqu'à quatre travers
de doigt au - delà du pied. Ceux qui doivent
maintenir la cuisse sont inégaux ; l'externe doit
aller depuis la crête de l'os des îles, jusqu'au-
delà du pied ; l'interne est plus court et doit
se terminer supérieurement au pli de la cuisse,
et ne point blesser les parties naturelles. Pour
se servir des fanons, on les roule, un de chaque côté, dans les parties latérales d'une pièce
de linge d'une longueur et d'une largeur suffisantes, sur le plein de laquelle la partie puisse
être placée avec tout l'appareil qui lui est appliqué. On serre les fanons des deux côtés du
membre, au moyen de trois ou quatre liens ou
rubans de fil qu'on a eu soin de passer par-
dessous ; mais avant, on a l'attention de remplir les vides avec les moyens dont nous parlerons plus bas, afin que les fanons fassent une
compression égale dans toute la longueur du
membre, et qu'ils ne blessent point les parties

sur lesquelles ils porteroient , si elles n'étoient point garnies. On voit assez par cette description quel est l'usage des fanons ; ils maintiennent la partie fracturée dans la direction qu'on lui a donnée, et s'opposent à tous les mouvemens volontaires et involontaires, plus que toute autre partie de l'appareil : ils servent aussi à éviter le dérangement dans le transport qu'on est quelquefois obligé de faire du blessé , d'un lit dans un autre.

La solidité des fanons les rend très-propres aux usages pour lesquels on les emploie ; mais leur forme ronde donne lieu à un inconvénient que voici : les fanons ne s'opposent efficacement au déplacement de la fracture , qu'autant qu'ils correspondent exactement aux extrémités du diamètre transversal du membre : or , comme ils ont une forme ronde , et que nos membres eux-mêmes sont arrondis, il en résulte que lorsqu'on serre les liens avec lesquels on les assujettit , ils glissent aisément , et se portent devant ou derrière les extrémités du diamètre transversal du membre , et alors la fracture n'est plus aussi exactement contenue. C'est sans doute cet inconvénient qui a porté le plus grand nombre des praticiens à abandonner les fanons, et qui a mérité aux attelles la préférence qu'on leur donne généralement aujourd'hui.

Les faux-fanons se composent avec un drap plié de façon qu'il n'ait de large que la longueur des fanons : on le roule par les deux extrémités , et on place le membre entre ces deux rouleaux qui servent à contenir les fanons, et même à soulever la partie et à donner un peu d'air par-dessous, quand on le juge à propos.

Les faux-fanons étoient d'un usage général autrefois dans les fractures de la jambe ; mais on y a entièrement renoncé aujourd'hui comme à un moyen qui complique inutilement l'appareil, et qui ne sert à rien pour contenir la fracture.

Les attelles ou éclisses sont des lames de bois, de carton, de fer-blanc, ou de quelqu'autre substance, dont on se sert pour maintenir les membres fracturés dans une bonne situation, et prévenir le déplacement des fragmens. La forme aplatie des attelles leur donne un avantage marqué sur les fanons et les faux-fanons, en ce qu'elles touchent le membre par une large surface, et le fixent ainsi plus solidement.

On peut faire les attelles avec différentes substances, telles que l'écorce d'arbre, le bois, le fer-blanc, le carton, le cuir avec lequel on fait les semelles des souliers, ou avec toute autre substance, pourvu qu'elle soit tout à-la-fois assez molle pour s'accommoder à la forme du membre, et assez solide pour résister à l'action des causes qui tendent à opérer le déplacement de la fracture ; mais on ne se sert guères aujourd'hui que des attelles de bois, de carton et de fer-blanc.

Dans les fractures simples du bras, de l'avant-bras, et même de la cuisse et de la jambe, chez les petits enfans, on peut employer indifféremment les attelles de bois, de carton ou de fer-blanc, pourvu qu'elles réunissent les qualités suivantes. Les attelles de bois doivent être faites avec de petites planchettes légères et flexibles, afin qu'elles puissent s'accommoder autant que possible à la configuration du membre. Celles de fer-blanc seront légèrement cambrées pour s'accommoder à la convexité de la partie. Les attelles de carton seront plus ou moins épaisses, suivant la grosseur du membre et la force des muscles qui environnent l'os fracturé. Ces attelles ont cet avantage qu'étant mouillées, elles se ramollissent et s'appliquent exactement à tous les points de la surface du membre, et qu'en se desséchant et reprenant leur première solidité, elles conservent la figure de la partie, sur laquelle par conséquent elles exercent, sans incommoder le malade, une compression égale dans tous les points de leur surface ; mais lorsqu'on s'en sert, il ne faut point arroser l'appareil tous les jours, comme on a coutume de le faire, parce qu'on empêcheroit le carton de se dessécher et de prendre la solidité nécessaire pour contenir la fracture.

Quelle que soit la matière des attelles, dans les fractures dont nous parlons, leur longueur doit être au moins égale à celle de l'os fracturé ; et lorsque la situation du membre le permet, elles doivent s'étendre dans toute sa longueur ; par exemple, dans la fracture simple du fémur chez les petits enfans, les attelles de carton dont je me sers, s'étendent depuis la partie supérieure de la cuisse jusqu'à la partie inférieure de la jambe. En général, plus les attelles ont de longueur, mieux elles fixent le membre, et contiennent la fracture ; mais leur longueur doit toujours être relative à la partie du membre à laquelle elles correspondent, et l'on doit prendre garde que leurs extrémités, qui d'ailleurs doivent toujours être arrondies, ne blessent les parties qu'elles touchent.

Le nombre des attelles doit être relatif à leur

largeur et à la grosseur du membre. On en applique dans quelques cas trois, dans d'autres quatre pour maintenir la fracture plus solidement. En général, il faut qu'elles environnent presque toute la circonférence du membre, excepté dans les fractures des os de l'avant-bras où l'on n'en met que deux, une sur la face palmaire du membre, l'autre sur sa face dorsale. Lorsqu'on emploie quatre attelles, on les place ordinairement aux extrémités des deux diamètres du membre, qui se coupent à angle droit; mais il y a des raisons anatomiques et chirurgicales pour en varier la position. En général, on ne doit point appliquer une attelle sur le trajet des vaisseaux principaux; elle nuiroit à la circulation du sang, et seroit une cause d'accidens qui pourroient devenir funestes. On met une attelle de chaque côté du cordon des vaisseaux, et par ce moyen on empêche que le bandage, qui doit être assez serré pour maintenir les extrémités des fragmens dans leur niveau, n'agisse avec autant de force sur les vaisseaux que sur les autres parties. Dans les fractures compliquées de plaie, on a l'attention de ne point mettre d'attelles vis-à-vis de la plaie; et si la disposition du membre l'exigeoit, il faudroit poser une compresse longuette et épaisse au-dessus de la plaie, et une autre au-dessous; l'attelle qu'on poseroit ensuite, porteroit à faux à l'endroit de la plaie.

On applique les attelles sur le bandage roulé dont le membre est déja recouvert, et on les assujettit, avec les circonvolutions d'une bande qu'on serre médiocrement. Lorsqu'elles sont flexibles, comme celles de carton mouillé,

ou de bois très-mince, elles s'accommodent
à la forme du membre, et s'appliquent exactement à tous les points de sa surface; mais
lorsqu'elles sont trop dures pour se prêter à
la configuration des parties, il faut remplir
les espaces qui restent entre elles, et les endroits concaves ou déprimés du membre, avec
des compresses, ou mieux encore avec de la
charpie, du coton cardé, ou de la laine; par
ce moyen on rend la pression uniforme, la
fracture est mieux contenue, et on prévient la
douleur qui résulteroit d'une compression inégale.

Dans les fractures simples ou compliquées
de la cuisse et de la jambe, on se sert exclusivement d'attelles de bois, excepté, comme
nous l'avons déja dit, chez les enfans très-
jeunes, où l'on emploie des attelles de carton
avec le bandage roulé.

Ces attelles doivent être faites d'un bois dur
et solide comme le chêne, et avoir assez d'é-
paisseur pour ne pas plier facilement : elles seront plus ou moins larges suivant la grosseur
du membre, et leurs bords, ainsi que leurs
extrémités, seront arrondis. Leur longueur ne
doit pas être bornée à celle de l'os fracturé;
elles contiendront d'autant mieux la fracture,
qu'elles se prolongeront davantage sur le membre : ainsi, dans la fracture du fémur, l'attelle
externe s'étendra depuis la crête de l'os des
îles, jusqu'au-delà de la plante du pied, et
l'interne depuis la partie interne supérieure de
la cuisse, jusqu'au-delà de la plante du pied
aussi. Quant à l'antérieure, elle pourra s'étendre
indifféremment depuis l'aine jusqu'au genou,
ou jusqu'à la partie inférieure de la jambe.

Dans la fracture de la jambe, les attelles externe et interne s'étendront depuis le genou jusqu'au-delà de la plante du pied, et l'antérieure depuis la rotule jusqu'à la partie inférieure du tibia.

On presse et on assujettit ces attelles contre le membre, au moyen de trois ou quatre liens faits avec du ruban de fil, large d'environ un pouce. Ces liens sont préférables aux bandes de toile, dont les nœuds se serrent difficilement, sur-tout lorsqu'elles sont humides. On noue ces liens sur l'attelle antérieure ou sur l'externe, et on les serre suffisamment pour contenir la fracture, mais non point assez pour causer de la douleur.

La forme droite et la solidité des attelles dont on se sert dans les fractures de la cuisse et de la jambe, ne leur permettant pas de s'adapter également à tous les points de la surface des parties, si l'on ne remplissoit convenablement les intervalles qui se trouvent entre elles et les endroits concaves ou enfoncés d'un membre, elles exerceroient sur ceux qui sont saillans et seulement recouverts par la peau, une pression très-douloureuse qui pourroit être suivie d'inflammation et de gangrène.

Les moyens dont on se sert pour remplir ces intervalles, et rendre la pression des attelles égale par-tout, se nomment remplissages. On emploie communément pour faire les remplissages, de vieux morceaux de linge dont on forme des compresses graduées; mais de petits sachets remplis de balle d'avoine, sont préférables à ces compresses. Ces sachets dont la longueur et la largeur sont relatives à la longueur et à la grosseur du nombre, ne doivent être remplis qu'aux trois quarts, afin qu'on puisse pousser la balle d'avoine aux endroits où le membre est plus mince, et l'écarter de ceux où il est saillant. La facilité de varier l'épaisseur de ces sachets dans les différens points de leur longueur, n'est pas le seul avantage qu'ils présentent ; ils ont encore celui de rendre la compression plus douce et moins douloureuse.

Les attelles sont le moyen le plus efficace de contenir les fractures, celui sans lequel on espéreroit en vain de prévenir le changement de rapport des fragmens. On concevra aisément leur manière d'agir, si on se rappelle ce qui a été dit des différens modes de déplacement et des causes qui les produisent.

Les attelles préviennent le déplacement suivant l'épaisseur de l'os, en résistant à l'effort de toute puissance qui tendroit à pousser les fragmens dans le sens des diamètres du membre aux extrémités desquels elles sont placées. Dans les fractures des extrémités inférieures, on ne met point d'attelle postérieurement, le plan sur lequel le membre repose en tient lieu ; mais pour qu'il remplisse convenablement cet office, il faut, comme nous l'avons déja dit, qu'il ait une forme analogue à celle de la partie, afin que le membre porte d'à-plomb, et qu'il soit également appuyé dans toute son étendue.

Les attelles s'opposent au déplacement suivant la direction de l'os, en soutenant dans toute leur longueur les deux fragmens de la fracture. Elles ne sont pas moins efficaces pour prévenir le déplacement suivant la circonférence de l'os; mais il faut pour cela qu'elles étendent leur action sur la partie du membre avec laquelle le fragment inférieur est articulé ; car si dans une fracture du fémur, par exemple, elles ne vont pas au-delà de la cuisse, rien n'empêche que le pied et la jambe, entraînés par leur propre poids, ou par celui des couvertures, ne tournent en dedans ou en dehors et ne changent de rapport.

Dans les fractures transversales, les attelles, en prévenant le déplacement suivant l'épaisseur de l'os, empêchent aussi le déplacement suivant sa longueur par chevauchement des fragmens, puisque ce dernier ne peut avoir lieu que quand le premier est effectué de manière que les surfaces de la cassure ont entièrement cessé de se correspondre. Mais dans les fractures obliques, les attelles n'ont pas, à beaucoup près, la même efficacité pour prévenir le déplacement suivant la longueur de l'os : il est même presque impossible qu'elles le préviennent, lorsque la fracture est très-oblique, et que l'os fracturé est environné de muscles nombreux et épais. Dans cette espèce de fracture, les attelles ne peuvent que rendre le glissement des fragmens l'un contre l'autre plus difficile, par la pression qu'elles exercent sur toute la longueur du membre : c'est ainsi qu'il est presque impossible de contenir, au moyen des attelles, les fractures très-obliques du fémur, et de les guérir sans raccourcissement du membre, à moins que les surfaces des fragmens ne soient hérissées d'aspérités qui s'engrènent réciproquement, ce qui est très-rare.

L'impossibilité où l'on est, dans les fractures obliques de la cuisse, et quelquefois même de la jambe, de procurer, avec les secours ordinaires, une guérison exempte de difformité, et sur-tout de raccourcissement du membre, a fait naître l'idée de l'extension continuelle.

On donne ce nom à l'action d'un bandage ou d'une machine qui, tirant continuellement en sens contraire les fragmens de l'os fracturé, empêche qu'ils n'anticipent l'un sur l'autre, et les maintient bout-à-bout pendant tout le temps que la nature emploie à les réunir. L'extension continuelle a été blâmée par plusieurs praticiens qui la regardent comme un moyen violent, propre à irriter les parties, et à exciter dans les muscles une contraction spasmodique très-forte, dont les effets sont toujours nuisibles. Il est certain qu'elle auroit ces inconvéniens, si on l'employoit dans les premiers jours de la maladie, lorsque les muscles sont irrités, pour lutter contre leur contraction spasmodique. Mais si on n'y a recours que quand l'irritation est totalement dissipée, et uniquement dans la vue de résister à la rétraction des muscles, ces inconvéniens disparoissent, et l'on retire de cette extension continuelle tous les avantages possibles. Par son moyen, non-seulement on parvient à consolider le membre dans sa longueur naturelle, mais on lui donne encore une stabilité qui est singulièrement favorable à la formation du cal.

Pour retirer de l'extension continuelle tous les avantages qu'elle présente, la rendre le moins possible douloureuse, et par conséquent la rendre supportable pendant toute la durée de la cure, les machines et les bandages dont on se sert pour l'exercer, doivent être construits et appliqués conformément aux règles suivantes :

1.º *On doit éviter de comprimer les muscles qui passent sur l'endroit de la fracture, et dont l'alongement est nécessaire pour redonner au membre la longueur qu'il a perdue par le glissement des fragmens l'un contre l'autre.*

Dans cette vue, on applique la puissance extensive sur le membre qui s'articule avec l'extrémité inférieure de l'os fracturé, et la puissance contre-extensive sur celui qui s'articule avec son extrémité supérieure. Si on appliquoit ces puissances sur l'os même qui est fracturé, on comprimeroit les muscles qui passent sur l'endroit de la fracture, et cette compression exciteroit dans ces organes une contraction spasmodique qui rendroit l'extension continuelle inutile et même nuisible.

2.º *Les puissances extensives et contre-extensives doivent être réparties sur les surfaces les plus larges possibles.* La raison de cette règle est facile à concevoir : notre corps est d'autant moins douloureusement affecté de l'impression des causes extérieures, qu'elles agissent sur une surface plus étendue, cette action étant supportée par un plus grand nombre de parties à la fois. Ainsi, à force égale, une bande étroite exerce une compression plus douloureuse et plus forte qu'une bande beaucoup plus large. On doit donc donner aux bandes ou aux autres pièces d'appareil avec lesquelles l'extension et la contre-extension s'opèrent, la plus grande largeur possible. Une bande étroite se plisse bientôt, comprime douloureusement et détermine l'engorgement de la partie inférieure du membre, en s'opposant au retour de la lymphe et du sang veineux.

3.º *Les puissances qui servent à l'extension continuelle, doivent agir suivant la direction de l'axe de l'os fracturé.* Si la direction de ces puissances étoit oblique par rapport au membre sur lequel elles agissent, une partie de leur action seroit perdue pour le but qu'on se propose

On sait , en effet , que la force d'une puissance oblique se décompose en deux parties dont l'une agit suivant la direction même du levier auquel cette puissance est appliquée, et l'autre perpendiculairement à la direction de ce levier. Une conséquence facile à déduire de cette vérité , c'est que dans l'extension continuelle, si la direction des puissances étoit oblique, elles perdroient une partie de leur action , et que pour atteindre le but qu'on se propose , on seroit obligé de les multiplier d'une manière qui rendroit l'extension très-douloureuse , et peut-être même insupportable.

4.º *L'extension continuelle doit, autant que possible, être lente, graduée, et s'opérer d'une manière presque insensible.* Les muscles cèdent facilement à la force qui les alonge, lorsque cette force agit d'une manière lente , et qu'on la proportionne par degrés au raccourcissement du membre, et à la force des muscles qui l'ont produit ; mais si l'on tiroit tout-à-coup avec violence , l'alongement brusque et forcé des muscles exciteroit une telle contraction spasmodique , qu'il seroit impossible de rétablir le membre dans sa longueur naturelle ; et si pour atteindre ce but on proportionnoit la puissance extensive à la résistance des muscles , on courroit risque de déchirer ces organes , parce que leurs fibres n'auroient point eu le temps de céder à la force qui les alonge.

5.º *Enfin, il faut garantir les parties sur lesquelles les puissances extensives et contre-extensives agissent, et rendre égale la compression exercée par les lacs et les autres pièces du bandage, ou de la machine dont on se sert.*

On satisfait à cette double indication en cou-

vrant les parties sur lesquelles les lacs portent,
avec des coussins de coton ou de laine, et en
remplissant les enfoncemens de la partie avec
les mêmes coussins ou avec du coton cardé, de
manière à donner au membre une forme circulaire, afin que les lacs ne blessent point les
parties saillantes sur lesquelles ils exerceroient
une plus forte pression, si les enfoncemens
n'étoient pas remplis convenablement.

En suivant les règles que nous venons d'établir, l'extension continuelle pourra toujours être
supportée, même par les malades les plus deli-
cats et les plus sensibles, et on en retirera le
précieux avantage de procurer la consolidation
de la fracture, en conservant la longueur naturelle du membre.

§. I I I. *Des moyens de prévenir les accidens
et de les combattre, s'ils surviennent.*

Après avoir réduit la fracture, appliqué l'appareil propre à la contenir et mis la partie dans
une situation convenable, il faut s'attacher à
remplir la troisième indication de la cure des
fractures, laquelle consiste à prévenir les accidens et à les combattre, s'ils surviennent.

Dans toutes les fractures, à l'exception de
celles des membres supérieurs lorsqu'elles sont
tout-à-fait simples, on ne donne d'autre nourriture que du bouillon pendant les premiers
jours. On fait une ou deux saignées, pourvu
que la foiblesse extrême du malade, ou son âge
très-avancé ne contre-indique pas ce moyen.
On prescrit une boisson délayante et rafraîchissante quelconque. Lorsque les premiers jours
sont passés, on donne des potages; ensuite on

permet une nourriture plus solide dont on augmente la quantité par degrés, de manière à en
accorder bientôt presque autant qu'en parfaite
santé. Une diète sévère, prolongée trop long-
temps, est nuisible et retarde la consolidation ;
mais comme le défaut d'exercice rend la digestion plus difficile, on fait usage de quelque
boisson amère et légèrement tonique pour soutenir les forces digestives de l'estomac.

Si le malade ne va point à la garde-robe,
on donnera des lavemens, ou quelque léger
laxatif.

A l'égard des remèdes externes, on doit
éviter avec soin les emplâtres et les onguens
qui irritent la peau, excitent une démangeaison
fort incommode, et occasionnent quelquefois
un érysipèle. On imbibe le bandage avec une
liqueur résolutive, telle que l'eau-de-vie, l'acé-
tate liquide de plomb étendu dans une suffisante quantité d'eau, etc. ; et on fait des
fomentations avec la même liqueur pendant les
premiers jours de la maladie, si on le trouve
convenable. L'eau salée est un très-bon résolutif ; mais il ne faut s'en servir que le moins possible, parce que le muriate de soude qu'elle
tient en dissolution, se crystallise sur les linges,
et leur donne une roideur toujours nuisible au
malade.

Lorsqu'on s'est servi du bandage roulé, s'il
ne survient point d'accidens et si le bandage
n'est ni trop serré, ni trop lâche, il ne faut
lever l'appareil qu'au bout de douze ou quinze
jours, puis au trentième jour de l'accident, et
enfin au quarante - cinquième ou cinquantième, époque à laquelle la fracture est ordinairement consolidée. Mais lorsque le bandage

est trop lâche ou trop serré, il faut lever l'appareil à quelque époque que ce soit de la maladie, et le réappliquer ensuite d'une manière plus convenable. Le bandage trop lâche ne contient point, laisse aux muscles la dangereuse facilité de se contracter, et le membre peut se consolider dans une direction qui ne seroit pas naturelle : d'un autre côté, le bandage trop serré, lorsqu'il l'est avec excès, attire la gangrène ; et sans l'être au point de causer cet accident formidable, il peut l'être encore trop et mettre obstacle à la libre circulation des liqueurs, d'où résulteront le manque de nourriture et l'atrophie de la partie du membre qui est recouverte par le bandage, et le gonflement pâteux énorme de celle qui lui est inférieure.

Lorsqu'on s'est servi du bandage à dix-huit chefs, ou de celui de *Scultet,* on peut lever l'appareil plus souvent, parce qu'on peut le faire sans remuer le membre et sans lui imprimer aucune secousse nuisible. Dans tous les cas, on doit visiter souvent le membre, afin de voir s'il a conservé la position et la direction qu'on lui a donnée, et si l'appareil s'est dérangé.

Dans les fractures des membres inférieurs, et notamment dans celles de la jambe, il arrive quelquefois pendant les deux ou trois premières nuits qui suivent la réduction, que le membre affecté éprouve des tressaillemens convulsifs qui réveillent le malade en sursaut et dérangent les fragmens, qu'il faut réduire de nouveau.

Quoique assez ordinairement le cal ait acquis une certaine solidité vers le trentième jour, il faut empêcher encore les mouvemens jusqu'à la parfaite consolidation ; et lors même qu'on est arrivé à ce point et qu'on ne juge plus l'appareil nécessaire, il faut, s'il s'agit d'une fracture des membres inférieurs, avant de laisser marcher le malade, lui faire garder le lit pendant plusieurs jours, après avoir ôté l'appareil.

Dans tous les cas, on place un bandage roulé sur toute la longueur du membre, pour en prévenir le gonflement pâteux et pour le dissiper s'il est déja survenu. Cette précaution est sur-tout nécessaire dans les fractures de la cuisse et de la jambe.

Les fractures, quelque simples et quelque bien traitées qu'elles soient, laissent toujours à leur suite, dans le membre qui en a été attaqué, une roideur d'autant plus grande, que la contusion a été plus forte, la fracture plus près des articulations, et qu'il a fallu tenir plus long-temps la partie immobile. Elle est toujours beaucoup plus considérable dans l'articulation inférieure de l'os que dans la supérieure. On emploie avec assez de succès contre cette roideur, les frictions, les émolliens, les relâchans, les bains et les douches; mais souvent aussi elle subsiste malgré ces moyens, et ne se dissipe qu'à la longue, quelquefois au bout d'un an ou de dix-huit mois. Il faut donc employer de bonne heure les moyens propres à prévenir cet accident. Or, ces moyens consistent à faire exécuter des mouvemens légers aux articulations voisines de la fracture, aussitôt que la consolidation est assez avancée pour qu'on n'ait point à craindre de l'empêcher par ces mouvemens, qui du reste exigent beaucoup de précautions; c'est pourquoi ils ne doivent être confiés qu'au chirurgien, et jamais au malade, de peur que ce dernier, par des manœu-

vres imprudentes, rompe le cal encore tendre
et susceptible de céder à un effort trop considérable.

Différens moyens ont été proposés dans la
vue d'augmenter la viscosité du sang et de hâ-
ter la consolidation des fractures ; mais comme
on sait aujourd'hui que ces moyens n'ont point
les vertus qu'on leur supposoit, nous n'en parlerons pas, et nous passerons de suite au traitement des fractures compliquées.

§. IV. *Du Traitement des Fractures compliquées.*

La conduite à tenir dans les fractures compliquées varie suivant l'espèce de complication.

Les fractures sont toujours accompagnées
d'un certain degré de contusion ; mais cette
contusion toujours plus forte, lorsque la cause a
agi sur l'endroit de l'os fracturé, ne peut être
regardée comme une complication de la maladie, que lorsqu'elle est portée à un degré assez
considérable pour exiger un traitement différent de celui qu'on emploie dans les fractures
simples.

Dans cette espèce de complication, on doit
employer le bandage de *Scultet* imbibé d'une
liqueur résolutive, et ne serrer que très-peu
l'appareil contentif. On saignera le malade plus
ou moins, suivant son âge, son tempérament et
l'intensité de la contusion. Le lendemain, l'appareil sera levé, et ce précepte est de rigueur ;
car, faute de l'avoir suivi, on a vu le membre se
gangrener, parce que le bandage étant devenu
trop serré par le gonflement de toutes les parties, la circulation s'y trouve empêchée. A cette

première levée de l'appareil, on trouve ordinairement le membre tuméfié, tendu, dur, rénitent et douloureux. On applique alors sur toute son étendue un cataplasme émollient, qu'on recouvre avec des compresses trempées dans une décoction de racine de guimauve, et le tout est maintenu au moyen du bandage et du reste de l'appareil.

Dans le cas de contusion extrême sans plaie aux tégumens, la tension et le gonflement inflammatoires peuvent être portés à un tel degré d'intensité, que l'épiderme se détache en formant des phlictènes remplies d'une sérosité jaunâtre, qui pourroient en imposer aux jeunes praticiens, et leur faire croire que la gangrène menace le membre et même qu'elle s'en est déja emparée. On les ouvre sans détacher l'épiderme, et on couvre ces petites excoriations avec un linge enduit de cérat. En tenant cette conduite, on voit le plus souvent le gonflement, la tension et la douleur se dissiper dans l'espace de sept à huit jours, et il ne reste plus qu'une échymôse plus ou moins considérable. Alors on supprime les cataplasmes, on serre davantage les liens qui fixent les attelles, et on se conduit pour le reste du traitement, comme dans les fractures simples.

Dans les fractures sans plaie, il est rare qu'une artère considérable soit ouverte ; mais lorsque cela a lieu, que le sang s'infiltre dans le tissu cellulaire du membre et produit un anévrisme faux primitif, manifeste par ses symptômes, on ne doit pas hésiter d'inciser suivant le trajet de l'artère lésée, et d'en faire la ligature au-dessus et au-dessous de la blessure. Il peut cependant arriver que l'ouverture d'une

grosse veine donne lieu à une infiltration san-
guine qui pourroit en imposer pour un anévrisme faux primitif. Tel étoit probablement le
cas d'un blanchisseur du Gros-caillou qui se
cassa la jambe avec forte contusion en tombant
de sa voiture. Trois ou quatre jours après son
entrée à l'hôpital de la Charité, la jambe se
gonfla énormément ; la peau était violette et
marbrée ; on crut que l'artère tibiale antérieure
étoit lésée ; cependant comme l'infiltration san-
guine ne faisoit point de progrès, on ne prit aucun parti. Le malade fut saigné copieusement,
on appliqua sur la jambe des cataplasmes émolliens. Bientôt la tension diminua, l'engorgement ne tarda pas à se résoudre, laissant après lui
une grande échymôse qui se dissipa par degrés.

Les plaies qui peuvent compliquer les fractures sont produites par la cause de la maladie,
ou bien par le fragment supérieur, qui a traversé la peau après avoir déchiré les chairs.
Dans ce dernier cas, si la fracture est transversale et la plaie large, la réduction est facile, et
un degré modéré d'extension suffit pour l'opérer ; mais si la fracture est oblique et se termine
comme il arrive ordinairement par une longue
pointe aiguë, cette pointe s'avance fréquemment à travers une plaie dont l'étroitesse rend
la réduction très-difficile. Dans ce cas, il faut
agrandir hardiment la plaie, et chercher à réduire la fracture en faisant rentrer la portion
d'os saillante en dehors. Si on éprouve trop de
difficulté, il vaut mieux attendre la suppuration ; alors en effet, la tension et le spasme étant
dissipés, la réduction pourra se faire plus facilement : si cette réduction ne s'opère point, le
bout de l'os saillant en dehors se couvre de bour-

geons charnus sur lesquels se fait la cicatrice, et le membre raccourci conserve dans cet endroit, après la guérison, une saillie difforme ; mais si la portion d'os saillante au-dehors est très-longue, au point que, malgré l'agrandissement de la plaie, il soit impossible d'en opérer la réduction, sans employer des tiraillemens violens pour surmonter la contraction spasmodique des muscles, il vaut mieux faire la resection d'une partie de l'os et réduire le reste, que de distendre les parties outre-mesure et de produire un déchirement et une irritation qui peuvent avoir des suites funestes. Un jeune homme fort et vigoureux sur lequel, après avoir agrandi suffisamment la plaie, je pratiquai cette réduction pour une fracture du fémur, dans laquelle le fragment supérieur dénué de périoste, dans une étendue de deux pouces et demi environ, sortoit à travers la peau et les muscles déchirés, s'en trouva bien d'abord, et je m'applaudissais du succès des efforts que j'avois été obligé de faire pour obtenir la réduction ; mais au troisième jour, l'inflammation s'empara du membre, la tension fut excessive, le gonflement énorme, et la gangrène qui survint, malgré tous les secours de l'art, fit des progrès si rapides, qu'elle s'étendit bientôt au tronc et fit périr le malade. Lorsque, sans exercer des tractions trop violentes, on est parvenu à réduire la fracture, on traite la plaie comme une plaie simple, et on emploie tous les moyens propres à prévenir les accidens inflammatoires que l'on doit justement redouter.

Quand la plaie est produite par la cause même de la fracture, la conduite à tenir est différente, suivant le désordre que les os et les parties molles ont éprouvé.

Lorsque l'os ou les os dont le membre est composé, sont cassés en plusieurs fragmens et dans une étendue considérable; que la peau, les muscles, les tendons, etc. sont tellement lacérés, déchirés et détruits qu'ils rendent la gangrène une suite nécessaire et immédiate de l'accident, l'amputation du membre est la seule ressource que l'art offre pour sauver la vie du malade, et cette opération doit être pratiquée sur-le-champ. L'expérience de tous les temps a appris que les efforts que l'on a faits pour sauver les membres qui se trouvoient dans de telles circonstances, sont presque toujours devenus inutiles par la mort des malades, et on a reconnu, d'après la même expérience, que le danger qui accompagne l'amputation, n'égale en aucune façon celui qui résulte de cette espèce de fracture.

Quelques auteurs parmi ceux qui ont écrit sur la Chirurgie, plutôt d'après la théorie que d'après la pratique, conseillent dans le cas de fracture compliquée, où l'amputation paroît être le seul moyen de salut pour le malade, de différer cette opération jusqu'à ce qu'on ait essayé, pendant deux ou trois jours, l'effet des moyens propres à prévenir la gangrène. Ils fondent leur opinion sur quelques succès obtenus dans des cas de fracture où le membre étoit si maltraité, que sa perte pouvoit être regardée comme assurée. Il est certain qu'on a vu quelquefois des fractures dans lesquelles les os et les parties molles étoient tellement endommagés, que l'amputation paroissoit le seul moyen probable de sauver la vie des malades, se terminer heureusement sans que les blessés aient été privés du membre affecté; mais ces cas qui sont très-rares, ne peuvent point infirmer la règle générale, fondée sur une expérience longue et réitérée, approuvée par la bonne chirurgie, et conforme aux principes d'humanité. Ces guérisons inespérées de fractures excessivement compliquées, prouvent seulement qu'il est très-difficile de prononcer sur la nécessité indispensable de l'amputation, et que dans ces cas difficiles, le chirurgien doit joindre à de grandes connoissances théoriques, beaucoup de sagacité et une longue expérience, pour ne point priver témérairement et inutilement le malade d'un membre qu'il pourroit conserver, et pour ne pas le laisser périr par une fausse compassion ou par timidité, en tentant en vain la conservation de ce membre.

L'embarras seroit moins grand si le chirurgien n'étoit pas obligé de se déterminer dans l'instant même ; mais telle est la nature de l'accident, que chaque minute de délai tourne, dans presque tous les cas, au grand désavantage du malade, et qu'un espace de temps fort court apporte souvent dans son état une telle différence, qu'il détruit les espérances fondées de le sauver.

Lorsque le désordre des os et des parties molles est moins considérable, et qu'on entrevoit la possibilité de conserver le membre, le premier objet qui doit occuper le chirurgien, après qu'il a disposé le lit du malade et préparé l'appareil convenable, est la réduction de la fracture.

Le procédé de réduction est le même que celui des fractures simples, seulement on doit redoubler d'attention pour prévenir le tiraillement inégal des muscles et l'action de toute

cause qui pourroit exciter leur contraction spasmodique. On éprouve presque toujours de la
difficulté à réduire les fractures compliquées de
l'espèce dont nous parlons. Cette difficulté dépend sur - tout du gonflement et de la tension
qui se sont déja emparés des parties molles contuses, mâchées et déchirées : dans ce cas, il y
auroit le plus grand inconvénient à tirailler le
membre pour réduire la fracture ; ces tiraillemens exercés sur des parties engorgées et douloureuses, ne manqueroient pas d'augmenter
l'irritation, l'engorgement inflammatoire, et de
disposer le membre aux convulsions et à la
gangrène. Ainsi, avant d'entreprendre la réduction, il est nécessaire que ces symptômes
disparoissent, ou du moins qu'ils diminuent
beaucoup : pour cela, on emploie les saignées
abondantes, la diète, les délayans, les cataplasmes émolliens et anodins, etc. On continue
ce traitement jusqu'à ce que l'effet réponde aux
vues qu'on se propose ; c'est alors seulement et
non plutôt qu'on peut tenter la réduction.

Si l'os est cassé en plusieurs fragmens, et que
quelques-uns d'eux soient entièrement séparés,
ou qu'ils ne tiennent presque plus aux parties
voisines, de manière que leur réunion paroît
impossible, il faut les enlever : ces fragmens
entièrement séparés, ou ne recevant plus assez
de sang pour leur nourriture, deviennent des
corps étrangers dont la présence entretient la
suppuration et s'oppose à la consolidation de
la fracture. Leur extraction doit être faite avec
la plus grande circonspection, sans violence et
sans déchirement, et sur-tout sans courir les
risques d'une hémorragie. Pour la faciliter, on
est quelquefois obligé de pratiquer des incisions,

afin de prévenir les tiraillemens et les dilacéra-
tions, que sans cela on seroit obligé de faire
souffrir aux parties molles. Le chirurgien ne
doit point être arrêté dans ces incisions, que la
nature du cas rend absolument nécessaires, par
une pusillanimité blâmable, ni par la crainte
des reproches du vulgaire ignorant, dont l'erreur commune est de croire que les chirurgiens, endurcis par l'exercice de leur profession, font souvent trop peu de cas des souffrances d'autrui, et emploient quelquefois le
fer dans des circonstances où un traitement
plus doux, quoique plus long, eût été également
sûr. Il doit imiter la conduite d'*Ambroise Paré*,
qui, dans une fracture compliquée qu'un coup
de pied de cheval lui fit, recommandoit avec
instance à un chirurgien très-habile qui le pan-
soit, de ne point songer qu'il étoit son ami et
de ne le point épargner, mais d'élargir la plaie
avec le rasoir, pour lui remettre les os plus
facilement, et retirer avec les doigts les fragmens qui étoient entièrement séparés d'avec
les parties environnantes. On doit donner à ces
incisions toute l'étendue nécessaire pour faciliter l'extraction des esquilles et la réduction de
la fracture, et pour fournir par la suite une
issue facile à la matière purulente.

Si la plaie qui complique une fracture, l'étoit
elle-même d'hémorragie, il faudroit commencer par lier le vaisseau ouvert pour arrêter le
sang, dont l'effusion forme l'accident le plus
pressant.

Après avoir agrandi la plaie, lorsque cela
est nécessaire, avoir enlevé les fragmens séparés, lorsqu'il y en a quelque-uns, avoir placé
le membre dans la position convenable, et avoir

réduit la fracture du mieux qu'il a été possible, on remplit la plaie mollement avec de la charpie fine ; on couvre la partie avec des compresses trempées dans une liqueur résolutive ; ensuite on applique le bandage de *Scultet,* après avoir imbibé de la même liqueur résolutive les bandelettes qui le composent ; puis on place les remplissages et les attelles sur les côtés du membre et sur sa partie antérieure, et on les assujettit avec les liens que l'on serre médiocrement.

Il survient toujours dans ces fractures, un engorgemement inflammatoire, accompagné de fièvre, de douleurs vives, et quelquefois de convulsions et de délire. Cet engorgement est plus ou moins considérable suivant le degré de contusion et de déchirement des parties molles, l'irritation de ces parties par des esquilles pointues, l'âge du malade, son tempérament, sa force et sa disposition particulière. On voit rarement ce gonflement se terminer par résolution et la plaie se réunir immédiatement ; il est presque toujours suivi d'une suppuration abondante, et lorsqu'il est porté à un très-haut degré, il peut donner lieu à la gangrène.

On combat cet engorgement inflammatoire par les saignées copieuses et plus ou moins répétées, suivant l'âge du malade, son tempérament et l'intensité des accidens ; par la diète la plus sévère, les boissons délayantes et rafraîchissantes, et les cataplasmes émolliens et anodins. On continue l'emploi de ces moyens, tant que les accidens inflammatoires subsistent ; mais lorsqu'ils sont dissipés et que la suppuration est bien établie, on les abandonne et on a recours à ceux qui sont propres à soutenir les forces du malade, et à mettre la nature dans le cas de fournir aux frais d'une longue et abondante suppuration. A la diète sévère, on fait succéder des alimens légers, de facile digestion et en même temps très-nourrissans : on substitue aux boissons délayantes et rafraîchissantes, les infusions amères toniques, et sur-tout le quinquina. On remplace les digestifs relâchans par de la charpie sèche, et les cataplasmes émolliens par des topiques fortifians ; en un mot, on substitue à la méthode relâchante et débilitante, la méthode tonique et fortifiante. C'est à la sagacité du chirurgien de déterminer l'époque de la maladie à laquelle il convient de faire ce changement dans la méthode curative.

Dans les premiers jours de la fracture, il suffit de panser une fois en vingt-quatre heures ; mais lorsque la suppuration est établie, on règle la fréquence des pansemens d'après la quantité du pus. S'il est abondant, on pansera deux fois par jour, pour prévenir les accidens qui pourroient résulter de son croupissement et de son altération. Les pansemens doivent être faits avec la plus grande douceur, pour ne point imprimer aux fragmens alors très-mobiles, un mouvement toujours nuisible. Si la plaie est située de manière que le pus croupisse dans son fond, on doit absorber avec de petites boulettes de charpie, celui qui s'y trouve. Malgré cette précaution le pus séjourne quelquefois en grande quantité dans le fond de la plaie ; alors on doit agrandir son ouverture, ou en pratiquer une autre dans un endroit déclive, pour donner une libre issue à la matière purulente. Ces incisions sont quelquefois nécessaires aussi pour extraire des fragmens qui ont échappé aux recherches du chirurgien, lors de la réduction de la fracture, ou des portions osseuses qui se sont exfoliées. En les pratiquant, on ne doit couper que ce que la nécessité exige, de façon à occasionner le moins de désordre et de douleur qu'il sera possible. On doit sur-tout éviter d'intéresser quelque artère ou quelque nerf considérable. S'il se forme des abcès, on en fait l'ouverture avec le bistouri, à moins qu'ils ne s'ouvrent d'eux-mêmes dans la plaie, et que le pus qu'ils contiennent s'écoule facilement. Voilà bien les principaux accidens qui accompagnent les fractures compliquées de plaie, et les moyens que l'art emploie pour les combattre ; mais la marche de ces fractures, leur terminaison et la conduite que le chirurgien doit tenir dans leur traitement, sont loin d'être les mêmes dans tous les cas.

Lorsque l'os ou les os qui forment le membre ne sont pas brisés en esquilles, que le déchirement des parties molles n'est pas très - considérable, et que les secours de l'art ont été employés à temps et avec succès, l'engorgement inflammatoire est modéré, la plaie suppure médiocrement, la présence du pus ne s'oppose pas à la formation du cal, et si le malade est jeune et d'une bonne constitution, la fracture peut guérir presqu'aussi facilement et aussi promptement que si elle étoit simple.

Quand les os ont été écrasés, les parties molles grandement contuses et déchirées, il survient toujours, comme nous l'avons dit plus haut, un engorgement inflammatoire énorme, qui se termine par une suppuration excessivement abondante. Dans ce cas, lorsque la fièvre cesse de

bonne heure, que toutes les fonctions se rétablissent dans leur état naturel, que la suppuration
diminue par degrés et qu'elle est de bonne nature, que la plaie est rouge, vermeille, et qu'elle
se rétrécit peu-à-peu, qu'enfin, les portions osseuses dénudées, s'il y en a, se couvrent de
bourgeons charnus, sans s'exfolier, ou après
s'être exfoliées, on peut concevoir des espérances fondées de guérison. Le chirurgien doit
alors redoubler de soins et d'attention pour seconder les efforts salutaires de la nature, et
sur-tout pour maintenir les fragmens dans le
rapport le plus exact possible. Cette dernière
partie du traitement présente beaucoup de difficulté et demande toute la sagacité d'un chirurgien habile. On rencontre des cas dans lesquels
il est absolument impossible de conserver le rapport des fragmens, de manière que le membre
se consolide sans que sa longueur, sa forme et
sa direction soient altérées. Il y auroit même
de grands inconvéniens à employer des efforts
violens et réitérés pour opérer la réduction
exacte des fragmens; ces manœuvres que se permettent quelquefois des chirurgiens sans expérience et peu instruits, peuvent avoir les suites
les plus fâcheuses. On a souvent causé la mort
des malades, en s'obstinant à vouloir réduire
avec exactitude des fractures qu'on ne pouvoit
guérir qu'aux dépens de la bonne conformation
du membre. Les praticiens instruits se conduisent
autrement ; ils ne s'efforcent de maintenir les
fragmens dans leur rapport naturel, que quand
ils peuvent le faire sans causer des accidens, et
sans compromettre la vie du malade. Mais
comme le public est toujours disposé à mettre
sur le compte du traitement, ce qui est l'effet

presque inévitable de la nature même de la fracture, le chirurgien doit prévenir les parens du malade, ou le malade lui-même, qu'il est impossible de le guérir, sans une plus ou moins grande difformité. On doit le prévenir aussi que les articulations, sur-tout celle du fragment inférieur, conserveront beaucoup de roideur pendant long-temps, et qu'il pourra rester des fistules qui ne guériront que quand les esquilles par lesquelles elles sont entretenues, seront entièrement séparées et sorties.

Pour peu qu'on soit versé dans le traitement des fractures compliquées, on sait que les choses ne se passent pas toujours aussi heureusement que nous venons de le dire. Il arrive quelquefois, en effet, que la suppuration, au lieu de diminuer, reste toujours très-abondante, perd ses qualités naturelles et devient sanieuse; que la plaie ne diminue point d'étendue; que sa surface devient blafarde, spongieuse; que les fragmens dénudés et baignés continuellement par la suppuration, au lieu de se couvrir de bourgeons charnus et de se réunir, restent aussi parfaitement détachés qu'ils l'étoient dans le principe; que le malade perd l'appétit; que ses forces s'épuisent; qu'il est miné par une fièvre lente et par le dévoiement. Dans ce cas, lorsque tous ces mauvais symptômes persévèrent et qu'on a épuisé, sans succès, tous les moyens propres à les combattre, il ne reste plus d'autre ressource pour sauver la vie du malade, que l'amputation du membre fracassé. On a vu quelquefois des malades dans cet état, échapper au danger et se rétablir, en conservant leur membre; mais quelques exemples de réussite dans des cas rares ne détruisent pas le principe favorable à l'amputation. Cette opération réussira d'autant mieux, qu'on y aura recours plus promptement, et avant que les forces du malade soient épuisées par l'abondance de la suppuration, par la fièvre de résorption et par le dévoiement. Elle est surtout très-urgente, lorsqu'il survient des hémorragies abondantes qu'on ne peut arrêter par aucun des moyens connus. Un chirurgien expérimenté saura saisir l'instant où tous les efforts de la nature cessant d'être conservateurs, ne tendent plus qu'à la destruction du malade, qu'on confieroit à des espérances sans fondement et qui ont été si souvent funestes.

L'engorgement inflammatoire qui accompagne les fractures compliquées de plaie, est quelquefois porté à un si haut degré d'intensité, que la gangrène en est la suite inévitable. Dans ce cas, lorsque la mortification est bornée à une surface peu étendue, et qu'elle n'attaque que la peau et le tissu cellulaire, elle n'ajoute pas beaucoup à la gravité de la maladie; cependant elle peut en rendre la cure longue et difficile, par la dénudation des fragmens, comme on le remarque dans certaines fractures compliquées de la jambe. Mais lorsque la gangrène occupe toute l'épaisseur du membre, cela est infiniment plus grave; souvent alors ses progrès sont si rapides, qu'il n'est pas au pouvoir de l'art de les réprimer et que le malade périt en très-peu de temps. Cependant il arrive quelquefois que ce mal redoutable est arrêté par les secours de l'art et par les forces de la nature, et alors l'amputation du membre devient absolument indispensable. Mais on ne doit y avoir recours que quand la gangrène est bornée, et qu'il est survenu un cercle inflammatoire qui forme la ligne de démarcation

entre le vif et le mort. On a cru qu'on pourroit
arrêter les progrès de la gangrène, en pratiquant l'amputation dès que ce mal cruel commence à se manifester ; mais l'expérience, supérieure à tous les raisonnemens, démontre le
contraire, et on a vu plusieurs sujets chez lesquels cette opération a été infructueuse, pour
s'être pressé de la faire avant que la mortification fût bornée. Il n'y a qu'un cas où on pourroit
tenter l'amputation avant que la mortification
fût bornée par un cercle inflammatoire ; c'est
lorsque le mal est prêt à gagner l'endroit où on
ne pourroit reculer la section des chairs ; il est
visible qu'il ne reste plus alors d'autre parti,
que celui de l'amputation prompte, quoique le
succès en soit très-équivoque.

L'amputation du membre est donc dans certaines fractures compliquées, la seule ressource
de l'art pour sauver la vie du malade. Mais
on a pu voir, par ce qui précède, que cette
opération peut être pratiquée à trois epoques
différentes de la maladie ; savoir, 1.º imme-
diatement après le coup ou la chûte, et avant le
développement des accidens, lorsque le membre
a éprouvé un tel désordre que sa perte est assurée ; 2.º lorsque l'engorgement inflammatoire
qui accompagne ces fractures, s'est terminé par
sphacèle ; 3.º quand cet engorgement a produit
une suppuration extrêmement abondante.

Dans le premier cas, on ampute le membre,
pour prévenir les accidens mortels qui ne manqueroient pas de survenir : le succès de l'opération dépend alors de ce qu'on la pratique sur-
le-champ et avant l'inflammation des parties.
Dans le second cas, on pratique l'amputation
pour enlever un foyer de putréfaction dont la

présence pourroit causer des accidens mortels, et en même temps pour épargner à la nature des efforts sous lesquels probablement elle succomberoit ; mais on ne doit avoir recours à cette opération, comme nous l'avons dit plus haut, que quand la gangrène est entièrement bornée, et que la nature a posé la ligne de démarcation entre le vif et le mort. Enfin, dans le troisième cas, on pratique l'amputation, pour prévenir l'épuisement total des forces, qui résulteroit inévitablement d'une suppuration abondante et intarissable ; mais alors on ne doit se déterminer à l'opération, que lorsqu'il est bien démontré par la comparaison de l'état du malade et de ses forces, avec l'abondance de la suppuration et toutes les autres circonstances locales de la maladie, que la perte du malade est assurée, si on le confie plus long-temps aux efforts impuissans d'une nature épuisée, et aux secours ordinaires de l'art.

Les fractures sont quelquefois compliquées de luxation : quand cela a lieu, on doit toujours, s'il est possible, réduire la luxation avant la fracture. La possibilité de réduire la luxation est subordonnée à l'espèce d'articulation qui a éprouvé le déplacement, au siège de la fracture, et aux circonstances dont elle est accompagnée. Lorsque l'articulation est ginglymoïdale, que les ligamens sont déchirés, et qu'il n'est pas survenu un gonflement considérable, on réduit la luxation avec assez de facilité ; mais quand c'est une articulation orbiculaire, entourée de beaucoup de muscles, que la fracture est voisine de l'articulation, et se trouve au-dessous de la luxation, la réduction de celle-ci est impossible ; il y auroit même beaucoup d'inconvéniens à la

tenter , parce que les extensions nécessaires
pour l'opérer , ne pourroient pas être exercées
sur le fragment supérieur , et que si on les pratiquoit sur le fragment inférieur, elles n'auroient
d'autre effet que de tirailler douloureusement
les muscles , et peut-être même de les déchirer.
On doit alors donner les premiers soins à la fracture , et lorsque le cal sera formé , et qu'il aura
acquis assez de solidité pour soutenir les efforts
de réduction , on tentera le replacement de l'os
luxé. Mais comme ce replacement est d'autant
plus difficile que les ligamens et les autres parties molles ont contracté plus de roideur , aussitôt que le cal aura acquis une certaine solidité ,
on fera exécuter au membre de légers mouvemens , pour entretenir la souplesse de ces parties : on pourra aussi employer , dans la même
vue , des topiques émolliens et relâchans. Malgré ces moyens , il est rare qu'on puisse réduire
la luxation après que la fracture est consolidée ,
et que le cal a acquis assez de solidité pour qu'on
puisse tenter la réduction sans s'exposer à le
rompre. On a des exemples , à la vérité , qui
prouvent qu'on peut réussir dans la réduction
d'une luxation ancienne ; mais dans ces cas , il
n'y avoit pas eu en même temps complication de
fracture , maladie qui introduit dans les muscles et dans les ligamens , une roideur qui ne
leur permet point de céder aux efforts extensifs , nécessaires pour opérer le replacement de
l'os luxé ; et je ne sache pas qu'on soit jamais
parvenu à réduire une luxation compliquée de
fracture , lorsque la nature de l'articulation et
les circonstances accidentelles de la maladie,
n'ont pas permis de commencer la cure par la
réduction de la luxation.

Quand la fracture est compliquée de quelque maladie, le scorbut par exemple, il faut prescrire au malade un régime et des médicamens internes appropriés à la nature de cette maladie, et faire concourir ainsi à la guérison de la fracture, les secours de la médecine et ceux de la chirurgie.

ARTICLE IV.

De la Consolidation des Fractures.

Dans le traitement des fractures, l'art ne fait autre chose que de remettre dans leur place naturelle, les fragmens qui s'en étoient écartés, de les y maintenir, moyennant les appareils convenables, de prévenir les accidens qui pourroient survenir, et de les combattre lorsqu'ils sont arrivés. La consolidation de l'os cassé est proprement l'ouvrage de la nature, et s'opère par un mécanisme inconnu, qui suppose toujours un état de santé parfaite.

Cette consolidation d'un os cassé, analogue à la cicatrisation des parties molles divisées, se nomme *la formation du cal;* et l'espèce de nœud ou de dureté qui se forme aux deux extrémités contiguës de l'os qui a été fracturé, se nomme *calus.*

Nous allons parler d'abord de la durée de la formation du cal, et des circonstances qui peuvent la favoriser ou la retarder, ou même la rendre tout-à-fait impossible; nous dirons ensuite quelles sont les conditions locales, nécessaires ou favorables à la consolidation des fractures; puis nous exposerons les différentes opinions des Auteurs sur cette opération de la nature, et nous proposerons celle qui nous paroît la plus probable : enfin, nous indiquerons la conduite à tenir à l'époque ordinaire de la consolidation des fractures, ce qui nous conduira à parler des articulations contre-nature, et des ressources de l'art en pareil cas.

§. I. *De la durée de la formation du cal, et des circonstances générales qui peuvent la favoriser ou la retarder, ou même la rendre impossible.*

On croit généralement dans le public, que toutes les fractures se guérissent dans l'espace de quarante jours. Ce préjugé est non-seulement faux, mais encore dangereux, en ce qu'il fait que les malades, se croyant guéris avant de l'être réellement, se permettent trop tôt des mouvemens qui les exposent à des difformités ou à une nouvelle fracture. Il est impossible d'assigner exactement, et d'une manière générale, le terme de la guérison d'une fracture, parce qu'il varie, suivant un grand nombre de circonstances. Nous savons seulement que le cal se forme dans l'espace de vingt à soixante-dix jours, plutôt ou plus tard, suivant l'âge, le tempérament du malade, l'épaisseur de l'os, le poids qu'il a à soutenir, la différence de la saison et l'état de la santé du sujet.

1.º *Suivant l'âge.* Les fractures se consolident avec plus de promptitude et de facilité, toutes choses égales d'ailleurs, chez les jeunes gens que chez les adultes et les vieillards. En général, le cal se forme d'autant plus vîte, que l'individu est plus voisin de l'enfance. *Delamotte* a vu guérir, dans l'espace de douze jours, au moyen d'un appareil fort simple, deux enfans à qui il avoit fracturé l'humerus en les tirant par les pieds, dans des accouchemens difficiles. A cet âge, en effet, toutes les parties tendent à l'expansion et à l'accroissement, la vie est plus active dans les os, leur système vasculaire est plus développé, leur gélatine plus abondante. Dans un âge avancé, au contraire, les parties ne tendent plus à l'accroissement, le système vasculaire des os est très-peu prononcé, et la vie y est, pour ainsi dire, étouffée sous le poids du phosphate de chaux qui s'y accumule de plus en plus.

On a dit, que dans la tendre enfance, le *calus* croît ordinairement avec excès, et peut produire des difformités par l'accumulation de la matière qui le forme; mais l'expérience ne confirme point cette assertion, qui nous paroît plutôt dictée par la théorie, que fondée sur l'expérience et l'observation. Les difformités du cal viennent toujours de ce que la fracture a été mal réduite ou mal contenue, ou bien de ce qu'on a fait exécuter des mouvemens à la partie, avant que le *calus* fût assez solide.

2.º *Le tempérament.* Une fracture guérit bien plus vîte chez un homme robuste, d'un tempérament sanguin, que chez une personne foible et cachectique. Quelquefois il existe une disposition cachée, qui empêche la consolidation, quoiqu'on n'observe dans les personnes en qui cela a lieu, aucune cacochymie remarquable, ni d'autres vices des humeurs. *Ruysch* et *Van-Swieten* ont vu plusieurs cas semblables; les fractures n'étoient point consolidées, quoiqu'on eût suivi, dans le traitement, toutes les règles de l'art, et que les personnes fussent saines en apparence, et dans la force de l'âge.

3.º *L'épaisseur de l'os, et le poids qu'il a à soutenir.* Les os sont d'autant plus gros, qu'ils ont plus de poids à supporter, et que les muscles auxquels ils donnent attache, sont plus forts. Or, il est d'observation que, toutes choses égales d'ailleurs, plus les os sont gros, plus il leur faut de temps pour se consolider. Ainsi, le fémur exige, pour cela, un temps plus long que le tibia, dont la fracture se consolide plus tard que celle de l'humérus, des os de l'avant-bras, de la clavicule, des côtes, etc.

Comme le cal reste assez long-temps plus mou que les autres parties de l'os, il en résulte que si l'os est destiné à supporter tout le poids du corps dans la marche, il faudra attendre plus long-temps, avant de permettre cet exercice. C'est en grande partie la raison pour laquelle les fractures du bras se guérissent plus promptement que celles du tibia, et qu'il faut cinquante jours au moins pour guérir la fracture du fémur, qui supporte seul tout le poids du corps, dans la progression.

4.º *La saison.* Une chaleur douce est plus favorable qu'un froid excessif, ou qu'une chaleur très-forte. Aussi le printemps et l'automne sont, toutes choses égales d'ailleurs, les saisons les plus propres au traitement des fractures. Au reste, cette considération est de peu d'importance, et probablement elle eût été négligée, si *Hippocrate* n'eût pas dit, dans ses aphorismes, que le chaud est très-bon pour les os fracturés, et qu'au contraire le froid leur est très-nuisible. Quelle que soit la saison, quand toutes les autres circonstances sont favorables, la guérison d'une fracture s'opère également dans le temps ordinaire.

5.° *L'état de santé.* Les fractures se consolident d'autant plus promptement et plus facilement, que le sujet jouit d'une meilleure santé. Le cancer, le scorbut, la vérole, etc., qui ont une influence particulière sur les os, retardent la formation du cal, et l'empêchent même quelquefois.

La grossesse, comme nous l'avons déja dit, ne retarde point sensiblement la guérison des fractures. Cependant *Fabrice de Hilden* cite deux faits qui tendent à prouver le contraire.

Le sexe ne paroît pas avoir plus d'influence que la grossesse, sur le travail de la nature, dans la formation du cal. Néanmoins, à l'époque de la cessation des règles, cette formation est plus lente, et les fractures sont sujettes aux mêmes anomalies que les autres maladies, dont les femmes peuvent être atteintes à cette époque orageuse de leur vie.

§. II. *Des circonstances locales, nécessaires à la consolidation des Fractures.*

Trois circonstances locales sont nécessaires pour obtenir un cal solide et sans difformité : 1.° Les deux fragmens doivent jouir de la vie commune ; 2.° ils doivent se correspondre par les surfaces de la cassure ; 3.° ils doivent être tenus dans une immobilité complète.

Les deux fragmens doivent jouir de la vie commune Si l'un des deux reçoit trop peu de sang pour se nourrir et pour entretenir son action vitale, la fracture ne pourra point se consolider. C'est ce qui arrive dans certaines fractures du col du

fémur, où la tête de cet os, étant tout-à-fait détachée, et le tissu ligamenteux qui se réfléchit sur
son col et lui sert de périoste complètement déchiré, ainsi que les vaisseaux qui s'y ramifient,
le fragment supérieur logé dans la cavité cotyloïde, ne reçoit plus des vaisseaux qui lui arrivent par le ligament rond, une quantité de
sang suffisante pour fournir au travail de la
consolidation, sur-tout si les malades, étant
très-avancés en âge, le calibre de ces vaisseaux
est excessivement diminué. Il faut donc que la
vie existe à un certain degré dans les deux fragmens; sans cela, il seroit aussi inutile de les réunir, que de mettre en contact les bords d'une plaie
dont un lambeau ne tiendroit au reste du corps,
que par un pédicule étroit, qui ne contiendroit
point assez de vaisseaux sanguins, pour entretenir dans le lambeau la circulation et la vie.

*Les fragmens doivent se correspondre exac-
tement, par les surfaces de la cassure.*

Cette circonstance n'est pas absolument nécessaire pour la consolidation de la fracture ;
mais lorsqu'elle n'a pas lieu, la formation du cal
est toujours longue et difficile. Supposons, en
effet, que dans une fracture transversale du
fémur, les fragmens, après s'être déplacés suivant l'épaisseur de l'os, aient éprouvé un second déplacement suivant sa longueur, en che-
vauchant l'un sur l'autre ; alors ils ne se touchent plus par les surfaces de la fracture, mais
seulement par leurs côtés, qui étant recouverts
du périoste, ne peuvent se réunir que difficilement. Dans le cas supposé, souvent à la fin du
deuxième mois, la réunion ne sera que très-
peu avancée, et encore ne pourra-t-on obtenir une guérison complète, qu'avec difformité

et raccourcissement du membre ; ce qui n'aura jamais lieu, toutes les fois qu'on aura constamment maintenu les fragmens dans un contact régulier, c'est-à-dire, dans le rapport où ils ont été lors de la réduction.

Les fragmens doivent être maintenus dans une immobilité complète. Cette condition est si essentielle à la formation du cal, qu'une fracture dont on remueroit chaque jour les fragmens, ne se consolideroit point ; les deux bouts de l'os cassé se cicatriseroient séparément comme les bords d'une plaie qu'on n'a point maintenu exactement réunis. Mais les surfaces fracturées, en se cicatrisant séparément, ne deviennent point toujours lisses et glissantes, et il ne s'établit point ordinairement de ligament orbiculaire, comme nous le dirons plus bas.

§. III. *Des différentes opinions sur la formation du cal.*

Il n'y a peut-être point de matière qui ait excité plus de discussion que la formation du cal. Les anciens l'attribuoient à l'épanchement d'une liqueur gélatineuse nommée suc osseux. Ce suc en se durcissant, disoient-ils, contracte des adhérences avec les deux fragmens, et établit entre eux une union semblable à celle qui existe entre deux morceaux de bois réunis avec de la colle forte. Delà vient qu'ils conseilloient, dans la vue de favoriser la formation du cal, tous les alimens visqueux de farines, de grains cuits dans l'eau, ou de partie glutineuse d'animaux, et surtout l'usage de l'ostéocolle, dont *Fabrice de Hilden* a dit des merveilles dans ses Observations de Chirurgie.

Mais s'il en étoit ainsi, le cal devroit être

inorganique ; autrement il faudroit admettre
que l'épaississement d'une liqueur inorganique
peut former une substance organisée ; ce qui est
absurde. Or, l'observation démontre, au contraire, que la matière du cal est organisée
comme la propre substance de l'os, avec laquelle elle s'identifie, et que, soumise aux expériences anatomiques et chimiques, elle présente toutes les apparences de la substance
même de l'os.

Suivant *Duhamel*, le cal est formé par le
périoste, qu'il regarde aussi comme l'organe
de l'ossification. Lorsqu'un os est fracturé, dit
ce naturaliste, le périoste des deux fragmens
commence par s'agglutiner ; puis cette membrane se gonfle, et forme un bourrelet autour
de la fracture. Le périoste, ainsi tuméfié et pénétré par les sucs qui y affluent, se ramollit,
devient une espèce de gelée, qui passe bientôt
à l'état de cartilage ; des vaisseaux se développent dans cette substance cartilagineuse ; des
noyaux osseux s'y forment, se multiplient, se
réunissent ; et quand toute la portion de périoste, voisine de l'endroit fracturé, est ainsi
endurcie et ossifiée, elle forme une espèce de
virole qui anticipe sur les fragmens et les maintient réunis.

On objecta à *Duhamel* qu'en fendant un
os, selon sa longueur, dans le lieu d'une ancienne fracture, on en trouvait les fragmens
complètement identifiés, et non pas dans un
simple contact, comme le seroient deux morceaux de bois placés bout-à-bout, et maintenus
en contact au moyen d'une virole. Pour répondre à cette difficulté, il supposa que le périoste
s'alongeoit de la circonférence vers le centre

de l'os, et que le prolongement de cette membrane, éprouvant les mêmes changemens que
la portion voisine de la fracture, réunissoit les
deux fragmens entre lesquels il s'interposoit. Il
admit en outre que, dans quelques cas, le périoste interne ou la membrane médullaire pouvoit fournir aussi des prolongemens qui s'inter-
posoient entre les bouts fracturés, comme ceux
du périoste externe avec lesquels ils s'unissoient.
Enfin, il croyoit que dans les jeunes sujets dont
les os n'ont pas acquis toute la dureté qu'ils doivent avoir, la partie cartilagineuse est capable
d'extension, et que dans le cas de fracture, elle
contribuoit à la plus parfaite réunion des fragmens.

Le système de *Duhamel* fut combattu par
Haller et *Dethleef*, qui, après une longue suite
d'expériences très-bien faites, ont cru devoir
revenir au sentiment des anciens, et ont admis
avec eux, que le cal étoit formé par un suc gé-
latineux qui suinte de l'extrémité de l'os fracturé, sur-tout de la moëlle, et s'épanche tout
autour de la fracture; que ce suc s'organise,
forme un cartilage, et enfin s'ossifie.

Mais quelque différence qu'il paroisse y avoir
entre ce système et celui de *Duhamel*, il est bon
d'observer qu'elle consiste seulement dans la
manière d'expliquer les faits. De part et d'autre
on a observé les mêmes phénomènes ; et toutes
les expériences de *Dethleef* s'accordent très-
bien avec celles de *Duhamel*. Tous deux ont
trouvé, dans les premiers jours qui suivoient la
fracture, une lymphe épanchée entre les fragmens, et une petite tumeur à l'endroit de la fracture. Tous deux ont observé également encore,
que cette tumeur s'amollit, et qu'il se forme

ensuite une substance gélatineuse, puis cartilagineuse, et enfin osseuse, qui produit la soudure des fragmens. Mais *Duhamel* veut que ce cartilage soit produit par le périoste, tandis que *Haller* et *Dethleef* soutiennent qu'il provient de la lymphe épanchée.

Nous pensons que *Duhamel* attribue trop au périoste; mais que *Haller* et *Dethleef* étoient dans l'erreur, si, comme le leur reproche *Fougeroux* (pag. 124), ils croyoient qu'une lymphe inorganique pût, en s'épaississant, former une substance organisée. Il nous semble bien plus naturel de penser que cette lymphe gélatiniforme contient déja les rudimens de l'organisation, qui deviendront visibles en se développant, comme on s'accorde généralement à croire que les rudimens de tous nos organes sont contenus dans le mucilage transparent dont l'embryon paroît formé.

Les expériences de *Duhamel* et de *Dethleef* furent encore répétées avec beaucoup de soin par *Bordenave*, professeur de l'ancienne École de Chirurgie de Paris, qui ajouta aux travaux de ces naturalistes beaucoup de faits nouveaux et intéressans (1). Les résultats furent les mêmes, quant à l'observation des phénomènes; mais l'explication en fut différente.

Au lieu d'attribuer la formation du cal au périoste, comme *Duhamel*, et à l'épanchement de la lymphe, comme *Dethleef*, *Bordenave* pensa que les os fracturés se réunissoient, par un mécanisme analogue à celui que la nature emploie pour réunir les parties molles divisées.

---

(1) *Voyez* le second Mémoire sur les Os, par M. *Bordenave*, recueilli et publié par M. *Fougeroux*.

Il se fondoit principalement sur ces deux observations généralement adoptées : 1.º qu'il y a,
dans les os, un tissu vasculaire destiné à entretenir la circulation des liqueurs nourricières ;
2.º que ce tissu se dilate dans le temps de la réunion des fractures, comme on le voit par le gonflement qui existe à l'endroit du cal, et que sans
ce gonflement, il n'y auroit point de réunion.

« Les parties molles divisées, dit cet auteur,
» se réunissent principalement par le moyen du
» tissu cellulaire ; les os fracturés se réunissent
» aussi au moyen du tissu vesiculaire qui entre
» dans leur structure. Le tissu cellulaire se gon-
» fle, pour procurer la réunion et la cicatrice
» qui en résulte ; le tissu vésiculaire dilaté gon-
» fle les extrémités fracturées, et cette disposi-
» tion mène à la réunion. Les cicatrices des par-
» ties molles sont plus fermes que les tégumens
» voisins, et paroissent formées par une sub-
» stance plus compacte ; le cal est d'abord plus
» élevé ; il s'affaisse avec le temps, devient plus
» solide, et on voit qu'il est plus compact que le
» reste de l'os. Dans les fractures simples, les os
» se réunissent par contiguité de parties, de
» vaisseaux à vaisseaux, et par l'intermède du
» suc osseux qui en suinte ; il n'en est pas de
» même, quand il y a des déperditions de sub-
» stance considérables dans un os : alors le tissu
» vésiculaire ne pouvant faire la réunion, ou
» il se fait une réunion par un massif inorga-
» nique, ou même souvent il reste un vide
» dans l'endroit de la déperdition. »

Du reste, *Bordenave* observe, comme *Haller*
et *Dethleef*, 1.º que le cal, dans le premier
temps de sa formation, semble formé par un
suc glutineux fourni par les vaisseaux rompus ;

2.º que cette substance paroît ensuite prendre la forme de cartilage, et qu'il s'y distribue quelques vaisseaux qui déposent la matière osseuse, et commencent ainsi la génération du cal ; 3.º enfin, que les molécules osseuses étant réunies, le cal se change en une substance poreuse, qui avec le temps devient épaisse et compacte, comme la substance des os.

Sans doute nous ignorerons toujours le mécanisme de la nature dans la réunion des os comme dans celle des parties molles. Tous les systêmes qu'on inventera sur ce point, ne seront jamais que des conjectures plus ou moins probables. Cependant s'il falloit adopter exclusivement un systême, nous préférerions celui de *Bordenave*.

Le mécanisme de la nature dans la production du cal, doit être analogue à celui qu'elle emploie dans la réunion des plaies. Les bouts de l'os s'engorgent, se ramollissent vraisemblablement, et dans cet état ils reçoivent le phosphate de chaux qui donne au cal la solidité dont il a besoin.

Le périoste et la membrane médullaire contribuent beaucoup à la formation du cal. Mais il n'est pas probable qu'il s'élève des bourgeons charnus de la surface des fragmens. Ces bourgeons ne paroissent que sur les os dénudés ; ils n'ont jamais lieu sans suppuration, et la suppuration pourroit empêcher la formation du cal. D'ailleurs ces bourgeons charnus n'ont jamais été observés dans des expériences sur les animaux, ni dans la dissection des corps de personnes mortes à différentes époques des fractures.

Au reste, quel que soit le mécanisme de la formation du cal, c'est dans les quinze ou vingt premiers jours de la fracture que les **fragmens** de l'os subissent les changemens qui doivent favoriser la réunion. Mais c'est du vingt au trentième, et sur-tout du trentième au cinquantième jour que la nature travaille efficacement à la solidification du cal. C'est aussi à cette époque de la maladie, qu'il faut redoubler de soins et d'attention pour bien contenir les fragmens ; car la difformité du cal dépend presque toujours de ce que la fracture a été mal contenue. Cependant il est des cas où il se fait des ossifications irrégulières qui sont une véritable cause de difformité.

§. IV. *De la conduite à tenir à l'époque ordinaire de la consolidation des fractures, et des articulations contre-nature.*

Lorsque le temps nécessaire pour la consolidation d'un os fracturé est passé, il convient d'examiner avec beaucoup d'attention l'endroit de la fracture, afin de s'assurer si le calus a acquis la solidité convenable. Pour cela, deux aides prennent le membre malade, de chaque côté de la fracture ; ils tâchent ensuite, mais doucemeut et avec beaucoup de prudence, de le faire plier en même temps que le chirurgien tâte avec les doigts l'endroit de la fracture. S'il apperçoit que l'os fléchit le moins du monde en cet endroit, c'est un signe que le *calus* n'a pas encore acquis assez de solidité, et il faut remettre le membre dans l'appareil, pour prévenir une nouvelle fracture, ou du moins la difformité ; autrement il arriveroit que le membre se fractureroit de nouveau au moindre effort, ou bien que s'il avoit à supporter le poids du corps, le *calus* se déformeroit, et le membre se raccourciroit. C'est pourquoi il ne faut pas permettre au malade de se servir du membre affecté, aussitôt après la consolidation des fragmens. Dans les fractures des extrémités inférieures, il doit se servir de béquilles, et ne confier que par degré le poids du corps au membre qui a été malade. On a vu le cal s'affaisser, le membre se raccourcir, et la claudication devenir inévitable, pour avoir négligé cette précaution. Le moindre faux pas peut d'ailleurs faire récidiver la fracture ; car, quoi qu'en aient dit quelques auteurs, la partie de l'os soudé par le cal, loin d'être plus dure que le reste, n'acquiert le même degré de solidité, qu'au bout d'un certain temps.

Si à la levée de l'appareil, lorsque le temps de la consolidation est passé, le cal n'est point encore solide, on examinera : 1.º le rapport des fragmens, et le degré de consistance du *calus*; 2.º les causes qui ont pu retarder sa solidification.

Ces causes peuvent être externes ou internes. Les premières sont, d'une part, la négligence du chirurgien, qui n'aura pas apporté assez d'attention au maintien des fragmens, dans le temps où la nature travaille avec plus d'activité et d'efficacité à la formation du cal ; et d'autre part, l'indocilité du malade, qui se sera permis, contre la recommandation du chirurgien, des mouvemens nuisibles à l'opération de la nature. Les causes internes sont certaines affections générales, telles que le scorbut, la vérole portée au plus haut degré, le vice cancéreux, etc.

Quant à l'état de la fracture même, tantôt

les fragmens sont réunis par un *calus* qui n'a point encore acquis la consistance nécessaire ; et dans ce cas, ou bien la coaptation est exacte, ou bien les fragmens ont perdu leur rapport naturel, et chevauchent l'un sur l'autre, de manière que le membre a perdu de sa longueur.

Tantôt les fragmens se sont cicatrisés séparément, de manière qu'il n'existe aucune apparence de cal, et qu'il s'est formé une espèce d'articulation contre-nature. Dans ce cas, les fragmens quelquefois arrondis, et d'autres fois pointus, sont unis entre eux par une substance celluleuse et ligamenteuse. Mais leur surface n'est point couverte d'une substance lisse et comme cartilagineuse, et il n'existe pas toujours non plus de ligament orbiculaire. Je me suis convaincu de cette vérité, par la dissection de plusieurs fractures non-consolidées, dont je conserve les fragmens dans mon cabinet. Parmi ces pièces osseuses, il en est dont la texture ne paroît point altérée, et d'autres où la substance osseuse est visiblement altérée de telle manière, que ces os sont très-légers, dépourvus de substance spongieuse et réticulaire, et réduits à une lame compacte très-mince. La conduite du chirurgien doit varier dans ces différens cas.

Lorsqu'il y a un *calus*, mais qu'il n'est point encore assez solide, on doit persister dans l'emploi des moyens contentifs, et redoubler d'attention, pour tenir le membre fracturé dans l'immobilité. Ce second traitement durera d'autant moins, que le sujet est plus jeune, d'une bonne constitution, et qu'il s'est écoulé moins de temps depuis la fracture. Si c'est une fracture de la jambe, le bandage roulé, médiocrement serré, des attelles de carton, et par-des-

sus, les attelles de bois ordinaires, suffiront.
Mais si c'est une fracture de la cuisse, on retirera plus d'avantage de l'appareil extensif que
nous employons pour la fracture du col du fémur. Cet appareil a le double avantage d'assurer au membre l'immobilité la plus parfaite, et
de lui redonner sa longueur naturelle, s'il l'a
perdue par le chevauchement des fragmens.

Si la cause de la non-réunion est le grand
âge du malade, on soutiendra les forces par
l'usage d'un vin généreux, et d'un régime ana-
leptique. A l'aide de ces moyens, on pourra
obtenir la guérison de la fracture ; mais souvent
elle ne sera parfaite qu'au bout de cinq ou six
mois.

Si le défaut de consolidation tient à quelque
vice interne, cancéreux, scorbutique, vénérien, etc., on le combattra par des remèdes
appropriés, en continuant d'ailleurs l'application exacte de l'appareil contentif.

Le précepte de frotter rudement les fragmens
l'un contre l'autre, pour en irriter les extrémités, et y produire l'inflammation nécessaire au
développement du réseau vasculaire, auroit ici
de grands inconvéniens, en ce qu'il romprait
le cal qui existe déja. Cette manœuvre, appliquée indistinctement à toutes les fractures non-
consolidées, après l'époque ordinaire, deviendroit meurtrière dans bien des cas.

Les avantages de la doctrine que nous ensei-
gnons, sont prouvés par les faits suivans.

Ire *OBSERVATION*. Mme *Cormier*, maîtresse
du jeu de paume de la rue de Seine, se laissa
tomber dans son escalier, et se fractura la
jambe gauche. La fracture étoit oblique, au-

dessous de la partie moyenne du tibia. J'en fis
la réduction, et je la contins avec l'appareil
ordinaire. Au trentième jour, la malade fit un
mouvement brusque pour se mettre sur son
séant; aussitôt, elle éprouva une vive douleur
dans l'endroit de la fracture. A la levée de l'appareil, je remarquai un léger déplacement auquel je remédiai par une extension convenable.
L'appareil fut réappliqué, et le traitement
continué jusqu'au soixantième jour. A cette
époque, la coaptation étoit exacte, mais le cal
n'étoit point assez solide pour empêcher tout
mouvement dans l'endroit de la fracture. Après
avoir signifié à Mme *Cormier*, que sa guérison
seroit longue, et l'avoir exhortée à la patience,
j'appliquai un bandage roulé avec quatre attelles de carton, et par-dessus les attelles de bois,
et les remplissages ordinaires de balle d'avoine.
Je laissai cet appareil pendant un mois et demi,
et au bout de ce temps, la fracture fut solidement réunie.

IIme OBS. M. *G.* fit une chûte sur le
boulevard, et se fractura obliquement la
jambe droite, un peu au-dessous de sa partie
moyenne. M. *Salmade*, chirurgien du malade,
réduisit sur le champ la fracture. Le lendemain
M. *Sabatier* et moi fûmes appelés en consultation : nous levâmes l'appareil, et la fracture
nous parut bien réduite. Je suivis le malade avec
M. *Salmade.* Au bout de cinquante jours, le
cal nous ayant paru solide, nous ôtâmes l'appareil, et nous couvrîmes le membre d'un bandage roulé. Trois ou quatre jours après, le
malade étant assis dans un fauteuil, la jambe
appuyée sur un tabouret, son domestique, en

courant, entraîna le tabouret et la jambe ; le malade éprouva aussitôt une vive douleur dans l'endroit de la fracture. Le lendemain nous trouvâmes les fragmens mobiles l'un sur l'autre, et nous remîmes le membre dans l'appareil ordinaire. Ce nouveau traitement dura environ deux mois, au bout desquels le cal fut solide. Quelques légères taches violettes qui se montrèrent sur les jambes, nous-engagèreut à faire usage du suc des plantes anti-scorbutiques, quoique d'ailleurs les gencives fussent solides et que le malade n'éprouvât aucun symptôme de scorbut. La convalescence de cette fracture fut très-longue, parce que le malade qui craignoit que le cal ne cédât au poids du corps, ne commença à poser le pied par terre que plus de six mois après l'accident.

IIIme *O_{BS}.* M. X. âgé de 35 ans, tomba de cheval et se fractura la jambe gauche obliquement, au-dessous de sa partie moyenne. On chercha de tous côtés un chirurgien ; et nous nous trouvâmes en même temps trois chez le malade, qui resta confié aux soins de M. ***. Au bout de soixante jours le cal n'étoit point encore solide, et le membre avoit perdu plus d'un demi-pouce de sa longueur par le chevauchement des fragmens. Appelé de nouveau chez le malade, je pensai qu'il convenoit non-seulement de favoriser la solidification du cal, mais aussi de redonner au membre sa longueur naturelle ; ce que je croyois possible d'après la grande mobilité des fragmens. En conséquence je fis construire une machine extensive, qui, quoiqu'assez mal exécutée, remplit parfaitement mes intentions. Le nouveau traitement de cette fracture dura deux mois, au bout desquels j'eus la satisfaction de voir que le cal étoit solide et que le membre avoit sa longueur naturelle.

Dans les cas dont nous venons de parler, la maladie n'étoit pas assez ancienne, et les fragmens ne jouissoient pas d'une mobilité assez grande pour faire craindre que la fracture ne se consolidât point, sur-tout chez des personnes qui jouissoient d'ailleurs d'une bonne santé et qui n'étoient point encore dans un âge avancé. Celles qui font le sujet des observations suivantes, quoique dans des circonstances moins favorables, ont été assez heureuses pour guérir parfaitement.

IVme OBS. En 1790, un jeune homme de dix-neuf à vingt ans, d'un bon tempérament, désespéré d'avoir perdu au jeu une somme assez considérable, que lui avoit confiée un marchand chez lequel il travailloit, conçut le projet de se détruire ; et pour l'exécuter, il se jeta dans la rivière de dessus le pont des Tuileries. Il tomba sur un train de bois, et se cassa la cuisse droite. La fracture étoit oblique et située vers la partie moyenne du fémur. Le malade fut transporté à l'hôpital de la Charité ; la fracture fut réduite et maintenue par l'appareil ordinaire ; mais soit que le malade ait exécuté des mouvemens qui nuisirent à la formation du cal, soit que la fracture n'ait pas été assez solidement contenue à l'époque où la nature travaille plus efficacement à cette opération, au bout de quatre mois le cal n'étoit point encore solide, et les fragmens qui chevauchoient l'un sur l'autre, jouissoient d'une assez grande mobilité. Dans cet état de choses, les chirurgiens consultans de l'hôpital, qu'on avoit convoqués pour avoir leur avis sur plusieurs maladies graves, et notamment sur un anévrisme de l'artère crurale, proposèrent plusieurs moyens ; comme de frotter rudement les fragmens l'un contre l'autre ; de mettre les extrémités de ces fragmens à découvert et de les gratter avec la lame d'un scalpel ; enfin, de faire la résection de l'extrémité de ces mêmes fragmens. Mais comme les personnes qui proposoient ces moyens ne comptoient pas beaucoup sur leurs effets, elle n'insistèrent pas sur leur emploi, et l'on s'accorda presque généralement à dire, qu'il se feroit une articulation contre-nature ; et que le malade seroit estropié. Touché du sort déplorable de ce jeune homme, et vivement sollicité par son oncle, qui étoit un des religieux de l'hôpital, j'entrepris sa guérison : Je pensai que le malade étant jeune, bien constitué, et ne présentant l'apparence d'aucun vice interne, il suffiroit, pour favoriser l'endurcissement du *calus*, de tenir le membre dans une parfaite immobilité. A cet effet, je fis concourir l'extension continuelle avec le bandage ordinaire, que j'eus soin de visiter et de serrer tous les jours. Au bout de trois mois, c'est-à-dire, sept mois après l'accident, la fracture fut solidement réunie, et le membre se trouva presque aussi long que celui du côté opposé.

*V.*me *O b s. Noël-Mathurin Ricard*, âgé de 64 ans, charretier, du village de Boulogne, entra à l'hôpital de la Charité, le 25 germinal an 6, au quarantième jour d'une fracture de cuisse mal réduite. Le traitement, dirigé par un charlatan, avoit consisté dans quelques tours de bande, quatre attelles très-courtes et petites, et des fomentations avec une eau particulière. Chaque jour ce charlatan levoit l'appareil et faisoit exécuter des mouvemens à la partie, pour savoir, disoit-il, si la fracture se consolidoit. Le malade ne retirant aucun avantage de ce traitement, se fit transporter à l'hôpital, comme je l'ai dit, au quarantième jour de la fracture qui présentoit les symptômes suivans : la cuisse gauche, fracturée un peu au-dessous de sa partie moyenne, étoit plus courte que celle du côté opposé de quatre pouces et demi. Le bout du fragment supérieur taillé en bizeau aux dépens de sa partie interne, faisoit saillie au côté externe de la rotule qu'il touchoit presque. Le fragment inférieur qu'on faisoit mouvoir facilement, faisoit aussi une saillie, mais légère, au côté interne de la cuisse. Du reste, ce fragment étoit très-mobile et le cal n'avoit aucune solidité. Deux indications se présentoient; l'une de rendre au membre sa longueur naturelle; et l'autre, de le maintenir dans la plus grande immobilité, pour mettre la nature à même de consolider la fracture. Je remplis, autant qu'il étoit possible, ces deux indications par le moyen d'une machine à extension continuelle, dont on trouvera la gravure à la fin de ce volume, et que j'avois déja employée avec le plus grand succès, au trente-unième jour d'une fracture de jambe avec un raccourcissement de plus de deux pouces et demi. Le premier jour de l'application de cette machine, le membre recouvra un pouce de longueur : le malade éprouva pendant la journée, sur la convexité du pied, de vives douleurs qui se prolongèrent dans la nuit, au point d'empêcher le sommeil. Les jours suivans j'augmentai l'extension par degrés, de manière que le membre recouvra sa longueur naturelle à dix ou douze lignes près; mais ces nouvelles extensions occasionnèrent des douleurs si vives, que je fus obligé d'y renoncer, et dès-lors mon unique but dans l'usage de la machine que j'avois employée, fut de tenir le membre immobile et de prévenir son raccourcissement ultérieur. Au bout de soixante-douze jours, je levai l'appareil et je trouvai la fracture consolidée. La pression des courroies qui tenoient le pied fixé sur la semelle de la machine extensive, avoit donné lieu à de légères excoriations qui furent bientôt guéries, et à un engorgement assez considérable de l'articulation du pied, qui ne tarda pas à se dissiper; le membre n'avoit plus que deux pouces trois lignes de raccourcissement, en sorte que l'extension continuelle lui avoit fait recouvrer deux pouces un quart de longueur.

Lorsque le traitement qu'exige une fracture non consolidée à l'époque ordinaire, a été négligé, ou qu'il a été employé sans succès, les extrémités des fragmens s'arrondissent, se couvrent d'une substance fibreuse, semblable à un périoste épaissi, et il se forme ce qu'on appelle une articulation contre-nature. Dans cet état, la forme des fragmens et la manière dont ils se correspondent varient. Mais je le répète, je n'ai jamais rien trouvé dans leur disposition qui pût être comparé à une articulation : ni ligament orbiculaire, ni surfaces lisses et cartilagineuses. J'ai toujours trouvé au contraire, dans les articulations contre-nature du fémur et de l'humérus que j'ai eu occasion de disséquer, une subs-

tance fibreuse et comme ligamenteuse qui s'é-
tendoit d'un fragment à l'autre ; et il est très-
probable qu'il en est de même , à quelques modifications près, de tous les autres cas que je
n'ai point vus.

Cependant il est possible qu'à l'avant-bras ,
par exemple , les bouts des fragmens prennent
une disposition qui approche davantage d'une
articulation. C'est ce qui eut lieu dans le cas
suivant dont M. Silvestre, médecin de la Faculté
de Paris , fit part à M. Bayle qui l'a rapporté
en ces termes dans les nouvelles de la *Républi-
que des Lettres* (1). « Il y a quelques années
» qu'un homme , en tombant, se cassa le bras
» gauche à quatre travers de doigts du carpe ,
» en sorte que les deux os du *coude* et du *rayon*
» furent cassés en travers et absolument divisés.
» D'abord on appela des chirurgiens pour lui
» remettre le bras ; mais cet homme appréhen-
» dant la violence de la douleur , ne voulut point
» se laisser toucher, et ne souffrit pas même
» qu'on lui liât le bras avec des bandes. Au con-
» traire , il commença à le remuer , et il s'y
» accoutuma si bien dans la suite , qu'il le flé-
» chissoit dans l'endroit même de la fracture :
» il a vécu comme cela assez long-temps, re-
» muant sa main et fléchissant l'os du coude
» en deux endroits sans douleur ni incommo-
» dité. Après sa mort un des chirurgiens qui
» l'avoient vu, demanda aux parens ce bras , et
» l'ayant décharné , il trouva qu'il s'était fait
» dans la fracture une nouvelle articulation
» dont la disposition est telle. Du côté de la flé-
» chissure du coude , il y a dans les extrémités

____

(1) Juillet 1685, pag. 718 et suiv.

» de chaque os une tête ronde, qu'on appelle
» apophyse, et du côté du carpe, il y a deux
» cavités assez profondes pour recevoir les têtes
» de chaque os. Avec cela on voit que le pé-
» rioste qui avoit été déchiré dans la fracture,
» est devenu tout autour beaucoup plus épais;
» en sorte qu'il servoit comme de ligament pour
» affermir l'articulation. Enfin on remarque
» que les bords de ces cavités sont bien moins
» élevés par devant que par derrière; ce qui
» produiroit deux effets considérables; car d'un
» côté, il y avoit par ce moyen assez de jeu
» pour un médiocre mouvement de flexion; et
» de l'autre, cela empêchoit la trop grande
» extension du bras dans cet endroit, à-peu-
» près de la même manière qu'on l'observe
» dans la fléchissure du coude. Tout cela se
» voit dans les os desséchés que M. *Duverney*
» conserve parmi une infinité de raretés anato-
» miques, et dans la figure que j'en ai fait faire,
» afin qu'on puisse mieux comprendre quelle
» étoit la mécanique de cette nouvelle articu-
» lation, etc. » *Fabrice de Hilden* rapporte
un fait à peu près semblable dans l'observation
91 de la troisième centurie.

Cette espèce d'articulation contre-nature, se
forme au bout d'un temps plus ou moins long,
suivant la disposition du malade, la fréquence
et l'étendue des mouvemens qu'on a fait exécuter au membre.

Lorsqu'elle a lieu au bras ou à l'avant-bras,
sur-tout vers leur partie inférieure, elle n'empêche pas absolument les mouvemens, et le membre est encore d'une grande utilité. Mais lorsqu'elle existe à la cuisse, ou à la jambe, le poids
du corps ne pouvant être soutenu par le membre

affecté , le malade ne peut marcher qu'avec des béquilles.

Dans l'état d'articulation contre-nature, suite de la non-consolidation d'une fracture , les extrémités des fragmens ont perdu les dispositions nécessaires à la formation du cal ; leur réunion ne peut donc avoir lieu , à moins qu'on ne leur rende cette disposition. Pour cela on propose deux moyens ; savoir, le frottement des fragmens l'un contre l'autre , et la résection de leur extrémité arrondie et couverte d'une espèce de périoste. Nous y ajouterons la méthode du séton employé dernièrement avec succès par M. *Percy* et par le docteur *Philippe S.** à Philadelphie.

Le frottement des fragmens étoit connu des anciens, puisqu'on le trouve décrit dans *Celse* , qui probablement l'avoit appris de ses prédécesseurs. Voici comment cet auteur s'exprime à ce sujet (1) : *Si quando verò ossa non conferbuerunt , quia sæpè soluta, sæpè mota sunt, in aperto deindè curatio est; possunt enim coïre. Si vetustas occupavit, membrum extendendum est, ut aliquid lædatur : ossa inter se manu dividenda , ut concurrendo exasperentur, et, si quid pingue est, eradatur, totumque id quasi recens fiat, magnâ tamen curâ habitâ, ne nervi musculive lædantur.*

Le but qu'on se propose par ce procédé, est de former une nouvelle plaie à l'os en froissant les fragmens l'un contre l'autre ; mais ou bien il existe un commencement de cal , qui se consolideroit par le repos et la continuation des moyens contentifs, et dans ce cas on détruit le

____

(1) Lib. VIII, cap. X.

travail de la nature et l'on retarde inutilement la guérison : ou bien il existe une articulation contre-nature plus ou moins ancienne, et alors le moyen dont nous parlons est insuffisant, outre que dans tous les cas, il expose à des accidens graves, qui peuvent résulter de la contusion et de la déchirure des parties molles adjacentes.

La résection des fragmens consiste à emporter, au moyen de la scie, l'extrémité des deux fragmens qu'on a préliminairement découverts et amenés au dehors, par une incision longitudinale pratiquée sur l'endroit même de la fracture ; ensuite à faire rentrer les bouts des fragmens dans leur place naturelle, et à se comporter comme dans une fracture compliquée de plaie. Cette opération très-douloureuse, et d'un succès fort incertain, n'étoit probablement pas entièrement inconnue aux anciens : du moins savons-nous certainement qu'ils en pratiquoient d'analogues, telles que la résection de la partie exhubérante du cal pour rétablir la forme du membre, la rupture du *calus* pour renouveller la fracture et faire cesser le raccourcissement du membre. On voit même, que dans le cas d'articulations contre-nature, ils alloient jusqu'à racler les bouts des fragmens pour les mettre dans les conditions nécessaires à la réunion. *Avicenne* dit, qu'*Haly Abbas* avoit vu périr un philosophe des suites de cette opération. *Gui-de-Chauliac* n'en parle que pour la proscrire et pour blâmer le philosophe qui, selon lui, eût bien mieux mérité ce nom, *en vivant bonnement avec son boîtement, plutôt que d'aller se faire gratter l'orosbet,* (le cal), *et mourir en si grands tourmens, pour n'avoir su demeurer clopinant.* (Traduct. de Joubert, traité V, chap. 1.)

Mais on ne trouve dans les anciens aucun exemple de la résection des fragmens, en sorte qu'il reste toujours douteux, s'ils ont jamais pratiqué cette opération, qui se fait de la manière suivante. On incise longitudinalement sur l'endroit même de la fracture, les parties molles qui la recouvrent, du côté vers lequel l'os est plus près de la peau et moins couvert par les chairs ; on s'éloigne le plus possible des nerfs et des gros vaisseaux ; on dissèque l'extrémité de chaque fragment ; on en fait sortir le bout à travers l'incision des parties molles, et garantissant celles-ci au moyen de compresses, d'une plaque de plomb ou de carton, on fait avec la scie, d'abord la résection du fragment inférieur, puis celle du fragment supérieur, en ayant soin de les couper vers la base du cône que représente leur extrémité plus ou moins arrondie. Si un rameau artériel considérable est intéressé dans cette dissection, il faut en faire la ligature. La résection achevée, on fait rentrer les extrémités des fragmens, et on panse la plaie mollement avec de la charpie. Du reste, on se comporte comme dans les cas de fractures compliquées de plaie, c'est-à-dire, que l'on emploie le bandage de *Scultet*, en ayant soin de ne serrer que médiocrement les diverses pièces de l'appareil contentif. Cette opération est accompagnée ordinairement d'un gonflement inflammatoire plus ou moins grand, et d'une suppuration abondante, d'autant plus nuisible, que le pus séjournant dans le fond de la plaie profonde, humecte les surfaces des fragmens, et peut retarder et même empêcher leur agglutination.

La résection ne doit point être employée dans les fractures non-consolidées de la jambe et de l'avant-bras, parce qu'il seroit presque impossible d'isoler de toutes parts les deux os dont ces membres sont composés, et que le nombre des artères et des nerfs seroit un obstacle trop grand aux incisions nécessaires pour dégager les fragmens. Elle n'est donc praticable que dans celles du bras et de la cuisse.

White est parmi les modernes celui qui paroît avoir proposé le premier cette opération, et le chirurgien habile dont il parle est peut-être le seul qui l'ait faite avec succès, comme on le voit par l'observation suivante, que M. *White* communiqua à la Société royale de Londres, le 27 mars 1760. « *Robert Elliot,* » âgé de neuf ans, eut le malheur de faire une » chûte, vers le milieu de l'été de l'année 1759, » et de se fracturer l'humérus vers la partie » moyenne de l'os ; on fit venir aussitôt un » renoueur qui appliqua un bandage et des » attelles au bras fracturé, et qui traita le » malade aussi bien qu'il lui fut possible pen- » dant deux ou trois mois. Ses efforts cepen- » dant ne produisirent point l'effet desiré, » puisque les parties fracturées n'étoient point » réunies. Un chirurgien de réputation fut en- » suite appelé, mais voyant qu'il ne pouvoit » être d'aucune utilité, et comme le cas étoit » très-curieux, il conseilla aux amis du blessé » de l'envoyer à l'infirmerie de *Manchester,* » et l'enfant y fut envoyé vers Noël. En l'exa- » minant nous trouvâmes que c'étoit une frac- » ture oblique simple, et que les extrémités de » l'os chevauchoient l'une sur l'autre. Son bras » ne lui étoit pas seulement inutile, mais même

» un fardeau, d'autant plus qu'il y avoit peu
» de probabilités que les parties fracturées se réu-
» nissent, puisqu'il s'étoit déja passé six mois
» depuis l'accident.

» On proposa donc l'amputation comme le
» seul moyen de soulagement ; mais je ne pus y
» donner mon consentement, car, comme le
» sujet étoit jeune et qu'il étoit d'une bonne
» constitution, il ne paroissoit pas qu'il y eût
» aucun vice dans les solides ou les fluides,
» mais que la nature avoit été dérangée dans
» son travail par des frottemens répétés durant
» la formation du calus, ou plutôt que les ex-
» trémités de l'os étant rudes, avoient divisé
» une partie du muscle, et que quelque portion
» s'étoit probablement insinuée entre les parties
» fracturées, ce qui empêchoit leur réunion.
» Quoi qu'il en fût, je pensai que le jeune homme
» ne pouvoit être soulagé que par l'opération
» suivante ; c'étoit de faire une incision suivant
» la longueur de l'os, de faire sortir une des
» extrémités de l'os, ce qui étoit facile, d'au-
» tant mieux que le bras étoit flexible, de re-
» trancher l'extrémité oblique, soit avec une
» scie, soit avec des tenailles incisives, de faire
» sortir l'autre extrémité de l'os, d'y pratiquer
» la même opération, et ensuite de replacer les
» deux extrémités fracturées bout-à-bout, et
» de les traiter alors comme une fracture com-
» posée.

» Les objections que quelques chirurgiens
» firent à cette méthode de pratique, furent,
» 1.º le danger de blesser l'artère humérale avec
» le bistouri ; 2.º la lacération de l'artère, en
» faisant sortir au-dehors les extrémités des
» os ; 3.º le défaut d'autorité pour faire une

» semblable opération. Il étoit aisé de répon-
» dre à la première objection, en faisant l'in-
» cision du côté du bras opposé à l'artère hu-
» mérale. Le lieu d'élection me paroissoit être
» le bord extérieur et inférieur du muscle del-
» toïde, en ce que la fracture étoit très-près de
» l'insertion de ce muscle dans l'humérus. Par
» ce moyen le danger de blesser les vaisseaux
» étoit non-seulement évité, mais encore après
» l'opération, pendant que le malade garderoit
» le lit, on pouvoit empêcher le séjour de la
» matière et guérir aisément la plaie en renou-
» vellant l'appareil. La seconde objection ne
» paroissoit pas forte, quand on considéroit
» que dans les fractures composées, l'os est
» souvent poussé avec violence à travers les
» tégumens, et qu'il survient rarement une
» lacération de quelque artère considérable ;
» et comme on procéderoit avec beaucoup de
» prudence et de circonspection, le danger pa-
» roissoit pouvoir être évité. La troisième et
» dernière objection n'est que celle que l'on
» fait à toutes les nouvelles découvertes dans
» les sciences.

» La méthode que je proposois ayant été
» adoptée, elle fut faite en ma présence par
» un chirurgien très-habile, le 3 janvier 1760 ;
» le malade ne perdit pas au-delà d'une cuillerée
» de sang durant l'opération, quoiqu'on ne fît
» pas usage du tourniquet. Quand l'opération
» fut finie, l'appareil appliqué, le membre fut
» placé dans une espèce de boëte pour les frac-
» tures, et le blessé fut confiné dans son lit, et
» on suivit les autres préceptes de traitement
» qu'exige une fracture composée.

» La plaie fut guérie dans presque une quin-

» zaine de jours, lorsqu'un érysipèle se déclara
» et s'étendit lui-même sur tout le bras avec un
» certain gonflement. Cette nouvelle affection
» fut combattue avec des fomentations et un
» régime antiphlogistique, et la guérison eut
» lieu sans aucune autre interruption. Six semai-
» nes après l'opération, le cal commença à se
» former, et dans peu de temps il eut pris de la
» fermeté ; le bras étoit presque aussi long que
» l'autre, mais un peu plus petit, parce que la
» nutrition y avoit été gênée par la longue
» application du bandage. Le membre acqué-
» roit de jour en jour des forces au moment où
» cette observation a été envoyée à la Société
» royale (1). »

Depuis *Withe*, cette opération n'a été tentée
que très-rarement, et presque toujours sans
succès. Je l'ai pratiquée une fois, mais également
sans succès ; voici le cas. Un homme âgé d'environ 36 ans, portoit une fracture du bras
droit, non consolidée, par défaut de soins. La
solution de continuité étoit au-dessus de la partie moyenne de l'humérus ; depuis long-temps
le bras du malade lui étoit inutile et il étoit bien
décidé à tout souffrir pour en recouvrer l'u-
sage, rejetant d'ailleurs l'idée de l'amputation.
Une incision fut pratiquée sur l'endroit de la
fracture, au côté externe du bras, au-dessus
de l'endroit vers lequel le nerf radial se con-
tourne sur l'humérus, afin de ne point paralyser,
par sa section, les muscles extenseurs des doigts
et de la main. L'incision faite, je disséquai l'extrémité du fragment inférieur ; je la fis sortir

---

(1) *Abrégé des Transactions philosophiq. de Lond.*
7.e partie, page 448.

par la plaie en élevant le coude et le portant
en dedans ; je garantis les parties molles au
moyen d'une plaque de bois , et je retranchai ,
avec la scie , cette extrémité arrondie et conique. La dissection du fragment supérieur fut
plus difficile ; il formoit un cône très-alongé ,
terminé par une pointe plus aiguë ; une des artères collatérales fut ouverte et liée. La résection
du bout de l'os faite avec les précautions indiquées ci-dessus , les fragmens remis dans la plaie ,
un intervalle de près de deux pouces en séparoit
les extrémités ; pour les rapprocher , je relevai
le coude en faisant passer sous cette articulation demi-fléchie des jets de bande , qui delà
se portoient obliquement sur l'épaule. Dans les
deux premiers jours qui suivirent l'opération ,
aucun accident ne se manifesta ; le gonflement
et la tension inflammatoires , ainsi que la fièvre , étoient proportionnés à l'étendue de la
plaie ; mais au troisième jour une fièvre d'accès
vint se joindre à la fièvre traumatique , et bientôt
un érysipèle bien caractérisé couvrit le bras du
côté opposé ; l'inflammation s'étendit à l'épaule ,
puis gagna le bras malade , la tension étoit
extrême ; au lieu de pus , il ne sortit qu'une sanie
sanguinolente ; la gangrène survint, et le malade
mourut le sixième jour de l'opération.

La guérison que l'on procure par le moyen
de l'opération que l'on vient de décrire , est
toujours avec raccourcissement du membre :
cet inconvénient est léger pour le bras ; il est
beaucoup plus grave dans les fractures du fémur , puisqu'il entraîne à sa suite une claudication plus ou moins grande.

On ne doit pas se dissimuler que la résection
des extrémités des os , dans le cas de fracture

non-consolidée, ne soit une des opérations les plus graves de la chirurgie ; ce n'est cependant pas un motif d'y renoncer, lorsqu'elle est le seul moyen de guérison, et que le malade veut à tout prix recouvrer l'usage d'un membre inutile, comme dans l'observation précédente. Mais avant d'entreprendre cette opération, il faut être sûr que les circonstances locales n'en rendront pas l'exécution impossible, et que le défaut de consolidation de la fracture ne vient pas d'un vice général des solides et des fluides ; car, dans le premier cas, on auroit le désagrément d'avoir entrepris une opération qu'il seroit impossible de terminer convenablement ; et dans le second, on compromettroit la vie du malade sans aucun espoir de succès.

La méthode du séton consiste à passer une aiguille garnie d'un séton à travers le membre, entre les bouts des fragmens, et à entretenir ce séton pour déterminer l'inflammation, et par suite la réunion des fragmens. Cette méthode a été employée deux fois avec succès ; dans un cas, par M. *Percy*, à l'armée du Rhin, avant qu'on connût l'observation du docteur *S**; et dans l'autre, par le docteur *Philippe S**, à Philadelphie. Nous allons faire connoître ces deux exemples, qui se trouvent consignés dans une thèse très-intéressante, soutenue à l'école de médecine de Paris, par M. *Laroche*, en germinal an 13, ayant pour titre : *Dissertation sur la non-réunion de quelques fractures, et en particulier de celles du bras, et sur un moyen nouveau de guérir les fausses articulations qui en résultent.* L'auteur de cette dissertation dit avoir vu M. *Percy*, étant à Augsbourg, passer un séton à travers les cicatrices encore imparfaites d'une plaie à la cuisse, avec écrasement du fémur, laquelle étoit ou sembloit être guérie, sans que les extrémités fracturées fussent réunies. Ce chirurgien célèbre, à qui la chirurgie militaire a de si grandes obligations, se proposoit par ce moyen de provoquer la sortie des esquilles mortes qu'il pouvoit y avoir, et de raviver les surfaces divisées, afin de procurer leur réunion. L'évènement répondit si bien aux vues de M. *Percy*, que le blessé put, au bout de peu de temps, se soutenir sur la cuisse malade, et qu'il marcha sans bequilles au bout de deux mois.

Ce fut deux ans après cette opération que l'on connut en France l'observation suivante du docteur *Philippe S**, insérée *au medical repository, vol. 1, n.° 26.*

Isaac Patterson, marin, âgé de 28 ans, eut le bras fracturé par une vague, qui passa pardessus le pont du bâtiment sur lequel il servoit, le 11 avril 1801. Le lendemain le capitaine et le contre-maître tentèrent la réduction de cette fracture, sur laquelle ils appliquèrent, comme ils purent, des attelles pour en assujettir les fragmens. Il ne survint point d'inflammation, et le blessé n'éprouva aucune douleur. Trois semaines après, il se rendit à Alexandrie où un chirurgien examina la fracture, fit de nouvelles extensions, et réappliqua l'appareil et les attelles. Après quatre mois de séjour dans cette ville, le malade voyant que son bras étoit dans le même état, il le débarrassa de tout ce qui l'enveloppoit, et prit du service, en qualité de munitionnaire, sur la frégate la *New-Yorck*. Pendant six mois qu'il resta sur ce bord, obligé de tirer de son bras tous les services possibles, il habitua les fragmens de la fracture à toutes sortes de mouvemens, et donna lieu ainsi à la formation d'une articulation contre-nature dans le point de la solution de continuité.

Rendu à Baltimore, on entreprit la guérison de la fracture, en tenant le membre constamment assujetti par le moyen des machines. Le malade soutint cette épreuve pendant deux mois, mais sans aucun succès, et on lui conseilla d'aller à Philadelphie, où il fut reçu dans l'hôpital dont étoit chargé le docteur *Philippe S**. L'humérus avoit été fracturé deux pouces et demi au-dessus de l'articulation du coude; la réduction des fragmens n'avoit point été faite, ou ne s'étoit pas maintenue, et l'inférieur, placé au côté externe du supérieur, chevauchoit un peu ce dernier : le mode de leur réunion leur permettoit d'exécuter des mouvemens en tout sens; on pouvoit même, par le moyen de l'extension, diminuer le déplacement des fragmens, mais non pas au point de les remettre bout à bout.

Les grandes chaleurs qui régnoient alors, firent ajourner tout projet de traitement jusqu'à la fin de l'année, et dans cet intervalle *Patterson* fut atteint d'une fièvre bilieuse grave, dont il se rétablit avec beaucoup de peine.

Au mois de décembre suivant, on étoit encore incertain sur le parti qu'on adopteroit pour tenter d'obtenir la consolidation de cette fracture. Le docteur *Philippe S** se ressouvenoit d'un cas semblable dont il avoit été témoin en 1785, lorsqu'il n'étoit encore qu'étudiant dans le même hôpital : on avoit pratiqué une incision sur le lieu de la fracture; les fragmens avoient été amenés au-dehors pour faire la résection de leurs extrémités correspondantes; et l'on s'étoit conduit pour tout le reste comme dans le cas de fracture compliquée. Mais cette opération avoit été infructueuse, et quelques mois après il fallut en venir à l'amputation du bras. Le docteur *Philippe S**, plein du souvenir de cet exemple, et frappé de l'inutilité du procédé qu'on avoit suivi alors, le rejeta; il proposa dans une assemblée des médecins de l'hôpital, de passer à travers le membre une aiguille garnie d'une mêche de soie, et d'entretenir ce séton entre les fragmens de la fracture, pendant un temps convenable pour exciter l'inflammation et la suppuration, espérant que dans la suite les granulations qui se développeroient dans la substance molle qui faisoit la réunion des pièces osseuses, acquerroient la solidité que l'on souhaitoit.

Cette proposition ayant été goûtée, on procéda à l'opération le 18 décembre 1802, vingt mois après l'accident. Avant de passer l'aiguille à travers le membre, on fit l'extension sur le bras, afin d'opérer, entre les fragmens, toute la réduction qui étoit encore possible, et de placer le séton, entre ces pièces, dans ce rapport. Les plaies furent pansées simplement avec de la charpie, soutenue par une compresse et une bande.

L'opération avoit été peu douloureuse, et l'inflammation qui survint immédiatement, ne fut pas plus considérable que celle qui accompagne ordinairement l'application du séton dans toute autre partie du corps; elle fut suivie d'une suppuration modérée. A cette époque, on fit de nouvelles extensions, et les fragmens de la fracture furent assujettis dans cet état par un appareil convenable et des attelles. Les pansemens furent renouvelés chaque jour pendant trois mois, au bout desquels on ne s'appercevoit d'aucun changement favorable ; cependant, peu de temps après, les mouvemens qui avoient lieu dans le point de la fracture, parurent moins faciles, et les pansemens devenoient plus douloureux. Dès-lors la guérison fit des progrès manifestes, et le 4 mai 1803, la réunion des fragmens étoit assez solide, pour que le membre pût exécuter tous les mouvemens naturels aussi facilement qu'avant l'accident. On supprima le séton ; les ulcères qui résultoient de son séjour, se cicatrisèrent promptement, et le malade sortit de l'hôpital parfaitement guéri le 28 mai 1803. Il a assuré depuis au docteur *Philippe S**, que ce membre avoit recouvré toute sa force.

Cette observation intéressante peut donner une juste idée du mérite de l'opération qui en fait le sujet, et des talens de celui qui l'a exécutée. Mais nous observerons cependant, que le séton qui n'agit que sur un point très-peu étendu de la surface des fragmens, pourroit bien ne pas réussir, et qu'alors on auroit fait souffrir inutilement au malade une opération qui ne laisse pas d'être douloureuse.

Enfin, lorsque tous les moyens que nous venons de proposer ont été employés sans succès, ou rejetés par le blessé, il reste une dernière ressource ; c'est l'amputation : mais on ne doit avoir recours à ce moyen extrême que quand le malade, estropié par l'accident et incapable de gagner sa vie, le réclame impérieusement.

Après avoir exposé tout ce qui a rapport aux fractures en général, nous allons traiter des fractures en particulier, en commençant par celles du nez. Nous traiterons des fractures du crâne à l'article des plaies de la tête.

CHAPITRE II.

Des Fractures du Nez.

Nous comprendrons sous la dénomination de fractures du nez, celles qui intéressent les apophyses montantes des os maxillaires, aussi bien que celles qui se bornent aux os appelés carrés du nez, parce que ces os, articulés ensemble de manière à compléter la voûte qui forme la saillie extérieure du nez, partagent aussi pour la même raison l'effort des agens extérieurs; en sorte que les fractures qui résultent de l'action de ces derniers, leur sont souvent communes.

La saillie que forme le nez au milieu de la face, le peu de parties molles dont cette saillie est recouverte, le peu d'épaisseur des os qui la forment, sont autant de circonstances propres à favoriser les fractures de cette partie; mais elles ne peuvent jamais avoir lieu que par une cause directe qui agit immédiatement sur le lieu de la fracture, et qui altère toujours plus ou moins les parties molles : ainsi les fractures du nez sont constamment produites par un coup, ou par une chûte, et toujours accompagnées d'une contusion plus ou moins considérable.

La voûte du nez peut éprouver une seule fracture dans une direction déterminée et variable, tantôt verticale, tantôt transversale, ou plus ou moins oblique; dans ce cas, il n'y a point de déplacement : ou bien la fracture peut être comminutive, et alors les fragmens, trop

nombreux pour pouvoir se soutenir mutuellement, se déplacent en s'enfonçant vers la cavité
nasale. Comme il faut une force bien plus considérable pour produire ce dernier effet, ce cas
est accompagné d'une contusion beaucoup plus
grande, et quelquefois même de plaie. En s'é-
tendant sur les apophyses montantes des os
maxillaires, la fracture peut comprendre la
gouttière lacrymale, ou le canal nasal, et nuire
par là, d'une manière plus ou moins grave à
l'excrétion des larmes, soit immédiatement
après l'accident, soit dans la suite.

Il est bien difficile que la percussion qui produit la fracture du nez, n'étende pas plus ou
moins ses effets vers le crâne et même au cerveau. Aussi n'est-il pas très-rare de voir cette
fracture suivie de symptômes qui annoncent la
commotion du cerveau, de ceux de la compression de cet organe par un épanchement
sanguin ou purulent, de ceux de l'inflammation des méninges, et de fractures du crâne
par contre-coup. Comme ces dernières ont été
observées à la lame criblée de l'ethmoïde, on
a pensé qu'elles dépendoient de l'ébranlement
communiqué à cette lame par la lame perpendiculaire du même os : mais si l'on considère
que la lame perpendiculaire est très-mince,
et par conséquent très-susceptible de se fracturer; qu'elle ne s'articule pas avec les os propres du nez dans les sujets jeunes et même
dans ceux d'un âge assez avancé; que les accidens dont il s'agit, ont été observés à la suite
des fractures du nez, sans que la lame criblée
ait été fracturée, on verra combien cette opinion est peu fondée.

Quand la fracture du nez est simple et sans déplacement, il est difficile de s'assurer de son existence, sur-tout s'il survient un gonflement considérable aux parties molles; mais cette difficulté est sans inconvénient, puisque la maladie n'offre alors d'autres indications que celles qui résultent de l'état de ces mêmes parties. Mais si la fracture est comminutive, le déplacement des fragmens et la difformité qui en résulte, rendent le diagnostic trop évident pour qu'on puisse se méprendre, malgré l'engorgement des parties molles, qui accompagne toujours ces sortes de fractures.

Les fractures du nez, en elles-mêmes, n'ont rien de fâcheux que la difformité qu'elles peuvent causer, quand elles sont avec déplacement, et que la réduction n'a pas pu être exacte; mais elles peuvent donner lieu à une fistule lacrymale incurable, et comme lésions de la tête, elles peuvent avoir les conséquences les plus funestes. Il ne faut donc pas perdre de vue les sujets qui ont éprouvé un accident de cette nature, et l'on doit sur-tout porter son attention vers le cerveau et ses enveloppes, puisque ces parties peuvent devenir le siège des affections les plus graves.

Quand la fracture est simple et sans déplacement, elle ne fournit aucune indication particulière; on ne doit s'occuper alors que de la contusion. Ainsi on appliquera sur le nez, des résolutifs, ou des émolliens, selon que la contusion sera avec ou sans inflammation. Mais si la fracture est comminutive, et que les fragmens se soient déplacés, il faut procéder à la réduction : comme c'est vers la cavité nasale que les fragmens se sont portés, on les rétablit ordinairement dans leur situation naturelle en repoussant en dehors. Ainsi le malade étant assis sur une chaise, sa tête assujettie contre la poitrine d'un aide placé derrière lui, on introduira dans le nez un levier de forme cylindrique, comme une pince à anneaux, ou une sonde cannelée, et pressant légèrement de bas en haut et de derrière en devant, tandis qu'on appuie un doigt de l'autre main à l'extérieur du nez, on rétablit dans leur situation naturelle les fragmens de la fracture.

On sent bien qu'il seroit impossible de faire cette réduction, que ces manœuvres seroient trop douloureuses et exciteroient la suppuration, si la fracture existoit depuis quelques jours, et si l'engorgement inflammatoire étoit déja survenu. Dans ce cas, on doit combattre l'inflammation par l'usage des topiques émolliens et anodins, avant de s'occuper de la réduction. Mais on ne doit pas oublier aussi que le déplacement des fragmens de la fracture entretient lui-même l'inflammation et l'engorgement, sans nuire cependant beaucoup à la consolidation; et que si l'on retarde trop la réduction, on risque de la trouver impossible, les fragmens s'étant déja réunis entr'eux dans l'état de déplacement où ils se trouvent; ce qui peut donner lieu à une difformité incurable, comme il est arrivé dans le cas suivant.

Une petite fille, âgée de huit ans, reçut un coup de pied de cheval, d'où résulta une fracture du nez avec enfoncement. Il survint un gonflement et une inflammation considérables, que l'on combattit d'abord, et que l'on voulut voir entièrement dissipés avant de s'occuper de la réduction. Ces accidens se dissipèrent en effet, mais alors la réduction de la fracture fut impossible; en sorte que le nez resta écrasé, et qu'il survint une fistule lacrymale incurable, par la déformation qu'avoit soufferte le canal nasal.

La réduction étant faite, si elle est exacte, les fragmens se soutiennent les uns les autres; en sorte qu'il faudroit, comme l'observe *J. L. Petit*, une plus grande force pour les enfoncer de nouveau, qu'il n'en a fallu pour les relever. Cependant il arrive quelquefois qu'ils ne peuvent se soutenir, et pour lors on doit les maintenir en place au moyen de tampons ou bourdonnets de charpie, dont on remplit la concavité du nez, en les disposant autour d'une canulle de gomme élastique, qu'on a préalablement introduite dans chaque fosse nasale. On doit d'ailleurs couvrir le nez de compresses trempées dans une liqueur résolutive, et qu'on assujettit légèrement par une bande, un bandeau, ou un mouchoir en triangle.

Quant au traitement général, il doit être réglé d'après l'état des parties molles et la nature de l'affection cérébrale qui peut compliquer la fracture du nez.

CHAPITRE III.

Des Fractures de la Mâchoire inférieure.

La situation superficielle de cet os, et la grande surface qu'il présente, favoriseroient beaucoup l'action des causes extérieures capables de le fracturer, si cette même action n'étoit pour ainsi dire contre-balancée par la grande mobilité dont la mâchoire jouit. Aussi, malgré ces dispositions favorables à l'action des causes extérieures, les fractures de cet os ne sont pas très-communes.

Les fractures dont l'os de la mâchoire inférieure est susceptible, diffèrent entr'elles selon le point de cet os où elles ont lieu, leur direction, le rapport mutuel des fragmens, et les circonstances qui les accompagnent.

Jamais la fracture n'a lieu dans le point central de la longueur de la mâchoire, appelé symphyse du menton ; mais quand la solution de continuité a lieu vers la partie moyenne de l'os, c'est sur l'un ou l'autre côté de cette symphyse, laquelle reste toujours sur l'un des fragmens. Quelquefois elle a lieu dans un des points intermédiaires entre le menton et l'angle de l'os, et dans quelques cas la fracture ayant lieu des deux côtés à-la-fois dans ce même point, le fragment antérieur, formé par le menton, est très-disposé au déplacement. Elle peut avoir lieu aussi dans les branches de la mâchoire, soit dans

l'étendue de l'insertion des muscles masseter et
ptérygoïdien interne, soit au col du condyle, ou
même à la base de l'apophyse coronoïde; mais
cette dernière espèce est fort rare, à cause
de la grande épaisseur des parties molles qui
couvrent ce point et qui le protègent. Enfin,
une portion du rebord alvéolaire peut être séparée du reste de l'os, et n'y plus tenir que par
la substance des gencives.

Les fractures de la mâchoire inférieure sont
dirigées perpendiculairement à la longueur de
l'os, ou plus ou moins obliquement. L'obliquité
la plus commune et la plus remarquable de ces
fractures, est celle qui s'observe dans le cas où
la fracture, double ou simple, occupe un point
plus ou moins éloigné du menton : dans ce cas,
ordinairement elle est dirigée de haut en bas et
de devant en arrière, ce qui favorise singulièrement le déplacement des fragmens.

Le sens dans lequel le déplacement des fragmens a lieu, mérite aussi une attention particulière : quand la fracture a lieu d'un seul côté
dans un des points situés au-devant de l'attache
du muscle masseter, le déplacement est d'autant plus considérable, que la fracture est plus
éloignée du point appelé la symphyse du menton; il est encore plus étendu, si la fracture est
double; et il est porté au plus haut degré, si elle
est en même temps oblique. Dans tous ces cas,
c'est vers le bas que l'un des fragmens est
porté, entraîné dans cette direction par les
muscles abaisseurs de la mâchoire, tandis que
les releveurs soutiennent le reste de l'os en
contact avec la mâchoire supérieure. Mais
quand la fracture est double et oblique, le fragment moyen formé par le menton, éprouve un

déplacement d'autant plus grand, qu'il reçoit l'insertion de tous les muscles abaisseurs, et que la direction des fractures est précisément la même que le sens de l'action de ces puissances musculaires. D'ailleurs, cette même obliquité permet au menton de se porter en bas et un peu en arrière, ce qui raccourcit un peu la longueur de la mâchoire. Mais quand la fracture a lieu dans le point d'insertion des muscles masseter et ptérygoïdien interne, les deux fragmens sont maintenus également par ces deux muscles, et il n'y a pas de déplacement. Enfin, quand la fracture a lieu au col du condyle, l'apophyse elle-même est entraînée en avant par le muscle ptérygoïdien externe, tandis que la mâchoire conserve sa situation naturelle.

C'est toujours par l'action d'une cause externe que la mâchoire inférieure est fracturée; mais tantôt cette cause agit immédiatement sur le point fracturé, tantôt à une plus ou moins grande distance. Dans le premier cas, qui a lieu, par exemple, quand un coup est porté sur la partie de la mâchoire qu'on appelle son corps, l'effort tend à effacer la courbure naturelle de l'os, en le redressant du menton vers l'angle, et la fracture ayant lieu dans le point frappé, elle procède de la face interne vers la face externe de la mâchoire. Dans le second cas, en supposant un côté de la mâchoire appuyé sur un plan solide, comme seroit le sol, et l'autre côté de ce même os exposé à une compression considérable, l'effort qui tend ainsi à augmenter la courbure naturelle de l'os vers le menton, détermine aussi la fracture dans ce lieu, et dans ce cas, elle procède de la face externe vers la face interne. Mais dans l'un et l'autre cas, l'effort de la cause doit être considérable, et par conséquent intéresser plus ou moins les parties molles; ainsi la fracture de la mâchoire est souvent accompagnée de contusion et même de plaie.

Cette fracture est ordinairement facile à reconnoître : un coup, une chûte, la difficulté des mouvemens de la partie dans la prononciation, la mastication, les douleurs plus ou moins vives, sont autant de circonstances qui la font déja présumer. Mais si en portant les doigts le long du bord inférieur appelé la base de la mâchoire, on trouve que quelques points, où tout un côté, ou toute la partie antérieure de l'os, ne sont pas de niveau avec le reste; si, en examinant les dents, on trouve entr'elles le même rapport que l'on observe entre les divers points de la base, on ne peut pas douter de l'existence de la fracture. Quand elle est double, et qu'elle comprend toute la partie antérieure de la mâchoire, le déplacement et la difformité sont si considérables, que le moindre coup-d'œil suffit pour la faire reconnoître. Mais quand il n'y a pas de déplacement, on ne peut reconnoître la fracture que par le moyen de la crépitation; on cherche donc à faire mouvoir les fragmens l'un sur l'autre, en les saisissant par les deux bords de la mâchoire, et cherchant à les pousser en sens contraire, selon la largeur de l'os. La fracture du col du condyle étant toujours avec déplacement, et cette partie n'étant couverte que par les tégumens, il n'est pas difficile de reconnoître cette fracture, à moins qu'il ne soit survenu un gonflement considérable aux parties molles.

La fracture simple de la mâchoire est une

maladie peu grave, qui n'exerce presqu'aucune influence sur le reste de l'économie, et qui pourroit guérir sans les secours de l'art. C'est ce que nous avons observé sur un porteur d'eau, qui ne voulut jamais souffrir un appareil, ni s'abstenir de parler et de mâcher, tant que la douleur le lui permit. La fracture ne s'en consolida pas moins, à la vérité, avec une difformité que les secours de l'art auroient sans doute prévenue. Mais s'il y a eu en même temps forte contusion des parties molles, et qu'il soit survenu une inflammation considérable, la fièvre peut avoir lieu. Suivant quelques auteurs, la divulsion, ou la déchirure du nerf dentaire inférieur, donneroit lieu à des douleurs très-vives, à des mouvemens convulsifs des lèvres, à un engourdissement de la joue, à une lésion plus ou moins grande de l'ouïe, à un bruissement dans les oreilles, à l'inflammation des yeux, et à une secrétion abondante de salive; accidens attribués aux communications du nerf maxillaire inférieur avec les autres nerfs de la face, notamment avec la portion dure de la septième paire. Mais quoique j'aie vu un grand nombre de fractures de la mâchoire, tant simples que compliquées, et même par des coups de feu, je n'ai jamais observé les accidens dont il s'agit. Une fois seulement, j'ai observé sur un élève en chirurgie qui avoit la mâchoire fracturée en deux endroits, avec une forte contusion des parties molles, une paralysie des muscles triangulaire et carré, et dans la suite une légère contorsion de la bouche; ce que j'attribuai au déchirement du nerf dentaire inférieur.

Nous avons déja vu que toutes les fractures

de la mâchoire ne sont pas susceptibles de déplacement ; or, celles où le déplacement n'a point lieu, n'ont besoin que d'être maintenues par les moyens dont nous allons parler. Mais quand le déplacement existe, il faut d'abord réduire les fragmens dans leur situation naturelle, et voici de quelle manière.

Si la fracture est perpendiculaire à la longueur de l'os, et le déplacement selon l'épaisseur médiocre, il suffit de rapprocher la mâchoire inférieure de la supérieure, et de mettre en contact les deux arcades dentaires, pour que les fragmens reprennent leur situation naturelle. Mais si la fracture est en même temps double et oblique, il y a déplacement, non-seulement selon l'épaisseur, mais encore un peu selon la longueur de la mâchoire. Dans ce cas, on doit avec l'index d'une main porté devant la base de l'apophyse coronoïde, maintenir en arrière le fragment postérieur, tandis que l'antérieur saisi avec l'index de l'autre main, placé à sa face interne, et le pouce sous sa base, est entraîné en devant. Après avoir ainsi rétabli la longueur naturelle de l'os, on remédie au déplacement selon l'épaisseur, en appliquant les mâchoires l'une contre l'autre. Quant au déplacement qu'éprouve le fragment supérieur de la fracture du col du condyle, on ne peut y remédier qu'en déplaçant au même point le fragment inférieur; par là leur rapport naturel est rétabli.

D'après ce que nous venons de dire de la réduction des fractures de la mâchoire, on voit que pour les maintenir réduites, il faut assujettir les deux mâchoires de manière qu'elles ne cessent de presser l'une contre l'autre. Aussi les meilleurs moyens contentifs sont-ils ceux qui remplissent le mieux et le plus simplement cette indication. Le bonnet du malade étant assujetti par quelques circulaires de bande, on prend une compresse longuette dont on porte le milieu sous le menton, et dont on conduit les chefs le long des joues et des tempes jusqu'au sommet de la tête, où on les assujettit avec des épingles. Le milieu d'une seconde longuette est porté sur la face externe ou antérieure de la mâchoire, et les chefs conduits directement à l'occiput, y sont assujettis de la même manière. Ces compresses, trempées auparavant dans une liqueur résolutive, sont ensuite couvertes par la pièce d'appareil appelée fronde ou mentonnière. Quelques auteurs préfèrent à cet appareil simple, le bandage appelé chevêtre. Mais le principal effet de ce bandage étant de tenir les mâchoires rapprochées, effet qu'il ne produit pas d'une manière plus exacte que l'appareil simple dont nous venons de parler, et ce bandage étant beaucoup plus embarrassant et difficile à appliquer, il ne mérite pas la préférence.

Mais les moyens que nous venons d'indiquer ne peuvent suffire pour maintenir avec exactitude la fracture oblique et double. Dans ce cas, la surface inclinée des fragmens favorise d'autant plus le déplacement, que ce dernier a lieu parallèlement à cette surface; que tous les muscles abaisseurs ont une direction pareille et tendent à mouvoir le fragment antérieur dans cette même direction; enfin, que tous ces muscles sont fixés à ce même fragment antérieur. Ainsi quel que soit le soin avec lequel l'appareil est appliqué, quelle que soit la force qu'on emploie en l'appliquant, il est bientôt relâché, et les fragmens déplacés de nouveau. Il faut alors, pour éviter une difformité, d'autant plus fâcheuse qu'elle nuiroit à la mastication et à la prononciation, placer entre les dents du fragment non déplacé et celles de la mâchoire supérieure, un morceau de liège, d'une épaisseur proportionnée à l'étendue du déplacement, et creusé en forme de gouttière sur ses deux faces, pour admettre les deux rangées dentaires. Il faut en même temps serrer peu la partie de l'appareil qui porte sur la face externe de la mâchoire, et serrer davantage celle qui appuie sur sa base et qui la presse de bas en haut. Enfin on pourroit y joindre un moyen très-anciennement connu, puisqu'il a été décrit par *Hippocrate* et par *Celse*, et qui consiste à lier ensemble les dents voisines avec de la soie ou un fil d'or.

Ce moyen convient sur-tout pour assujettir un fragment du rebord alvéolaire presqu'entièrement séparé, pourvu que les dents qu'il porte aient assez de solidité, et qu'elles laissent entr'elles un espace suffisant pour admettre la ligature.

Dans la fracture du col du condyle on emploie le bandage nommé chevêtre simple; mais avant de l'appliquer, on doit placer des compresses graduées, épaisses, derrière l'angle de la mâchoire, afin de déterminer dans cet endroit-là une plus forte compression des tours circulaires du bandage, et de pousser ainsi le fragment inférieur en devant et de l'y maintenir.

Dans tous les cas, on interdira au malade l'usage de la parole et la mastication. On le nourrira, dans les premiers jours, avec du bouillon ; ensuite on lui permettra des potages au vermicelle ou à la semouille, jusqu'au vingt-cinquième jour; après quoi on lui permettra les œufs, les viandes hachées, le poisson, etc.

Quand la fracture est simple, si l'appareil n'est ni trop lâche, ni trop serré, et s'il n'est pas trop sali par la salive, on peut ne le renouveler que le dixième ou le douzième jour, puis le vingt-cinquième et le quarantième, époque à laquelle la consolidation de la fracture est opérée. Mais dans les fractures obliques qui ont une grande tendance au déplacement, il faut renouveler l'appareil plus fréquemment. Lorsqu'après l'époque ordinaire de la consolidation on ôte l'appareil, on doit recommander au malade de ne pas mâcher des corps trop durs, et d'éviter tout mouvement qui pourroit fatiguer le cal, encore trop peu solide pour pouvoir résister à des efforts violens.

Ordinairement au bout de quarante ou cinquante jours, la fracture de la mâchoire est consolidée; cependant l'indocilité du malade et son peu de soin à garder le silence et à éviter tous les mouvemens de la mâchoire, peuvent entretenir la mobilité des fragmens, et donner lieu à une articulation contre-nature, comme nous en avons vu plusieurs exemples. Il est même remarquable que cet accident ne gêne que très-peu la mastication.

Les fractures compliquées d'inflammation ou de plaies doivent être traitées conformément aux principes que nous avons exposés en parlant des fractures compliquées en général. Nous dirons ici seulement que lorsque ces fractures

sont faites par un coup de feu, et par conséquent qu'elles sont compliquées d'une plaie
dont la suppuration est inévitable, les pansemens journaliers qu'elles exigent ne nuisent pas
beaucoup à la consolidation, sur-tout si on a
soin de faire soutenir les fragmens par un aide
durant le pansement.

CHAPITRE IV.

Des Fractures des Vertèbres.

LES vertèbres sont rarement fracturées, ce qui vient, 1.º du peu d'étendue de leurs dimensions, qui comme celles de tous les autres os courts, offrent peu de prise aux agens extérieurs ; 2.º de la mobilité dont chacune d'elles jouit, au moyen des substances intervertébrales ; 3.º de leur situation profonde, à la faveur de laquelle la plus grande partie de leur étendue se trouve protégée par une grande épaisseur de parties molles, et même par d'autres os, comme les côtes à la région dorsale. De plus, la nature spongieuse de la substance dont elles sont formées, et la grande mobilité dont la colonne vertébrale jouit, rendent nuls les efforts de toute puissance qui, au lieu d'agir sur une vertèbre en particulier, exerceroit son action sur la totalité de la colonne vertébrale : dans ce cas, les ligamens sont distendus, déchirés, mais les os ne sont point fracturés. La fracture ne peut donc avoir lieu dans ces os que par l'action d'une cause immédiate, et les contre-coups ne peuvent avoir sur les vertèbres les mêmes effets qu'ils ont quelquefois sur les autres os.

Cependant il est des parties des vertèbres qui, par leur situation, leur structure et leurs rapports, sont plus exposées aux fractures ; telles sont l'apophyse épineuse, les lames et les apophyses transverses. Ces parties sont situées moins profondément; elles ont une forme dans laquelle une dimension au moins l'emporte sur les autres; enfin, elles contiennent une plus grande quantité de substance compacte, bien plus propre à recevoir et à transmettre le mouvement communiqué. Les apophyses épineuses des vertèbres lombaires se fracturent plus facilement que celles des vertèbres dorsales, et surtout que celles des cervicales, pour des raisons que tout le monde sent.

Toute percussion violente portée sur l'épine, qu'elle produise ou non la fracture de quelqu'une des parties des vertèbres, ne borne pas ses effets à la colonne vertébrale. L'ébranlement se communique à la moëlle de l'épine, et peut produire sur cet organe délicat les mêmes effets que sur le cerveau. Ces effets sont beaucoup plus considérables et plus à craindre quand la fracture intéresse une ou plusieurs lames postérieures, et que les fragmens dirigés vers l'intérieur du canal vertébral, ont lésé la moëlle épinière ou ses enveloppes, ou qu'ils compriment ces mêmes parties d'une manière plus ou moins forte. Ces complications qui accompagnent fréquemment les lésions de la colonne vertébrale, méritent toute l'attention du praticien, et sont beaucoup plus graves que la fracture elle-même. On voit alors survenir, ou sur-le-champ, ou quelque temps après l'accident, selon qu'il a produit une fracture avec enfoncement, une commotion ou un épanchement sanguin; on voit, dis-je, survenir une paralysie plus ou moins complète des extrémités inférieures, de la vessie et du rectum; l'urine et les matières fécales sont d'abord retenues, ensuite elles coulent involontairement ; le malade obligé de rester couché sur le dos, éprouve bientôt à la région du sacrum sur laquelle repose le poids du corps, une douleur plus ou moins vive ; la peau s'enflamme, tombe en mortification ; la séparation de l'escarre découvre un ulcère qui s'étend tous les jours en épuisant les forces du malade : d'un autre côté, l'accumulation des matières fécales et de l'urine, l'introduction de l'air par l'algalie que l'on est obligé de placer, irritent le rectum et la vessie ; les parois de ce dernier organe s'engorgent, l'urine devient trouble et fétide, la fièvre lente survient, et le malade épuisé succombe au bout de quelques semaines ou de quelques mois.

Quelquefois les choses étant d'abord dans l'état que nous venons d'exposer, et l'affection étant bornée à l'hypogastre, on la voit s'élever successivement, et la paralysie faire des progrès vers le haut, et causer la mort du sujet bien plutôt que dans les cas ordinaires, même avant que la gangrène soit survenue ; comme si l'état de maladie de la moëlle épinière s'étendoit successivement de bas en haut.

D'autres fois, la fracture des vertèbres et les autres lésions qui causent l'affection de la moëlle épinière, étant situées très-haut et dans la région cervicale, la paralysie n'est pas bornée aux extrémités inférieures ; elle affecte aussi les membres pectoraux, la respiration est difficile, et le sujet périt en peu de temps.

Mais quand la paralysie est bornée aux extrémités inférieures, elle n'est pas toujours mortelle ; dans quelques cas rares la gangrène et la fièvre hectique ne surviennent pas, le mouvement et le sentiment se rétablissent même dans les membres abdominaux ; et tantôt l'action se rétablit pareillement dans la vessie et l'intestin rectum ; tantôt, au contraire, cette action est perdue pour toujours.

L'observation des phénomènes dont nous venons de présenter le tableau, l'analogie qu'on ne peut s'empêcher d'y reconnoître avec les accidens qui suivent les lésions de la tête, avoient fait penser qu'il seroit possible de tirer parti de l'opération du trépan pour relever des esquilles d'os enfoncées, ou pour évacuer quelqu'épanchement qui peseroit sur la moëlle de l'épine. Mais outre que la lame postérieure des vertèbres est située beaucoup trop profondément pour que cette opération soit praticable, on manque de signes propres à indiquer le lieu précis où le trépan devroit être appliqué ; et enfin, l'expérience démontre que les symptômes restant les mêmes, il peut n'y avoir point de fracture, et que la compression de la moëlle épinière par une esquille ou par un épanchement, la commotion de ce même organe, son simple tiraillement, sont suivis des mêmes symptômes. C'est ce qui nous paroît résulter évidemment de la comparaison des quatre faits suivans :

Un sac de farine pesant trois cents livres tombe sur la nuque d'un fort de la Halle, au moment où il s'y attendoit le moins. Une douleur vive se fait sentir au bas du cou. Le malade est transporté à l'hôpital de la Charité ; en l'examinant, je m'aperçois que l'apophyse épineuse de la septième vertèbre cervicale est plus saillante que dans l'état naturel ; les membres supérieurs et inférieurs se paralysent, la respiration devient laborieuse, le rectum et la vessie sont sans action ; le malade meurt au bout de cinq jours. A l'ouverture du cadavre, nous trouvâmes une fracture de la lame postérieure de la septième vertèbre du cou, avec enfoncement d'un fragment qui pesoit sur la moëlle épinière, et y exerçoit une forte compression.

Un ouvrier en bâtimens tomba d'environ quatorze pieds d'élévation et perdit connoissance. Revenu à lui il s'aperçoit qu'il a perdu l'usage des extrémités inférieures ; l'urine est retenue dans la vessie, les matières fécales le sont pareillement d'abord, et puis s'échappent involontairement. La fièvre survient, la respiration devient laborieuse, et le malade succombe le douzième jour de l'accident. A l'ouverture du cadavre, nous trouvâmes un épanchement de sérosité sanguinolente qui remplissoit le canal de la dure-mère, depuis sa partie inférieure jusqu'au milieu de la région du dos, et qui comprimoit la moëlle épinière.

Un ouvrier fabricant de bas, tombe sur les reins dans un fossé profond, et se trouve aussitôt paralysé des extrémités inférieures de la vessie et du rectum. La maladie suit la même marche que dans les cas précédens, et le malade ne tarde pas à succomber. A l'ouverture du cadavre, nous ne trouvâmes ni fracture, ni lésion de la moëlle épinière ou de ses enveloppes, ni épanchemement.

Un homme demeurant rue des Noyers, s'amusant avec ses amis à faire des tours de force dans une posture difficile, éprouva un tiraillement violent et une douleur aiguë dans la longueur de l'épine. Le lendemain, les membres inférieurs, la vessie et le rectum furent paralysés; la maladie suivit la marche accoutumée, et le malade succomba au bout de quelques semaines. L'examen de son cadavre fit voir les parties dans leur état naturel, comme dans le cas précédent.

Le diagnostic des fractures des vertèbres est toujours difficile, à cause de la situation profonde de ces os, et du peu de confiance que méritent les signes rationnels, qui, comme nous venons de le voir, peuvent dépendre de toute autre cause. Quand une ou plusieurs apophyses épineuses sont fracturées, on s'aperçoit de quelque déviation dans la situation naturelle de ces parties, la pression peut leur imprimer des mouvemens dont elles ne jouissent pas dans l'ordre naturel; on peut même, si le fracas est considérable, obtenir la crépitation, en agissant ainsi sur les fragmens sensibles à l'extérieur; mais jusques-là rien ne peut faire présumer si la fracture s'étend vers la lame postérieure, si la base des apophyses transverses y est comprise, si ces apophyses forment des fragmens isolés, quel est le sens, la direction des fragmens déplacés, leurs rapports avec les parties molles, etc. aucune espèce de manipulation ne pourroit en apprendre davantage; elle seroit même très-dangereuse à pratiquer, attendu qu'on ignore les rapports des fragmens avec les parties molles, et qu'on ne peut pas prévoir si l'on ne leur imprimera pas des changemens nuisibles.

On sent bien que le pronostic des fractures des vertèbres ne peut être que très-fâcheux, plutôt par rapport aux accidens funestes qui les accompagnent le plus souvent, que par rapport aux fractures elles-mêmes. Cette maladie est presque toujours mortelle, mais plus ou moins promptement, selon l'étendue du désordre, et sa situation plus ou moins près de l'extrémité supérieure de la colonne vertébrale. Cependant on voit des coups de feu produire des fractures, sans être suivis d'accidens bien graves, et même guérir assez facilement; ce qui ne peut s'expliquer que par la petitesse du mobile et la rapidité de son mouvement, qui ont dû concentrer son action sur un petit espace.

D'après ce que nous avons dit jusqu'ici, il est évident qu'il s'agit moins de réduire et de maintenir réduites les fractures des vertèbres, que de prévenir et combattre les accidens qui en sont la suite, à moins qu'il ne s'agisse de fractures simples de l'extrémité de l'apophyse épineuse, que l'on peut remettre dans sa situation naturelle et l'y maintenir par une pression convenable. Dans les coups de feu, on doit aussi par des incisions distribuées avec intelligence, agrandir suffisamment la plaie pour faire l'extraction des esquilles vacillantes et presque libres, et des corps étrangers, tels que des balles, des pièces de vêtemens, etc.

Dans tous les autres cas, on doit se borner à l'usage des moyens généraux, tels que les saignées plus ou moins fréquentes et copieuses, selon les forces, l'âge et le tempérament du sujet; les sangsues, les ventouses scarifiées, les fomentations résolutives sur la partie affectée, les linimens camphrés sur l'abdomen, etc. Il ne faut pas omettre de placer dans la vessie une sonde de gomme élastique pour prévenir le séjour de l'urine. Il faut également s'occuper d'évacuer les matières fécales accumulées dans le rectum, par le moyen de lavemens purgatifs. On panse avec des linges enduits de cérat les excoriations ulcéreuses qui surviennent à la région du sacrum ; s'il se forme des escarres, on les recouvre de styrax, et après leur séparation on panse avec de la charpie l'ulcère qu'elles laissent à découvert. Si le malade est assez heureux pour recouvrer la faculté de mouvoir ses membres et l'exercice des fonctions du rectum et de la vessie, on doit s'empresser de seconder ces heureux changemens par l'usage des eaux de Bourbonne ou de Barrèges.

CHAPITRE V.

Des Fractures du Sternum.

La position du sternum, soutenu et comme suspendu par les cartilages des côtes, la multiplicité des pièces dont il est composé jusqu'à un âge assez avancé, le tissu spongieux dont il est formé, rendent ses fractures assez rares.

Ces fractures ne présentent ordinairement qu'un seul trait de division transversal ou oblique, avec ou sans écartement de ses bords ; quelquefois cependant elles en offrent plusieurs, qui forment une espèce d'étoile, et dans ce cas les fragmens peuvent rester les uns à côté des autres, et conserver leur niveau, ou bien quelqu'un d'entr'eux peut être plus ou moins enfoncé dans le médiastin, et gêner le cœur, ou les poumons.

Le sternum ne peut être fracturé que par une cause externe qui agit directement sur l'endroit de l'os où la solution de continuité arrive. Un seul exemple connu jusqu'à présent et consigné dans le mémoire de *David*, sur les lésions par contre-coups, porteroit à croire que le sternum est susceptible d'une sorte de rupture, à l'instar de celle d'une corde tendue par ses deux extrémités.

Pour les raisons que nous avons déja dites, le sternum ne pouvant pas être fracturé facilement, et ne pouvant l'être que par une percussion violente, il s'ensuit que la fracture est toujours accompagnée de contusion plus ou moins forte, ou de plaie aux tégumens, et d'une affection plus ou moins grave des organes contenus dans la poitrine : à la faveur de l'élasticité des cartilages des côtes et de la mobilité qu'ils prêtent au sternum, celui-ci pouvant être facilement porté en arrière par une cause qui le presse dans ce sens, il en résulte un changement de forme et une véritable diminution de la poitrine ; or, cette cavité pouvant être considérée comme toujours exactement remplie, elle ne peut éprouver de changement considérable et rapide, sans exposer les parties molles contenues à une compression proportionnée, à une violente contusion, ou même à quelque rupture ; d'où peuvent résulter des épanchemens plus ou moins graves, ou même mortels. Aussi a-t-on vu la contusion du poumon, du cœur, la rupture de ces mêmes organes être la suite de percussions sur le thorax, qui avoient causé la fracture du sternum. On sent que ces effets doivent être beaucoup plus à craindre, lorsque dans ces cas la fracture est avec enfoncement d'un ou de plusieurs fragmens dans l'intérieur de la poitrine : dans ce cas même il se fait dans le tissu cellulaire du médiastin un épanchement de sang, et du suc médullaire dont le tissu spongieux de l'os est abreuvé, et qui peut causer l'inflammation, la suppuration et donner lieu à la carie.

Les fractures du sternum sont faciles à reconnoître aux inégalités que l'on trouve en promenant les doigts sur sa surface, quelquefois à la mobilité des fragmens pendant les mouvemens de la respiration, et même à la crépitation qu'ils font entendre quelquefois. Quand il y a

enfoncement, la douleur, la toux, l'oppression, jointes aux signes locaux que l'on peut
obtenir d'ailleurs, sur-tout s'il y a plaie aux
parties molles, ne laissent pas de doute sur
l'état des parties.

Cependant il faut prendre garde de s'en laisser imposer par quelques difformités anciennes,
que l'on rencontre assez communément à cet
os. Une ancienne violence, des vêtemens trop
serrés, peuvent avoir opéré un déplacement
de l'une des pièces dont le sternum est composé
dans la jeunesse, et laissé une difformité que,
faute d'attention, on pourroit prendre pour
le résultat d'une fracture récente. La difficulté
est bien plus grande quand une fracture simple, ancienne, n'a point été maintenue et ne
s'est point consolidée, comme on en a vu des
exemples : dans ce cas, il y a mobilité des fragmens, et même crépitation.

Le pronostic de la fracture du sternum n'est
fâcheux qu'autant qu'elle est compliquée d'une
maladie plus grave qu'elle. Quand la fracture
est simple, sans déplacement, et accompagnée
seulement du degré de contusion inséparable
de la violence qui a produit la solution de continuité, la maladie est fort simple et facile à
guérir. Mais quand la fracture est accompagnée d'enfoncement des fragmens dans l'intérieur de la poitrine, quand il y a eu grande
commotion de la poitrine, contusion violente,
ou déchirure du poumon, du cœur, etc., la
maladie est très-grave et peut faire périr le
malade, soit dans l'instant même du coup,
soit au bout d'un temps plus ou moins considérable, par l'effet de l'inflammation, de la
suppuration ou de la gangrène. Enfin, comme

l'a observé *J. L. Petit*, il suffit de la difformité qui résulte d'une fracture du sternum non réduite et consolidée dans l'état de déplacement des fragmens, pour donner lieu à une toux sèche, à l'oppression, à des palpitations incommodes, etc.

Le traitement de la fracture simple du sternum sans déplacement, se borne à gêner les mouvemens de la poitrine pendant la respiration, afin d'empêcher les fragmens de se mouvoir, et à faire sur le point même de la fracture des applications convenables à l'état des parties molles. Des compresses épaisses, trempées dans une liqueur résolutive, seront donc appliquées sur la région du sternum, et soutenues par un bandage de corps assez serré pour obliger le malade à respirer par les seuls mouvemens du diaphragme. Le malade sera d'ailleurs tenu horizontalement, la tête et le bassin relevés, et les cuisses fléchies, afin d'éviter la tension des muscles sterno-cléido-mastoïdiens et droits de l'abdomen, qui pourroient communiquer des mouvemens aux fragmens de la fracture. Pour peu qu'il y ait contusion aux parties molles, et que l'inflammation soit à craindre, on doit faire des applications émollientes, et recourir à la saignée, au régime des maladies aiguës, etc.

Mais lorsque la fracture est comminutive et avec enfoncement des fragmens, on doit songer à relever les esquilles qui causent ordinairement des accidens très-graves. C'est plutôt pour remplir cette indication, que pour évacuer les épanchemens qui peuvent s'être formés dans le médiastin, que l'application du trépan peut être utile dans cette circonstance. Elle peut le dévenir aussi consécutivement s'il se forme un grand foyer purulent derrière le sternum, et sur-tout si cet os est carié.

Mais la fracture du sternum, ou plutôt la percussion de la poitrine qui l'a produite, peut donner lieu à un état inflammatoire grave, particulièrement du poumon, suite de la contusion que cet organe peut avoir éprouvée. Cette complication mérite d'autant plus l'attention des praticiens, qu'il est facile de la confondre avec l'irritation qui accompagne toujours la fracture durant les premiers jours : la douleur est assez obtuse, et telle, qu'elle peut être attribuée à la fracture et qu'elle semble en dépendre immédiatement ; l'une et l'autre causes donnent lieu également à l'oppression ; mais dans le cas de fracture le malade se plaint d'un sentiment de pesanteur qu'il rapporte à la région du sternum; dans le cas de péripneumonie *traumatique*, ce sentiment est moindre, la face est rouge, les conjonctives injectées, le malade est assoupi et dans un délire tranquille et passager ; il y a de la toux et quelquefois crachement de sang ; la soif est quelquefois ardente, et le pouls est dur, vif et fréquent. Il est d'autant plus urgent de recourir de bonne heure, en pareil cas, à un traitement anti-phlogistique énergique, que le défaut de sensations douloureuses fait que le plus souvent on ne s'aperçoit de la maladie que quand elle est déja avancée, et il n'est pas rare de voir ces malades périr, sans qu'on se soit douté de la gravité de leur état.

CHAPITRE VI.

Des Fractures des Côtes.

Les fractures des côtes sont assez rares, quoique la poitrine soit exposée à des violences et à des percussions fréquentes. On peut en trouver la raison dans la longueur, la courbure, la situation oblique de ces os, l'élasticité des cartilages qui les prolongent, la mobilité de leurs articulations, et enfin la situation de quelques côtes, comme les supérieures qui sont protégées par les os et les muscles de l'épaule qui les couvrent.

Ces dernières sont très-rarement fracturées par la raison que nous venons de dire ; les moyennes, qui sont presque à découvert, sont celles qui se fracturent le plus souvent ; les inférieures jouissent d'une si grande mobilité, que la fracture y est fort difficile. On observe aussi que les fractures des côtes sont très-rares dans l'enfance et la jeunesse, et qu'elles deviennent plus fréquentes à un âge plus avancé, où le système osseux, de plus en plus saturé de matière solidifiante, perd de sa souplesse, et devient plus fragile.

Par les mêmes raisons qui rendent difficile la fracture de certaines côtes, comme les premières et les dernières, leurs fractures, quand elles existent, sont bien différentes de celles des côtes moyennes : dans ce dernier cas, une cause légère peut avoir donné lieu à la fracture ; dans le premier, elle n'a pu survenir qu'à l'occasion d'une violente percussion, qui le plus souvent ne borne pas ses effets à l'os fracturé, mais qui les étend aux viscères contenus dans la poitrine.

Le plus ordinairement c'est dans la partie moyenne de la côte que la fracture a lieu; mais rarement la section est-elle perpendiculaire et nette; le plus souvent elle est oblique, et sur-tout fort inégale. Tantôt la fracture est le résultat d'une cause qui a agi immédiatement sur le point fracturé en le poussant en dedans, par un effort qui tendroit à redresser la côte; tantôt, au contraire, la puissance appliquée sur les régions antérieure et postérieure de la poitrine, et par conséquent aux deux extrémités de la côte, fracture celle-ci dans le point moyen de sa longueur, par un effort qui tend à augmenter sa courbure. Comme dans ce dernier cas, au moment où la fracture a lieu, les extrémités des fragmens se dirigent vers l'extérieur, on a appelé celle où la cause agit ainsi, fracture *en dehors*; dans le premier cas, pour des raisons opposées, elle a reçu le nom de fracture *en dedans*.

Cette distinction peut être utile en ce qu'elle donne l'idée de ce qui se passe dans la fracture dite en dedans: dans ce cas, les fragmens étant dirigés vers la plèvre et le poumon, par la cause même qui a produit la fracture, ils peuvent déchirer ces organes et donner lieu à une inflammation plus ou moins considérable, à l'épanchement de l'air dans la cavité de la plèvre, et à son infiltration dans le tissu cellulaire extérieur de la poitrine; ce qui ne peut pas avoir lieu quand la cause a agi dans un autre sens.

Mais de quelque manière que la cause ait agi,

si elle a été violente, ses effets ne se sont pas bornés aux parois du thorax ; toujours alors le poumon est plus ou moins contus ; et quand une percussion très-violente a agi immédiatement pour produire ce qu'on appelle la fracture en dedans, celle-ci peut être comminutive, et les esquilles peuvent être plus ou moins enfoncées dans l'intérieur de la poitrine, poussées même dans la substance du poumon, où elles peuvent produire les accidens les plus graves. C'est dans ce cas que l'artère inter-costale peut être intéressée par un fragment, et donner lieu à une hémorragie apparente ou cachée ; mais cet accident ne nous occupera que lorsqu'il s'agira des plaies de la poitrine en particulier.

Les signes de la fracture des côtes sont faciles à saisir : une douleur plus ou moins vive, fixe sur un point quelconque de la poitrine, qui gêne les mouvemens de la respiration et empêche ou rend très-douloureux tous les grands efforts d'inspiration et d'expiration, la crépitation qui a lieu pendant la respiration, ou à l'occasion des mouvemens du tronc, ou des pressions exercées sur la poitrine, ne laissent aucun doute sur l'existence de la fracture. Si l'on parcourt avec un doigt le bord supérieur ou l'inférieur de la côte fracturée, on ne peut que reconnoître la plus grande sensibilité du point qui correspond à la fracture, ou bien sentir la crépitation ; mais l'on ne peut pas y trouver de difformité, attendu qu'il ne peut y avoir aucun déplacement permanent entre les fragmens de la fracture, qui sont également assujettis à la côte supérieure et à la côte inférieure.

Nous avons déja dit que la fracture des côtes supérieures est plus fâcheuse que celle des moyennes, attendu qu'il faut une force bien plus considérable pour produire celle des premières, et que la commotion des parties intérieures est beaucoup plus forte; de même celle des côtes inférieures est beaucoup plus à craindre, parce qu'il faut une force si considérable pour la produire, qu'il est presqu'impossible qu'elle ne soit pas accompagnée de contusion au foie ou à la rate. La fracture dite en dedans est plus grave que celle appelée en dehors, à cause de la lésion du poumon dont la première est souvent accompagnée. Enfin, ce que nous avons dit du danger de la fracture du sternum, quand elle est accompagnée de la contusion et de l'inflammation du poumon, est applicable en entier aux fractures des côtes, qui sont bien plus susceptibles de la même complication.

Le traitement de la fracture des côtes est très-simple, quand la maladie n'est pas compliquée. Il n'y a point de réduction à faire, et les moyens propres à contenir les fragmens et à favoriser leur réunion, se réduisent à une compression de la poitrine, suffisante pour en rendre les parois presqu'immobiles dans l'acte de la respiration. On remplit cet objet en appliquant sur le lieu de la fracture quelques compresses trempées dans une liqueur résolutive, que l'on maintient par un bandage de corps suffisamment serré, et soutenu avec le scapulaire. Quand les fragmens ont de la tendance à se porter en dedans, on doit placer vis-à-vis les extrémités antérieure et postérieure de la côte fracturée, des compresses épaisses qui, en élevant ces deux points, y rendent plus forte la compression du bandage; en sorte que celui-ci tende à augmenter la courbure de la côte, et par conséquent à éloigner de l'intérieur les bouts des fragmens. En plaçant des compresses épaisses sur le lieu même de la fracture, on produit un effet opposé, et c'est ce qu'on doit faire quand les fragmens ont de la tendance à se porter en dehors, ce qui est très-rare. Si le bandage de corps ne paroissoit pas assez solide pour affermir convenablement les parois de la poitrine et les rendre immobiles, on pourroit lui substituer le bandage appelé quadriga, qui consiste en un double étoilé autour des épaules, et des doloires autour du tronc, dont on place un plus grand nombre vis-à-vis la fracture, et qu'on a soin d'assujettir entr'eux avec des épingles ou des points d'aiguille.

Quel que soit l'appareil avec lequel on assujettit les parois de la poitrine, les mouvemens de ces parois étant rendus presqu'impossibles, la respiration a lieu par l'action du diaphragme, et l'on obtient ainsi l'immobilité nécessaire à la consolidation de toute espèce de fracture.

Quand la fracture est simple, il suffit de mettre le malade à la diète pendant les premiers jours, et de lui prescrire une boisson délayante et adoucissante. Mais lorsqu'elle est compliquée de l'inflammation de la plèvre et du poumon, caractérisée par la douleur aiguë, l'oppression, le crachement de sang, la fièvre, etc. on combat ces accidens par la diète la plus sévère, les saignées répétées, l'application des sangsues sur le lieu même de la fracture, les boissons pectorales, les looks; en plaçant le malade dans un air sec et frais; en lui tenant le ventre libre, lui interdisant la parole, et surtout les efforts de la respiration.

L'emphysème, l'ouverture de l'artère inter-costale peuvent compliquer la fracture des côtes. Ces accidens seront traités avec tous les détails dont ils sont susceptibles, à l'occasion des plaies de la poitrine, et nous renvoyons à cet article tout ce que nous passons sous silence dans celui-ci.

Il est inutile de s'arrêter à démontrer le ri-dicule de l'idée que les côtes sont susceptibles de s'enfoncer, et d'être relevées par un procédé mécanique. Cette opinion vulgaire, née de l'ignorance des empiriques, est contraire à toutes les notions acquises, et ne mérite pas la peine d'être réfutée.

On sait que les cartilages qui servent de pro-longement aux côtes, et qui s'articulent avec le sternum, jouissent d'une grande étendue d'élasticité, au-delà de laquelle ils subissent une cassure nette et perpendiculaire, semblable à celle de toutes les substances homogènes et dont le grain est fin. La grande inflexion qu'ils peuvent subir avant de se rompre, avoit fait regarder leur fracture comme impossible par les mêmes causes qui déterminent celle des substances osseuses, à moins qu'ils ne fussent déja saturés, au moins en partie, de phos-phate de chaux et, comme on dit, ossifiés, ainsi qu'il arrive à un âge avancé ; changemens qui en entraînent de considérables dans les pro-priétés physiques. Mais l'expérience a démon-tré que cette opinion, qui paroissoit fondée sur l'observation, et que nous avions adoptée nous-mêmes, n'étoit pas exacte. En effet, on a recueilli depuis, et nous avons vu nous-mêmes un assez grand nombre de faits qui prouvent sans réplique, que les cartilages des côtes peuvent être fracturés comme les côtes elles-mêmes, et par des causes analogues. Nous allons donner, en peu de mots, ce que l'on sait jusqu'à présent sur cette maladie encore peu connue.

Jusqu'ici c'est entre la cinquième et la huitième côtes, que la fracture de leurs cartilages a été observée. Au lieu d'être inégale et oblique, comme celle des côtes, la fracture des cartilages est nette et perpendiculaire. Les fragmens n'en restent pas en rapport; ils éprouvent un déplacement, qui même assez constamment a lieu dans le même sens : c'est presque toujours le fragment interne qui se porte en avant, et anticipe un peu sur l'externe. Cette circonstance paroîtroit étonnante, sur-tout comparée aux phénomènes de la fracture des côtes, si l'on ne faisoit attention que les cartilages ne sont liés entr'eux que par les muscles inter-costaux internes, et que les côtes sur lesquelles la fracture des cartilages a été observée, sont celles où se portent les digitations les plus horizontales du muscle triangulaire du sternum.

La réduction n'est pas difficile : le moindre effort suffit pour détruire le déplacement des fragmens, sur-tout si l'on choisit le moment de l'inspiration pour agir; mais aussi rien n'est plus difficile que de les maintenir réduits; et quoi qu'on ait fait jusqu'ici, on n'a jamais obtenu une consolidation des fragmens que dans l'état de déplacement où ils se sont trouvés dès le premier moment de la fracture.

Dans les cas de ce genre où l'on a pu examiner les pièces anatomiques, on a trouvé constamment les fragmens consolidés, non pas bout à bout, mais la face antérieure de l'un en contact avec la face postérieure de l'autre, et les deux pièces entourées d'une sorte de *virole osseuse*, tandis que les fragmens sont restés cartilagineux.

Les difficultés qu'on a éprouvées à maintenir les fragmens de cette fracture dans leurs rapports naturels, le peu d'inconvénient qui est résulté de leur nouveau déplacement et de leur consolidation dans cette position, semblent indiquer suffisamment l'inutilité des moyens dont le but seroit d'obtenir une guérison plus parfaite. La seule indication évidente que ce cas semble présenter, c'est, comme dans la fracture des côtes, d'assujettir les parois de la poitrine, afin d'éviter, autant qu'il se peut, la mobilité des fragmens.

CHAPITRE VII.

Des Fractures des os du Bassin.

ARTICLE PREMIER.

Des Fractures des Os innominés.

La situation des os innominés, leur forme et l'épaisseur des parties molles qui les environnent, rendent leurs fractures difficiles et très-rares.

Ces os ne peuvent être fracturés que par des causes très-puissantes, telles que les chûtes d'une grande élévation, des coups de pied de cheval, la percussion exercée par des corps contondans dont la masse est considérable et qui sont mus avec une grande force, une pression violente par la roue d'une voiture qui passeroit sur le bassin, ou qui le presseroit contre un mur, etc.

Les deux os innominés peuvent être fracturés en même temps; mais il est plus ordinaire que la fracture n'en intéresse qu'un seul. Le plus souvent elle a lieu dans la partie large et supérieure de l'os, connue sous le nom d'ilion; mais quelquefois aussi elle occupe l'ischion, ou le pubis. Dans chacun de ces cas, elle peut être transversale, longitudinale, ou oblique; bornée à une seule partie de l'os, ou s'étendre à plusieurs; présenter un nombre plus ou moins

grand de fragmens ; être accompagnée ou non
du déplacement de ces derniers, etc.

Ces fractures sont nécessairement accompagnées d'une contusion plus ou moins considérable des parties molles extérieures du bassin ;
et lorsqu'elles ont été produites par des causes
très-violentes, les parties contenues dans cette
cavité peuvent avoir été pareillement contuses,
meurtries, déchirées ; les nerfs considérables
qu'elle renferme, ou la moëlle épinière elle-
même, peuvent avoir éprouvé un ébranlement,
une commotion plus ou moins forte, ou toute
autre lésion grave : delà l'infiltration ou l'épanchement de sang dans le tissu cellulaire du bassin, les ecchymoses profondes intéressant le
tissu même des muscles et des organes, la perte
plus ou moins complète des mouvemens des
membres inférieurs, ou leur paralysie, les vomissemens et les déjections de sang, de matières
noires ou bilieuses, sur-le-champ, ou à des époques plus ou moins éloignées, la rétention
d'urine, la fièvre, la tension douloureuse du
bas-ventre, effet de l'inflammation des viscères
qu'il renferme, la formation d'abcès quelquefois fort étendus, des épanchemens purulens,
la gangrène et la mort.

La cause qui produit la fracture des os innominés, peut en même temps opérer le déplacement des fragmens, et les éloigner plus ou
moins de leur situation naturelle ; lorsque la
fracture a lieu au pubis, ou à l'ischion, les
fragmens peuvent être poussés dans le canal de
l'urètre, ou dans la vessie, et donner lieu à
l'infiltration de l'urine et à des dépôts urineux,
ou seulement être rapprochés de ces organes,
les comprimer, et gêner plus ou moins l'exer-

cice de leurs fonctions ; ou bien ils peuvent être enfoncés dans le scrotum, les grandes lèvres, les muscles de la partie interne de la cuisse, etc. Mais lorsque la cause fracturante n'a pas opéré le déplacement des fragmens, il est rare qu'il ait lieu pour d'autres raisons ; ils sont maintenus, au contraire, soit par les muscles qui s'insèrent à l'une et l'autre faces de l'os et qui se contre-balancent ainsi mutuellement, soit par la continuité des substances aponévrotiques ou ligamenteuses dont ils sont environnés.

Le diagnostic des fractures des os innominés est quelquefois très-difficile, à cause de la profondeur de leur situation, du défaut de déplacement des fragmens et de leur peu de mobilité ; on doit craindre qu'elles existent dans les cas où le bassin a été exposé à l'action de causes violentes, qu'il y a de fortes douleurs, et que les mouvemens du tronc et des membres inférieurs sont difficiles et douloureux. Dans ce cas, si la fracture a lieu à l'ilion et sur-tout à sa partie supérieure et antérieure, ou au pubis, si le sujet est maigre, en le faisant coucher horizontalement, les cuisses et les jambes fléchies, la tête et la poitrine relevées, on peut, en saisissant les parties saillantes de l'os innominé, et faisant effort sur elles en divers sens, s'apercevoir de leur mobilité, ou même distinguer la crépitation ; mais il faut prendre garde de confondre avec ce dernier phénomène, la crépitation produite par l'emphysème qui accompagne le plus souvent les épanchemens ou les grandes infiltrations sanguines. Lorsque la fracture a lieu dans une partie de l'os située profondément, ou lorsqu'elle n'intéresse qu'un seul point du pubis, ou de l'ischion, de manière à ne point former une pièce isolée et mobile, il est très-difficile de la reconnoître, et le plus souvent alors on ne la découvre qu'en faisant l'examen anatomique du corps, lorsque le sujet a succombé, soit primitivement, soit consécutivement.

Les fractures des os innominés peuvent être considérées généralement comme fort dangereuses : elles peuvent devenir mortelles par les désordres que le déplacement de leurs fragmens peut occasionner, lorsqu'on ne peut ni réduire ni enlever ces derniers. Lors même que ces circonstances fâcheuses n'ont pas lieu, ces fractures n'en sont pas moins à craindre, par la commotion de la moëlle épinière, par la contusion, ou le déchirement des nerfs, des vaisseaux, des muscles, des viscères contenus dans le bassin. Ces complications, presqu'inséparables de la fracture, peuvent donner lieu immédiatement à des accidens mortels, ou bien faire périr le sujet consécutivement, et à une époque plus ou moins éloignée. Il arrive quelquefois que la fracture est peu étendue, et que la violence qui l'a produite n'a causé en même temps que très-peu de désordres dans les parties molles; mais ces cas sont les plus rares.

Dans ces derniers cas, qui sont aussi les plus simples, la fracture guérit aisément par le repos, une situation qui favorise le relâchement de tous les muscles qui s'insèrent au bassin, des applications résolutives, et celle d'un bandage de corps que l'on fixe en haut par le moyen d'un scapulaire, et en bas par le moyen de deux sous-cuisses.

Si l'on reconnoît des fragmens dont le déplacement et l'enfoncement dans les parties voisines, causent des accidens graves, comme, par exemple, une esquille du pubis, ou de l'ischion qui seroit enfoncée dans la vessie, ou dans le canal de l'urètre, et gêneroit, ou empêcheroit totalement l'émission de l'urine, si l'on ne peut parvenir à opérer la réduction par des manœuvres qu'il est impossible de décrire, on ne peut se dispenser de mettre les esquilles à découvert par l'incision des parties molles, et de les enlever. Cette précaution ne suffit pas toujours pour éviter des accidens fort graves, dépendans immédiatement de la même cause ; il peut y avoir des infiltrations d'urine, des épanchemens de sang, etc. ; et dans ces cas, il ne faut pas négliger de faire les incisions convenables pour mettre à découvert les foyers, donner issue aux liquides épanchés, et prévenir par-là des suppurations étendues ou des dépôts gangréneux.

On sent facilement qu'il est de la plus grande importance de surveiller attentivement l'état du bas-ventre, et de prévenir l'inflammation des viscères qu'il renferme, par un régime sévère et par des saignées répétées, selon les indications, et les forces du malade.

Les soins que peuvent exiger les fracas fort étendus des os innominés, rentrent dans ce que nous venons de dire ; mais dans ces cas, il faut sur-tout s'occuper de la commotion et des épanchemens sanguins : la commotion, d'où résultent immédiatement la paralysie des extrémités inférieures et la rétention d'urine, ne se borne pas à la moëlle de l'épine, elle s'étend à la totalité du système nerveux ; delà les lypothimies, la dépression, la lenteur et l'irrégu-

larité du pouls, etc. qui ont lieu immédiatement après la chûte, ou le coup. Dans les cas
de cette nature, soit qu'il y eut fracture ou
non, les anciens enveloppoient tout le corps
du malade dans la peau d'un mouton récemment enlevée et encore chaude : la douce chaleur de cette enveloppe et l'exhalation qu'elle
fournit sont propres à ranimer l'activité de la
peau, et à produire de proche en proche un
effet analogue dans tout le reste de l'économie ; mais les fomentations spiritueuses, les couvertures chaudes, les potions toniques alkooliques sont bien préférables à ce moyen, dont
l'usage est incommode, et d'ailleurs trop peu
énergique. On ne doit pas négliger d'assurer
l'écoulement de l'urine par le moyen d'une
sonde de gomme élastique, placée à demeure
dans la vessie, et dont on ôtera le bouchon de
temps en temps, plutôt que de la laisser habituellement ouverte. S'il survient des dépôts
consécutifs, on donnera issue au pus lorsque là
fluctuation sera manifeste, et l'on se conduira
selon les règles générales déja établies.

Une des plus grandes difficultés qui accompagnent le traitement de ces fractures, c'est la
nécessité de mouvoir le malade pour les besoins
naturels. Nous avons tiré le plus grand parti,
sous ce rapport, d'une moufle fixée au plafond, et dont le crochet reçoit les extrémités
d'une large sangle passée sous les fesses. Par ce
moyen le malade peut se soulever lui-même
sans secousse, et se soutenir en l'air pendant
qu'on passe un bassin sous lui, ou qu'on change
une alèze.

Lorsque la fracture a lieu au pubis, le gonflement des fragmens, leur déplacement, quand

il n'a pas été possible d'y remédier, peuvent gêner dans la suite, et rendre plus ou moins pénible l'émission de l'urine, et nécessiter l'usage habituel d'une sonde.

ARTICLE II.

Des Fractures du Sacrum.

Quoique situé plus superficiellement que les autres os du bassin, le sacrum est moins sujet aux fractures que ces derniers, ce qu'expliquent suffisamment son épaisseur, la nature spongieuse de son tissu, et le sens avantageux selon lequel il supporte le poids et les efforts de tout le tronc. Aussi il ne faut pas moins que l'action d'une cause très-violente pour fracturer cet os.

D'un autre côté, ses fractures sont en général beaucoup plus graves que celles des os innominés, parce qu'outre les violentes contusions et les déchiremens dont elles sont accompagnées, comme celles de ces derniers os, elles le sont presque toujours aussi d'une commotion plus ou moins forte des nerfs sacrés, qui peut avoir les suites les plus funestes.

Lorsque la fracture occupe la partie supérieure du sacrum, ce qui est rare à cause de l'épaisseur de l'os dans cette région, il n'y a point de déplacement, à moins que l'os n'ait été brisé et les fragmens enfoncés par la violence de la cause fracturante, ce qui suppose toujours un désordre considérable dans les parties molles extérieures et intérieures. Mais quand la fracture a son siège dans la partie inférieure, où l'os a beaucoup moins d'épaisseur, le fragment inférieur peut être déplacé et porté en dedans, vers l'intestin rectum.

On conçoit qu'on doit éprouver de grandes difficultés pour reconnoître ces fractures, excepté quand elles ont lieu très-bas.

Du reste, le pronostic et le traitement des fractures du sacrum n'offrent rien qui n'ait déja été dit à l'article des fractures des os innominés, et dans celui des fractures des vertèbres.

A R T I C L E I I I.

Des Fractures du Coccix.

Quoique petit et mince, cet os ne se fracture que rarement, à cause de la mobilité dont jouissent les différentes pièces dont il est formé.

Chez les personnes avancées en âge, où quelques articulations des pièces de cet os sont soudées, une chûte sur les fesses peut le fracturer. On reconnoît cette fracture à la mobilité des fragmens, et aux douleurs aiguës que causent les mouvemens des extrémités inférieures; mouvemens dans lesquels les fragmens de l'os fracturé sont entraînés par les muscles fessiers.

Le repos, des applications résolutives ou émollientes, selon l'état particulier des parties molles, et quelques saignées, s'il existe un état inflammatoire assez prononcé, sont les moyens que l'on emploie dans le traitement de la fracture du coccix.

CHAPITRE VIII.

Des Fractures de l'Omoplate.

La situation profonde de l'omoplate au milieu de muscles épais par lesquels elle est, pour ainsi dire matelassée de tous côtés, et l'extrême mobilité dont cet os jouit, rendent en général ses fractures assez rares; elles ne peuvent même être produites que par des causes directes et assez violentes. Cependant quelques-unes de ses parties, l'apophyse acromion, l'angle inférieur, qui ne sont pas situées à une aussi grande profondeur que le reste, et qui ont une conformation plus propre à favoriser l'action des agens extérieurs, sont fracturées plus fréquemment. On cite encore des fractures de l'apophyse coracoïde, et même du col de l'omoplate ; mais quoiqu'on ne puisse pas nier que la conformation de ces parties, considérées dans le squelette, ne soit propre à faire regarder ces accidens comme très-possibles, cependant, la situation profonde de ces deux parties rendent leurs fractures si difficiles, qu'on en cite à peine quelques exemples. Il faut des causes directes d'une force énorme pour produire ces sortes de fractures, qui toujours alors sont compliquées d'une contusion si violente, qu'elle devient une maladie plus grave que la fracture elle-même : c'est ainsi que nous avons vu la fracture de l'apophyse coracoïde, produite par la percussion du timon d'une voiture, sur un homme qui mourut des suites de la contusion que toutes les parties molles de l'épaule avoient éprouvée en même temps.

Quelque rares que soient les fractures du corps de l'os, une cause directe et violente peut les produire; et alors ou la solution de continuité affecte une seule direction, soit longitudinale, soit horizontale, ou bien l'os est brisé en éclats. Dans le premier cas, il est assez rare que la fracture s'étende du bord supérieur de l'omoplate vers son angle inférieur : il est bien plus commun qu'elle soit située au-dessous de l'éminence connue sous le nom d'épine, et qu'elle traverse la fosse sous-épineuse, du bord externe au bord interne de l'os. Dans le second cas, l'omoplate étant brisée en éclats, la fracture est compliquée non-seulement d'une contusion extrême, mais encore d'un plus ou moins grand nombre d'esquilles, et quelquefois de corps étrangers.

Quand la fracture affecte une seule direction, si elle est verticale, les fragmens antérieur et postérieur sont également retenus par les muscles qui les recouvrent et qui s'y attachent, et il n'y a point de déplacement. Mais quand la fracture est horizontale, le fragment inférieur est entraîné en avant par la portion du muscle grand dentelé qui s'y attache, tandis que le supérieur est entraîné en haut et en arrière par le muscle angulaire et le rhomboïde.

Dans la fracture de l'acromion qui a souvent lieu vers la base de cette apophyse, le fragment externe est entraîné en bas par le poids du bras et par l'action du deltoïde, et il s'établit un intervalle plus ou moins grand entre ce fragment et le reste de l'os.

Quand la fracture est située au-dessus de l'angle inférieur, de manière à séparer cet angle du reste de l'os, cette portion inférieure est entraînée en avant et en bas par le grand dentelé, ou en avant et en haut par le grand rond et le grand dorsal, selon que la fracture est située dans un point plus ou moins élevé, et que le fragment inférieur a plus ou moins d'étendue.

Dans la fracture de l'apophyse coracoïde, le muscle petit pectoral, le coraco-brachial et la courte portion du biceps qui s'attachent à cette éminence, la tirent en bas et en avant.

Il est évident que dans la fracture du col de l'omoplate, le poids du bras, et l'action de la longue portion du triceps, doivent entraîner cette portion de l'os en bas.

La plupart de ces fractures présentent des signes propres à les faire reconnoître facilement. La moins évidente est la fracture simple verticale, dont les fragmens n'éprouvent pas de déplacement. Cependant, les recherches auxquelles on est porté par les douleurs plus ou moins vives que le malade éprouve, peuvent faire mouvoir les fragmens l'un sur l'autre et donner lieu à la crépitation.

On ne peut méconnoître la fracture simple horizontale, non plus que celle de l'angle inférieur de l'omoplate : le déplacement du fragment inférieur, qui se dirige toujours en avant, mais tantôt obliquement en haut, tantôt obliquement en bas, selon que le muscle grand dentelé ou le grand rond correspond à une plus grande étendue de ce même fragment, et la facilité de mouvoir les deux fragmens en sens contraire, rendent ces deux espèces très-faciles à distinguer.

On reconnoît la fracture de l'apophyse acromion, à la dépression que l'on remarque au lieu de cette apophyse, qui ne fait plus une ligne continue avec l'épine de l'omoplate, mais se trouve placée au-dessous du niveau de cette éminence; à la situation du bras, pendant à côté du tronc; à la légère inclinaison de l'épaule malade; enfin à la facilité avec laquelle on peut rétablir l'apophyse fracturée dans sa situation naturelle, en relevant le bras vers l'épaule, le coude appuyé contre le tronc, de manière que la tête de l'humérus repousse directement de bas en haut l'apophyse et le ligament triangulaire qui la lie au bec coracoïde.

Si les parties molles étoient dans leur état naturel, on reconnoîtroit facilement la fracture de l'apophyse coracoïde quand elle a lieu; mais il faut une si grande force pour produire cette fracture, que le gonflement considérable qui l'accompagne toujours, empêche d'en saisir les caractères; en sorte qu'ordinairement elle n'est reconnue que sur le cadavre. On peut en dire autant de la fracture du col de l'omoplate, qui est plus difficile et encore plus rare que celle du bec coracoïde.

Le pronostic des fractures de l'omoplate est différent selon le siège de la maladie et les circonstances dont elle est accompagnée. La fracture du corps de l'os, quelle que soit sa direction, est en général fort simple, et se consolide avec facilité. Celles de l'acromion et de l'angle inférieur sont plus difficiles à contenir, et par conséquent un peu plus graves. Mais les plus graves de toutes, ce sont celles de l'apophyse coracoïde et du col de l'os : ces fractures sont difficiles à contenir, et leur consolidation est souvent accompagnée d'une roideur considérable du bras, de l'impossibilité d'élever ce membre, de son atrophie et quelquefois même de sa paralysie. Au reste, le danger des fractures de l'omoplate vient moins de la solution de continuité de l'os, que de la contusion des parties molles, qui peut s'étendre aussi aux organes contenus dans la poitrine. Cependant, lorsque la fracture est comminutive, et que des esquilles sont enfoncées dans le muscle sous-scapulaire, il peut se former un abcès entre ce muscle et l'omoplate, et si le pus ne se fraie pas une voie entre les muscles, pour se porter vers l'aisselle, la perforation de l'omoplate peut devenir nécessaire.

Le traitement des fractures de l'omoplate doit être modifié suivant le siège de la maladie, et la manière dont les fragmens sont déplacés. Mais, dans toutes ces fractures, on doit fixer le bras contre le tronc, afin d'assurer à l'omoplate, qui se meut toujours en même temps que l'humérus, l'immobilité nécessaire à la consolidation de la fracture. Cette précaution est la seule nécessaire dans la fracture simple verticale, où les fragmens n'ont aucune tendance au déplacement ; et dans le plus grand nombre des autres cas, elle est presque la seule praticable, attendu que la forme et la situation de l'os fracturé ne permettent pas de l'environner d'un appareil quelconque. Il faut même convenir que, quoique par ce seul moyen on ne puisse que prévenir la mobilité des fragmens et les maintenir en contact, sans rien faire de relatif à leur déplacement, la consolidation que l'on obtient sans avoir pu réduire et maintenir réduites les pièces de la fracture, ne nuit en aucune manière à la liberté des mouvemens du membre.

Ainsi, dans la fracture simple verticale, on placera le bras sur le côté du tronc, en ayant soin d'interposer entre ces deux parties une compresse en plusieurs doubles, pour absorber l'humidité de la transpiration. Ensuite on assujettira ensemble le bras et la poitrine par des tours de bande qui formeront des doloires depuis l'épaule jusqu'au coude. La bande sera conduite plusieurs fois au-dessous du coude du côté malade et sur l'épaule du même côté, pour assujettir sur cette dernière partie des compresses trempées dans une liqueur résolutive; et l'on terminera par de nouveaux circulaires qui assujettiront les tours de bande précédens.

Quand la fracture simple a lieu horizontalement à peu de distance au-dessous de l'épine, et quand elle sépare l'angle inférieur d'avec le reste de l'os, on a conseillé de porter le bras fortement en avant, en même temps qu'on le rapproche du tronc, et de le fixer dans cette position, la main du côté malade placée sur l'épaule opposée. Il est vrai que dans ce mouvement du bras, le fragment supérieur de la fracture est porté en avant, et se rapproche de l'inférieur, plus ou moins déplacé dans le même sens : mais cette position est extrêmement pénible et très-difficile à supporter au-delà d'un certain temps, et ne suffit pas pour remettre les deux fragmens dans leurs rapports naturels, quand l'inférieur est considérablement déplacé. D'ailleurs, l'utilité de cette

position se borne à procurer une guérison plus
ou moins exempte de difformité, ou de déplace-
cement dans les fragmens ; mais il n'en résulte
aucun avantage pour les mouvemens du membre après la guérison, lesquels ne s'exécutent
pas avec moins de facilité, quoique les fragmens se soient réunis dans l'état de déplacement où ils se trouvoient. Ainsi, les inconvéniens de cette méthode surpassent les avantages
que l'on pourroit s'en promettre, et le parti le
plus simple est de chercher seulement à fixer
et à rendre immobiles les deux fragmens de la
fracture, dans la situation où ils se trouvent,
sans avoir égard au déplacement qu'ils peuvent avoir subi.

Il est donc préférable, dans toutes les fractures horizontales de l'omoplate, d'assujettir
le bras sur la partie latérale du tronc, par un
appareil semblable à celui que nous venons de
décrire, et de ramener médiocrement le coude
en avant, sans porter cette attitude assez loin
pour la rendre pénible et difficile à soutenir.

On réduit facilement la fracture de l'apophyse acromion, et on la maintient réduite,
en plaçant le bras à côté du tronc et en le soulevant parallèlement à son axe. Le mécanisme
de cette réduction est très-facile à saisir : d'un
côté, le muscle deltoïde n'entraîne plus le fragment externe ; de l'autre, la tête de l'humérus
pressant de bas en haut au-dessous de l'acromion, replace cette apophyse au niveau de
l'épine de l'omoplate, et de l'extrémité scapulaire de la clavicule. L'appareil propre à fixer les
fragmens dans ce rapport naturel, doit donc
maintenir le bras rapproché du tronc, et le tenir
soulevé, de manière que son poids n'agisse point

sur l'épaule. On remplira cette double indi-cation, en enveloppant d'abord le tronc et le bras de doloires qui s'étendront depuis l'épaule jusqu'au coude. On passera ensuite plusieurs fois de dessous le coude du côté malade sur l'épaule correspondante, pour rapprocher en-tr'eux l'épaule et le bras, et rendre constante la pression que la tête de l'humerus doit exercer au-dessous de l'acromion. Puis on conduira la bande sous le coude malade, devant le bras du même côté, sur l'épaule correspondante, obliquement derrière la poitrine, sous l'aisselle du côté sain, devant la poitrine, sur l'épaule malade où elle croisera le tour précédent, der-rière le bras, sous le coude malade, etc., de manière à décrire un 8 de chiffre, dont les deux anses appuient, l'une sous l'aisselle du côté sain, l'autre sous le coude du côté ma-lade, et dont les croisés correspondent à la par-tie supérieure et interne de l'épaule blessée. Enfin, quelques nouveaux circulaires, ou un bandage de corps, doivent assujettir le tout.

Cependant on a observé quelquefois que les fragmens de cette fracture étoient mieux ré-tablis dans leur situation naturelle, par un rapprochement médiocre du bras avec le tronc, et qu'au point de contact de l'un et de l'autre, le fragment externe étoit entraîné de nouveau vers le bas. On conçoit qu'il peut en être ainsi chez des sujets dont la poitrine est étroite et les épaules très-saillantes; car avec une pareille structure, le bras étant appliqué sur le côté du tronc, il doit former un angle aigu avec une ligne horizontale, tirée à la hauteur de l'arti-culation scapulo-humérale, et par conséquent la partie moyenne du muscle deltoïde doit être dans un état de tension. Dans ce cas, on a réussi en faisant tenir le malade au lit, le bras éloigné du tronc, et la tête de l'humérus fixée contre la partie supérieure de l'articulation. Mais tout en convenant que ce procédé est très-rationnel, nous observerons cependant que ce seroit imposer au malade une bien grande gêne, pour le guérir d'une maladie de peu d'importance; et que s'il ne s'agit pas d'une femme fort curieuse de la régularité de ses formes, on pourra se contenter de l'appareil que nous venons d'indiquer, et auquel on ajoutera un coussin de balle d'avoine ou de toute autre substance, plus épais en bas qu'en haut, et qui sera placé entre le bras et le tronc.

Du reste, quel que soit l'appareil que l'on préfère, il n'est pas possible d'obtenir une consolidation exacte et entièrement exempte de difformité, parce qu'il n'est pas possible que le poids du bras soit si bien soutenu, qu'il n'agisse de temps en temps sur l'articulation, et par conséquent sur le fragment externe de la fracture qu'il entraîne un peu en bas. On préviendra cet inconvénient, autant qu'il est possible, en surveillant l'appareil attentivement, en le resserrant à propos, en le faisant porter au - delà de quarante ou cinquante jours qui suffisent ordinairement pour la consolidation, et en recommandant au malade de ne pas exposer de long-temps son bras à des exercices pénibles. Au reste, l'inconvénient qui résulte d'une légère difformité est nul quant aux mouvemens et à la force du membre.

La fracture de l'apophyse coracoïde et celle du col de l'omoplate ne pouvant être produites que par l'action de causes très-violentes, le désordre des parties molles qui les accompagne, ne permet de les envisager que comme des fractures compliquées, dans le traitement desquelles il s'agit moins de réduire et de maintenir réduits les fragmens, que de modérer, par les remèdes généraux, le régime et les applications convenables, les accidens graves qu'on a toujours à craindre en pareil cas.

Quant aux fractures avec écrasement du corps de l'omoplate, ordinairement produites par des coups de feu, ou par toute autre cause aussi violente, leur traitement rentre dans les principes généraux de celui des fractures compliquées, que nous avons déja exposé précédemment. Nous ajouterons seulement qu'on ne doit rien négliger pour prévenir le désordre toujours très-grave, que peuvent causer les abcès formés entre l'omoplate et le muscle sous-scapulaire; et qu'on en vient quelquefois à bout, en pratiquant des incisions suffisantes pour enlever les esquilles qui sont entièrement détachées, ou situées de manière à irriter fortement les parties molles, et en ayant recours même, s'il le faut, à l'application du trépan.

~~~~~~~~~~~~~~~~~~~~~~~~~~~~~~~~~~~~~~

CHAPITRE IX.

Des Fractures de la Clavicule.

La situation superficielle de la clavicule à la partie supérieure et antérieure de l'épaule, sa forme cylindrique et courbe en deux sens contraires, sa structure compacte et par conséquent cassante, enfin, les usages auxquels elle est destinée, et qui consistent à tenir l'extrémité supérieure à une distance convenable du tronc, à être le point central de tous les mouvemens du membre pectoral, et à supporter seule les efforts de ce membre sur le tronc, ou de ce dernier sur l'extrémité supérieure, rendent très-fréquentes les fractures de cet os.

Ces fractures peuvent résulter également de l'action d'une cause médiate, qui se passe aux deux extrémités de l'os, et fait effort pour augmenter ses courbures naturelles, ou de celle d'une cause immédiate qui agit sur le lieu même de la fracture. Dans le premier cas, c'est presque toujours une chûte dans laquelle le moignon de l'épaule a supporté tout le poids du corps, et où la clavicule s'est trouvée pressée par ses deux extrémités, entre la résistence du sol, et la facette articulaire du sternum. Dans cet effort en sens contraire qu'éprouvent les deux extrémités de l'os, et qui tend à les rapprocher, sa courbure externe ou scapulaire est augmentée, la fracture survient au milieu de la longueur ou au tiers externe de l'os; et le fragment extérieur, cédant aux
~~~~~~~~~~~~~~~~~~~~~~~~~~~~~~~~~~~~~~

puissances musculaires qui entourent l'épaule
et au poids du bras, se porte en bas et en dedans, et prend une direction différente de celle
qu'affectoit la totalité de la clavicule, le bout
interne de ce fragment se trouvant alors dirigé
en haut.

Dans l'effort même de la chûte, ce fragment
externe peut subir un déplacement bien plus
considérable, et causer des accidens bien plus
graves que la fracture elle-même : si la chûte a
lieu, l'extrémité supérieure étant étendue et
portée dans la direction latérale selon laquelle
le corps est entraîné, la paume de la main, le
coude peuvent porter sur le sol et arrêter le
mouvement ; alors s'il n'arrive pas de solution
de continuité dans la longueur du membre supérieur, et que le mouvement transmis tout
entier à la clavicule suffise pour la rompre, le
corps étant fort distant du sol et ne pouvant
être arrêté à temps par la résistance de ce dernier, le fragment externe est poussé fort avant
dans les parties molles, par la continuation de
l'effort, et peut dilacérer une partie du plexus
brachial, les vaisseaux sous-claviers, le tissu
cellulaire, et sortir même à travers les tégumens. Mais un pareil désordre est extrêmement
rare, et ordinairement les fractures de la clavicule dépendantes d'une cause médiate, sont
les plus simples.

Dans le cas où une percussion portée directement sur la clavicule, détermine la fracture
de cet os, la solution de continuité a lieu dans
le point même qui a été le siège de la violence,
et est toujours accompagnée d'une lésion plus
ou moins considérable des parties molles. Par
rapport à sa situation, la fracture peut être

distinguée, dans ce cas, en deux sortes bien différentes; celle qui a lieu dans la partie de l'os comprise entre son extrémité sternale et l'insertion des ligamens qui l'unissent à l'apophyse coracoïde, et celle qui a son siège dans l'extrémité scapulaire de la clavicule, entre l'apophyse coracoïde et l'acromion. Dans le premier cas, les fragmens de la fracture sont toujours déplacés; dans le second, il n'y a point de déplacement, ou du moins il n'est pas de toute l'épaisseur de cette portion de l'os, qui est fort mince; et les deux fragmens étant assujettis, l'un sur l'apophyse acromion, l'autre sur la coracoïde, il ne peut pas y avoir de déplacement selon la longueur de la clavicule, et l'épaule n'en est pas moins soutenue à la distance ordinaire du tronc, par le seul fragment interne.

Toutes les fois que la fracture de la clavicule est produite par une cause immédiate, elle est compliquée d'une contusion plus ou moins considérable, soit des parties qui recouvrent cet os, soit de celles qui sont situées au-dessous; elle peut même s'étendre au plexus brachial. Cette fracture peut être compliquée aussi de solution de continuité des parties molles, de commotion plus ou moins étendue; l'os peut être brisé en éclats, selon la nature et la violence de la cause directe.

Le déplacement a lieu dans toutes les fractures de la clavicule, excepté, comme nous l'avons déja indiqué, dans celle qui a lieu au-delà des rapports de cet os avec l'apophyse coracoïde: dans tout autre cas, l'os n'a pas assez d'épaisseur, les fragmens ne se correspondent pas par des surfaces assez étendues pour pouvoir se soutenir mutuellement ; et le poids du bras , dont la direction est perpendiculaire à l'axe de la clavicule, agit trop avantageusement sur le fragment externe, pour qu'il ne perde pas aussitôt ses rapports avec l'interne , et qu'il ne soit entraîné en bas par cette cause , tandis que les muscles grand et petit pectorals , et le sous-clavier le portent en devant et en dedans. Dans leurs nouveaux rapports, les fragmens sont disposés de manière que le scapulaire étant situé au-dessous du sternal , et dirigé obliquement de haut en bas et de dedans en dehors, son extrémité interne et supérieure est en contact avec la face inférieure du fragment sternal , à une distance plus ou moins grande de l'extrémité externe de ce dernier.

En général, le diagnostic de la fracture de la clavicule est extrêmement facile : le moindre coup-d'œil, le seul examen de l'attitude du corps peuvent suffire pour la faire reconnoître aux praticiens exercés. Toutes les fois qu'à la circonstance antécédente d'une chûte sur le moignon de l'épaule , sur la paume de la main ou sur le coude, ou d'une violence exercée directement sur la clavicule , on peut joindre les signes suivans, il ne peut rester le moindre doute sur la fracture de cet os : le bras est pendant sur le côté du corps, l'avant-bras étendu , et toute l'extrémité dans un état de rotation en dedans. Le malade incline un peu le tronc et la tête de ce côté. Il soutient ordinairement l'avant-bras du côté malade avec la main du côté opposé ; il craint la douleur que les mouvemens de l'extrémité malade lui causeroient ; il ne peut élever le bras et le porter en avant ; il est sur-tout gêné pour le mouvement

de circumduction par lequel il porteroit la main
à la partie antérieure de la tête, ou sur l'épaule
du côté opposé, et si on l'engage à porter sa
main à la tête., il exécute ce mouvement, en
partie par la flexion de l'avant-bras, en partie
par l'inclinaison du tronc et de la tête vers le
poignet. L'épaule est plus basse, et moins distante de la ligne médiane du tronc. En promenant la main le long de la face supérieure de
la clavicule, on sent sa moitié ou ses deux
tiers internes conformés et dirigés comme dans
l'état naturel ; mais le reste de l'os est situé
beaucoup plus bas, et dirigé dans un sens différent : dans le lieu où cette direction change,
on distingue les bouts correspondans des fragmens. Les mouvemens que l'on imprime au
bras, ou ceux que l'on communique aux fragmens, peuvent produire la crépitation. Enfin,
si, avec une main placée sous l'aisselle, on porte
la partie supérieure du bras en dehors et en
arrière, tandis que de l'autre main saisissant le
coude, on le repousse fortement en dedans,
en avant et en haut, on redonne facilement à
l'épaule son élévation et sa saillie naturelles,
et l'on replace les deux fragmens bout à bout.

Mais l'ensemble de ces phénomènes ne se
rapporte qu'aux fractures comprises entre l'extrémité sternale de la clavicule et l'apophyse
coracoïde ; car celles qui affectent la portion
de cet os comprise entre son extrémité scapulaire et l'apophyse coracoïde, n'étant presque
pas susceptibles de déplacement, il n'en résulte
aucun effet remarquable dans l'attitude et les
mouvemens du membre. On doit considérer
alors le siège fixe de la douleur ; celui de la contusion qu'a produite l'agent externe qui a donné

lieu à la fracture. Quand l'épaule est abandonnée à son propre poids, on sent tout près de
l'apophyse acromion une légère dépression
causée par le fragment interne qui se déplace
incomplètement selon l'épaisseur de l'os, en se
portant un peu vers le bas ; cette dépression
disparoît facilement dès qu'on soulève l'épaule,
en repoussant en haut l'aisselle ou le coude. Du
reste, les mouvemens ne sont que très-légère-
ment gênés par la douleur.

Quand la fracture de la clavicule est simple,
et sur-tout quand elle ne dépend pas d'une cause
immédiate, c'est une maladie de peu d'importance. Abandonnée à elle-même, les fragmens
se touchant encore, quoique déplacés, cette
fracture se consolide parfaitement ; à la vérité, avec une difformité plus ou moins grande,
mais qui ne gêne presque pas, dans la suite,
les mouvemens du membre. Mais le danger
s'accroît en raison de la contusion des parties
molles qui accompagne la fracture, et il peut
devenir grand, si le plexus brachial, les vaisseaux sous-claviers, etc. sont lésés.

Il n'y a point de fracture plus facile à réduire
et plus difficile à maintenir réduite, que celle
de la clavicule ; aussi est il extrêmement rare
que cette fracture se consolide sans diminution
dans la longueur de l'os, et sans difformité à
l'endroit même de la réunion. Pour faire sentir les difficultés du traitement de cette fracture, et pour mettre le lecteur en état de juger
du degré d'utilité des moyens que l'on a mis en
usage, nous exposerons d'abord les indications
que ce cas présente, et nous rechercherons ensuite jusqu'à quel point les bandages et les appareils connus sont propres à les remplir.

Nous avons déja parlé de la facilité avec laquelle on réduit la fracture de la clavicule, et nous avons dit qu'il suffisoit pour cela, le bras étant pendant à côté du tronc, de porter sa partie supérieure en dehors et un peu en arrière, avec une main placée à sa partie interne près de l'aisselle, tandis qu'on porte sa partie inférieure en dedans et un peu en devant, avec l'autre main placée sous le coude, et qu'on dirige la totalité du bras directement en haut, afin de relever le moignon de l'épaule et de le porter au-dessus du niveau de l'extrémité supérieure du sternum. Par ce procédé on fait tout à-la-fois l'extension, la contre-extension et la coaptation, et l'on redonne à la clavicule sa longueur et sa direction naturelles.

Dans presque toutes les fractures, après avoir replacé les fragmens dans leurs rapports naturels, on peut appliquer autour de l'os des bandages et des pièces d'appareil qui s'opposent à de nouveaux déplacemens, et qui maintiennent les pièces de l'os fracturé en contact et dans la situation qu'on leur a donnée lors de la réduction. Il n'en est pas de même dans la fracture de la clavicule; on ne peut obtenir une réunion exempte de raccourcissement et de difformité, qu'en continuant pendant toute la durée du traitement, l'extension et la contre-extension que l'on pratique dans le moment de la réduction; c'est le seul moyen de prévenir de nouveaux déplacemens, de maintenir les fragmens bout à bout, et d'obtenir leur réunion dans cette situation. Il suit delà qu'un appareil quelconque destiné à contenir la fracture de la clavicule, ne peut être efficace qu'autant qu'il maintient l'épaule dans la position où elle a été mise par l'effort de la réduction : mais il faut aussi que l'action de ce même appareil soit constante et invariable ; car pour peu qu'elle vienne à céder, le fragment externe obéit à l'action du grand et du petit pectorals, qui tendent sans cesse à rapprocher le bras du tronc ; il cède également au poids du bras qui le porte en bas, et la clavicule rompue ne pouvant plus soutenir l'épaule à la hauteur naturelle, ce même fragment externe passe au-dessous de l'interne, se rapproche de la poitrine, et le déplacement des fragmens de la fracture a lieu de nouveau selon la longueur de l'os.

Si nous examinons maintenant les moyens que l'on a mis en usage pour le traitement de la fracture dont nous parlons, il sera facile de voir qu'ils sont bien éloignés de réunir les conditions qui les rendroient propres à procurer la guérison la moins défectueuse. Celui qui a été employé le plus anciennement et le plus généralement, est le bandage *étoilé*, qui se fait en conduisant une bande d'une épaule à l'autre par la partie postérieure de la poitrine, de sorte à décrire un 8 de chiffre dont les croisés correspondent à l'intervalle des omoplates, tandis que les circulaires de la bande embrassent le moignon des épaules. Pendant l'application de ce bandage, on s'efforce de porter les épaules en arrière, et l'on se propose de les maintenir dans cette position par son moyen. Mais il est facile de voir que ce bandage, qui n'a d'autre effet que de porter les épaules en arrière, manque des deux conditions qui le rendroient propre à remplir l'objet qu'on se propose dans le traitement de la fracture de la clavicule, et qui est de porter l'épaule en dehors, et de soutenir le poids de l'extrémité supérieure. En supposant même que la seule indication à remplir consistât à porter les épaules fortement en arrière et à les maintenir dans cette position, le bandage en 8 de chiffre seroit insuffisant pour produire cet effet, attendu que les cercles en étant trop larges, ils s'enfoncent trop sur les épaules, et que la ligne de direction de la puissance passe presque par le point d'appui; ce qui en rend la plus grande partie absolument inutile pour l'objet qu'on se propose. Ajoutons à cela que le bandage se relâche promptement, et que la précaution de le serrer beaucoup pour éviter ce dernier inconvénient, n'a d'autre effet que celui de lui faire exercer sur les saillies formées par le grand pectoral et le grand dorsal, une compression fort incommode, quelquefois insupportable, d'où résultent des excoriations, et même la mortification des tégumens. Ces derniers accidens sont d'autant plus à craindre, que la bande se plisse, se roule dans l'aisselle, et prend la disposition d'une corde, ce qui rend la compression qu'elle exerce si pénible, qu'on a vu des malades renoncer au traitement de leur fracture, et l'abandonner entièrement à la nature.

Pour augmenter la force de ce bandage, et rendre son action plus permanente sans être obligé de le défaire toutes les fois qu'il est relâché, *J. L. Petit* conseille de placer une compresse étroite et longue sur la peau derrière le dos, et d'une épaule à l'autre, avant d'appliquer la bande. Le bandage étant achevé il prescrit de tirer en sens inverse les extremités de la compresse transversale, et de les fixer ensemble. Il est évident que cette compresse n'ajoute rien ou presque rien à l'action du bandage en 8 de chiffre. Si on veut qu'elle remplisse les vues pour lesquelles elle est prescrite, il faut faire faire à la bande quelques circonvolutions particulières autour de chaque épaule : de cette façon, en tirant les extrémités de la compresse l'une vers l'autre, on rapproche puissamment les épaules l'une de l'autre en arrière. On voit aisément que cette addition au bandage en 8 de chiffre ne sert qu'à augmenter sa constriction, et par conséquent à le rendre plus incommode et plus difficile à supporter, sans empêcher le relâchement des bandes; mais elle ne remédie en aucune manière au vice radical du bandage, qui n'en est pas plus propre à remplir les indications essentielles, et dont tout l'effet se borne à porter les épaules en arrière avec un peu plus de force dans le premier moment de son application.

La croix de *Heister*, le corset de *Brasdor*, la courroie de *Bruninghausen*, et tous les autres moyens analogues, partagent plus ou moins les défauts du bandage dont nous venons de parler. Cependant il faut convenir qu'ils agissent avec plus de force, que leur action est moins variable, et que les malades les supportent mieux : mais ils sont bien inférieurs aux moyens dont nous allons parler.

Desault est le premier qui ait bien saisi les indications de la fracture de la clavicule, et qui ait eu l'idée de se servir de l'humérus comme d'un levier du premier genre, au moyen d'un coussin placé entre sa partie supérieure et le thorax, pour remplir ces mêmes indications. Ce célèbre chirurgien avouoit avec candeur

que *Paul d'Egine* et *Ambroise Paré* sembloient avoir eu quelqu'idée analogue à la
sienne ; mais il y a loin du conseil vaguement
exprimé de placer une pelotte dans le creux de
l'aisselle , à l'idée d'un appareil complet, aussi
simple que bien conçu, qui porte l'empreinte
du vrai génie, et qui est sorti des mains de
son auteur peut-être avec toutes les perfections
dont il étoit susceptible. Depuis que la méthode
de *Desault* est connue , l'émulation a produit
différens essais sur la même matière, et l'on a
modifié son appareil de diverses manières,
mais en se conformant toujours aux idées de
ce célèbre praticien. Ainsi on peut dire de cette
méthode ce que *Louis* a dit de celle de *Petit*,
pour l'opération de la fistule lacrymale : « Elle
» est un tronc sur lequel on a enté plusieurs
» inventions particulières plus ou moins réflé-
» chies qui, loin de la détruire, font honneur
» au génie de M. *Petit*. »

L'appareil de *Desault* consiste en un coussin
cunéiforme, fait avec des morceaux de linge
usé , assujetti par quelques tours de bande
contre le côté du thorax et sur l'épaule du côté
sain, de manière que la base du coin corresponde dans le creux de l'aisselle du côté malade; et en deux longues bandes destinées à être
employées ainsi qu'il suit. Le bras du côté
malade qui, pendant l'application du coussin,
étoit soutenu horizontalement, est ramené à
côté du tronc sur le coussin cunéiforme, de
manière que la base de celui-ci remplissant et
au-delà l'intervalle qui se trouve entre l'extrémité supérieure de l'humérus et le thorax,
l'épaule se trouve d'autant plus portée en dehors, que la base du coussin est plus épaisse ,

et que le coude est plus ramené en dedans. D'un autre côté, le coude étant dirigé un peu en devant, l'épaule est portée d'autant en arrière. Enfin, en soulevant le coude, on dirige l'épaule en haut, ce qui donne à la clavicule sa longueur et sa direction naturelles. Il ne s'agit plus que d'assujettir solidement le bras dans cette position, puisque delà dépend tout le reste. La première des deux bandes sert d'abord à faire des circulaires, ou plutôt des doloires ascendans qui comprennent la poitrine et toute la longueur du bras depuis le coude jusqu'auprès de l'épaule. La seconde partant de dessous l'aisselle du côté sain, monte obliquement sur l'épaule malade, descend derrière le bras, sous le coude du même côté, sous la partie supérieure de l'avant-bras; delà elle remonte obliquement sous l'aisselle du côté sain, derrière la poitrine, sur l'épaule du côté malade; elle redescend ensuite devant le bras et sous le coude du même côté, pour remonter obliquement derrière la poitrine, sous l'aisselle saine, sur l'épaule malade, etc., continuant à parcourir les mêmes circuits jusqu'à trois fois, et finissant par de nouveaux circulaires qui assujettissent le tout.

Nous observerons relativement à la construction et aux effets de cet appareil, que le linge usé dont *Desault* se servoit pour faire son coussin cunéiforme, rend cette pièce infiniment trop dure, et qu'elle a souvent causé des douleurs intolérables, l'engourdissement de tout le membre, et même des ulcérations profondes à la face interne du bras, faute d'avoir levé l'appareil à propos. Un paillasson de balle d'avoine est préférable à cause de sa mollesse et de la douceur de la compression qu'il exerce ; mais il ne conserve pas long-temps sa forme, et il a l'inconvénient d'obliger à renouveler souvent l'appareil, si l'on veut qu'il agisse avec exactitude. Le coton, qui n'a pas le même inconvénient, mais qui n'a peut-être pas toute la fermeté desirable pour cet usage, est pourtant encore ce qu'il y a de mieux pour la construction du coussin cunéiforme.

La dernière bande dont l'application compliquée a pour but de prendre sur les épaules un point d'appui, suffisant pour soutenir le poids de l'extrémité supérieure, et de maintenir le coude dirigé en avant, perd une grande partie de son action dans les spirales prolongées qu'elle décrit, depuis au-dessous du coude du côté malade, au-dessous de l'aisselle du côté sain jusques sur l'épaule du côté de la fracture : d'ailleurs, elle passe sous le coude malade, dirigée alternativement de devant en arrière, et de derrière en devant. Elle est d'une application bien plus simple et bien plus propre à l'utilité qu'on s'en promet, quand on la conduit de dessus l'épaule du côté sain, sous le coude du côté de la fracture. Alors, la bande agit dans une direction simple et soutient bien plus solidement le coude et toute l'extrémité supérieure ; et comme elle passe sous le coude toujours de derrière en devant, elle dirige bien plus sûrement cette partie dans le sens convenable.

Tel qu'il est, et avec les changemens que nous venons d'indiquer, cet appareil a encore des inconvéniens. Il est fatigant pour le malade, gêne les mouvemens de la respiration surtout dans le principe, comprime les seins et les rend douloureux, chez les femmes, etc.

Mais le plus grand de ses défauts, est celui qu'il partage avec tous les appareils faits avec de longues bandes de toile; ces liens ne tardent pas à se relâcher, et si l'on n'a pas le soin de les rétablir tous les deux ou trois jours, surtout dans le commencement, ils n'ont bientôt plus aucune action. Or, comme ce bandage est compliqué, long et embarrassant à faire, chaque renouvellement rend inévitables des mouvemens des fragmens, qui nuisent beaucoup à la consolidation de la fracture. C'est pour éviter ce dernier inconvénient, et pour mettre en usage la méthode de *Desault* avec un appareil plus simple et plus facile à resserrer, sans s'exposer à déranger les fragmens, que nous avons fait construire celui dont nous allons exposer la structure, et que nous avons employé souvent avec le plus grand succès (1).

Un coussin cunéiforme, construit sur les principes que nous avons exposés, est fixé sous l'aisselle du côté malade, au moyen de deux liens adaptés à ses angles supérieurs, et qui sont conduits par la partie antérieure et la postérieure de la poitrine, sur l'épaule du côté sain, pour y être attachés. Une ceinture de toile piquée, large d'environ cinq pouces, est placée autour de la poitrine à la hauteur du coude, et serrée par trois boucles et trois courroies fixées à ses extrémités. Un bracelet, également de toile piqué, de quatre ou cinq travers de doigt de large, est placé autour de la partie inférieure du bras malade, et fixé par le moyen d'un lacet. Quatre courroies attachées au bracelet, deux en avant et deux en arrière,

---

(1) Voyez *Planches I, Figure* 1, 2 et 3.

s'engagent dans des boucles correspondantes fixées à la ceinture, et servent à ramener le coude contre le tronc, tandis que le coussin qui résiste sous l'aisselle, pousse en dehors la partie supérieure du bras et l'épaule. En serrant plus ou moins les courroies antérieures, on ramène plus ou moins le coude en avant. Enfin, on soutient le poids de l'extrémité supérieure, au moyen d'une écharpe qui embrasse l'avant-bras, la main et le coude, et qui est fixée sur l'épaule du côté sain.

On voit que cet appareil est de la plus grande simplicité; que rien n'est si facile que de le tenir serré au point convenable, puisqu'il suffit pour cela de tendre les courroies, ce que le malade peut faire lui-même; et que les soins qu'il exige pour être entretenu serré convenablement, n'exposent pas à communiquer aux fragmens des mouvemens nuisibles à leur réunion.

On rencontre des sujets dont la poitrine ne peut supporter aucune compression, et chez lesquels par conséquent cet appareil ne réussiroit pas mieux que tout autre; tels sont, par exemple, les asthmatiques. Il y a des cas où la fracture étant compliquée de contusion, ou même d'engorgement inflammatoire, on ne peut songer d'abord à la réduction, et si les accidens sont quelque temps à se dissiper, la consolidation est trop avancée pour qu'on puisse retirer quelque avantage des appareils contentifs. Dans tous ces cas, il faut se contenter de tenir le bras immobile auprès du tronc, et de soutenir son poids aussi exactement qu'il est possible, par une bonne écharpe. Ce seroit le cas de l'application de la méthode de *Bell*, si ce chirurgien avoit songé à la nécessité de rendre le bras immobile, en l'assujettissant auprès du tronc. On doit, dans ce cas, placer entre le bras et le thorax, un coussin d'épaisseur égale, assujettir ces deux parties entr'elles par des doloires qui s'étendent jusqu'au coude et qui soient plus serrés dans ce dernier point, et placer ensuite une grande écharpe qui comprenne la main, l'avant-bras et le coude. La fracture guérit alors par la réunion des fragmens dans l'état de déplacement où ils se trouvent; mais la difformité qui en résulte a si peu d'inconvéniens, que quelques praticiens ont pensé qu'il seroit plus avantageux d'abandonner toutes les fractures de la clavicule à la nature, que d'exposer le malade à la gêne d'un traitement, par lequel on chercheroit à prévenir cette difformité. On sent bien que cette opinion est exagérée; mais aussi on ne peut pas nier qu'il n'y ait des cas où il est impossible d'obtenir une guérison exempte de difformité.

Si la fracture est simple, le malade ne sera assujetti à la diète que pendant les premiers jours; il pourra se tenir levé, il pourroit même sortir et se promener au bout de quelques jours. Cependant, comme il est difficile de bien soutenir le poids du membre, et que les mouvemens du corps se communiquent toujours plus ou moins au bras et à l'épaule, et par conséquent aux fragmens de la clavicule, il vaut encore mieux que le malade garde l'appartement, et qu'il reste assis.

Dans les cas compliqués, le régime et le traitement doivent être dirigés conformément aux préceptes généraux que nous avons déja exposés, et sur lesquels nous ne reviendrons pas ici, parce que le cas dont il s'agit, n'offre aucune particularité remarquable à cet égard.

Enfin, quand la fracture a lieu à l'extrémité scapulaire de la clavicule, entre l'apophyse acromion et la coracoïde, il suffit, pour faciliter la consolidation des fragmens dans les rapports les plus naturels, de tenir le coude soulevé, et le bras fixé sur la poitrine. Ainsi l'appareil que nous venons d'indiquer, et qui consiste en un coussin d'épaisseur égale par-tout, des doloires descendans qui embrassent le bras et le tronc, et une grande écharpe attachée d'une manière solide, suffit dans ce cas.

CHAPITRE X.

Des Fractures de l'Humérus.

L'HUMÉRUS peut être fracturé au-dessous de l'insertion des muscles grand dorsal, grand pectoral et grand rond, ou au-dessus de cette insertion. Dans le premier cas, la maladie prend le nom de fracture du corps de l'humérus, et dans le second, celui de fracture du col de l'os.

ARTICLE PREMIER.

De la Fracture du corps de l'Humérus.

Le corps de l'humérus peut être fracturé dans tous les points de sa longueur. Le plus ordinairement la fracture a lieu à la partie moyenne, un peu au-dessous de l'insertion du muscle deltoïde, quelquefois au-dessus de cette insertion, d'autres fois vers l'extrémité infé-rieure de l'os, plus ou moins près de l'articulation du coude; et l'on a vu des cas où les condyles étoient en même temps séparés l'un de l'autre. Cette fracture est tantôt transver-sale, tantôt oblique, et quelquefois comminu-tive. Elle peut être simple, ou compliquée.

Les causes capables de la produire, agissent rarement sur les deux extrémités de l'os et en faisant effort pour augmenter ses courbures na-turelles, ou plutôt ces courbures sont trop peu marquées, pour favoriser jusqu'à un certain point l'action de ces causes indirectes : le plus souvent c'est par une cause qui agit immédiatement sur le point fracturé, que la maladie est produite. Delà vient que la fracture est souvent compliquée de contusion plus ou moins profonde, d'épanchement sanguin, etc.

L'humérus étant entouré par un grand nombre de muscles dont les uns servent à ses mouvemens, et les autres à ceux de l'avant-bras, ses fractures sont toujours accompagnées de déplacement des fragmens; mais il est différent selon l'espèce de la fracture et sa situation.

La fracture transversale n'est pas plus exempte de déplacement que la fracture oblique; mais dans cette dernière, il est beaucoup plus facile et plus étendu.

Quand la fracture est située au-dessous de l'insertion du deltoïde, ce muscle entraîne en dehors et un peu en avant le fragment supérieur, tandis que l'inférieur est entraîné légèrement dans le sens contraire par le triceps.

Quand elle a lieu dans l'étendue de l'attache du brachial antérieur, le déplacement est peu considérable, parce que ce muscle contre-balance l'action du triceps, et que les fragmens ne peuvent guère être entraînés dans aucun sens. Mais quand elle est située très-près de l'articulation du coude, le déplacement des fragmens ne peut avoir lieu qu'en arrière ou en avant, attendu que les muscles brachial antérieur et triceps, ne s'insèrent point à l'os dans cette région, et que la largeur de l'humérus dans cette partie, multiplie l'étendue du contact des fragmens dans le sens transversal.

Lorsque la fracture correspond au-dessus de l'insertion du muscle deltoïde, le fragment inférieur est porté en dehors par l'action de ce muscle, pendant que le supérieur est tiré en dedans par le grand pectoral, le grand dorsal et le grand rond. Le poids du bras est cause, sans doute, que tous ces déplacemens n'ont lieu que selon l'épaisseur de l'os, ou du moins qu'ils sont très-peu étendus selon sa longueur.

La fracture du corps de l'humérus est caractérisée par la douleur fixe, l'impuissance du bras, sa difformité, et sur-tout par la mobilité des fragmens et par la crépitation. Pour s'assurer de ces deux derniers signes, le malade étant assis et deshabillé, on saisira le bras au-dessous du point où l'on soupçonne la fracture, les pouces des deux mains placés parallèlement à l'axe du bras sur sa face externe, et les autres doigts sur sa face interne; et faisant effort pour conduire le coude alternativement en dedans et en dehors et comme pour plier le bras dans sa longueur dans l'un et l'autre sens, les deux pouces qui sont appuyés sur l'os, ne tardent pas à distinguer le mouvement, quand il existe, et la crépitation quand elle a lieu.

En général, quand la fracture ne s'éloigne pas de la partie moyenne de l'os, il n'est pas difficile de la reconnoître, et une erreur à cet égard seroit impardonnable; mais quand elle est située vers la partie supérieure, elle peut être confondue avec la luxation de l'humérus, comme nous le dirons dans la suite; et quand elle a lieu vers l'articulation du coude, elle peut être confondue avec la luxation de l'avant-bras, où la luxation peut être prise pour une fracture, ce qui est bien plus fâcheux. Je pourrois citer un grand nombre de méprises de ce dernier genre, auxquelles j'ai pu remédier, et un plus grand nombre encore, où l'ancienneté de la maladie m'a mis dans l'impossibilité de prévenir la perte totale des mouvemens de l'avant-bras. Quoiqu'il soit vrai de dire que des connoissances anatomiques exactes, une instruction solide en pathologie, et une grande attention peuvent faire éviter cet écueil; cependant il faut convenir que quelques cas de fracture de l'extrémité inférieure de l'humérus très-près de l'articulation, accompagnés de gonflement, d'engorgement inflammatoire, offrent assez de difficulté pour exiger toute l'attention d'un praticien consommé.

La fracture simple de l'humérus n'est pas une maladie grave, à moins qu'elle ne soit située très-près de l'articulation inférieure de cet os; dans ce cas, elle peut donner lieu à des accidens inflammatoires plus ou moins dangereux, à l'engorgement des ligamens, et causer une fausse enkylose. Les complications dont cette fracture est susceptible, ajoutent à son danger, en raison de leur nature et de leur degré.

Le traitement de ces fractures est facile; mais comme l'appareil propre à les contenir doit agir circulairement sur le bras et comprimer les vaisseaux lymphatiques et les veines sanguines au point de gêner leurs fonctions, il ne tarde pas à survenir un engorgement pâteux de l'avant-bras et de la main, qui rend indispensable la précaution suivante.

Il faut toujours commencer par appliquer sur la main et l'avans-bras, un bandage roulé. Quelques-uns appliquent d'abord le gantelet, composé de bandelettes étroites roulées autour de chaque doigt; mais on peut se contenter d'une bande ordinaire, dont on commence l'application à la base des doigts, montant ensuite par des doloires jusqu'au coude. La bande arrêtée à ce point, on procède à la réduction. Un aide placé du côté sain saisit l'épaule avec les deux mains pour l'assujettir et faire ainsi la contre-extension. Un second aide fait l'extension en saisissant l'avant-bras ou les condyles de l'humérus; et un troisième soutient la main, tandis que le chirurgien placé au côté externe du membre malade, rétablit les fragmens dans leur situation naturelle, par des pressions convenables et ménagées. Lorsque la difformité du bras est dissipée, que sa longueur et sa direction naturelles sont rétablies, que la tubérosité externe de l'humérus est sur la même ligne que la partie la plus saillante du moignon de l'épaule, et que la réduction est accomplie, on fait plier l'avant-bras jusqu'à ce qu'il forme seulement un angle obtus avec le bras; et avec la suite de la bande qui a servi aux doloires de l'avant-bras, ou avec une nouvelle, on recouvre le bras de bas en haut, ayant soin de remplir l'excavation qui répond à l'insertion du deltoïde avec de la charpie ou du coton, de serrer médiocrement, à cause de l'engorgement qui doit survenir, et de placer trois ou quatre circulaires sur le lieu de la fracture.

On place ensuite sur chaque extrémité des diamètres transversal et antéro-postérieur du bras, une attelle mince de bois ou de fer-blanc, arrondie par ses extrémités, et légèrement recourbée en forme de gouttière, si elle est de fer-blanc. Si le membre est peu volumineux on pourra n'en appliquer que trois, qu'on aura soin de placer à des distances égales. On les fait soutenir par un aide, et on les assujettit par de nouveaux doloires, que l'on conduit de haut en bas, si l'on se sert du reste de la première bande, ou dans le sens opposé, si c'est avec une nouvelle. On rapproche le bras du tronc, l'avant-bras est placé dans une serviette pliée en écharpe suspendue à la nuque, et des circulaires de bande comprenant le bras et le tronc, assujettissent ces deux parties ensemble, en sorte que le bras est parfaitement immobile, et que les fragmens de la fracture ne peuvent éprouver le moindre déplacement. L'écharpe pourroit être placée après la dernière bande et par dessus les doloires qu'elle forme; mais alors le poignet et l'avant-bras pourroient être portés en avant et en arrière, et communiquer au fragment inférieur de la fracture des mouvemens de rotation qu'il importe de prévenir.

Quand cet appareil est serré au point convenable, il ne cause aucune douleur, à moins que la contusion que les parties molles ont éprouvée, ne donne lieu à un engorgement inflammatoire, et dans ce cas il faut supprimer le bandage pour le réappliquer quand cet accident est dissipé.

Le régime étant réglé d'après les principes généraux exposés précédemment, et le malade ayant été saigné une ou plusieurs fois, selon l'étendue de la contusion, les probabilités de l'engorgement inflammatoire, etc., on renouvellera l'appareil tous les sept ou huit jours jusqu'au vingtième, plus rarement ensuite, et du quarante-cinquième au cinquantième on pourra le supprimer, et lui substituer un bandage roulé propre à résister à l'abord des humeurs, et à prévenir l'engorgement pâteux du membre.

3.

Le traitement des fractures de l'extrémité inférieure de l'humérus, même lorsqu'elles sont simples, cause beaucoup plus d'embarras au chirurgien. Ces fractures, voisines de l'articulation, donnent toujours lieu à un certain degré d'engorgement inflammatoire des ligamens, qui presque toujours ont été irrités directement par la cause qui a produit la fracture, d'où résulte le plus souvent un peu de gêne dans les mouvemens, et ce qu'on appelle fausse ankilose. L'impossibilité d'éviter cet accident, impose la nécessité de tenir l'avant-bras fléchi; attitude dans laquelle il est bien difficile qu'un appareil quelconque agisse également sur les deux fragmens, et les assujettisse d'une manière convenable. Il ne suffit pas, en effet, que les deux fragmens soient embrassés par l'appareil; l'inférieur est trop peu étendu pour être suffisamment contenu, et les moyens contentifs doivent agir particulièrement sur l'avant-bras pour maintenir ce fragment dans sa situation naturelle : or, il est difficile de fixer solidement l'avant-bras dans un degré déterminé de flexion, d'assujettir en même temps les fragmens d'une fracture voisine de l'articulation du coude, et de ménager assez la compression pour que la circulation soit bien libre.

Le moyen qui se présente le plus naturellement, et que quelques-uns ont proposé, est de placer l'avant-bras dans l'extension, et d'environner tout le membre de quatre attelles. Mais cette attitude, dans laquelle la fracture peut être contenue de la manière la plus solide, devient bientôt insupportable par les douleurs qu'elle ne tarde pas à produire, et ce que nous avons dit du danger de la fausse ankilose, ne permet pas d'employer un appareil qui nécessite l'extension de l'avant-bras; car si les mouvemens du coude viennent à être diminués ou perdus, rien n'est plus incommode qu'un avant-bras étendu et roide.

On préviendra cet inconvénient, et on donnera à l'appareil toute la solidité possible, en tenant l'avant-bras fléchi, et en plaçant sur toute sa longueur et sur celle du bras, après les avoir entourés d'un bandage roulé, deux attelles épaisses de carton mouillées, l'une du côté de la flexion, et l'autre du côté de l'extension, et que l'on assujettira avec une bande assez longue pour couvrir deux fois tout le membre. On fendra ces attelles de côté et d'autre, dans le quart de leur largeur, à l'endroit correspondant au coude, afin qu'elles s'appliquent plus exactement sur le membre. En se desséchant, ces attelles acquièrent de la solidité, et forment une espèce de moule qui empêche les mouvemens de l'avant-bras, et par conséquent ceux du fragment inférieur de la fracture.

Quand la fracture du bras est compliquée de contusion ou de plaie, on place le membre sur un oreiller, l'avant-bras fléchi à angle obtus; on se sert du bandage de *Scultet*, par-dessus lequel on applique d'abord des paillassons de balle d'avoine, et ensuite des attelles de bois, que l'on serre avec des rubans de fil; on saigne le malade, on le met à la diète; en un mot, on se conduit comme nous l'avons dit en parlant des fractures compliquées en général. Lorsque la complication est dissipée, on applique l'appareil de la fracture simple que nous avons décrit plus haut.

13..

ARTICLE II.

De la Fracture du col de l'Humérus.

On appelle fracture du col de l'humérus celle qui a lieu au-dessus de l'insertion des muscles grand pectoral, grand dorsal et grand rond. La partie de cet os à laquelle les Anatomistes ont donné le nom de col, a si peu d'étendue, qu'il paroît impossible qu'elle puisse se fracturer ; cependant il existe des exemples de la fracture de cette partie, et nous en avons vu plusieurs. Mais le plus ordinairement la solution de continuité de l'humérus qu'on appelle fracture de son col, a son siège entre les tubérosités de cet os, et l'endroit où s'attachent les muscles grand pectoral, grand dorsal et grand rond.

La fracture du col de l'humérus ne peut être produite que par une cause qui agit immédiatement sur la partie externe supérieure du bras, comme une chûte ou un coup ; aussi remarque-t-on que cette fracture est toujours accompagnée d'une contusion plus ou moins forte, de gonflement, de tension douloureuse, et quelquefois même d'accidens généraux très-graves, tels que le délire, le tétanos, etc.

Lorsque la fracture du col de l'humérus est située au-dessous de l'insertion des muscles sus-épineux, sous-épineux et petit rond, sa consolidation n'éprouve aucune difficulté, et le malade guérit aussi promptement et aussi facilement que si la maladie avoit son siège à la partie moyenne de l'os. Mais lorsqu'elle est située au-dessus des tubérosités, précisément dans la ligne qui sépare ces éminences de la tête de l'os, peut-on espérer une guérison aussi facile et aussi prompte? La consolidation de cette fracture ne doit-elle pas éprouver les mêmes difficultés que celle de la fracture du col du fémur qui a lieu près de sa tête? Dans l'état actuel de nos connoissances, il est impossible de répondre à ces questions d'une manière satisfaisante : leur solution ne peut être que le résultat toujours très-lent de l'expérience et de l'observation. Nous avons vu plusieurs exemples de cette fracture ; mais tous les sujets sur lesquels nous l'avons rencontrée, étoient morts des suites de leur blessure ; et avant cette terminaison funeste, il nous avoit été impossible de nous assurer du lieu précis où l'os étoit cassé.

A en juger par quelques faits qu'on trouve dans les auteurs, et par quelques-uns de ceux que nous avons vus nous-mêmes, il paroît que le fragment supérieur de cette fracture est susceptible d'une certaine destruction, que déterminent, peut-être, les frottemens exercés par l'extrémité du fragment inférieur; et que ce même fragment supérieur ne contribue presque point au travail de la réunion : nous avons vu une femme âgée de soixante ans, qui, dans une chûte sur le moignon de l'épaule, se fit une fracture du col de l'humérus, accompagnée d'une contusion très-violente. Le délire se déclara le troisième jour; il s'y joignit des symptômes tétaniques, et la mort survint le septième. La fracture avoit lieu dans la rainure qui sépare la tête de l'humérus d'avec les tubérosités ; le fragment supérieur avoit déja subi une déperdition remarquable par le côté correspondant à la fracture, il étoit évidemment creusé, et réduit à la *calotte articulaire*. On trouve dans une dissertation de *Reichel*, deux exemples de cette fracture. Dans les planches qui accompagnent l'histoire des maladies dont il est question, on voit que dans l'un des deux sujets, qui étoit jeune, la réunion a eu lieu; mais la courbure que le col de l'humérus présente dans l'état naturel, a disparu; la tête est plus basse que les tubérosités; la surface articulaire est dirigée en dedans et non pas obliquement en haut; l'os a perdu une partie de son épaisseur dans ce même point; le cal est difforme, et ses inégalités paroissent dépendre exclusivement du fragment inférieur. Dans le second sujet, qui étoit adulte, la forme générale de l'extrémité supérieure de l'os s'étoit mieux conservée; la réunion avoit eu lieu, mais par un cal difforme et composé de productions stalactiformes, distribuées d'une manière incomplète autour de la fracture seulement, appartenantes exclusivement au fragment inférieur, et ensevelissant, pour ainsi dire, le supérieur. Par les intervalles que ces colonnes osseuses irrégulières laissoient entre elles, on pouvoit introduire une sonde et s'assurer que le côté externe de la tête avoit été creusé.

La fracture du col de l'humérus est toujours accompagnée de déplacement : les muscles grand pectoral, grand dorsal et grand rond portent l'extrémité supérieure du fragment inférieur en dedans, pendant que les muscles sus-épineux, sous-épineux et petit rond font exécuter au fragment supérieur un mouvement qui dirige la surface de la cassure en dehors. Ainsi

le déplacement a lieu suivant l'épaisseur de
l'os, et il est extrêmement rare, ou plutôt il
n'arrive jamais qu'il soit porté assez loin pour
que les fragmens cessent de se toucher. Mais
si cela arrivoit, le fragment inférieur seroit tiré
en haut par les muscles coraco-brachial, biceps,
deltoïde et triceps brachial, dont la direction
est presque parallèle à l'axe de l'humérus, et
le déplacement suivant la longueur de l'os se
joindroit bientôt au déplacement suivant l'épaisseur.

Au premier aspect, la forme générale d'un
membre supérieur où le col de l'humérus est
fracturé, peut faire naître l'idée de la luxation
de l'extrémité supérieure du même os. Mais
pour peu qu'on examine l'état des choses, on
trouve bientôt le moyen de distinguer ces deux
maladies, et de ne pas confondre l'une avec
l'autre. C'est cependant ce qui est arrivé quelquefois, et ce dont j'ai vu deux exemples. Pour
rendre ces méprises impossibles à l'avenir, et
pour faire ressortir tout ce que le diagnostic de
cette fracture a de propre et de caractéristique,
j'en comparerai les signes avec ceux de la luxation de l'humérus.

Dans les deux cas, il y a une dépression au
côté externe du bras au-dessous de l'épaule ;
l'aisselle est occupée par une espèce de tumeur
dure ; le bras est dirigé en dehors et le coude
écarté du tronc ; les mouvemens qu'on imprime
au bras sont douloureux, et le malade est dans
l'impossibilité de lui communiquer des mouvemens volontaires.

Mais dans la fracture du col de l'humérus,
la dépression du côté externe du bras ne commence qu'au-dessous du moignon de l'épaule,

qui conserve sa rondeur naturelle; tandis que dans la luxation, cette dépression comprend le moignon de l'épaule lui-même, dont la forme sphérique a disparu, et qui présente alors une surface plate, terminée supérieurement par un angle saillant, formé par le bord et le sommet de l'apophyse acromion.

Dans la fracture, la tumeur dure qui occupe l'aisselle, et qui est formée par l'extrémité du fragment inférieur, est peu marquée, ne s'étend pas très-haut, et sa surface est irrégulière. Dans la luxation, au contraire, cette tumeur dure, formée par la tête de l'humérus, est située très-haut, et sa surface est arrondie.

Dans la fracture, le coude est écarté du tronc, mais on peut l'en rapprocher; le malade ne peut mouvoir le bras volontairement, mais on peut lui communiquer toute espèce de mouvemens, quoiqu'avec un peu de douleur. Dans la luxation, on ne peut rapprocher le coude du tronc, le bras est incliné en dehors et fixé dans cette situation, et si l'on essaie de la changer, on entraîne l'épaule dans tous les mouvemens que l'on communique à l'extrémité supérieure.

Dans la fracture, la partie supérieure du bras jouit d'une mobilité qui n'a point lieu dans la luxation; et lorsqu'on cherche à lui faire exécuter des mouvemens, on distingue presque toujours la crépitation. Enfin, ajoutons que la réduction de la luxation du bras est difficile et exige des efforts considérables, tandis que rien n'est aussi aisé que d'opérer la réduction de la fracture du col de l'humérus.

Cette fracture est en général plus fâcheuse

que celle du corps de l'os; mais elle est plus ou moins grave suivant son siège et le degré de contusion des parties molles. Celle qui a lieu au-dessous des tubérosités est moins grave que celle qui a lieu au-dessus, et dans le point que les Anatomistes appellent le col; outre que cette dernière est plus difficile à contenir, comme il faut un effort infiniment plus considérable pour la produire, elle est toujours accompagnée d'une contusion plus grande et plus profonde, d'épanchement de sang, quelquefois même de déchirement des muscles, d'où peuvent résulter les accidens primitifs les plus graves, et consécutivement la roideur des parties molles, la difficulté des mouvemens du bras, et même l'ankilose.

Il est facile de réduire la fracture du col de l'humérus, mais il est très-difficile de la maintenir réduite. La raison de cette difficulté est facile à concevoir : les bandages, les attelles et tous les autres moyens dont on entoure un membre pour contenir les fragmens d'une fracture, n'agissent efficacement qu'autant qu'ils étendent leur action d'une manière égale sur les deux pièces de l'os fracturé; or, dans le cas dont il s'agit, le fragment supérieur est trop court et situé trop au-dessus de l'attache des muscles grand pectoral et grand dorsal qui forment le creux de l'aisselle, pour que les circonvolutions d'un bandage roulé et les attelles placées autour du membre, puissent agir également sur les deux pièces osseuses, et les maintenir exactement dans leurs rapports naturels. Aussi tous les auteurs ont-ils reconnu l'impossibilité d'employer avec fruit le bandage roulé dans cette occasion. Il est facile de s'aperce-

voir que le spica, le bandage à dix-huit chefs,
qu'on a proposé de substituer au bandage
roulé, ne peuvent agir d'une manière plus
avantageuse que ce dernier, et n'ont pas plus
d'utilité que lui.

Moscati, dans un mémoire inséré parmi ceux
de l'Académie Royale de Chirurgie de Paris, a
proposé un appareil qu'il regarde comme supérieur à tous ceux qui avoient été employés jusqu'alors, et qui, en effet, agit d'une manière
bien plus exacte. Cet appareil s'applique de la
manière suivante : on place dans le creux de
l'aisselle une grande compresse de linge fin,
carrée, fendue à quatre chefs, et dont les extrémités sont ramenées deux autour de l'épaule,
et deux autour du bras, ces dernières embrassant la totalité du membre jusqu'au-dessus des
condyles de l'humérus ; une seconde pièce de
linge fin, simple, est appliquée aussi dans le
creux de l'aisselle ; des plumasseaux d'étoupes
sont disposés dans le creux de l'aisselle et autour
de l'épaule, de manière à former sur toutes ces
parties une couche d'un doigt d'épaisseur ;
une compresse longuette, assez épaisse, doit
être appliquée sur la partie externe de l'épaule
et du bras, et s'étendre depuis la racine du
cou, entre la clavicule de l'omoplate, jusqu'à
la partie inférieure de l'humérus ; deux autres
compresses semblables doivent être placées sur
la partie antérieure et la postérieure du bras,
et croiser la première en sautoir au-dessus de
l'épaule, et une quatrième, dont l'extrémité supérieure doit être repliée pour garnir le creux
de l'aisselle, doit occuper le côté interne du
bras. Toutes ces pièces d'appareil doivent être
trempées dans du blanc-d'œuf battu, et expri-

mées avant leur application. Une dernière compresse carrée, fendue et aussi grande que la
première, doit être appliquée à sec par dessus
le tout. Ensuite une bande de cinq à six aunes
est employée à faire des doloires ascendans
depuis la partie inférieure du bras jusqu'à
l'épaule, en finissant par quelques circonvolutions de spica. Le malade doit être couché
horizontalement, le bras soutenu par des coussins de laine matelassés et incapables de se laisser déprimer, afin que le membre soit toujours
placé sur un plan égal. Il faut aussi qu'il garde
le plus parfait repos pendant quelques heures,
et jusqu'après le desséchement du blanc-d'œuf
dont les pièces de l'appareil sont pénétrées. Ce
dernier doit rester en place pendant les trente
premiers jours, après quoi on le remplace par
un nouveau plus léger, que l'on supprime au
bout de douze ou quinze jours.

Le but que *Moscati* se proposoit étoit,
comme il le dit, de « mettre la partie dans une
» espèce de moule fabriqué sur elle-même,
» en construisant, si j'ose m'exprimer ainsi,
» une boëte qui embrassât l'humérus et qui
» s'étendît sur la clavicule et sur l'omoplate,
» afin d'assujettir tellement la partie, qu'elle
» ne pût faire aucun mouvement jusqu'à la
» parfaite consolidation des pièces désunies. »

On ne sauroit disconvenir qu'après les premières heures de son application, et après le
desséchement des pièces dont il est composé,
cet appareil ne jouisse de toute l'exactitude et
de toute la solidité que son auteur desiroit
lui donner, et qui le rendent préférable au
bandage roulé ordinaire, au spica, et sur-tout
au bandage à dix-huit chefs. Cependant il n'est

pas sans inconvéniens : la dureté qu'il acquiert et qui le rend incapable de s'étendre, peut rendre dangereuse la compression qu'il exerce sur les parties, s'il survient un gonflement un peu considérable; mais son principal inconvénient vient de ce que les parties molles étant toujours plus ou moins engorgées au moment de son application, lorsque la détumescence a lieu, le bandage ne se trouve plus en rapport avec le membre dont le volume a diminué ; le *moule* se trouve alors trop grand, et n'exerce plus une action suffisante sur les fragmens de la fracture. Cependant l'appareil, à cause de sa dureté, est incommode à renouveler, on ne peut l'enlever qu'avec effort et en s'exposant à communiquer au membre des mouvemens nuisibles ; en sorte que le moment où la nature travaille le plus efficacement à la réunion des fragmens, est précisément celui où l'on ne peut surveiller l'état de la fracture, et s'assurer de l'exactitude de la réduction, et que l'on ne peut guère éviter le danger d'une consolidation accompagnée de difformité, et par conséquent de gêne dans les mouvemens du bras.

Dans un cas de fracture de l'espèce qui nous occupe, *Ledran* entoura le bras à l'endroit fracturé, avec une compresse longue d'un pied et demi, et large de quatre pouces, couverte d'un défensif en forme de bouillie épaisse, fait avec le bol d'Arménie, le blanc-d'œuf et le vinaigre. Ayant fait passer la compresse entre le bras et les côtes, tout auprès de l'aisselle, il en ramena les deux bouts par dessus la fracture, où ils furent croisés de manière qu'ils enveloppoient la tête de l'os. Il mit ensuite entre les côtes et le bras, le plus haut qu'il fut possible, une espèce de matelas de linge, épais d'un travers de doigt; et avec une bande large de quatre pouces, *Ledran* emmaillotta, pour ainsi dire, le corps avec le bras. Quelques circonvolutions rampantes de cette bande sur l'avant-bras et la main, servirent à les maintenir comme dans une écharpe par le jet du reste de la bande porté perpendiculairement en haut. Tous les tours de bande de ce maillot furent assujettis les uns aux autres par le moyen de points d'aiguilles avec du fil, pour plus grande sûreté.

En réfléchissant sur la manière d'agir de cet appareil, on voit que *Ledran* avoit bien saisi les véritables indications qu'il s'agit de remplir dans le traitement de la fracture du col de l'humérus. Ces indications, qui se déduisent du mode de déplacement de la fracture, consistent à empêcher que les muscles grand pectoral, grand dorsal et grand rond, ne portent le fragment inférieur en dedans; à contre-balancer l'action des muscles sus-épineux, sous-épineux et petit rond, qui tend à diriger l'extrémité du fragment supérieur en dehors et en arrière, et à fixer tellement le bras qu'il ne puisse exécuter aucun mouvement.

La méthode de *Ledran* n'est pas nouvelle : on la trouve dans *Paul d'Egine*, qui recommande expressément, dans la fracture de l'humérus, de lier le bras avec le thorax. Cette méthode est celle qu'on emploie généralement aujourd'hui, mais avec des modifications qui la rendent plus propre à remplir l'objet qu'on se propose, et que nous allons faire connoître.

Le malade étant déshabillé et assis sur une chaise, un aide saisit l'épaule en plaçant une main sur sa partie antérieure et l'autre sur la postérieure ; un autre aide saisit la partie supérieure de l'avant-bras et l'inférieure du bras, et par des tractions en sens inverse ils coopèrent à la réduction de la fracture, que le chirurgien pratique en saisissant le bras dans sa partie supérieure, comme nous l'avons déja dit, et en ramenant en dehors le bout supérieur du fragment inférieur, qu'il tâche de mettre en rapport avec la surface correspondante du fragment supérieur.

On applique alors sur la main, l'avant-bras et le bras, une bande dont les doloires doivent s'étendre le plus haut possible sur cette dernière partie ; ensuite on entoure le bras de quatre attelles que l'on fait monter le plus haut possible, en prenant garde toutefois que l'interne ne blesse le malade, et que l'on assujettit par de nouvelles circonvolutions de bande. On rapproche le bras du tronc, et l'on place entre l'un et l'autre un coussin plus épais dans sa partie supérieure, et l'on entoure le bras et le thorax d'un nombre suffisant de circulaires de bande pour les assujettir solidement l'un contre l'autre. Enfin, on soutient l'avant-bras et le poignet au moyen d'une écharpe, et l'on passe quelques tours de bande sous le coude et l'avant-bras du côté malade et sur l'épaule du côté sain, pour soutenir le poids de l'extrémité.

On doit surveiller attentivement cet appareil, le renouveler aussi fréquemment qu'il est nécessaire, et prévenir sur-tout le déplacement du coussin interposé entre le bras et le tronc.

Au moyen de cet appareil, pourvu que le coussin cunéiforme ne se déplace point, et que le coude soit assez fortement assujetti contre le tronc, la tendance du fragment inférieur à se porter en dedans est suffisamment contre-balancée. Les quatre attelles qui entourent la fracture fournissent aussi une résistance suffisante; et si le fragment supérieur n'est pas très-court, elle peut prévenir les déplacemens ultérieurs. Les circulaires qui comprennent le tronc et une bonne partie de l'extrémité supérieure, ont pour but d'empêcher les mouvemens du bras, et de prévenir par là ceux des fragmens; sous ce dernier rapport, l'appareil est encore loin de la perfection; car les bandes se relâchent, et si le fragment supérieur est très-court, il peut alors se déplacer. On ne peut pas se dissimuler qu'aucune force extérieure n'agit sur ce fragment et ne s'oppose au mouvement que tendent à lui imprimer les muscles sus-épineux et sous-épineux : si la réduction a été exacte, et si le fragment supérieur a une certaine étendue, cet inconvénient n'est pas grand; la compression de bas en haut que le fragment inférieur exerce sur le supérieur à la faveur des tours obliques qui passent sous le coude, tient lieu, jusqu'à un certain point, d'une force directe qui agiroit sur ce fragment, comme le coussin cunéiforme agit sur l'inférieur; mais ces tours de bande se relâchent d'autant plus facilement, qu'ils supportent le poids de l'extrémité supérieure, et si la fracture est située très-près des tubérosités, le mouvement de la tête de l'humérus dans la cavité glénoïde est presqu'inévitable.

De tout ce qui vient d'être dit on peut conclure que les appareils que nous possédons peuvent suffire pour contenir la fracture du col de l'humérus, si elle n'est pas très-élevée; mais que

si elle est très-rapprochée des tubérosités, il est
fort difficile d'obtenir une guérison exempte de
toute difformité et de gêne dans les mouvemens
du bras.

Nous en avons assez dit sur la nature et la
violence des causes de cette fracture, pour
qu'il soit hors de doute que le plus souvent on
doit commencer par calmer l'irritation, et prévenir ou combattre l'inflammation, avant de songer à l'emploi d'un appareil contentif solide. Pour
remplir ces premières indications, aussi bien
que par rapport aux complications fréquentes
et graves dont cette fracture est susceptible,
on se conformera aux préceptes généraux des
fractures compliquées, que nous avons exposés
ailleurs. Il suffit de dire ici, que dans le cas
dont il s'agit, le plus souvent la fracture n'est
pas la maladie la plus grave qu'on ait à combattre.

Il est encore à propos de prévenir que l'immobilité des fragmens étant beaucoup plus difficile à obtenir dans ce cas que dans bien d'autres, il est nécessaire de laisser l'appareil un
peu plus de temps. Ainsi, on ne le supprimera
qu'après le cinquantième ou le soixantième
jour, et l'on recommandera au malade de ne
pas s'exposer d'abord à des mouvemens pénibles; car toutes les fois que les fragmens ont pu
jouir d'une certaine mobilité durant le traitement, le cal n'acquiert que lentement la solidité
dont il est susceptible.

Dans les jeunes sujets, les causes capables de
produire la fracture du col de l'humérus, peuvent donner lieu à la séparation de l'épiphyse
supérieure d'avec le corps de l'os. Cet accident
très-rare, à cause de l'âge tendre auquel il est

possible, se rapporte pour toutes ses circonstances à la fracture du col de l'humérus très-près des tubérosités. Seulement les difficultés du traitement peuvent être plus grandes que dans le cas de fracture, parce que la solution de continuité est très-haute, et par conséquent que le fragment supérieur est très-court ; et parce que les surfaces correspondantes de l'épiphyse et du corps de l'os, offrant moins de solidité, se soutiennent moins réciproquement, et sont moins favorables à l'action d'un appareil contentif.

CHAPITRE XI.

Des Fractures des Os de l'Avant-Bras.

Cette partie du membre supérieur ou thorachique tire sa solidité des deux os qui la forment, le radius et le cubitus. Ces deux os, légèrement courbés l'un vers l'autre, se touchent et s'articulent ensemble par leurs extrémités, et sont séparés dans le reste de leur étendue, par un espace qui est plus grand dans leur partie moyenne que par-tout ailleurs. Cet espace intermédiaire a moins pour usage de loger une partie des muscles de l'avant-bras, que de permettre au radius de tourner librement sur son axe supérieurement, et autour de l'axe du cubitus inférieurement ; mouvement tout à-la-fois de rotation et de circumduction, dans lequel les deux os se croisent et forment entr'eux un angle plus ou moins ouvert, et à la faveur duquel l'attitude et les usages de la main sont variés de la manière la plus avantageuse. Il importe beaucoup, comme nous le verrons bientôt, de connoître le véritable usage de cet intervalle, pour diriger, de la manière la plus convenable, le traitement des fractures des os de l'avant-bras.

La situation superficielle de ces deux os, sur-tout à leur partie inférieure, leur peu de volume, la nature ginglymoïdale de leur articulation avec l'os du bras, laquelle ne leur permet de céder aux impulsions extérieures que dans deux sens opposés, leur direction comparée à celle de l'humérus avec lequel, dans aucune attitude, ils ne peuvent former une ligne droite, sont autant de raisons propres à faire comprendre pourquoi ils sont fracturés plus fréquemment que ce dernier os.

Pour traiter avec ordre de toutes les variétés que peuvent présenter les fractures des os de l'avant-bras, nous distinguerons celles qui les intéressent l'un et l'autre en même temps, et celles qui n'affectent que l'un d'eux seulement : les auteurs ont désigné les premières par le nom de *complètes*, et les secondes par celui d'*incomplètes* ; dénominations vicieuses et propres à donner des idées fausses sur le véritable état des os affectés de solution de continuité. Pour éviter toute équivoque, et pour qu'on n'attache point au mot d'*incomplète* l'idée d'une fracture qui ne comprendroit qu'une partie de l'épaisseur d'un os, nous désignerons par le nom de fractures de *l'avant-bras*, celles où les deux os qui forment cette partie sont rompues ; et celles où l'un d'eux seulement est fracturé, seront désignées par le nom même de l'os divisé. Ainsi nous traiterons séparément des fractures du *radius* et de celles du *cubitus*. Enfin, l'apophyse olécrâne pouvant être séparée du reste du cubitus par une solution de continuité, et cette fracture n'ayant rien de commun avec celles que nous avons examinées jusqu'à présent, nous en traiterons à part dans un quatrième article.

Article I.er

De la Fracture de l'Avant-bras.

La fracture simultanée du radius et du cubitus est assez fréquente. Elle a lieu le plus souvent dans la partie moyenne de la longueur de ces os ; quelquefois plus ou moins près de leur extrémité inférieure ; rarement dans leur partie supérieure.

Quelquefois les deux os sont fracturés à la même hauteur, mais le plus souvent la fracture est située plus haut ou plus bas dans l'un des deux, ce qui tient peut-être, entr'autres circonstances, à la situation inverse de l'extrémité la plus volumineuse de chacun d'eux. La fracture peut être transversale ou oblique ; on a vu les deux os fracturés dans deux points différens, de sorte que chacun étoit divisé en trois fragmens. Enfin, elle peut être comminutive, et presque toujours, mais sur-tout dans ce dernier cas, elle est accompagnée de contusion.

Le plus souvent la fracture de l'avant-bras est le résultat de causes immédiates ; un coup, une chûte d'un lieu plus ou moins élevé, dans laquelle l'avant-bras a porté sur un corps dur plus ou moins inégal. Ce n'est pas que dans une chûte où la paume de la main porteroit sur le sol, le poids du corps augmenté par la vîtesse du mouvement ne pût suffire pour produire cette fracture ; la cambrure naturelle des deux os semble même favoriser cet effet, et les choses se passent réellement ainsi quelquefois ; mais le plus souvent ces sortes d'accidens bor-

nent leur effet à la fracture du radius ; la violence de la chûte n'est presque jamais assez
grande pour fracturer en même temps le cubitus. Ce dernier os est beaucoup moins disposé
que le premier à céder à un effort de ce genre,
soit à cause de ses rapports avec la main, avec
laquelle il ne s'articule que d'une manière médiate et par une surface fort peu étendue, soit
parce que son extrémité inférieure descend
moins bas que celle du radius.

Le déplacement des fragmens a constamment lieu dans la fracture de l'avant-bras :
l'action des muscles qui s'insèrent sur leurs
faces antérieure et postérieure, et sur-tout des
pronateurs, entraîne les uns vers les autres les
fragmens, de sorte qu'ils occupent l'espace
inter-osseux aux dépens des muscles qui sont
placés dans cet intervalle, et qui sont alors repoussés en avant et en arrière ; cependant il
faut observer qu'il n'y a que trois fragmens qui
y participent ; pour des raisons que nous exposerons dans la suite, le fragment supérieur
du cubitus ne peut jamais s'incliner en dehors.

Les fragmens de la fracture de l'avant-bras
se déplacent aussi quelquefois selon la direction du membre. Ce mode de déplacement ne
dépend pas seulement de l'action des muscles
fléchisseurs, ou extenseurs de la main et des
doigts ; il peut être produit aussi par l'action
de la cause même de la solution de continuité,
qui ayant agi sur les fragmens après la fracture qu'elle a produite, les a poussés et déplacés dans le même sens : aussi, quand cette fracture est la suite d'un coup, la dépression que
le membre présente, et qui est l'effet de l'espèce

de déplacement dont il s'agit, répond au point
sur lequel la puissance fracturante a agi.

Mais on ne voit guère, dans cette fracture,
de déplacement des fragmens selon leur longueur ; la structure du membre s'y oppose : le
ligament inter-osseux s'insère dans presque
toute la longueur des deux os ; la plupart des
muscles auxquels ils fournissent des attaches,
s'insèrent dans la plus grande partie de leur
étendue, et agissent dans un seul et même sens
sur les fragmens d'un même os fracturé ; et
quand bien même la disposition de ces organes
ne seroit pas telle, l'étendue des mouvemens
que chacun d'eux fait exécuter à la main ou aux
doigts, rendroit toujours leur action sur les
fragmens nulle ou médiocre.

On reconnoît aisément la fracture de l'avant-
bras, au changement de direction et de forme
du membre, qui est courbé en avant ou en arrière, et dont les bords radial et cubital sont
plus ou moins déprimés ; à la mobilité de
l'avant-bras dans le lieu de la fracture ; à la
crépitation ; à la difficulté des mouvemens de
pronation et de supination, et aux douleurs
que le malade éprouve lorsqu'on fait exécuter
ces mouvemens.

Le pronostic de cette fracture n'a rien de
fâcheux ; cependant si, par l'effet d'un traitement mal-entendu, les fragmens restoient rapprochés entr'eux ou en contact, comme ils le
sont immédiatement après la fracture, leur
réunion s'opéreroit dans cette position, et dès-
lors l'espace inter-osseux n'existant plus, les
mouvemens de pronation et de supination seroient extrêmement gênés, ou absolument
perdus.

La réduction de la fracture de l'avant-bras
est très-facile ; on y procède de la manière
suivante : le malade étant assis sur une chaise,
l'avant-bras fléchi et dans la demi-pronation,
un aide saisit la main, et fait l'extension, tandis
qu'un second aide saisit le bras au-dessus du
coude, et fait la contre-extension. Le chirurgien
placé au côté externe du membre, applique l'extrémité des quatre derniers doigts de chaque
main sur la face palmaire de l'avant-bras, et
celle des pouces sur la face dorsale, vis-à-vis
l'intervalle qui sépare les deux os ; et par des
pressions ménagées, mais assez fortes, il en-
fonce les muscles dans cet intervalle, éloigne
ainsi les fragmens du radius de ceux du cubitus, et rétablit l'espace inter-osseux dans toute
sa largeur.

La fracture étant réduite, on procède à
l'application de l'appareil propre à la contenir.
On prend deux compresses étroites, d'une longueur presque égale à celle des os fracturés, et
graduées des deux côtés ; on les trempe dans
une liqueur résolutive, et après les avoir exprimées on en place une sur la face palmaire, et
l'autre sur la face dorsale de l'avant-bras. Ensuite avec une bande roulée, longue de cinq
ou six aunes, large de trois travers de doigt,
on fait d'abord trois tours ou circulaires sur le
lieu de la fracture, puis on descend par des
doloires jusqu'au poignet, et après avoir placé
quelques circulaires sur cette partie et sur la
main, on remonte également par des doloires
jusqu'au coude. Après quoi on applique sur
chacune des compresses graduées une attelle de
bois, et on l'assujettit avec le reste de la bande
en couvrant le membre de doloires, d'abord de

haut en bas, et ensuite de bas en haut. On place la main dans un état moyen, entre la pronation et la supination, on fléchit l'avant-bras à angle obtus, et on le soutient au moyen d'une écharpe.

Les compresses graduées que l'on place sur les faces de l'avant-bras, avant d'appliquer le bandage roulé, sont une des parties les plus essentielles de l'appareil. On concevra aisément leur utilité, si l'on considère que les bandages compriment également tous les points de la circonférence des membres sur lesquels on les applique, lorsque ces membres sont exactement ronds, c'est-à-dire que tous leurs diamètres sont égaux ; et qu'ils compriment plus fortement les extrémités du plus grand diamètre, lorsque ces mêmes membres ont une forme ovale, ou toute autre qui s'éloigne de la circulaire. Or, comme l'avant-bras a une forme ovale, dont le grand diamètre s'étend du radius au cubitus, si l'on négligeoit l'usage des compresses graduées, la pression du bandage étant plus forte aux extrémités du grand diamètre du membre, les fragmens du radius seroient rapprochés de ceux du cubitus, et s'ils venoient à se consolider dans cet état, l'espace inter-osseux seroit détruit, et les mouvemens de pronation et de supination seroient extrêmement gênés ou même entièrement impossibles.

Les compresses graduées ont donc pour usage de rendre la compression du bandage roulé plus forte aux extrémités du diamètre *dorso-palmaire* de l'avant-bras, qu'à celles du diamètre *radio-cubital*, et par conséquent de pousser les muscles dans l'intervalle des deux os, et de tenir ceux-ci écartés l'un de l'autre. Mais pour qu'elles produisent sûrement cet effet, leur épaisseur doit être d'autant plus grande, que la forme de l'avant-bras s'éloigne davantage de la circulaire. En général, cette épaisseur sera telle, qu'étant ajoutée à celle du diamètre *dorso-palmaire* du membre, l'étendue de ce diamètre soit plus grande que celle du diamètre *radio-cubital*.

La fracture de l'avant-bras étant presque toujours l'effet d'une cause immédiate, elle est souvent accompagnée d'un gonflement considérable des parties molles ; c'est pourquoi le bandage doit être peu serré, crainte qu'il n'exerce une constriction dangereuse si le membre vient à se tuméfier rapidement.

Quand la fracture est simple, si le bandage n'est ni trop serré, ni trop lâche, on ne doit toucher à l'appareil que le dixième ou douzième jour; ensuite on le relève le trentième, puis le quarantième jour, époque à laquelle la fracture est consolidée.

Dans la fracture simple de l'avant-bras il est rare que le malade soit obligé de garder le lit ; le membre est soutenu par une écharpe durant le jour; la nuit on le place sur un oreiller, ou bien on le laisse dans l'écharpe, suivant que le malade préfère l'une ou l'autre de ces positions.

Lorsque la fracture est compliquée de plaie, d'engorgement inflammatoire, etc., on place le membre sur un oreiller, on se sert du bandage de *Scultet*, on emploie les cataplasmes émolliens, la saignée, la diète; en un mot, on se conduit comme nous l'avons dit en parlant des fractures compliquées, et aussitôt que les accidens sont dissipés, on a recours à l'appareil des fractures simples, que nous avons décrit plus haut. Mais comme on ne peut pas prévoir l'époque à laquelle on pourra appliquer cet appareil, et qu'à cette époque les fragmens peuvent déja être réunis dans l'état de rapprochement où ils se trouvent, il est bon de prévenir le malade que probablement les mouvemens de pronation et de supination seront gênés, ou même impossibles, afin qu'il n'attribue pas à la manière dont il a été traité, un accident qu'il a été impossible de prévenir, et qui tient à la nature même de la maladie.

ARTICLE II.

De la Fracture du Radius.

La fracture du radius est plus fréquente que celle du cubitus, et même que celle de l'avant-bras. On trouve la raison de cette différence dans la situation du radius et dans ses rapports avec l'humérus et la main. Placé au côté externe de l'avant-bras, le radius est beaucoup plus exposé que le cubitus à l'action des causes immédiates qui peuvent fracturer les os de cette partie des membres supérieurs. D'un autre côté, comme le radius s'articule avec les trois premiers os du carpe, et que sa direction, lorsque l'avant-bras est étendu, est la même que celle de l'humérus, il soutient tous les efforts que l'on fait avec la main, et les communique à l'humérus, qui lui-même les transmet bientôt à l'omoplate. Aussi arrive-t-il souvent que lorsqu'ils sont considérables, comme lorsqu'on tombe sur une des mains ou sur toutes les deux à-la-fois, le radius se fracture seul.

La fracture de cet os peut donc dépendre d'une cause immédiate, comme une chûte sur l'avant-bras, un coup, ou d'une cause médiate, comme une chûte sur la main. Dans le premier cas, la fracture arrive à l'endroit même où le coup a été porté, et presque toujours, alors, elle est accompagnée d'une contusion plus ou moins considérable; dans le second cas, elle a lieu ordinairement vers le milieu de l'os, et les parties molles n'éprouvent presque aucune lésion.

Les fragmens de cette fracture ne peuvent pas se déplacer suivant la longueur du radius, parce que cet os est soutenu par le cubitus; mais ils sont entraînés vers ce dernier os, non-seulement par l'action des muscles pronateurs, mais aussi par celle de tous les muscles qui s'insèrent à l'un et à l'autre de ces os, et au ligament inter-osseux. Ce mode de déplacement, le seul dont la fracture du radius soit susceptible, diminue l'étendue de l'espace inter-osseux; et si les fragmens de la fracture se réunissent dans cet état, les mouvemens de pronation et de supination sont très-difficiles, et quelquefois même impossibles.

Les signes de la fracture du radius sont faciles à saisir : le malade a fait une chûte sur la main, ou a reçu un coup sur le côté externe de l'avant-bras; il se plaint d'une douleur fixe, qu'il rapporte à un point de la longueur de l'os; en pressant sur ce point, on y sent une dépression et un défaut de résistance; les mouvemens de pronation et de supination sont gênés et douloureux; si l'on appuie le pouce sur l'extrémité supérieure de l'os, pendant que l'on fait exécuter ces mouvemens à la main, on ne sent point cette extrémité tourner comme dans l'étal naturel, et, ordinairement, on distingue alors la crépitation. Il est bon d'observer, relativement à ce dernier signe, que les personnes qui exercent leurs mains à des travaux pénibles et fatigans, sont sujettes à une affection singulière du tissu cellulaire qui environne les muscles long abducteur et court extenseur du pouce, dans laquelle ces muscles, devenus un peu plus saillans, font entendre, lorsqu'on les comprime, un bruit particulier que l'on pourroit confondre avec la crépitation, et que l'on ne peut mieux comparer qu'à celui que fait entendre l'amidon quand on le presse entre les doigts. Cette sensation est si différente de la véritable crépitation produite par le frottement des fragmens d'une fracture, qu'elle ne peut jamais en imposer à un chirurgien exercé, pour lequel, d'ailleurs, un symptôme isolé n'est point concluant.

On peut éprouver quelques difficultés à saisir les signes de cette fracture, quand elle a lieu très-près de l'extrémité inférieure du radius; dans ce cas, l'espace inter-osseux étant fort peu étendu vis-à-vis le point correspondant à la fracture, le déplacement des fragmens, vers ce même espace, est très-peu considérable, et la dépression qui le caractérise est à peine marquée. Il y a ordinairement alors un léger déplacement du fragment supérieur vers la face dorsale, ou vers la face palmaire de l'avant-bras; et si le gonflement est déja survenu, cet état peut présenter, jusqu'à un certain point, les apparences de la luxation du poignet. Mais si

l'on considère que la saillie formée par l'extrémité du fragment supérieur est située un peu
plus haut que l'articulation ; que les mouvemens de la main sont libres, aussi bien que
ceux des doigts ; qu'en faisant exécuter à la
main des mouvemens de flexion et d'extension,
l'apophyse styloïde du radius suit le poignet
dans ses mouvemens ; si l'on considère, dis-je,
toutes ces circonstances, on reconnoîtra facilement la fracture de l'extrémité inférieure de
cet os, et on ne risquera point de la confondre
avec la luxation de la main.

La fracture du radius est une maladie de peu
de conséquence, sur-tout lorsqu'elle a lieu à la
partie moyenne de l'os, et qu'elle dépend d'une
chûte sur la main, parce qu'alors les parties
molles n'ont éprouvé presqu'aucune contusion.
Quand elle est située près de l'une des extrémités de l'os, elle est plus grave, sur-tout si
elle dépend d'une cause immédiate, comme
cela a lieu ordinairement. Il y a toujours
alors un engorgement considérable de l'articulation voisine, et par la suite, une gêne plus
ou moins grande dans les mouvemens.

Le traitement de la fracture du radius est le
même que celui de la fracture de l'avant-bras ;
il faut prendre le même soin de pousser les
muscles entre les deux os, afin de conserver
la largeur de l'espace inter-osseux, et le libre
exercice des mouvemens de pronation et de
supination. Mais comme les fragmens du radius sont unis avec le cubitus, qui leur sert
d'appui par ses extrémités, et que, dans la
réduction, il s'agit moins de redonner à l'os
fracturé sa longueur naturelle qu'il n'a point
perdue, que de replacer ces fragmens à une

distance convenable du cubitus, l'extension ne doit point être faite d'une manière directe, mais en inclinant la main sur le bord cubital de l'avant-bras. Du reste, l'appareil propre à contenir la fracture du radius, se compose des mêmes pièces que celui que l'on emploie pour la fracture de l'avant-bras, et son application doit être faite de la même manière.

Quand la fracture a lieu vers l'une des extrémités du radius, après la réunion des fragmens, on doit s'occuper de l'état des articulations voisines, qui sont toujours plus ou moins roides : on combattra l'engorgement chronique des ligamens et des autres parties molles d'où dépend la difficulté des mouvemens, par les moyens dont nous avons parlé en traitant des fractures en général.

ARTICLE III.

De la Fracture du Cubitus.

La fracture du cubitus est beaucoup plus rare que celle du radius. Elle peut avoir lieu dans tous les points de la longueur de l'os; mais le plus souvent elle arrive à la partie inférieure où le cubitus est plus mince, et placé presque immédiatement sous la peau.

Cette fracture dépend toujours d'un coup porté sur la partie interne de l'avant-bras, ou d'une chûte sur cette partie. La manière dont le cubitus s'articule avec la main, et sa direction par rapport à l'humérus, sont telles, que cet os ne peut jamais être fracturé par une chûte sur la main.

La fracture du cubitus est peu susceptible

de déplacement, et le seul qui puisse avoir lieu est produit par le muscle carré pronateur, qui porte le fragment inférieur en dehors, et le rapproche du radius. Le fragment supérieur articulé par ginglyme angulaire avec l'humérus, n'est susceptible d'aucun mouvement latéral, et ne peut pas éprouver le même déplacement.

On reconnoît facilement cette fracture à la saillie formée par l'extrémité du fragment supérieur, et que l'on sent en promenant les doigts sur la face interne et sur le bord postérieur de l'os; à la dépression qui se trouve immédiatement au-dessous de cette saillie; à la mobilité des fragmens et à la crépitation. Mais on n'obtient pas ces deux derniers signes comme dans la fracture du radius, en faisant exécuter à la main des mouvemens de pronation et de supination, attendu que le cubitus ne participe presque pas à ces mouvemens; on ne peut rendre ces signes sensibles qu'en saisissant d'une main le fragment inférieur, et en faisant de légers efforts pour le porter alternativement en avant et en arrière, pendant qu'on assujettit de l'autre main le fragment supérieur.

La fracture du cubitus doit être traitée comme celle du radius; seulement dans la réduction, en faisant l'extension, on doit incliner la main vers le bord radial de l'avant-bras, afin de porter le fragment inférieur en dedans, et de l'écarter du radius.

ARTICLE IV.

De la Fracture de l'Olécrâne.

L'olécrâne peut être fracturé dans sa partie moyenne, à sa base, ou près de son sommet. Cette éminence se fracture presque toujours en travers; quelquefois, cependant, elle est divisée plus ou moins obliquement, et d'autres fois elle est brisée en éclats et comme écrasée. La fracture peut être simple, ou compliquée d'une forte contusion, de plaie, d'épanchement de sang dans l'articulation, etc.

Cette fracture est presque toujours produite par une cause immédiate, telle qu'une chûte sur le coude, ou un coup porté avec force sur cette partie; elle est rarement le résultat de la contraction violente du muscle triceps brachial.

La fracture de l'olécrâne est toujours accompagnée de déplacement : le fragment supérieur est entraîné en haut par l'action du muscle extenseur de l'avant-bras, et il s'établit entre ce fragment et le reste du cubitus, un intervalle dont l'étendue peut-être augmentée par la flexion de l'avant-bras. Mais, en général, cet intervalle n'est pas très-considérable, parce que l'expansion aponévrotique qui se détache du tendon du muscle triceps brachial, et qui recouvre l'olécrâne en s'y attachant, n'étant pas entièrement rompue, résiste à l'action musculaire, retient le fragment supérieur, et l'empêche de s'écarter beaucoup de l'inférieur.

On reconnoît la fracture de l'olécrâne aux

signes suivans : le malade a fait une chûte sur le coude, ou a reçu un coup sur cette partie; il y a douleur et gonflement plus ou moins considérables; l'avant-bras est à demi-fléchi, et le malade ne peut l'étendre volontairement; près de l'extrémité du coude, on remarque une dépression dans laquelle le doigt peut s'engager, et qui est bornée en bas par le cubitus, et en haut par l'olécrâne, séparé et entraîné par le muscle triceps. Ce fragment supérieur, plus ou moins volumineux, selon le siège de la fracture, est mobile en tout sens, mais sur-tout de haut en bas; quand on le pousse dans cette direction, il se rapproche facilement du reste de l'os, et l'intervalle qui l'en sépare diminue; on peut même faire disparoître totalement cet intervalle et remettre les fragmens en contact, en étendant en même temps l'avant-bras, et si l'on fait mouvoir alors transversalement le fragment supérieur, on peut distinguer la crépitation.

Ces signes suffisent toujours pour distinguer la fracture de l'olécrâne peu de temps après l'accident qui l'a produite; mais s'il est déjà survenu un engorgement considérable aux parties molles environnantes, et s'il est porté au point de masquer les tubérosités de l'humérus et l'olécrâne, le diagnostic de cette fracture devient fort difficile, et on peut la confondre avec la luxation de l'avant-bras en arrière, ou, ce qui seroit plus fâcheux encore, prendre cette luxation pour une fracture, comme cela est arrivé quelquefois. On évitera cette méprise, si l'on fait attention que dans la luxation, l'avant-bras ne peut être fléchi ni étendu au-delà du degré auquel il se trouve fixé par l'effet du déplacement ; tandis que dans la fracture les mouvemens d'extension et de flexion de cette même partie ont lieu avec une grande facilité.

En général, la fracture de l'olécrâne n'est point une maladie grave ; cependant, lorsque cette éminence est écrasée, que la contusion de l'articulation a été violente, que le sang s'épanche dans sa cavité, et que les parties molles sont divisées, il peut survenir des accidens très-fâcheux, et même le tétanos. J'ai vu survenir ce dernier accident à un homme qui eut l'olécrâne brisé en éclats par l'explosion de la poudrière de Grenelle, et qui mourut le troisième jour de sa blessure.

On réduit facilement la fracture de l'olécrâne, en poussant le fragment supérieur en bas et en étendant l'avant-bras. Mais s'il est facile de réduire cette fracture, il est très-difficile, pour ne pas dire absolument impossible, d'en maintenir les fragmens en contact pendant tout le temps nécessaire à leur consolidation. On trouve la cause de cette difficulté dans ce qui arrive à l'appareil peu de temps après son application : avec quelque exactitude que cet appareil soit appliqué, il se relâche bientôt, et alors le muscle triceps brachial se dérobant, si l'on peut ainsi dire, à son action, entraîne le fragment supérieur, et l'éloigne plus ou moins de l'inférieur. Cet éloignement a lieu, soit qu'on place l'avant-bras dans l'extension pendant toute la durée du traitement, soit qu'on le tienne fléchi à angle obtus. Aussi la guérison de la fracture de l'olécrâne n'a jamais lieu par la réunion immédiate des fragmens : il reste toujours entr'eux un intervalle plus ou moins grand, qui est rempli par une substance non osseuse. A la vérité, cet intervalle est moins grand lorsque l'avant-bras a été tenu dans l'extension ; mais cet avantage ne contre-balance point l'inconvénient inévitable de la roideur de l'articulation dans une situation du membre aussi défavorable à ses fonctions.

Un grand nombre d'observations nous a démontré que lorsque cette fracture est abandonnée aux soins de la nature, soit qu'elle ait été méconnue, soit que l'engorgement inflammatoire ait empêché long-temps l'emploi des moyens contentifs, le fragment supérieur reste plus ou moins éloigné de l'inférieur, auquel il est uni par une production fibro-celluleuse que l'on distingue facilement au toucher. Ce moyen d'union est presque toujours d'une étendue médiocre, ne s'alonge point dans la suite, permet à l'apophyse olécrâne des mouvemens latéraux sur le cubitus, et cependant n'en transmet pas moins solidement à ce dernier l'action du muscle triceps brachial ; en sorte que le membre n'a rien perdu de sa force ni de son agilité. Cette production ligamenteuse qui fait de l'apophyse olécrâne une sorte d'os sésamoïde, une appendice articulée du cubitus, à l'instar de la rotule, est le produit de l'épaississement de l'expansion aponévrotique qui se détache du tendon du muscle triceps, pour recouvrir l'olécrâne, et qui, comme nous l'avons dit, n'étant presque jamais rompue complètement, unit encore les deux fragmens de la fracture. Devenue plus épaisse et plus consistante par l'effet de l'inflammation, liée plus solidement encore aux deux fragmens de la fracture par l'effet du travail inflammatoire qu'ils subissent eux-mêmes, cette expansion acquiert assez de solidité pour tenir lieu d'une réunion immédiate, à laquelle d'ailleurs les deux fragmens seroient très-disposés par leur structure spongieuse, si n'étoit l'impossibilité de les tenir en contact.

L'observation démontre que les choses se passent de la même manière, lorsque les fragmens ont été maintenus rapprochés par un appareil. Seulement, dans ce cas, et lorsqu'on a pris le plus grand soin d'en resserrer les pièces à mesure qu'elles se sont relâchées, les fragmens se trouvent à une moindre distance l'un de l'autre. Mais cet avantage est de peu d'importance, puisque la réunion est aussi solide et les mouvemens aussi libres et aussi assurés, lorsque les fragmens sont liés entr'eux par une substance intermédiaire un peu plus étendue. Cette sorte d'imperfection dans la guérison de la fracture qui nous occupe, n'avoit pas échappé aux observateurs ; mais on l'attribuoit au défaut de périoste et à l'existence habituelle de l'olécrâne dans la synovie. *Camper* est le seul qui en ait connu la véritable cause, ainsi que le mécanisme de la nature dans la réunion de cette fracture.

D'après ce que nous venons de dire, il est évident que, dans ce cas, les indications se bornent à tenir les fragmens assujettis à la moindre distance possible, sans fatiguer inutilement l'articulation et les muscles par l'extension complète et constante de l'avant-bras, et à favoriser, par le repos, l'épaississement de la couche aponévrotique et la formation de la substance intermédiaire la plus solide, sans néanmoins laisser aux ligamens le temps de s'engorger et de perdre leur souplesse naturelle.

Si la fracture n'est pas accompagnée de gonflement et d'inflammation, on fléchit légèrement l'avant-bras, de manière qu'il fasse avec
le bras un angle obtus; et avec une bande
longue de cinq à six aunes, trempée dans une
liqueur résolutive, on couvre de doloires la
main et l'avant-bras jusqu'au coude. On confie
le globe de la bande à un aide, pour ramener
en bas le fragment supérieur, et placer derrière lui, en travers, une compresse longuette,
dont les extrémités sont ramenées obliquement en bas et en avant, et croisées. On conduit ensuite la bande sur cette même compresse
pour l'assujettir, en formant autour de l'articulation plusieurs circonvolutions en 8 de
chiffre, puis des circulaires qui achèvent de
la recouvrir; après quoi on monte sur le bras
par des doloires qui, en comprimant le muscle
triceps, rendent son action moindre. On re-
nouvelle cet appareil lorsqu'il commence à se
relâcher, et dès le vingt-cinquième ou le trentième jour, on le supprime pour faire exécuter
à l'avant-bras des mouvemens d'abord bien
ménagés, et dont on augmente peu-à-peu
l'étendue. Au quarante-cinquième jour la guérison est complète, et la substance fibreuse
qui unit les fragmens, a pris ordinairement à
cette époque toute la solidité dont elle est susceptible.

S'il y a du gonflement et de la douleur, on
ne peut pas s'occuper de la réduction, et
l'on ne doit pas appliquer ce bandage. On doit
employer alors les topiques émolliens; et ordinairement, quand l'engorgement est dissipé,
la substance fibreuse intermédiaire a déja acquis assez de solidité pour assujettir suffisam-

ment l'olécrâne sans le secours d'un appareil. En sorte que si les accidens ne sont pas dissipés avant le vingtième jour, il est inutile d'appliquer aucun bandage.

Nous avons déja dit que cette fracture peut être compliquée d'accidens très-graves, sur lesquels nous ne nous étendrons pas ici ; il suffit de savoir qu'ils méritent la plus grande attention, et qu'on doit les combattre par les moyens dont nous avons parlé en traitant des fractures en général.

Nous pourrions rapporter un grand nombre de faits, pour confirmer ce que nous avons dit sur la fracture de l'olécrâne ; mais nous nous bornerons aux deux suivans, qui prouvent qu'abandonnée aux soins de la nature, cette fracture peut se consolider, et le membre conserver toute sa force et la liberté des mouvemens.

Une dame, âgée de cinquante ans, tomba sur le coude, et se fit une fracture de l'olécrâne, que son chirurgien ne put reconnoître, à cause du gonflement considérable qui survint. On combattit cet accident par des cataplasmes émolliens, et vingt ou vingt-cinq jours après, lorsqu'il fut dissipé, ayant examiné le membre, je reconnus la fracture, dont les fragmens étoient séparés par un intervalle que remplissoit une substance fibreuse. Quoique cet intervalle eût un demi-pouce d'étendue, au bout de deux mois, pendant lesquels on exerçoit l'avant-bras, et l'on faisoit des applications résolutives, le membre avoit recouvré toute sa force, et l'articulation toute sa mobilité.

Un maçon tomba d'un échafaud très-élevé, et se fit une blessure grave à la tête. Transporté à l'hôpital de la Charité, nous l'examinâmes, et n'ayant reconnu d'autre blessure que celle de la tête, nous tournâmes de ce côté toute notre attention. Au bout de cinquante jours, lorsque le malade commençoit à se lever, en touchant son coude droit, il crut y sentir quelque chose de particulier. Il fit part de son observation à un élève qui me la communiqua. J'examinai le coude, et j'y reconnus une fracture de l'olécrâne, dont les fragmens réunis par une substance intermédiaire, laissoient entr'eux une distance d'un demi-pouce. Néanmoins les mouvemens de l'avant-bras n'en étoient ni moins forts ni moins libres.

CHAPITRE XII.

Des Fractures des Os de la Main.

ARTICLE PREMIER.

De la Fracture des Os du Carpe.

La fracture des os du carpe ne peut avoir lieu que par écrasement ; le peu de surface qu'ils présentent, leur structure presqu'entièrement spongieuse, les mettent à l'abri de toute fracture dont la cause n'agiroit pas d'une manière immédiate : aussi ces os ne peuvent-ils être fracturés que par la chûte d'un corps très-lourd sur la main, ou par l'action d'un projectile lancé par la poudre à canon. On conçoit d'après cela, que des accidens plus ou moins graves sont ordinairement la suite de la solution de continuité des os dont nous parlons. On doit combattre ces accidens par tous les moyens dont nous avons parlé en traitant des fractures en général, et s'occuper bien moins de la fracture que de l'état des parties molles plus ou moins déchirées et contuses. Il peut même arriver que l'écrasement des os, l'attrition et le déchirement des parties molles nécessitent sur-le-champ l'amputation dans l'articulation de la main, ou dans la continuité de l'avant-bras. Dans le cas où le désordre est moins considérable, les accidens consécutifs peuvent rendre cette opération nécessaire.

Article II.

De la Fracture des Os du Métacarpe.

La fracture des os du métacarpe est assez rare, attendu qu'ils supportent en commun les efforts qui se passent sur la main : celui de ces os qui soutient le petit doigt, est plus exposé à se fracturer que ceux qui correspondent à l'indicateur, au médius et à l'annulaire ; et de tous les os du métacarpe, c'est celui qui soutient le pouce, qui se fractureroit le plus fréquemment, si n'étoit sa grande mobilité.

La fracture de ces os est causée ordinairement par l'action immédiate d'une puissance extérieure : quoique rangés parmi les os longs, leur longueur ne surpasse point assez leurs autres dimensions, pour qu'ils puissent être fracturés par une cause qui agiroit sur leurs deux extrémités ; genre d'effort auquel ils sont d'ailleurs rarement exposés par leur usage, et que leur rapprochement rendroit d'autant moins efficace, que cette action seroit partagée par un certain nombre d'entr'eux.

La fracture de ces os peut être simple, mais elle est ordinairement plus ou moins compliquée et affecte à-la-fois plusieurs de ces os, à moins que la puissance fracturante ne présente peu de surface et n'agisse avec beaucoup de force. Cependant j'ai vu plusieurs exemples de fractures d'un seul os du métacarpe, particulièrement du cinquième. Je vais rapporter une observation de ces fractures isolées, qui servira en même temps à faire connoître quelle est la conduite à tenir, dans le cas de fracture, soit simple, soit compliquée, des os du métacarpe.

Un armurier essayoit des canons de fusil. Une baguette de fer dont il se servoit pour porter le feu sur la mêche, fut repoussée dans la paume de sa main, par le recul du canon, à l'instant de l'explosion ; elle s'enfonça si avant, qu'elle faisoit saillie vers le dos de la main, et soulevoit les tégumens de cette partie. La baguette fut retirée, la plaie fut pansée avec de la charpie, et des cataplasmes émolliens furent appliqués sur toute la main. Vers le quatrième jour, le malade se plaignit de vives douleurs, lorsqu'il vouloit fléchir le doigt annulaire ; j'examinai attentivement la partie, mais ce ne fut guère qu'au dixième ou douzième jour, qu'en pressant sur l'extrémité inférieure du quatrième os du métacarpe, je m'aperçus à la crépitation et à la mobilité des fragmens, qu'il étoit fracturé : sans doute que la baguette de fer avoit employé la plus grande partie de son mouvement à produire cette fracture, et n'avoit pu, à cause de cela, percer les tégumens qui recouvrent le dos de la main. L'engorgement inflammatoire étant dissipé, et la petite plaie cicatrisée, cette fracture fut pansée comme une fracture simple. Je plaçai le long des parties antérieure et postérieure de l'os, une petite compresse longuette, s'étendant aussi le long des parties correspondantes du doigt ; par-dessus je mis également deux attelles, l'une antérieurement, l'autre postérieurement, et suffisamment longues pour s'étendre jusqu'à l'extrémité du doigt, et empêcher ainsi ses mouvemens de flexion et d'extension ; le tout fut assujetti par des circulaires de bande, placés d'abord autour de la main, puis autour des trois derniers doigts, embrassant ainsi le médius et le petit doigt avec l'annulaire, afin qu'ils servissent d'attelles latérales à ce dernier. La douleur disparut entièrement après l'application de cet appareil, et la guérison fut complète au bout de six semaines.

La fracture comminutive de plusieurs os du métacarpe, peut être accompagnée d'un grand désordre dans les parties molles; et il peut en résulter des accidens tels que la conservation de la partie devienne impossible. Cependant, comme dans ce cas on ne peut pratiquer l'amputation que dans l'articulation de la main avec l'avant-bras, il ne faut prendre ce parti qu'autant que le désordre est évidemment irréparable, et qu'on ne pourroit tenter de conserver le membre sans compromettre la vie du malade.

Article III.

De la Fracture des Phalanges des Doigts.

La fracture des phalanges des doigts est toujours produite par une cause immédiate; c'est pourquoi elle est ordinairement compliquée d'une contusion plus ou moins considérable.

Le déplacement n'a ordinairement lieu que suivant la direction de l'os, les tendons des fléchisseurs entraînant de leur côté le fragment inférieur.

Les signes de cette fracture, outre la connoissance de l'action immédiate d'un corps quelconque sur le doigt, et la douleur, sont la mobilité des fragmens, la crépitation plus ou moins sensible, et la difformité résultante de la déviation du fragment inférieur qui est entraîné en avant par les muscles fléchisseurs.

Le pronostic n'est grave que dans les cas où il y a écrasement.

On réduit aisément cette fracture en faisant tirer le bout du doigt par un aide, qui le ramène à sa direction naturelle, tandis qu'un autre aide fait la contre-extension, en assujettissant la main. Pour la contenir, on entoure le doigt malade avec une petite bande roulée, imbibée d'une liqueur résolutive ; ensuite on place antérieurement et postérieurement une petite attelle mince de bois ou de carton, on les fixe par de nouveaux circulaires, puis on rapproche les deux doigts voisins ; on les applique contre celui dont la phalange est fracturée, on les assujettit au moyen de circulaires qui les comprennent tous trois, et de cette manière on en forme deux attelles latérales, très-propres à prévenir le déplacement des fragmens, en s'opposant aux mouvemens du doigt malade. Ces sortes de fractures se consolident en vingt-cinq ou trente jours. Pendant ce traitement, les diverses articulations du doigt contractent une roideur qui se dissipe peu-à-peu dans la suite.

Lorsque la fracture des phalanges des doigts est très-compliquée, qu'il y a écrasement plus ou moins considérable, comme cela a lieu quelquefois par la chûte d'un corps très-lourd sur le doigt, ou par un froissement violent de cette partie entre deux corps durs, on doit, si les parties lésées tiennent au reste par un lambeau assez épais et dans lequel se trouvent des vaisseaux en assez grand nombre pour y porter les fluides nécessaires à l'entretien de la vie, rapprocher le lambeau, rétablir du mieux possible la conformation de la partie, et chercher à obtenir la réunion, quoiqu'elle soit bien douteuse; il sera toujours temps d'en venir à l'amputation si, dans la suite, elle est reconnue indispensable.

Si la dernière phalange étoit écrasée, ainsi que les parties molles qui la recouvrent, il vaudroit mieux l'amputer aussitôt que de chercher à la conserver. La guérison seroit longue, difficile par l'exfoliation inévitable de l'os; la partie déformée, bien loin d'être utile au malade, pourroit lui être incommode : en amputant cette dernière phalange dans son articulation avec la seconde, on substitue à une blessure inégale, mâchée, déchirée, une plaie simple, dont la guérison s'obtient en peu de temps, si l'on a soin de conserver un lambeau de peau suffisant pour recouvrir la phalange que l'on conserve.

CHAPITRE XIII.

Des Fractures du Fémur.

La grande épaisseur des parties molles qui en‑
tourent le fémur de toutes parts, et l'extrême
mobilité de son articulation supérieure, sont
propres à rendre nul l'effet de la plupart des
percussions directes que cet os peut éprouver;
mais, d'un autre côté, son étendue considéra‑
ble, la courbure qu'il présente dans sa longueur,
l'angle que son corps forme avec son col, et la
nature de ses usages, l'exposent tellement aux
solutions de continuité, que ses fractures sont
les plus fréquentes après celles de la jambe.

Parmi les nombreuses différences que les frac‑
tures du fémur peuvent présenter, il en est une
qui mérite une attention particulière; la frac‑
ture qui a lieu au-dessus des trochanters, et qui
est connue sous le nom de fracture du col du
fémur, diffère tellement de toutes les autres du
même os, que nous en traiterons dans un
article particulier, et nous ne comprendrons
sous la dénomination de *Fractures du Fémur*,
que celles qui sont situées au-dessous de ces
deux éminences.

Le fémur peut être fracturé dans tous les
points de sa longueur; cependant il se fracture
le plus communément à sa partie moyenne:
la fracture a lieu quelquefois vers l'extrémité
inférieure de cet os, plus ou moins près des
condyles. On a vu ces éminences séparées l'une

de l'autre par une fracture plus ou moins oblique, ou même un seul condyle séparé du reste
de l'os; elle a lieu quelquefois vers l'extrémité
supérieure de l'os, plus ou moins près des trochanters; enfin, on a vu le grand trochanter
fracturé à sa base, et séparé du reste de l'os,
comme l'apophyse olécrâne l'est quelquefois du
cubitus.

Dans tous ces cas, la fracture peut être transversale ou oblique; elle affecte bien plus fréquemment cette dernière direction, quand elle
a lieu vers le milieu de l'os et par l'effet d'une
cause médiate, ce qui vient, sans doute, de la
grande courbure qu'il présente naturellement.
On a observé que, chez les enfans, les fractures du fémur sont le plus souvent transversales; ce qu'on peut concevoir en considérant
la structure des os à cet âge, où ils sont incomplètement saturés de matière solidifiante.

Cet os est trop épais et trop solide pour que
l'action musculaire puisse rompre sa continuité, malgré qu'il soit entouré d'un grand
nombre de muscles très-puissans : les agens
extérieurs sont seuls capables de le fracturer.
Tantôt, et le plus souvent, ils agissent sur ses
deux extrémités, et tendent à augmenter sa courbure naturelle; alors la fracture a presque toujours lieu dans la partie moyenne de l'os, où sa
courbure est le plus marquée; c'est ce qui arrive
dans les chûtes sur les pieds, sur les genoux,
où les deux extrémités de l'os sont pressées entre
le poids du corps et la résistance du sol. Tantôt
la cause fracturante agit immédiatement sur le
point qui éprouve la solution de continuité; mais
elle a besoin d'une grande énergie, et toujours,
alors, la fracture est accompagnée d'une con-

tusion plus ou moins grande des parties molles ; c'est ce qui a lieu lorsque la fracture du fémur est produite par la chûte d'un corps très-lourd, ou par le passage sur le membre, de la roue d'une voiture, ou bien de l'action d'un corps mis en mouvement par l'explosion de la poudre à canon.

Le fémur étant d'une longueur considérable, d'un diamètre médiocre, eu égard à celui du membre à la formation duquel il contribue, étant entouré de muscles puissans, sa fracture est toujours accompagnée de déplacement, et par une suite de la disposition générale des muscles qui l'entourent, c'est toujours le fragment inférieur qui se déplace, excepté quand la fracture a lieu immédiatement au-dessous des trochanters. Si l'os est fracturé vers sa partie moyenne, les muscles fléchisseurs de la jambe et les adducteurs de la cuisse qui représentent, en quelque sorte, la corde de l'arc formé par le fémur, le courbent en arrière et lui font faire un angle saillant en avant. L'étendue des surfaces par lesquelles les fragmens se touchent, diminue à mesure que l'angle est plus prononcé ; le moindre mouvement suffit alors pour faire cesser totalement leur contact, et le fragment inférieur, à toute la longueur duquel s'insèrent les adducteurs, est entraîné en dedans, tandis que le bout inférieur du fragment supérieur fait une saillie très-remarquable au côté externe, et le membre ne tarde pas à se raccourcir plus ou moins par le chevauchement des deux pièces. Ainsi le deplacement qui n'avoit d'abord lieu que selon la direction du membre, a lieu aussi selon l'épaisseur des fragmens, et tout aussitôt selon leur longueur. En outre, si le membre est posé sur un plan horizontal, le pied se trouvant presqu'entièrement en dehors de la ligne centrale de la cuisse, il est entraîné de ce côté, et avec lui la jambe et le fragment inférieur de la fracture, qui exécutent un mouvement de rotation en dehors, en sorte qu'il y a aussi déplacement des fragmens selon la circonférence du membre.

Dans les fractures obliques, les choses ne se passent pas ainsi : la tension des muscles fléchisseurs et des adducteurs ne peut pas plier en angle les deux fragmens l'un sur l'autre, mais elle les fait chevaucher d'abord à la faveur de l'inclinaison des surfaces par lesquelles ils se touchent; le fragment inférieur est entraîné par l'action des adducteurs en haut et au côté interne du supérieur. Ainsi, dans ce cas, le déplacement selon l'épaisseur de l'os et celui selon sa longueur, ont lieu en même temps ; et le contact des pièces, par leurs extrémités respectives, ayant cessé, le déplacement selon la circonférence du membre a lieu aussi pour les mêmes raisons que dans le cas précédent.

Dans les enfans, où les fractures sont presque toujours transversales, et dont les muscles ne jouissent pas d'une grande énergie, le déplacement selon la direction du membre a lieu, mais il peut être le seul; les pièces peuvent se soutenir assez mutuellement, pour que les autres espèces de déplacement n'aient pas lieu. Ainsi on voit souvent à cet âge, quand des causes extérieures n'ont pas contribué à un plus grand déplacement des fragmens, la cuisse fracturée courbée en arrière, mais non raccourcie.

Quand la fracture est située immédiatement au-dessus des condyles, c'est encore le fragment inférieur qui est déplacé, mais par d'autres causes et dans un autre sens : la saillie que ces éminences forment en arrière, donne un grand avantage aux muscles de la jambe qui s'y insèrent; en sorte que par l'action des jumeaux, du plantaire grêle et du poplité, les condyles sont inclinés en avant, et le bout supérieur du fragment inférieur est renversé en arrière vers le creux du jarret : ce déplacement, par lequel l'extrémité antérieure des condyles s'incline en haut, et fait faire une plus grande saillie à la partie supérieure de la rotule, donne à l'articulation du genou un aspect singulier.

Quand le fémur est fracturé immédiatement au-dessous du petit trochanter, les muscles psoas et iliaque qui s'attachent à cette éminence, tirent en devant l'extrémité inférieure du fragment supérieur, en sorte qu'il fait une saillie fort remarquable dans le pli de l'aine.

Enfin, quand le grand trochanter est séparé du reste du fémur par une fracture située à sa base, cette apophyse est éloignée du corps de l'os par l'action des fessiers, qui la portent en haut et en arrière.

Les signes généraux des fractures du fémur sont une douleur fixe, l'impuissance du membre, son raccourcissement, sa difformité causée par son changement de direction ou par la saillie que forme l'extrémité de l'un des fragmens, la mobilité de ces derniers, et la crépitation que produit leur frottement mutuel. Ce que nous avons dit du sens selon lequel les fragmens se déplacent dans les diverses espèces de fractures, indique suffisamment les signes particuliers à chacune d'elles, puisqu'ils dépentient tous de cette circonstance. Ainsi, quand la fracture a lieu vers la partie moyenne de l'os, on observe au côté externe de la cuisse une saillie formée par l'extrémité inférieure du fragment supérieur; quand elle est située vers les condyles, on sent dans le creux du jarret une saillie formée par l'extrémité supérieure du fragment inférieur; la mobilité des fragmens, la difformité particulière du genou, qui résulte du déplacement inégal des deux condyles, ou du déplacement d'un seul, caractérisent suffisamment les fractures dans lesquelles ces deux éminences sont séparées l'une de l'autre et tout à-la-fois du reste de l'os, et celle dans laquelle un seul condyle est détaché; quand la fracture a lieu près des trochanters, le bout inférieur du fragment supérieur fait une saillie facile à reconnoître au-dessous du pli de l'aine; enfin, le déplacement du trochanter en haut et en arrière, et sa mobilité indiquent suffisamment la séparation de cette apophyse.

On voit, d'après le tableau que nous venons de présenter, qu'il est impossible de confondre la fracture du fémur avec toute autre maladie; car outre la mobilité des fragmens, qu'il est facile de distinguer en plaçant une main sous le milieu du membre étendu sur un plan horizontal, et en cherchant à le soulever dans ce point; outre, dis-je, ce symptôme qui ne laisse aucun doute, il suffit du raccourcissement du membre, sans que le grand trochanter ait changé de rapport avec la crête iliaque, pour qu'il soit hors de doute que le fémur est fracturé. Ainsi toute méprise à cet égard seroit impardonnable.

La fracture du fémur, même lorsqu'elle est simple et transversale, est une maladie fâcheuse: le grand nombre de muscles qui entourent le fémur, les rapports de cet os avec ces muscles, son peu de volume relativement à celui de ces organes, s'opposent à l'effet des moyens ordinaires, et rendent extrêmement difficile le maintien des fragmens dans leurs rapports naturels; ils ne peuvent être embrassés que d'une manière très-inexacte par un appareil quelconque, et ils sont presque inévitablement déplacés par les mouvemens indispensables du tronc. Aussi, comme nous le verrons dans la suite, les anciens, qui n'avoient pas, comme nous, des moyens d'extension continuelle supportables, regardoient-ils comme impossible de procurer, dans ce cas, une guérison exempte de raccourcissement du membre; et ils étoient tellement fondés, que même à présent, quand cette même extension n'est pas praticable, on doit s'attendre à une cure traversée par des accidens quelquefois graves, causés par le déplacement habituel des fragmens et par l'irritation des parties molles qui en est la conséquence, ou tout au moins à une consolidation accompagnée de difformité. Si les difficultés sont si grandes, même pour les fractures transversales, on conçoit aisément qu'elles doivent l'être bien davantage pour les fractures obliques, où les fragmens ne se prêtent aucun appui mutuel. Mais elles sont presqu'insurmontables dans le cas où la fracture est située près des trochanters; alors l'appareil n'a presque aucune action sur le fragment supérieur qu'il embrasse à peine, que rien n'empêche de se porter en devant, et que le tronc entraîne dans tous ses mouvemens. Les fractures situées près des condyles, et sur-tout celles des condyles eux-mêmes, sont un peu moins difficiles à contenir, à cause des grandes surfaces par lesquelles les fragmens se correspondent et se soutiennent, et parce que le fragment supérieur, très-étendu, est enveloppé par la plus grande partie de l'appareil, et moins en état d'obéir à toutes les impulsions que le tronc peut lui communiquer; mais aussi l'inflammation qui peut s'étendre à l'articulation, peut donner lieu à des accidens très-graves, ou du moins causer une roideur des ligamens qui gêne plus ou moins les mouvemens du membre.

Les fractures du fémur qui dépendent de l'action d'une cause immédiate, sont bien plus fâcheuses que celles qui dépendent de l'action d'une force appliquée à ses extrémités; elles sont toujours accompagnées de contusion plus ou moins étendue, et d'un engorgement inflammatoire qui se termine souvent par suppuration. Il y a peu de maladies plus graves que les fractures compliquées du fémur, sur-tout celles qui sont produites par les armes à feu; elles nécessitent souvent l'amputation sur-le-champ, ou conduisent à la nécessité de cette même opération à une époque plus ou moins éloignée, ou bien elles font périr le sujet de consomption et d'épuisement.

Nous en avons assez dit jusqu'à présent pour faire sentir l'extrême difficulté de contenir les fragmens des fractures du fémur, par le moyen des appareils ordinaires, dont l'action se borne à exercer une résistance passive autour de la fracture, et une pression plus ou moins forte sur les muscles qui l'environnent, afin de ren-

dre moindre leur action sur les fragmens : l'os
est placé trop profondément; les muscles qui
l'entourent sont trop nombreux, trop puissans;
il est trop difficile d'empêcher les mouvemens
du tronc, pour prévenir le déplacement des
fragmens de cette fracture. Ces appareils ne peuvent réussir que sur des sujets maigres, foibles,
et dans des fractures fort éloignées de l'extrémité supérieure du fémur, ou bien sur des enfans. On sentira bien mieux les difficultés dont
il s'agit, lorsque nous aurons décrit l'appareil
ordinaire de la fracture de la cuisse, et toutes
les circonstances de son application.

Avant d'entreprendre la réduction de la fracture et l'application des moyens propres à la
maintenir, il faut s'occuper du lit dans lequel le
malade doit être couché pour subir l'opération, et pendant toute la durée du traitement.

Le lit doit avoir de deux pieds et demi à
trois pieds de large; une plus grande largeur,
sans être utile au malade, gêneroit beaucoup
dans l'application de l'appareil. Il ne doit pas y
avoir de dossier aux pieds, afin que l'on puisse
se placer parallèlement au membre pour faire
les extensions convenables. On doit en retran-
cher le lit de plume, et les matelas ne doivent
être ni trop douillets, ni cardés depuis peu,
afin que la couche entière puisse former un
plan égal et d'une certaine solidité. Le chevet
ne doit être garni que de son traversin, ou
d'un simple oreiller; en relevant davantage les
épaules et la tête, le corps se trouve placé sur
un plan incliné qui le porte à descendre vers
les pieds du lit, et dans ce déplacement le tronc
pousse au-devant de lui le fragment supérieur
de la fracture, qui vient croiser l'inférieur. Il

faut placer en travers sur le point où doit correspondre le siège du malade, un alaise, c'est-à-dire un drap plié en quatre doubles selon sa longueur, et roulé par une de ses extrémités; rien n'est plus commode pour soulever le malade et l'aider dans les mouvemens indispensables qu'il est obligé de faire; enfin, on doit fixer au ciel du lit ou au plancher, une corde qui descende vis-à-vis la poitrine du malade, au moyen de laquelle il pourra faire les mouvemens indispensables, sans que les fragmens de la fracture suivent ces mouvemens. Si l'on étoit obligé de se servir d'un lit de sangle, il faudroit placer sous les matelas et en travers, des petites planches appelées voliges, ou tout autre corps propre à faire disparoître, autant qu'il est possible, le creux que ces sortes de lits forment toujours dans le centre.

Le lit étant ainsi disposé, on prépare l'appareil qui consiste dans les objets suivans :

1.º Une pièce de linge assez grande pour s'étendre à toute la longueur du membre, et pour qu'une attelle puisse être roulée trois ou quatre fois dans chacun de ses bords, et se trouver encore à deux ou trois travers de doigts du membre. 2.º Des bandelettes de deux pouces et demi de large, de longueur décroissante, en sorte que celles qui doivent correspondre au haut de la cuisse soient les plus longues, et dont chacune ait assez de longueur pour faire un tour et demi du membre qu'elle est destinée à embrasser, et en nombre suffisant pour envelopper toute la cuisse. Ces bandelettes doivent être placées en travers sur la pièce de linge appelée *porte-attelles*, de manière que la première qui doit correspondre au bord supérieur de cette pièce de linge, soit recouverte dans ses deux tiers inférieurs par la seconde, et ainsi des autres. 3.º Deux attelles assez longues pour s'étendre, l'une depuis la crête de l'os des îles, l'autre depuis au-dessous de l'ischion jusqu'au-delà de la plante du pied; ces attelles seront roulées dans chacun des bords du porte-attelles et dans les extrémités des bandelettes, jusqu'au centre de la totalité du bandage, en sorte que les attelles se trouvent appliquées l'une contre l'autre. Une troisième attelle est destinée à être placée sur la partie antérieure du membre, et doit s'étendre depuis le pli de l'aine jusqu'au genou, et mieux encore jusqu'au bas de la jambe. 4.º Deux compresses doubles assez longues pour s'étendre à toute la cuisse, et assez larges pour embrasser les trois-quarts de la circonférence de ce membre. 5.º Trois sachets remplis de balle d'avoine, un peu plus longs que les attelles, pour servir de remplissage. 6.º Cinq lacs faits de ruban de fil large de deux travers de doigt, et suffisamment longs pour faire le tour du membre enveloppé de l'appareil et faire un nœud à rosette. 7.º Enfin, une liqueur résolutive toute autre que de l'eau salée, pour les raisons exposées ailleurs.

Si le malade est habillé il faut lui ôter ses vêtemens avec précaution, et découdre ou même couper sa culotte, plutôt que de lui causer des secousses et des douleurs inutiles en la lui ôtant. Au lieu de placer et d'étaler d'avance l'appareil sur le lit, ce qui expose à le bouleverser totalement, quelques précautions que l'on prenne, et ce qui gêne beaucoup pour y transporter le malade, il vaut mieux ne placer l'appareil qu'après que le malade sera dans son lit. Pour l'y porter, le chirurgien se chargera d'assujettir les bouts de la fracture, en prenant le membre au-dessus et au-dessous, tandis que deux aides seront chargés, l'un de la jambe et l'autre du bassin.

Après quelques instans de repos, un aide saisira le bas de la jambe ou le pied, un second le haut de la cuisse, un troisième la cuisse dans le lieu de la fracture, et tous ensemble leveront le membre en entier, tandis que le chirurgien déroulant une partie du bandage, placera l'appareil au-dessous du membre, ayant soin qu'il monte assez haut pour embrasser la partie supérieure de la cuisse. Il placera aussi les liens, trois sous la cuisse et deux sous la jambe. On pose alors le membre étendu sur l'appareil.

Un aide fort et vigoureux, placé du côté de la fracture, est chargé d'assujettir le bassin en appuyant fortement sur les épines antérieures et supérieures des os des îles; un second saisit le pied en plaçant la main droite vers le talon, de sorte que les quatre doigts réunis se trouvent derrière l'une des malléoles et le pouce derrière l'autre, parallèlement au tendon d'achille, et la main gauche placée de manière que les quatre doigts réunis appuient transversalement sur le métatarse, et le pouce à la plante du pied. Ce dernier aide tire sur le pied lentement et avec douceur, d'abord selon la direction du fragment inférieur, ensuite dans celle du membre; tandis que le premier fait la contre-extension, en assujettissant le bassin. En même temps le chirurgien, placé du côté du membre malade, rétablit les deux fragmens dans leur situation naturelle, en exerçant des pressions légères autour de la fracture, avec la paume des mains, à mesure que la difformité causée par la saillie des fragmens diminue par l'effet de l'extension.

Mais il arrive quelquefois que les muscles, au lieu de s'aplatir et de s'effacer, pour ainsi dire, pendant qu'on exerce l'extension, à la première tentative d'alongement du membre, ils se gonflent, se durcissent, signes d'une contraction plus ou moins énergique de ces organes, contre laquelle il seroit imprudent et dangereux de lutter; il faut attendre, pour opérer la réduction, que l'irritation et la contraction spasmodique des muscles soient tombées, ce qui arrive le troisième ou le quatrième jour, ou un peu plus tard. Cependant il ne faut pas négliger d'assujettir les fragmens et de prévenir leurs déplacemens ultérieurs, qui entretiendroient l'irritation des parties molles; ainsi, malgré le chevauchement des pièces de la fracture, ou malgré la courbure du membre, on fera l'application de l'appareil ainsi que nous allons l'indiquer, ayant soin seulement de disposer les remplissages conformément à la figure et à la direction du membre.

Pendant que deux aides maintiendront la fracture réduite, en continuant l'extension et la contre-extension, le chirurgien humectera l'appareil avec une liqueur résolutive; il placera ensuite devant la cuisse la compresse double destinée à l'envelopper dans toute sa longueur, et dont on ramène les bords de chaque côté du membre pour les engager en dessous; après quoi, il appliquera les bandelettes, en commençant par les inférieures. Elles doivent être appliquées perpendiculairement à la surface du membre, et leurs extrémités repliées en dehors, ou engagées sous le membre avec l'extrémité des doigts. On roule ensuite les attelles latérales dans les côtés du *porte-attelles,* jusqu'à ce qu'elles soient à la distance de deux ou trois travers de doigt de chaque côté du membre, et l'on remplit cet espace avec un paillasson de balle d'avoine, que l'on rend plus ou moins épais dans les divers points de sa longueur, afin de remplir les vides, et de rendre la compression égale par-tout. On place alors devant le membre la troisième attelle et le paillasson qui doit la matelasser, et un aide soutenant ces trois attelles rapprochées, le chirurgien les assujettit dans cette position, et assure tout l'appareil en serrant les lacs. Il commence par celui qui correspond au lieu de la fracture; ensuite il serre celui qui est au-dessus, puis celui qui est au-dessous, et les autres successivement. Ils doivent être assujettis par un nœud simple et par un nœud à rosette. On finit par placer un cerceau propre à soutenir les couvertures.

Si la fracture n'a pu être réduite le premier jour, ou si l'on a été obligé d'employer quelque pièce d'appareil défectueuse, comme des remplissages faits avec des morceaux de vieux linge, ou des attelles peu convenables, telles que seroient, par exemple, des lattes, on doit relever l'appareil le lendemain ou le surlendemain; dans le premier cas, pour voir en quel état sont les parties molles, et si la réduction peut être tentée de nouveau; dans le second, pour changer les pièces qui en ont besoin. Avant de rien déplacer, on fera d'abord assujettir le membre et le bassin par deux aides employés comme nous l'avons exposé ci-dessus, et par un troisième qui saisira le genou, ou le haut de la jambe ; on dénouera les lacs avec précaution, et on aura le plus grand soin, soit en levant l'appareil, soit en le replaçant, de ne point imprimer de secousses au membre. Si, après avoir mis la partie à nu, on trouve encore les muscles fermes, durs, et disposés à des contractions énergiques, il vaut mieux replacer l'appareil sans s'occuper de la réduction, que de faire des tentatives inutiles, et qui ne produiroient que le renouvellement de l'irritation. En ce cas, on lève l'appareil deux ou trois jours plus tard, et on opère alors la réduction sans difficulté.

Dans les cas ordinaires, et quand on n'a aucune raison pour se conduire autrement, on ne doit toucher à l'appareil que le cinquième ou le sixième jour. À cette époque, le léger gonflement qui accompagne toujours une fracture, étant ordinairement diminué, le bandage se trouveroit moins serré qu'il ne convient. Mais, avant ce temps, il ne faut pas négliger de visiter l'appareil tous les jours, et de resserrer les lacs à mesure qu'ils se relâchent.

On continue jusqu'au vingt-cinquième ou au trentième jour à renouveler l'appareil tous les cinq ou six jours, pour s'assurer positivement de l'état de la fracture : pendant toute la durée du traitement, on doit tenir les lacs serrés au point convenable. Après les trente premiers jours, on peut ne renouveler l'appareil que tous les dix jours, jusqu'au quarantième pour les enfans, jusqu'au cinquantième pour les adultes, et jusqu'au soixantième pour les vieillards ; mais dans ces derniers temps de la maladie, il ne faut jamais négliger de visiter fréquemment le malade et de resserrer les lacs lorsqu'on les trouve relâchés.

Ordinairement au cinquantième ou au soixantième jour la fracture est consolidée; mais avant de supprimer l'appareil, on doit s'assurer si le cal a acquis toute la solidité nécessaire. Pour cela, on essayera de soulever le membre en portant une main sous le point qui correspond à la fracture, et l'on ordonnera au malade de soulever lui-même la cuisse et la jambe. Si l'on juge que le cal a toute la solidité qu'il est naturel de lui supposer alors, on placera sur toute la longueur du membre un bandage roulé, pour prévenir l'engorgement œdémateux qui ne manqueroit pas de survenir sans cela. Le malade restera encore quelque temps au lit; ensuite on lui permettra de se lever, et même de marcher en se soutenant sur des béquilles.

Il reste constamment à la suite des fractures de la cuisse, sur-tout quand elles ont lieu près du genou, ou quand la consolidation ne s'est pas opérée au bout du temps ordinaire, un engorgement et une roideur de l'articulation du genou, que l'on doit chercher à dissiper par les moyens convenables, mais qui quelquefois subsiste toute la vie.

Malgré l'application la plus exacte de l'appareil dont nous venons de parler, et le soin le plus assidu de le tenir constamment serré au même degré, il arrive le plus souvent que les fragmens ne sont pas contenus exactement, qu'ils se dérobent à l'action de cet appareil, et que les fractures du fémur, sur-tout celles qui sont obliques, ne guérissent qu'avec un raccourcissement plus ou moins grand, et proportionné au degré de déplacement dans lequel les fragmens se sont consolidés; il arrive même quelquefois que le dérangement de l'appareil, dont les lacs n'ont pas été resserrés à mesure qu'ils se sont relâchés, sur-tout du vingtième au trentième jour, et les mouvemens du malade ayant permis aux fragmens des déplacemens presque continuels, ils ne sont point consolidés, ou qu'ils ne le sont que d'une manière incomplète, au bout du temps ordinaire. Il n'est pas rare que l'on soit obligé de tenir un malade dans le lit pendant quatre, cinq ou six mois, et d'employer un appareil contentif pendant tout ce temps, et quelquefois même sans utilité et sans pouvoir obtenir la réunion des fragmens de la fracture, qui forment alors une espèce d'articulation contre-nature. Il arrive assez fréquemment encore que la réunion des fragmens ayant eu lieu, mais le cal n'ayant pas acquis toute la solidité nécessaire quand on permet au malade de marcher, le poids du corps l'affaisse et le plie; l'os se courbe en arrière et en dedans, et le cal acquérant de la solidité dans cet état, la difformité devient incurable. Tous ces inconvéniens, qui tiennent aux défectuosités des moyens contentifs encore plus qu'au défaut de soins, ne peuvent être évités que par l'emploi des appareils à extension permanente, destinés au traitement de la fracture du col du fémur, et dont on a, avec raison, étendu l'usage au traitement de toutes les fractures de cet os. Heureux si ces moyens étoient eux-mêmes exempts de reproches, et si tous les sujets pouvoient en supporter l'usage!

Les grandes surfaces par lesquelles les fragmens de la fracture de l'extrémité inférieure du fémur se correspondent, la grande étendue du fragment supérieur de cette fracture, rendent moins nécessaire dans ce cas l'usage des appareils à extension permanente, du moins quand cette fracture n'est pas oblique ; mais il faut avoir le soin alors de joindre à l'appareil ordinaire un tampon de linge, ou de charpie, que l'on place sous la partie supérieure du jarret, pour contre-balancer la tendance du fragment inférieur à se renverser en arrière.

Chez les enfans très-jeunes, l'action musculaire étant beaucoup moins énergique, des moyens bien plus simples peuvent suffire pour contenir la fracture du fémur, quelle que soit sa direction. On peut se contenter d'appliquer un bandage roulé que l'on commence au pied, que l'on suspend au genou pour réduire la fracture, et que l'on étend ensuite jusqu'à l'aine. Après cela, on place en avant, en arrière et sur les côtés de la cuisse, des attelles de carton ou de bois léger, qui ne doivent s'étendre que jusqu'au pied ; cette partie est si peu développée à cet âge, que son poids ne peut pas imprimer un mouvement de rotation au fragment inférieur. De nouveaux tours de bande recouvrent une seconde fois le membre et les attelles, et le tout est enveloppé ensuite d'un linge, ou d'une pièce de taffetas gommé, pour garantir l'appareil des humidités qui pourroient obliger à le renouveler trop fréquemment.

Après avoir réduit la fracture du fémur, et appliqué l'appareil qui doit la contenir, il faut prescrire les moyens propres à prévenir les accidens, et à les combattre s'ils surviennent. Lorsque le malade est dans la vigueur de l'âge et d'un tempérament sanguin, on pratique une ou deux saignées; dans les cas contraires, on s'abstient de ce moyen qui pourroit produire, dans les forces vitales, une diminution nuisible au travail de la nature dans la formation du cal. On prescrira, pendant les premiers jours, une boisson délayante et rafraîchissante; ensuite on la remplacera par une infusion amère, ou par de l'eau rougie avec du vin. Pendant les six ou huit premiers jours, on ne permettra d'autre nourriture que du bouillon; ensuite on accordera des potages, et successivement une nourriture plus solide, et en quantité proportionnée à l'âge et au tempérament du malade; mais cette quantité sera toujours moindre qu'en bonne santé.

Lorsque la fracture du fémur est compliquée, on doit se conduire conformément aux règles que nous avons établies précédemment, en traitant des fractures compliquées en général.

De la Fracture du col du Fémur.

En considérant la situation profonde du col du fémur et son peu de longueur, on est porté à croire que sa fracture doit être très-difficile et même presqu'impossible; cependant, des faits multipliés ne permettent pas de douter que cette maladie ne soit fort fréquente, et par conséquent très-facile; et c'est ce que l'on conçoit aisément, en faisant attention au peu de grosseur du col, à sa direction oblique, et au peu d'épaisseur de la lame de substance compacte qui revêt le tissu spongieux dont il est formé.

Le col du fémur peut être fracturé au-dessus de l'endroit où il donne attache au ligament orbiculaire qui entoure l'articulation iléo-fémorale, ou au-dessous de ce point. Dans le premier cas, la fracture, dont la direction est ordinairement transversale, et qui est renfermée dans l'articulation, a lieu plus ou moins près de la tête de l'os, et la substance fibreuse qui environne le col du fémur et lui tient lieu de périoste, est déchirée dans une plus ou moins grande étendue de la circonférence de la fracture. Dans le second cas, la fracture se trouve en totalité ou en partie hors de l'articulation, et sa direction est presque toujours oblique de haut en bas et de dedans en dehors, de manière que le grand trochanter reste sur le fragment supérieur. Quelquefois le col du fémur est fracturé en même temps au-dessus et au-dessous de l'insertion du ligament orbiculaire. Nous avons vu plusieurs exemples de cette double fracture. On a vu la fracture du col du fémur accompagnée de la séparation du grand trochanter, qui ne tenoit alors ni à l'un ni à l'autre fragment ; on a vu aussi le col et la tête du fémur brisés et écrasés par un coup de feu. Les extrémités des fragmens de la fracture du col du fémur présentent ordinairement des aspérités qui, en s'engrenant les unes dans les autres, peuvent, jusqu'à un certain point, rendre le déplacement moindre, ou même l'empêcher entièrement. Enfin, on a vu l'un des fragmens taillé en forme de coin, et engagé dans une espèce de rainure creusée sur l'autre. La fracture du col du fémur est rarement compliquée de plaie, à moins qu'elle ne soit produite par un coup de feu ; mais elle est

3.

17

presque toujours accompagnée d'une contusion plus ou moins forte, de laquelle résultent le gonflement des parties molles, la douleur et le spasme ; accidens qu'on est obligé de combattre par les cataplasmes émolliens et anodins, avant de pouvoir appliquer l'appareil propre à contenir la fracture.

La cause la plus commune de cette fracture est une chûte sur le grand trochanter ; en sorte que, comme l'a dit M. le professeur *Sabatier*, c'est déja une forte présomption pour l'existence de cette fracture, que de savoir que le blessé est tombé sur cette partie. Cependant, les chûtes sur les pieds et sur les genoux peuvent aussi l'occasionner. Le mécanisme de la solution de continuité n'est pas le même dans les deux cas : dans le premier, tandis que le grand trochanter supporte tout le poids du corps, la tête du fémur est poussée violemment en haut et en dehors par la cavité cotyloïde ; en sorte que l'effort qui se passe alors sur le col du fémur, tend à le redresser et à effacer son obliquité ; dans le second, au contraire, les pieds ou les genoux étant arrêtés par la résistance du sol, la partie supérieure de la cavité cotyloïde presse la tête du fémur en bas, comme pour augmenter l'obliquité de la direction du col ; en sorte que, si l'on pouvoit assigner un ordre dans la rupture des fibres osseuses de cette dernière partie, on pourroit dire que, dans le premier cas, ce sont les inférieures, et dans le second, les supérieures qui sont les premières rompues.

Le déplacement des fragmens de cette fracture en paroît une conséquence si naturelle, qu'il ne faut pas moins que toutes les obser-

vations authentiques qu'on en possède aujour-
d'hui, le témoignage de praticiens éclairés et
respectables, pour être convaincu de la possibilité du contraire ; la chose est aujourd'hui hors
de doute, et nous en avons vu nous-mêmes des
exemples bien avérés. On a observé des sujets
qui ont pu se relever de la chûte dans laquelle
le col du fémur avoit été fracturé, et qui ont
pu regagner leur logis ; d'autres n'ont éprouvé
le déplacement des fragmens qu'après avoir
séjourné quelques jours au lit, et tantôt le déplacement s'est opéré à l'occasion de quelques
mouvemens du malade, tantôt pendant les recherches que l'on faisoit pour s'assurer de la
nature de la maladie. Enfin, nous avons vu un
homme qui a pu marcher pendant plusieurs
jours avec le secours d'un bâton, avant que
les fragmens d'une fracture du col du fémur
se fussent déplacés. On ne peut concevoir un
fait aussi extraordinaire, qu'en considérant
que la cassure de cette partie du fémur est
ordinairement inégale ; que l'engrenure des
inégalités des deux fragmens peut les soutenir ;
que leur séparation est moins facile quand
l'un d'eux est taillé en forme de coin, et engagé
dans une échancrure proportionnée de l'autre ;
enfin, on concevra pourquoi cette circonstance
singulière s'est présentée sur-tout dans les cas
où la fracture étoit renfermée dans l'articulation, si l'on fait attention que la capsule
fibreuse se réfléchit autour de la base du col,
et qu'un grand nombre de ses fibres forment
autour de cette partie, jusqu'à la circonférence
du cartilage articulaire, une couche épaisse
qui peut n'être pas déchirée, et soutenir les
fragmens pendant quelque temps.

17..

Cependant ces causes, qui peuvent retarder le déplacement des fragmens de la fracture du col du fémur, ne sauroient l'empêcher entièrement; le poids du corps, celui du membre, l'action musculaire, parviennent constamment à faire cesser les rapports naturels des fragmens, et à en établir de nouveaux; et c'est tantôt par un mouvement du fragment externe ou inférieur, qui se porte en haut et en arrière, tantôt par l'abaissement du fragment interne ou supérieur, que le poids du corps presse et dirige vers le bas. Ce mouvement, qu'on ne peut assimiler ni au déplacement selon l'épaisseur, ni à celui selon la longueur des fragmens des autres fractures, est plus ou moins étendu, selon la situation de la solution de continuité : lorsqu'elle répond à la base du col du fémur et au-delà de l'insertion de la capsule fibreuse, il est ordinairement très-considérable, et il en résulte un raccourcissement du membre, quelquefois égal à plusieurs pouces. Mais quand la fracture a lieu dans l'un des points de la longueur du col de fémur qui correspondent à l'intérieur de l'articulation, le ligament orbiculaire qui n'est jamais rompu, contre-balance les causes de déplacement, et en résistant en haut et en bas à l'impulsion des deux fragmens, il borne quelquefois le raccourcissement du membre à quelques lignes.

Indépendamment du raccourcissement du membre, la pointe du pied et le genou se dirigent spontanément en dehors par l'effet d'un mouvement de rotation de toute l'extrémité dans le même sens. Le poids du membre suffit pour expliquer ce phénomène, quelle que soit l'attitude du sujet : si l'on tire une ligne qui du

centre de l'articulation iléo-fémorale se porte
au milieu de celle de la jambe avec le pied, on
verra qu'elle laisse en dehors la plus grande
partie de l'épaisseur de la cuisse et de la longueur du pied ; or, que le sujet soit debout ou
couché horizontalement, le poids de la partie
externe du membre doit l'entraîner dans ce
sens et lui faire exécuter un mouvement de rotation, auquel il a une tendance remarquable,
même quand le col du fémur est dans son intégrité, et que rien ne peut contre-balancer
quand cette partie est fracturée. Mais la disposition mécanique du membre et son poids ne
sont pas les seules causes de la rotation de la
cuisse en dehors, lorsque le col de fémur est
fracturé : les muscles pyramidal, jumeaux,
obturateurs et carré, dont l'action n'est plus
contre-balancée par la résistance que leur oppose la tête du fémur, lorsque le col a conservé
son intégrité, y contribuent beaucoup.

Cependant on a observé des cas dans lesquels le membre avoit exécuté un mouvement
de rotation en sens inverse, et où la pointe du
pied étoit dirigée en dedans. Cette circonstance
avoit été observée par *A. Paré* et par *J. L. Petit*,
et elle parut si singulière et si extraordinaire,
que l'on s'épuisa en conjectures et en subtilités
pour donner aux expressions de ces deux praticiens, un sens plus conforme à l'observation
la plus ordinaire ; mais quoique le poids du
membre, sa conformation et l'action musculaire semblent ne permettre, en pareil cas, que
la rotation en dehors, et que l'on ne puisse
concevoir aucune raison de la rotation du
membre en sens inverse et de la direction de la
pointe du pied en dedans, il n'en est pas moins

vrai que les expressions de *Paré* et de *Petit* sont sans équivoque, et que la même observation a été faite par des praticiens dignes de foi. Quant à nous, quoique nous ayons eu occasion de voir un très-grand nombre de fractures du col du fémur, nous n'avons jamais eu celle d'observer des faits de cette nature; et l'on conçoit aisément qu'ils doivent être extrêmement rares.

Le déplacement de la fracture du col du fémur dépend donc le plus souvent des mouvemens du fragment inférieur; le supérieur n'y contribue qu'autant qu'il est poussé en bas par le poids du corps; cependant, lorsque la fracture est située au-dessous de l'insertion du ligament orbiculaire, et que le grand trochanter reste sur le fragment supérieur, les muscles qui se fixent à cette éminence, peuvent imprimer à ce fragment divers mouvemens qui changent ses rapports avec le fragment inférieur.

Le diagnostic de la fracture du col du fémur se tire des circonstances commémoratives, du raccourcissement du membre, de son changement de direction, de la gêne et de l'impossibilité des mouvemens.

En parlant des causes de cette fracture, nous avons dit que toute espèce de chûte sur la cuisse peut l'occasionner; mais elle est si communément la suite de celles qui ont lieu sur le grand trochanter, que, selon la remarque judicieuse de M. *Sabatier*, c'est déja une forte présomption pour l'existence de cette fracture, que de savoir que le blessé est tombé sur cette partie. Cette présomption devient beaucoup plus forte si le malade a été dans l'impossibilité de se relever, et s'il ressent une vive douleur à la partie supérieure de la cuisse, et sur-tout au pli de l'aine.

Ces circonstances sont les seules qui puissent faire présumer l'existence de la maladie, lorsqu'il n'y a point de déplacement ; mais ce cas est très-rare, et le plus ordinairement le fragment inférieur se déplace, entraîné en haut par les muscles destinés à mouvoir la cuisse, et, comme nous l'avons déja observé, le membre se raccourcit. Le raccourcissement est plus ou moins considérable, selon que la fracture a lieu au-dessus de l'insertion du ligament orbiculaire et se trouve renfermée dans l'articulation, ou qu'elle est située au-dessous de cette insertion et par conséquent hors de l'articulation. Dans le premier cas, le raccourcissement est peu considérable, parce que le ligament orbiculaire, qui n'est jamais déchiré, retient le fragment inférieur et l'empêche de remonter ; dans le second, au contraire, rien n'empêchant ce fragment d'obéir à l'action des muscles qui le tirent en haut, le raccourcissement est beaucoup plus grand. Pour juger de ce signe en toute sûreté, il importe de faire coucher le malade horizontalement sur le dos, et de comparer exactement, non-seulement les parties les plus remarquables des deux extrémités, comme les malléoles, les genoux, etc., mais encore les éminences parallèles des os du bassin ; car des maladies qui intéressent ces os eux-mêmes, ou leurs articulations, peuvent faire varier la longueur d'un membre abdominal. Quand le raccourcissement de la cuisse est dû au déplacement des fragmens de la fracture du col du fémur, le grand trochanter est rapproché de la crête iliaque, et un peu dévié en arrière. L'extension pratiquée sur le pied du membre raccourci, pendant qu'on fait retenir le bassin, ou même sans cela, redonne à la partie sa longueur naturelle; mais aussitôt qu'on cesse l'extension, et qu'on abandonne le membre à l'action musculaire, le raccourcisment se rétablit.

Le membre exécute un mouvement de rotation en dehors, en sorte que le genou et la pointe du pied sont tournés dans ce même sens. Il résulte de ce changement dans la direction naturelle de la partie, que le malade, couché sur le dos, est légèrement incliné vers le côté de la fracture; que le membre repose sur le côté externe de la cuisse et de la jambe; que cette dernière est légèrement fléchie, et que le talon, situé un peu plus haut que la pointe du pied, correspond à l'intervalle que laissent entr'eux le tendon d'achille et la malléole interne du côté sain. Jamais la rotation de la cuisse n'est portée assez loin pour que le talon du membre malade se place vis-à-vis la malléole ou devant cette même éminence. Il est rare aussi que le raccourcissement soit assez étendu pour que le talon se place fort au-dessus de la malléole; le plus souvent, au contraire, et surtout quand la fracture a lieu dans l'intérieur de la capsule, le talon du membre fracturé répond plus ou moins au-dessous de cette éminence.

En saisissant le pied ou le genou, on peut imprimer au membre un mouvement de rotation en dedans, et le ramener à sa direction naturelle. Cependant il ne seroit pas exact de dire que ce mouvement de rotation en dedans peut être exécuté sans difficulté: dans l'effort que l'on fait pour le produire, on violente la partie postérieure de la capsule fibreuse, qui se trouve alors fort tendue, et qui supporte tout le poids du membre. Pour faire cesser la résistance que l'on éprouve, il faut soulever en même temps le grand trochanter et le porter en devant, afin de relâcher le ligament capsulaire.

Pendant qu'on fait exécuter au membre des mouvemens de rotation en dedans et en dehors, on doit examiner le grand trochanter, et donner une attention particulière à l'étendue de l'arc de cercle qu'il décrit pendant ces mouvemens. Cet arc de cercle est beaucoup plus grand lorsque le col du fémur est entier, que lorsqu'il est fracturé; et, dans ce dernier cas, il est d'autant moins grand, que la fracture est plus près de la base du col; en sorte que dans celle qui est très-rapprochée du grand trochanter, cette éminence, au lieu de décrire un arc de cercle dans les mouvemens de rotation de la cuisse, se meut sur son propre axe, et à-peu-près comme l'extrémité d'un bâton qu'on feroit tourner sur un plan contre lequel il seroit appuyé. La manière dont le grand trochanter se meut lorsqu'on fait exécuter à la cuisse des mouvemens de rotation en dehors et en dedans, peut donc être mise au nombre des signes de la fracture du col du fémur; mais ce signe est difficile à acquérir, et il s'en faut de beaucoup qu'il ait toute la valeur qu'on lui a attribuée dans ces derniers temps.

On ne connoît pas un assez grand nombre de fractures du col du fémur où la pointe du pied fut tournée en dedans, pour admettre que ce phénomène peut avoir lieu quelquefois; nous ne l'avons jamais observé, et il est difficile de concevoir comment il pourroit avoir lieu. Le temps, de nouvelles observations, et sur-tout l'inspection anatomique peuvent seuls fournir la solution de ce problême.

Il est assez naturel de penser que pendant l'extension propre à rendre au membre sa longueur naturelle, et pendant qu'on lui imprime des mouvemens de rotation en dedans ou en dehors, on excite des frottemens entre les fragmens de la fracture, et qu'on obtient la crépitation. Cependant, dans le grand nombre de fractures du col du fémur que nous avons eu occasion d'observer, nous n'avons jamais pu la distinguer. Cette remarque, que beaucoup d'autres praticiens ont faite aussi bien que nous, peut porter à croire que la crépitation ne doit point être comptée au nombre des signes de la fracture dont il s'agit. Un assez grand nombre d'autres phénomènes la caractérisent suffisamment, sans avoir recours à celui-là que la situation profonde des fragmens et la grande épaisseur des parties molles qui les entourent, doivent rendre au moins très-difficile à distinguer; et quand bien même ce signe seroit facile à reconnoître, les mouvemens propres à le mettre en évidence seroient-ils exempts de danger? Nous ne parlerons point de l'irritation des parties environnantes, que nous croyons bien moins facile à produire et moins dangereuse qu'on ne l'a pensé; mais est-il indifférent de s'exposer à rompre complètement le prolongement fibreux de la capsule qui s'étend sur le col du fémur, et qui lui sert de périoste? Les mouvemens de rotation communiqués au fragment inférieur ne sont-ils pas le moyen le plus propre à produire cet effet pernicieux?

Les auteurs n'ont fait aucune mention d'un phénomène qui, à la vérité, ne caractérise point exclusivement la fracture du col du fémur, mais qui s'observe constamment : le malade étant couché sur le dos, il ne peut élever le membre en totalité, et les efforts qu'il fait pour exécuter ce mouvement, sont toujours accompagnés de douleur, et se bornent à produire une flexion légère et lente de la jambe et de la cuisse, et à rapprocher le pied des fesses, sans qu'il cesse d'appuyer sur le plan horizontal sur lequel le sujet est étendu. On sent bien que la difficulté du mouvement dont il s'agit, a lieu également dans les premiers temps d'une forte contusion de l'articulation, ou même des parties environnantes, et qu'elle ne peut servir à distinguer d'abord ce cas d'avec celui d'une fracture du col du fémur accompagnée d'un raccourcissement très-peu marqué. Mais si, au bout d'un certain temps, lorsque la douleur est presqu'entièrement dissipée, le malade est toujours dans l'impossibilité d'élever le membre par un mouvement de totalité, on peut assurer que la fracture existe. Nous pensons même que ce phénomène peut faire fortement soupçonner la fracture sans déplacement ; car quelle que soit l'exactitude avec laquelle les fragmens sont engrenés l'un dans l'autre, ils se soutiennent moins par ce moyen que par celui de la continuité de l'expansion fibreuse qui enveloppe le col, et qui peut toujours leur permettre assez de mobilité, pour rendre douloureux, difficile et même impossible le mouvement dont il s'agit.

En résumant ce que nous venons de dire sur le diagnostic de la fracture du col du fémur,

on voit que les signes propres à cette maladie,
sont :

1.º Le raccourcissement du membre avec
rapprochement du grand trochanter et de la
crête iliaque ;

2.º La rotation du membre en dehors ;

3.º La facilité de rendre au membre sa longueur et sa rectitude naturelles, par le plus
léger effort d'extension et de rotation en dedans ;

4.º Le peu d'étendue de l'arc de cercle que
le grand trochanter décrit, lorsqu'on fait exécuter à la cuisse des mouvemens de rotation en
dehors et en dedans ;

5.º L'impossibilité de fléchir la cuisse sur le
bassin, la jambe étant étendue.

On a souvent confondu la maladie dont il
s'agit, avec une forte contusion des environs
de l'articulation, et de l'articulation elle-même ;
avec quelques espèces de luxation du même
os ; enfin, avec une affection de l'os de la hanche ou de ses articulations. Il suffira du moindre rapprochement des caractères respectifs de
ces maladies, pour en faire sentir les différences, et pour indiquer les moyens d'éviter l'erreur.

Une forte contusion, et une fracture de la
portion du col du fémur renfermée dans la
capsule et le plus voisine de la tête de l'os,
produisent également une douleur plus ou
moins considérable, et l'impossibilité des mouvemens de la partie. Dans le premier cas, la douleur oblige à tenir le membre dans la rotation
en dehors, couché sur sa face externe, et ses
articulations légèrement fléchies, en sorte que
le talon se place vers l'intervalle de la malléole

interne et du tendon d'achille ; position dans laquelle les muscles sont relâchés , et qui a de l'analogie avec celle qu'affecte le membre quand il y a fracture, sur-tout de l'espèce que nous avons indiquée, où il y a peu de déplacement. Mais si l'on étend le membre pour le comparer avec celui du côté opposé, on verra qu'ils sont égaux s'il n'y a que contusion, et que l'un d'eux est plus court quand il y a fracture ; si l'on essaie de lui faire exécuter un mouvement de rotation, on trouvera que le grand trochanter tourne en quelque sorte sur lui-même dans le second cas, et qu'il décrit des arcs de cercle dans le premier.

A la vérité, ces signes distinctifs se fondent sur le déplacement des fragmens, qui a lieu, en effet, le plus souvent ; en sorte que, quand ce phénomène vient à manquer, il n'est plus possible de distinguer une fracture d'avec une contusion violente. Mais on sentira parfaitement combien cette équivoque seroit peu fâcheuse, si elle pouvoit être fondée sur d'aussi bonnes raisons pendant un temps suffisant pour obtenir la consolidation de la fracture ; le plus ordinairement, le déplacement survient au bout de peu de jours, ou bien l'impossibilité d'élever le membre en totalité, même après que l'irritation première et la douleur ont disparu, peut fournir des lumières encore utiles.

Il est impossible de jamais confondre les luxations du fémur en bas, soit celle en dedans, soit celle en dehors, avec la fracture du col du même os ; dans les deux premiers cas, le membre est plus long ; il est plus court dans le troisième. Les luxations en haut sembleroient pouvoir induire plutôt en erreur, mais la moindre attention suffit pour l'éviter : dans l'un et l'autre cas, le membre est plus court, mais il l'est davantage dans celui de la luxation : dans l'un et l'autre cas, le grand trochanter est rapproché de la crête iliaque ; mais quand il y a luxation, on ne peut l'en éloigner et rendre au membre sa longueur naturelle, qu'au moyen de forces opposées considérables, tandis qu'il suffit de la moindre extension quand il y a fracture ; dans la luxation en haut et en dehors, la pointe du pied est tournée en dedans, le membre est fixe dans cette position, et la rotation en dehors est impossible ; dans quelques cas rares de la fracture, à la vérité, la pointe du pied affecte la même direction, mais il est facile de la ramener à sa direction naturelle ; dans la luxation en haut et en dedans, la pointe du pied est tournée en dehors, comme dans le cas de fracture, mais la rotation en dedans, et le rétablissement de la longueur naturelle du membre sont impossibles, à moins qu'on n'opère la réduction ; et la saillie que la tête du fémur forme au-devant de la branche horizontale de l'os pubis, est d'ailleurs si remarquable, qu'elle ne peut manquer de fixer l'attention du chirurgien, et qu'elle suffiroit seule pour caractériser la maladie.

Enfin, dans les maladies de l'os innominé ou de ses articulations, la longueur du membre ne peut être altérée que par l'augmentation de l'épaisseur de l'os, ou par son changement de position : dans le premier cas, le membre est alongé, ce qui n'a jamais lieu dans la fracture ; dans le second, quoique le membre paroisse raccourci, le trochanter et la crête iliaque ont conservé leurs rapports naturels ;

ils ont été déplacés simultanément. D'ailleurs, dans tous ces cas, la possibilité des mouvemens de la cuisse peut subsister; on ne peut pas faire varier la longueur du membre par le moyen de l'extension, et les mouvemens de rotation de la cuisse se font comme dans l'état naturel.

On voit donc qu'excepté les cas rares, où le déplacement des fragmens n'a point lieu, il n'en est aucun où il ne soit possible de distinguer la fracture du col du fémur d'avec toute autre maladie, quelle que soit la conformité apparente de leurs symptômes.

De tout ce que nous venons de dire, il résulte qu'il n'y a peut-être pas de cas où l'on ne puisse reconnoître une fracture du col du fémur, sinon dans les premiers jours, au moins quelque temps après l'accident. Lorsqu'il y a du doute, ce qui ne peut guère arriver que quand les fragmens ne sont point déplacés, on doit suspendre son jugement, et se conduire comme si l'on étoit sûr de l'existence de la fracture. On combat l'irritation, la douleur et le gonflement des parties molles, par les applications émollientes et anodines; on s'abstient de toute recherche imprudente, et l'on interdit au malade les mouvemens du membre affecté et même ceux du corps. Le doute sera bientôt dissipé; car si la fracture existe, la cuisse ne tardera pas à se raccourcir, et la pointe du pied à se tourner en dehors; et si elle n'existe pas, le membre conservera sa longueur et sa rectitude naturelles, et lorsque l'irritation et la douleur seront dissipées, le malade pourra fléchir la cuisse sur le bassin, la jambe étant étendue.

Tous les auteurs et tous les praticiens s'accordent à regarder la fracture du col du fémur comme une des plus graves ; mais les uns pensent qu'il est impossible d'en obtenir la guérison, et les autres, qu'on ne peut la guérir sans raccourcissement du membre. Pour apprécier ces opinions, il faut en considérer les motifs ; alors, seulement, nous pourrons indiquer les règles d'après lesquelles on doit former son prognostic.

Ceux qui ont regardé la réunion des fragmens de la fracture du col du fémur comme impossible, ont cité des faits que nous examinerons bientôt, et les uns ont expliqué l'évènement par une prétendue *dilution* du suc osseux, par la synovie ; les autres, par le défaut d'un périoste dont les lames puissent acquérir la solidité de l'os. On voit que ces opinions sont précisément celles qu'on avoit embrassées sur la formation du cal, et l'on sent combien il seroit aisé aujourd'hui de les réfuter. L'observation a déterminé ce que l'on doit penser du prétendu suc osseux, et de l'influence du périoste sur la réunion des fractures ; et si cette dernière raison avoit toute l'importance qu'on lui attribuoit, elle ne seroit d'aucune valeur dans le cas dont il s'agit, puisque la couche fibreuse, qui se réfléchit du point d'insertion du ligament capsulaire, et qui enveloppe toute la longueur du col du fémur, peut être considérée comme le périoste de cette partie, et qu'elle en remplit les fonctions à son égard.

Cependant, on a vu des fractures du col du fémur qui ne se sont point réunies, et l'on a même observé que, dans ces cas, le fragment supérieur étoit usé, détruit presqu'en entier, et l'articulation remplie d'une matière sanieuse et grasse. Nous avons observé nous-mêmes des faits de cette nature, et notamment dans une occasion où non-seulement nous avons remarqué cette destruction de la plus grande partie du fragment supérieur, mais où nous avons trouvé, dans l'articulation, des débris osseux mêlés à la sanie huileuse qu'elle contenoit. Il est à remarquer que cette destruction est bien différente de celle des parties osseuses qui sont dans le voisinage des anévrismes, ou de toute autre tumeur agitée de mouvemens alternatifs. Dans ce dernier cas, la destruction des parties osseuses, quoiqu'on n'en connoisse pas bien les moyens, est sûrement le produit de l'action vitale, puisqu'elle ne laisse point de résidu ; mais, dans le premier, elle est évidemment due à un procédé mécanique, dont les effets supposent une diminution notable des propriétés vitales dans les parties qui l'ont éprouvée. Nous ferons observer encore que, dans aucun autre cas de fractures, soit de celles où l'on ne peut que très-difficilement maintenir les fragmens dans une parfaite immobilité, comme celle de la partie supérieure du fémur, par exemple ; soit de celles qu'on a négligé de contenir aussi exactement qu'il étoit possible, que dans aucun de ces cas, dis-je, on n'observe de phénomène semblable : si les mouvemens des fragmens ont été fréquens, la consolidation peut être empêchée, et la réunion n'avoir lieu que par une substance intermédiaire fibreuse ; il peut se former, enfin, une articulation contre-nature ; mais, si l'on excepte quelques cas rares de fractures du col de l'humérus, jamais les fragmens ne s'entre-détruisent, ne s'usent, et l'on ne trouve jamais leurs bouts respectifs environnés des débris de leur propre substance, comme on l'observe dans le cas qui nous occupe.

Il est encore remarquable que les exemples que l'on cite de fractures du col du fémur, qui n'ont point été consolidées, ont été tirés de personnes très-âgées : les exemples que nous en avons vus avoient également pour sujet des personnes avancées en âge ; nous ajouterons même que presque tous offroient des symptômes assez évidens de scorbut. Des faits de cette nature peuvent-ils servir à fonder une opinion sur la possibilité de la réunion de telle ou telle fracture ; et les sujets de ces observations n'étoient-ils pas dans des conditions défavorables à la guérison de toute solution de continuité des parties dures ?

Enfin, nous remarquerons que toutes les observations de ce genre ont été faites dans un temps où les procedés propres à contenir les fragmens de la fracture du col du fémur étoient défectueux ; ou elles ont été recueillies par des praticiens qui, étant persuadés que cette fracture ne pouvoit pas se consolider, n'avoient pris sans doute aucune précaution pour la contenir. Or, si faute d'avoir contenu exactement les fragmens de toute autre fracture, on a vu souvent s'établir entr'eux une articulation contre-nature, pourquoi la même cause n'auroit-elle pas empêché la réunion dans les cas dont il s'agit ? Effectivement, cette même cause a produit quelquefois des effets analogues, et donné lieu à l'articulation contre-nature des fragmens de la fracture du col du fémur : on a des exemples de réunion de ces fragmens, par une substance intermédiaire de nature fibreuse, que l'on a prise mal-à-propos pour le résultat d'une dégénération de la substance osseuse; tantôt on a trouvé cette substance intermédiaire occupant toute la largeur des surfaces mutuelles de la fracture, et tenant lieu de la continuité de l'os; d'autres fois, on l'a trouvée n'occupant qù'un espace borné, et formant une sorte de ligament, qui réunissoit cependant les fragmens d'une manière solide. Enfin, dans les cas où les frottemens réitérés des fragmens ont produit la destruction de la plus grande partie de l'une des deux pièces, on trouve assez généralement le périoste du col du fémur, ou plutôt l'expansion de la capsule qui recouvre le col, épaissie et d'une consistance vraiment ligamenteuse; et ce qu'il y a de remarquable, ce moyen d'union a suffi quelquefois pour soutenir les pièces pendant plusieurs années, et permettre aux sujets de marcher. Il est essentiel d'observer que les praticiens qui ont vu un plus grand nombre de ces réunions médiates par une substance intermédiaire, sont aussi ceux qui ont employé les moyens les moins capables de contenir exactement les fragmens de la fracture; et cette remarque donne lieu à la juste appréciation de l'opinion dans laquelle ils ont été, que la réunion des fragmens de la fracture du col du fémur, n'avoit jamais lieu que de cette manière. L'analogie qui existe entre ce phénomène et celui que présente constamment la réunion des fragmens de la fracture de la rotule, amène cette conclusion, que les difficultés qu'on éprouve pour contenir exactement les fragmens de la fracture du col du fémur, rendent la formation d'une articulation contre-nature, bien plus facile dans ce cas que dans tout autre.

18..

Aux observations de fractures non consoli-dées, dont le nombre n'est pas grand, on peut en opposer de bien plus nombreuses, où la consolidation immédiate s'est opérée; les collections publiques, les cabinets de pathologie, sont remplis de pièces qui attestent la possibilité du fait : à la vérité, la réunion des fragmens n'a pas lieu avec la même régularité que l'on observe assez souvent aux fractures de la partie moyenne d'un os long, peu exposées à des mouvemens capables de déranger la coaptation des fragmens; mais nous verrons bientôt à quoi tient cette différence : contentons-nous de remarquer pour le moment la réunion de la fracture du col du fémur, prouvée par l'inspection anatomique.

Outre la principale artère nourricière qui pénètre dans le fémur par sa face postérieure, cet os en reçoit un grand nombre d'autres moins considérables, qui pénètrent dans le tissu spongieux de ses extrémités, et qui rampent quelque temps à sa surface, dans l'épaisseur des parties molles environnantes; le tissu fibreux, qui se réfléchit de la capsule *iléo-fémorale* et qui enveloppe le col du fémur, en renferme un grand nombre qui pénètrent dans cette partie de l'os, et le ligament inter articulaire, appelé *rond*, contient aussi quelques rameaux artériels, qui lui viennent du fond de la cavité cotyloïde, et qui pénètrent dans la tête du fémur. D'après cette disposition, la nutrition de la tête et du col du fémur a lieu par le moyen des vaisseaux renfermés dans le ligament rond et dans le prolongement fibreux de la capsule qui enveloppe le col, et mieux encore, par les communications du réseau ca-

pillaire que forment ces mêmes vaisseaux, avec
les ramifications de ceux qui alimentent le reste
de l'os; communications qui ont lieu sur-tout à
travers le tissu même du fémur. Quand la fracture a lieu à la base du col de l'os, et au-dehors
de la capsule, elle ne diffère en rien de toute
autre fracture, sous le rapport de la vitalité
respective des deux fragmens : le réseau vasculaire intérieur de l'un et de l'autre est également
en communication avec les capillaires artériels
des parties molles environnantes, et, à cet
égard, ils jouissent également des conditions
propres à leur réunion. Mais quand la fracture a lieu dans l'intérieur de l'articulation, le
fragment supérieur se trouve bien plus isolé
que l'inférieur, et sa nutrition est plus ou
moins languissante, suivant que l'expansion
fibreuse de la capsule *iléo-fémorale* a été plus
ou moins déchirée : elle est presque nulle,
quand cette expansion a souffert une solution
de continuité complète, et que le fragment supérieur n'est plus alimenté que par les rameaux artériels peu nombreux, qui accompagnent le ligament rond jusqu'à la tête du
fémur. Aussi remarque-t-on sur les pièces pathologiques de fractures du col du fémur non
réunies, que c'est le fragment supérieur qui a
été usé, et plus ou moins complètement détruit,
tandis que l'inférieur est gonflé et présente des
végétations osseuses stalactiformes, qui annoncent de sa part le libre exercice des propriétés
vitales; on voit même, dans les pièces anatomiques de fractures du col du fémur réunies,
que le gonflement du fragment inférieur est
remarquable, et que ces mêmes végétations
embrassent, environnent en partie le fragment

supérieur ; en sorte que le premier semble avoir
fait presque seul les frais de la réunion. Or,
les fractures de la base même du col du fémur
qui correspondent au-dehors de la capsule,
sont les plus rares ; celles qui sont renfer-
mées dans l'articulation sont bien plus communes ; mais il n'arrive pas souvent que l'expansion fibreuse qui enveloppe le col de l'os
soit entièrement déchirée ; la capsule s'y oppose,
en ne permettant qu'un déplacement médiocre
des fragmens ; d'où l'on peut conclure que le
plus souvent cette fracture doit avoir besoin
seulement de plus de temps qu'une autre pour
se consolider ; ce que l'observation confirme
pleinement.

Quant à l'opinion de ceux qui pensent qu'il
n'est pas possible de guérir cette fracture sans
difformité, pour l'apprécier à sa juste valeur,
il suffit de jeter un coup-d'œil rapide et général sur les procédés qui ont été mis en usage
à diverses époques, et les comparer avec les
principes généraux du traitement des fractures.

On peut distinguer tous les procédés qui ont
été mis en usage pour le traitement de la fracture du col du fémur, en ceux qui sont simplement contentifs, en ceux qui consistent dans des
réductions fréquentes des fragmens, et en ceux
dans lesquels on soumet le membre à l'action
d'une puissance extensive permanente.

Les moyens contentifs ordinaires des fractures, qui n'agissent qu'en entourant l'os fracturé d'une résistance égale dans tous les points
de sa circonférence, ne pourroient point avoir
de succès dans ce cas, parce que l'emploi de
ces moyens suppose la possibilité d'étendre

leur action sur les deux fragmens ; or, ceux
de la fracture du col du fémur sont situés
trop profondément pour qu'une compression
circulaire puisse agir également sur le supérieur et l'inférieur. Ainsi, sans entrer dans aucun détail sur la manière particulière d'agir du
spica, du bandage roulé, du bandage à dix-huit
chefs, des fanons, des attelles, soit de bois,
soit de fer-blanc, des écussons de carton et de
buffle, etc., dont les uns, sans assujettir aucu-
nement même le fragment inférieur, n'agissent
que sur les muscles de la cuisse, dont ils bornent l'action en les comprimant, et dont le plus
grand nombre ne jouit pas même de ce foible
avantage; sans nous arrêter sur cet objet, qui
appartient exclusivement à l'histoire de l'art,
on sent bien que des moyens de cette nature ne
pourroient rien opposer à l'action des causes qui
opèrent le déplacement des fragmens de cette
fracture.

L'inutilité constante des moyens du premier
genre en fit abandonner l'emploi; et comme
tout raccourcissement à la suite d'une fracture
ne peut être que le produit de l'action des muscles, dont l'effort est essentiellement alternatif,
on pensa que l'extension fréquemment répétée
du membre, en fatigant les muscles, rendroit
leur action presque nulle, et produiroit enfin
une coaptation durable. Cette méthode, adoptée par des hommes du plus grand mérite, et
approuvée par l'Académie de Chirurgie, fut
la seule employée pendant quelque temps : elle
est un témoignage authentique de l'inutilité
des moyens purement contentifs employés jusqu'alors ; et il ne faut pas un grand effort de
génie pour sentir qu'à cette époque on avoit

totalement perdu de vue les principes relatifs à cette partie de la chirurgie-pratique, quoiqu'ils fussent connus depuis long-temps ; il n'existoit plus alors de méthode propre au traitement de cette fracture. En effet, peut-on appeler de ce nom une conduite, la plus propre de toutes à empêcher la réunion des fragmens, et à provoquer la formation d'une articulation artificielle ? M. le professeur *Sabatier* a vu des fractures traitées par cette méthode, n'être pas réunies au bout de six, de huit, et même de dix mois; il a même vu, dans ces cas, les fragmens en grande partie détruits dans le point de leur contact mutuel, quoique les malades n'eussent point bougé du lit, et eussent été incapables de faire aucun mouvement. Assurément, les guérisons défectueuses obtenues malgré l'emploi d'un semblable moyen, ne peuvent rien faire préjuger sur tout autre procédé, et sur la possibilité de guérir cette fracture sans raccourcissement du membre; mais elles peuvent au moins servir à prouver sans réplique la possibilité de la réunion des fragmens : s'ils se sont réunis malgré les mouvemens qui leur étoient perpétuellement imprimés, soit par l'action musculaire, soit par le chirurgien, et si leur réunion a acquis, même sur des sujets très-vieux, tout autant de solidité que celle de toute autre fracture traitée sur des principes plus raisonnables, il reste démontré qu'il n'y a que des raisons particulières qui puissent s'opposer à cette réunion, dans les cas où l'on maintiendra les fragmens dans le repos, que l'on n'a garde de troubler dans le traitement de toute autre fracture.

Quant aux moyens extensifs, imaginés de

puis une époque très-reculée, et variés d'une infinité de manières, il suffit de ce que nous avons dit jusqu'ici et de la moindre réflexion, pour sentir qu'ils sont les seuls admissibles dans le traitement de la fracture dont il s'agit. Nous analyserons plus bas leur manière d'agir, et cette analyse nous fera connoître quels sont, parmi ces moyens, ceux qui peuvent conduire plus sûrement au but qu'on se propose en les employant.

De tout ce que nous avons dit jusqu'ici sur le pronostic de la fracture du col du fémur, on peut conclure que cette fracture est plus fâcheuse que celle du reste du même os, en ce qu'elle est plus difficile à maintenir réduite ; qu'elle est en général susceptible de réunion, sur-tout dans les sujets jeunes et sains, mais plus facilement, quand elle a lieu près de la base du col, que quand elle est située près de la tête de l'os ; que la vitalité languissante de l'un des fragmens, et l'impossibilité de s'assurer si leur coaptation est exacte, rendent leur consolidation plus longue, et peuvent faire varier le temps nécessaire à une réunion solide ; que le défaut de moyens propres à maintenir le membre dans sa longueur et dans sa rectitude naturelles, et les fragmens dans l'immobilité convenable, peuvent donner lieu à leur réunion par une substance intermédiaire ; enfin, que la situation de la fracture près de la tête du fémur, le déchirement complet du prolongement de la capsule qui enveloppe le col de l'os, le grand âge du sujet, et sur-tout l'état maladif de la constitution, par l'une des diathèses qui agissent sur le système osseux, peuvent rendre sa guérison absolument impossible, et que, dans ces cas, l'un des frag-

mens est plus ou moins détruit par les frottemens que l'autre exerce sur lui, et qu'il s'établit alors une maladie de l'articulation, qui
contribue à la perte du sujet. On sent aisément
que nous faisons abstraction ici de toute complication étrangère à la fracture, et qui peut la
rendre plus ou moins grave, indépendamment
de ses circonstances propres.

On s'accorde à dire que rien n'est plus simple
que la réduction de la fracture du col du fémur: si l'on entend par là seulement la facilité
avec laquelle on peut rendre au membre sa longueur et sa direction naturelles, la proposition
est vraie; mais si le mot réduction doit se prendre
ici dans toute l'étendue de son acception, l'assertion est fausse. Dans la fracture de la partie
mitoyenne du fémur, lorsqu'on exerce l'extension et la contre-extension, la tension uniforme de toutes les parties molles règle la situation et l'espace que chacune doit occuper;
l'os et ses fragmens suivent la même loi, et les
portions du périoste, encore entières, peuvent,
par l'effet de cette tension, assembler les pièces
avec assez d'exactitude, pour leur donner
absolument la même position qu'elles avoient
avant le déplacement. Mais dans la fracture
du col de cet os, où les fragmens ne sont point
parallèles à la ligne de direction des puissances extensives et contre-extensives, l'intégrité
de quelques portions de la couche fibreuse,
qui fait l'office de périoste, ne peut pas favoriser la coaptation. Pour que cette couche fibreuse pût produire cet effet, il faudroit
qu'elle eût conservé toute son intégrité, ce
qui doit être extrêmement rare. L'extension
du membre, portée au point de lui rendre

toute sa longueur, et le mouvement de rotation en dedans, qu'on lui fait exécuter pour
ramener la pointe du pied à sa rectitude naturelle, mettent certainement en contact les
deux fragmens, et l'on peut même être assuré
alors qu'ils se correspondent par leur surfaces fracturées; mais comme on ne peut agir
que sur le fragment inférieur, que ce fragment
peut d'autant plus facilement imprimer des
mouvemens au fragment supérieur, que ce
dernier jouit d'une grande mobilité dans la cavité cotyloïde, il s'ensuit que l'acte même de la
réduction, qui rétablit la situation et la direction du fragment inférieur, peut faire varier
les rapports de ce fragment avec le supérieur;
variations que l'on ne peut ni connoître ni estimer, à cause de l'épaisseur des parties molles
qui recouvrent le lieu de la fracture. On n'a
donc que la comparaison de la longueur et de
la direction du membre malade avec celui du
côté sain, pour juger de l'état des choses, et,
comme on le voit, ces moyens sont insuffisans.
Qu'on n'imagine pas, cependant, que cette
difficulté, qui tient à la structure de la partie,
donne lieu, comme on l'avoit cru, à des conséquences d'une certaine importance par rapport à la guérison : quand on a rempli les deux
indications fondamentales de la réduction,
c'est-à-dire, quand on a exécuté l'alongement
du membre et sa rotation en dedans, il est indubitable que les deux fragmens sont en contact; leurs rapports peuvent n'être pas très-
exacts, ils peuvent même ne se toucher que par
un espace médiocre, mais leur contact suffit
pour obtenir la consolidation ; seulement, elle
est plus longue à s'accomplir, et les fragmens

ont besoin de plus de temps pour s'unir d'une manière solide (1).

Malgré le grand nombre de muscles qui entourent cette fracture, et dont l'action est la cause principale du raccourcissement du membre, il ne faut pas un grand effort pour rétablir les fragmens dans leurs rapports naturels, et pour redonner au membre sa longueur et sa rectitude naturelles ; et c'est sans doute ce que l'on a voulu exprimer quand on a parlé de la facilité avec laquelle on opère la réduction en pareil cas. En effet, il suffit pour cela, le malade étant couché sur un plan horizontal, de charger un aide d'assujettir le bassin, en appuyant fortement la paume de ses mains sur les crêtes iliaques, tandis qu'un second aide, saisissant le pied de la manière qui a déja été indiquée ailleurs, fait une légère extension sur cette partie, imprimant en même temps à tout le membre un mouvement de rotation en dedans. Pour faciliter ce dernier point de la réduction, l'opérateur, placé au côté externe du malade, doit soulever en même temps le grand trochanter, et le diriger en devant, pour faire

---

(1) Quoiqu'*Hippocrate* n'ait pas parlé nominativement de la fracture du col du fémur, il n'est guère possible de douter, d'après plusieurs passages de l'article où il traite des fractures de cet os, qu'il n'en ait observé les phénomènes. Il n'est même pas sûr si le passage suivant n'est pas fondé sur l'observation positive de la maladie dont il s'agit : « *Sed et omnia ossa tardiùs corroborantur, si non* » *secundùm naturam posita fuerint, itemque ea quæ* » *non in eâdem figurâ quiescunt; et calli quoque debi-* » *liores ipsis obducuntur.* » Vers. *Vanderlindenii,* lib. *de Fract.* XXV.

cesser la tension de la partie postérieure de la capsule. L'expérience a démontré qu'en appliquant ainsi l'extension et la contre-extension à une grande distance du point fracturé, il suffit d'une force médiocre; elle démontre pareillement l'inutilité du conseil donné par quelques praticiens, de ramener la partie supérieure de la cuisse en dehors, par le moyen d'une pression exercée sur la partie la plus élevée de sa face interne, dans l'intention d'éviter le frottement des deux fragmens, et de les éloigner l'un de l'autre pendant l'extension : nous avons vu précédemment, que le déplacement ne peut pas être fort étendu quand la fracture a lieu dans l'articulation; et d'ailleurs, il n'existe pas de force considérable capable de ramener la totalité du fémur en dedans, et d'exposer ainsi les fragmens à un frottement notable et capable de nuire à leur coaptation.

Mais autant il est facile de ramener le membre à sa longueur et à sa rectitude naturelles, autant il est essentiel et tout-à-la-fois difficile de l'y maintenir : les fragmens ne se prêtant aucun appui mutuel, sont déplacés de nouveau par l'action des muscles, du moment qu'on cesse l'extension et qu'on n'oppose plus une résistance suffisante à la contraction de ces organes : la compression latérale de tout appareil qui n'agiroit qu'en opposant une résistance passive à la circonférence du membre, seroit ici sans utilité; la fracture est située dans un lieu trop élevé, pour que les deux fragmens puissent être embrassés par l'appareil; et les muscles qui coopèrent le plus efficacement au déplacement de la fracture, sont situés de manière que leur action ne peut être réprimée, ni par la compression du bandage roulé, ni par celle du spica.

La raison et l'expérience devoient bientôt suggérer aux praticiens observateurs, l'idée de continuer, par une force permanente, pendant tout le temps nécessaire à la consolidation de la fracture, l'extension et la contre-extension, au moyen desquelles on a replacé les fragmens dans leurs rapports naturels, et donné au membre sa longueur et sa rectitude naturelles.

C'est, en effet, ce que l'on a tenté, même à des époques très-reculées, et il est douteux que toutes les tentatives de ce genre soient parvenues jusqu'à nous (1); toujours est-il remarquable que les hommes les plus versés dans la

______

(1) Il est probable, par exemple, que l'on ne trouve pas dans *Hippocrate* tout ce qu'on savoit de son temps sur les moyens propres à maintenir réduites les fractures du fémur; c'est du moins ce qui semble résulter de plusieurs passages que nous rapporterons ici : « *Carnes deli-* » *gationem superabunt, non ab ipsâ superabuntur. In* » *eo igitur, de quo agitur, intensio valida fieri debet,* » *sic nullam ut in partem vertatur, nihilque deficiat....* » *Magnum enim dedecus est ac detrimentum, femur bre-* » *vius efficere... Sanum enim crus longius est, et id* » *redarguit. Quare utiliùs fuerit,* ut si quis malè curandus » *sit, ambo potiùs crura fracta habeat, quàm alterum* » *tantùm.* » De Fract. XXIII. Comment ce résultat au- roit-il pu paroître si honteux pour le chirurgien, s'il avoit été ordinaire? Dans le même livre, *Hippocrate* décrit un appareil à extension permanente, propre à la fracture de la jambe; comment la nécessité d'un moyen semblable pour celle de la cuisse auroit-elle échappé à l'observation, tandis qu'on auroit remarqué les cas, bien moins nom- breux, où il est nécessaire d'y recourir pour les fractures de la jambe ?

pratique ont tous senti la nécessité de continuer, pendant la durée du traitement, l'extension du membre, jusqu'à la parfaite consolidation de la fracture. Rien ne pouvant empêcher la tendance perpétuelle des muscles au
raccourcissement, il est de toute nécessité qu'ils
rapprochent leurs points d'attache lorsque ces
derniers sont devenus mobiles par l'effet d'une
solution de continuité ; or, une méthode par
laquelle on rend immobiles ces mêmes points
d'attache, est l'unique moyen qui puisse contre-balancer cette tendance permanente des
muscles, et prévenir ses effets. Voilà le but que
se sont proposé tous les bons observateurs ; la
méthode étoit trop clairement indiquée par la
nature des choses, pour qu'elle pût leur échapper ; ils n'ont différé que par les procédés
qu'ils y ont employés, et dont les variations
sont relatives aux lumières anatomiques et
à l'exactitude des bonnes observations cliniques. Si cette méthode, la seule efficace dans
le cas dont il s'agit, a pu tomber dans l'oubli,
c'est moins par l'impossibilité de la mettre en
pratique, que par les défectuosités des moyens
dont on s'est servi. Pour mettre ces deux propositions dans tout leur jour, nous allons
d'abord examiner si l'extension permanente est
praticable, et si le malade peut la supporter ;
nous rappellerons ensuite ce que nous avons dit
précédemment des conditions que doit réunir
tout appareil destiné à la pratiquer ; puis nous
rechercherons ces mêmes conditions dans les
divers moyens qui ont été inventés pour cet
usage.

Pour juger de la possibilité de pratiquer l'extension permanente sur un membre dont le col

du fémur est fracturé, il ne faut pas perdre de vue l'idée que nous venons d'énoncer, qu'il s'agit de rendre immobiles les fragmens, afin de s'opposer à la tendance perpétuelle des muscles au raccourcissement. Or, la force de laquelle dépend cette tendance n'est autre chose, dans l'ordre naturel, que l'élasticité ; cette propriété que l'on a désignée récemment sous le nom de contractilité de tissu, et qu'il ne faut pas confondre avec la contractilité proprement dite. Cette dernière est mise en jeu ordinairement dans les premiers jours de la fracture, par l'irritation ou par la crainte, et voilà pourquoi l'on éprouve une si grande résistance et l'on cause de si vives douleurs, lorsqu'on essaie de pratiquer la réduction pendant les cinq ou six premiers jours qui suivent immédiatement la fracture. Aussi ne doit-on jamais s'occuper de la réduction alors, et ce seroit commettre une grande faute que de s'obstiner à lutter contre l'action des muscles durant ce premier temps qui doit être consacré, au contraire, à combattre l'inflammation, le spasme, à résoudre les épanchemens sanguins, et à dissiper la crainte du malade. Après ce premier moment on n'a plus à lutter que contre l'élasticité des muscles ; elle seule entretient le déplacement des fragmens de la fracture ; aussi une force très-médiocre suffit alors pour opérer la réduction ; il est même évident que, dans ce dernier cas, l'action de la force qui rétablit peu-à-peu et graduellement les rapports naturels des fragmens, doit faire cesser complètement l'irritation que le déplacement des pièces osseuses pourroit long-temps entretenir.

En traitant, d'une manière générale, des

moyens propres à maintenir les fragmens dans leurs rapports naturels et à favoriser leur consolidation, nous avons réduit à cinq les conditions essentielles que doit réunir tout appareil destiné à pratiquer l'extension permanente.

1.º Éviter de comprimer les muscles qui passent sur la fracture, et dont l'alongement est nécessaire pour la réduction ;

2.º Distribuer les forces extensives et contre-extensives sur la plus grande surface possible ;

3.º Que le sens de leur action se rapproche, le plus possible, de la direction de l'axe du membre dont l'os est fracturé ;

4.º Que leur action soit lente et puisse être graduée à volonté, et presqu'insensiblement ;

5.º Que les points sur lesquels on place les lacs soient suffisamment garnis pour éviter toute compression trop dure ou inégale.

Nous rappellerons d'ailleurs ce que nous avons dit plusieurs fois, qu'il ne suffit pas qu'un appareil destiné à pratiquer l'extension continue sur la cuisse, maintienne le membre dans sa longueur naturelle, mais qu'il faut encore qu'il le maintienne dans sa rectitude naturelle, et qu'il l'empêche d'obéir à son propre poids et à l'action des muscles rotateurs qui tendent sans cesse à lui faire exécuter un mouvement de rotation en dehors. Il faut, en outre, que ces sortes d'appareils maintiennent les fragmens de la fracture dans la plus grande immobilité possible. Telles sont les conditions nécessaires dans les moyens propres à contenir la fracture du col du fémur ; voyons maintenant jusqu'à quel point ces conditions se trouvent réunies dans les appareils qu'on a proposés et employés, jusqu'à présent, pour contenir cette fracture.

3.   19

Parmi les divers moyens qu'on a destinés à
exercer autour de la fracture du col du fémur,
une action différente de celle des appareils simplement contentifs, les uns ne peuvent produire aucun bon effet et peuvent faire beaucoup de mal ; d'autres sont propres seulement
à rendre au membre sa longueur naturelle ;
d'autres ne sont dirigés que contre la rotation
du membre en dehors ; d'autres enfin sont destinés à lutter contre toutes les difficultés, et
sont plus ou moins propres à les surmonter.
Nous allons les examiner d'après cette manière générale de considérer leurs effets, re-
cherchant en même temps jusqu'à quel point
ils réunissent les conditions particulières que
nous avons déterminées.

Il faut placer au premier rang le moyen le
plus anciennement connu, décrit et blâmé tout
à-la-fois par *Hippocrate*, et qui consistoit à lier
le pied à une pièce transversale fixée aux pieds
du lit : « *Neque*, dit-il, *ad rectitudinem quic-*
» *quam prodest, sed etiam obest. Dum enim*
» *vertitur reliquum corpus aut hac, aut illac,*
» *nihil prohibebit vinculum illud, quo minus*
» *et pes, et ossa pedi annexa* (1), *reliquum*
» *corpus sequantur.* Imò si pes alligatus non
» fuisset, minus distorqueretur (2). » On ne
peut rien ajouter à ce peu de mots, et leur valeur n'est pas altérée par les changemens que

____

(1) Ce procédé décrit par *Hippocrate* n'étoit d'abord
destiné qu'aux fractures de la jambe ; mais nous rappor-
tons ici son opinion, parce qu'elle répond très-judicieu-
sement à l'usage qu'on a voulu faire de ce même moyen
dans les fractures de la cuisse.

(2) *Lib. de Fract.* XXXII.

ce procédé a subis avec le temps ; c'est le même que *Guy-de Chauliac* décrit d'après *Rogerus ;* seulement il a quelques imperfections de plus , en ce que l'extension qui manque d'une force opposée qui en contre-balance les effets, l'extension, dis-je, est exercée par le moyen d'un plomb suspendu à un lac fixé au bas de la jambe, et réfléchi par une poulie ; la continuité d'action de ce moyen , en entraînant tout le corps vers les pieds du lit, lui donne tous les inconvéniens reprochés par *Hippocrate,* et à un degré beaucoup plus considérable.

Il faut placer au même rang l'extension permanente ; telle qu'on la pratiquoit encore au temps de *Petit* et même de *Desault,* avant sa belle et ingénieuse invention : les lacs d'extension et de contre-extension fixés, les uns aux pieds du lit , les autres au chevet ou aux parties latérales , comme le conseille *Heister,* ces lacs, dis-je, dont les supérieurs supportent tout le poids du corps, sont bientôt relàchés, et n'agissent pas long-temps sur la longueur du membre, tandis qu'ils sont d'ailleurs incapables de remplir aucune autre indication essentielle , pas même de maintenir l'alongement du membre. Les changemens que *Petit* conseilla par rapport à la situation du lac extensif, ne rémédioient à aucun des inconvéniens de ce procédé. *Desault* en avoit introduit un plus essentiel, en attachant le lac de la contre-extension à un bandage de corps ; car, quoique la compression que cette partie de l'appareil exerçoit sur la poitrine fût fort gênante, elle n'approchoit pas des inconvéniens d'un lac placé dans l'aine, qui ne tardoit pas à déchirer la peau, à moins que son action ne fût nulle.

Il faut placer sous le second chef, c'est-à-dire au nombre des moyens à extension continue, dont les auteurs semblent s'être proposé cette seule indication, sans songer à celle de prévenir la rotation en dehors ; il faut placer, dis-je, le lit d'*Hippocrate*, tel qu'il est décrit par *Galien*, les différens *glossocomes*, le procédé de *Fabrice de Hilden* (1), la machine de *Belloc*, et celle de *Gooch* changée par *Aitken*. Dans chacun de ces moyens, non-seulement on ne voit que l'intention d'alonger le membre, sans que rien puisse prévenir sa rotation en dehors, tout aussi importante à empêcher que son raccourcissement, mais encore la plupart des conditions particulières dont nous avons parlé ci-dessus sont manquées ; l'extension, il est vrai, est faite dans un sens presque parallèle à l'axe du membre, et par des degrés insensibles ; mais les muscles qui passent sur la fracture sont comprimés, les forces extensives et contre-extensives sont concentrées sur un petit espace, et les parties qui en supportent l'action ne sont pas assez matelassées. Quelques-uns même, tels que ceux de *Belloc* et de

---

(1) Nous ne pouvons nous dispenser de relever ici une erreur historique dans laquelle on est tombé. *Hildanus* recommande pour les fractures de la partie inférieure et du milieu du fémur une attelle brisée, susceptible d'alongement par le moyen d'une double vis, et qui, placée à la face interne de la cuisse, fait l'extension par le moyen de deux courroies qui se fixent au-dessus et au-dessous du genou, et la contre-extension en s'appuyant par son extrémité supérieure contre l'os pubis. Mais il ne faut pas confondre ce moyen avec son attelle de fer battu, dont il recommande l'usage pour les fractures de la partie supérieure du même os, et dont nous parlerons bientôt.

Gooch, ont un inconvénient qui ne se trouve
pas dans les autres ; l'extension prise des deux
côtés du genou et du pied, ou du genou seulement, n'est contre-balancée que par la région
de l'ischion sur laquelle la contre-extension
se trouve concentrée, en sorte que ce seul
point supporte l'effort réuni des deux pièces
latérales qui résistent au raccourcissement du
membre (1).

Il n'existe qu'un seul procédé connu, dans
lequel l'auteur se soit proposé exclusivement de
s'opposer à la rotation du membre en dehors.
Personne n'a mieux connu que *Bruninghausen*
l'importance de cette indication ; mais la remarque qu'il en avoit faite lui a fait trop négliger celle de s'opposer au raccourcissement,
qu'il n'a pas même songé à prévenir ; il regarde
comme si important le soin de ramener la
pointe du pied en dedans, qu'il donne à cette
seule manœuvre le nom de *réduction ;* tous ses
efforts tendent vers ce but ; c'est son unique
soin : « C'est là, dit-il, la partie la plus essen-
» tielle du traitement, et c'est celle à laquelle
» on a fait le moins d'attention. » Il faut convenir, comme nous le verrons bientôt, qu'il

---

(1) Nous n'avons pas compris *Avicenne* parmi les auteurs anciens qui ont indiqué l'extension continuelle,
parce que le passage dans lequel on a cru en reconnoître
le précepte, ne nous paroît contenir que des idées relatives à la situation à donner au membre après l'application de l'appareil, à la roideur que contracte l'articulation du genou pendant le traitement, et à la nécessité de
situer, pour cette raison, la jambe dans l'extension ou
dans la flexion, selon l'habitude du malade en état de
santé. *Vid. t. II, lib. IV, fen. V, tract. II, cap. V ;
et lib. IV, fen. V, tract. III, cap. IV.*

semble que tous les praticiens aient oublié, dans le traitement de la fracture du col du fémur, la tendance du membre à la rotation en dehors, quoique personne n'ait négligé cette circonstance dans la formation du diagnostic, et qu'elle soit même le signe de cette fracture qu'on a le plus discuté et approfondi.

Pour bien apprécier l'intention de l'auteur, déja bien manifeste dans les expressions que nous venons de citer, il faut considérer la courbure du fémur en arrière, et la largeur de son extrémité inférieure : à la faveur de cette conformation, lorsque les cuisses sont rapprochées au point que les condyles internes des deux fémurs se touchent, la portion de ces os qui est immédiatement au-dessus du point du contact, se trouve en même temps au-devant de ce même point ; en sorte que le membre étant ramené dans la rotation en dedans, et lié à celui du côté opposé immédiatement au-dessus du genou, la rotation en dehors est empêchée, soit par la résistance que les condyles de la cuisse saine opposent à ceux de la cuisse malade, qui tendent à passer en dedans, parce que la partie moyenne et la plus courbée du fémur ne peut pas se porter en dehors, retenue par la ligature ; soit par la résistance que la partie postérieure de la capsule iléo-fémorale oppose à l'extrémité supérieure du corps de l'os. Dans ce mécanisme, il faut considérer le fémur comme un double levier du second genre, dont la partie mobile, celle à laquelle seroit appliquée la puissance, seroit le point le plus arqué de l'os ; celui précisément sur lequel on applique la ligature ; le point d'appui de ces deux leviers confondus répondroit, pour l'un, à l'extrémité postérieure du condyle interne, et pour l'autre, à une égale distance de la face externe du grand trochanter et de la surface de la fracture ; enfin la résistance représentée par le poids du membre, doit être supposée à une égale distance des points extrêmes et du point de concours des deux leviers.

Pour donner plus de stabilité à sa ligature, l'auteur de ce procédé l'engageoit dans l'extrémité inférieure d'une attelle de cuir, dont l'extrémité supérieure étoit fixée autour du bassin. Enfin, pour empêcher la flexion du membre, *Bruninghausen* lioit ensemble les deux pieds. Ces deux dernières circonstances ne peuvent pas ajouter grand'chose à la principale intention qu'il se propose ; aussi les néglige-t-il pour peu qu'il devienne utile de le faire, sans craindre que son procédé doive en être moins propre à remplir ses intentions. On sent d'ailleurs combien elles sont peu propres à pratiquer l'extension, à laquelle il ne les destinoit pas, comme on l'a prétendu.

Il faut convenir qu'il n'a encore été rien inventé de plus propre que ce procédé, à ramener le membre en dedans et à l'y maintenir ; mais il est fort douteux que la compression indispensable, continuelle et très-forte que le côté interne de chaque genou subit pendant tout le traitement, soit facile à supporter ; les exemples que l'auteur a publiés, dans l'intention de prouver l'utilité de ce procédé, ne sont pas propres à dissiper ce doute. D'un autre côté, pour négliger totalement l'extension, tandis qu'on emploie une force considérable et continuelle à maintenir la rotation en dedans, il faut que la fracture soit renfermée dans la capsule, sans quoi l'effort habituel de rotation pourroit augmenter le déplacement du fragment inférieur, et lui donner une direction vicieuse.

D'après cette analyse, on voit combien ce procédé diffère de tous les autres, et sur-tout de l'attelle de fer battu de *Fabricius Hildanus*, à laquelle on l'a comparé sans raison, et que *Fabrice* ne destinoit même pas à la fracture du col du fémur; il raconte l'avoir inventée pour déprimer la saillie que formoient en avant et en dehors les fragmens d'une fracture située *au-dessous des trochanters*, et dont le cal avoit été violenté. La moindre attention suffit pour se convaincre également qu'*Albucasis* n'a eu aucune idée de ce procédé, ni de rien qui lui ressemble (1).

Enfin, on peut citer deux procédés, dont les auteurs paroissent avoir senti toutes les difficultés du traitement et ont cherché à les surmonter; celui de *Vermandois* et celui de *Desault* (2). Le premier, chirurgien fort modeste et doué d'un excellent jugement, dès l'année 1777, avoit employé un appareil, qui, s'il n'atteignoit pas le but, portoit des marques évidentes de l'intention de remplir toutes les indications essentielles. L'auteur avoit bien senti la difficulté de s'opposer à la rotation du membre en dehors, et il regardoit des attelles très-larges comme propres à

____

(1) Pour entendre les expressions de cet auteur, dans lesquelles on a cru trouver des traces de la ligature mutuelle des deux pieds, qui d'ailleurs ne constitue pas la méthode de *Bruninghausen*, il faut comparer le chapitre de la fracture de l'humérus avec celui de la fracture du fémur.

(2) *Voyez* OEuv. path.

la rendre au moins plus difficile. Il connoissoit la nécessité d'agir parallèlement à l'axe du membre, et son lien extensif, placé au-dessus des malléoles, étoit lié aux deux attelles. La contre-extension étoit exercée par les deux attelles, dont l'externe étoit engagée dans un godet fixé à une ceinture de cuir, et l'interne étoit reçue dans un autre godet de fer fixé au sous-cuisse de la même ceinture. Dans la suite il eut l'idée de faire la contre-extension plus simplement, par le moyen d'une bande passée dans l'aine et ramenée obliquement vers l'extrémité supérieure de l'attelle externe, pour y être fixée au moyen d'un crochet.

On voit que ce procédé diffère extrêmement peu de celui de *Desault*, qui ne s'en distingue que par la direction oblique des deux chefs du lac extensif que l'on ramène vers l'extrémité inférieure de l'attelle externe.

Ces deux praticiens ont la gloire d'avoir senti les premiers, que pour pratiquer avantageusement l'extension continue, il falloit un procédé simple, qui agît aux deux extrémités du membre, qu'il fît, pour ainsi dire, une seule pièce de tout le membre et du bassin, et qu'il exerçât son action le plus parallèlement possible à l'axe de la partie. Mais l'un d'eux a mieux senti que l'autre la nécessité de prévenir la rotation du membre en dehors ; *Vermandois* n'a pas atteint le but, mais il s'en est occupé ; *Desault*, au contraire, semble avoir totalement oublié cette indication principale ; car non-seulement son appareil ne s'oppose pas à la rotation en dehors, mais encore il la provoque, attendu que la direction du lac extensif ramène le bout inférieur de l'attelle

externe vers la partie antérieure du pied , et
charge, par conséquent, cette partie, de tout le
poids du bandage. Ils ont l'un et l'autre assuré
la stabilité des fragmens, autant qu'il est possible , dans cette fracture , en employant un
appareil léger , indépendant du lit du malade ,
de manière que ce dernier puisse être déplacé
commodément pour satisfaire à ses besoins naturels. Ils ont également appliqué au membre
des forces suffisantes pour vaincre sa tendance
au raccourcissement; mais ces forces ne peuvent être graduées à volonté et d'une manière insensible. Enfin , leurs forces extensive et contre-
extensive ne sont pas distribuées sur une surface
assez étendue, et les parties qui sont soumises
à leur action ne sont pas suffisamment matelassées.

Tel est l'état de la science à cet égard (1), et
l'on peut voir maintenant l'une des principales
raisons pour lesquelles l'extension permanente
a été pratiquée sans succès , et même abandonnée entièrement par des praticiens du plus
grand mérite : on ne connoît pas jusqu'à présent de procédé qui réunisse les conditions
sans lesquelles on n'obtiendra jamais que des
avantages médiocres de l'application de cette

---

(1) Si nous avons omis de faire mention de quelques
autres procédés inventés de nos jours, dans l'intention de
perfectionner la méthode de l'extension permanente , ce
n'est pas que nous ayons voulu commettre une injustice ,
et priver de la part de gloire qui leur appartient, ceux
qui font des efforts utiles pour les progrès de l'art. Mais
la manière d'agir de ces procédés se rapportant à celle des
procédés de *Vermandois* ou de *Desault,* dont ils sont
des imitations plus ou moins ingénieuses , ce que nous
avons dit des uns s'applique également aux autres.

méthode. Nous avons essayé de réunir toutes les conditions essentielles, dans un procédé que nous avons eu de fréquentes occasions d'employer, et nous pouvons assurer que s'il n'a pas tous les avantages que l'on desire de trouver dans des moyens de ce genre, au moins a-t-il celui de réunir le plus grand nombre des conditions nécessaires pour remédier, d'une manière constante, aux divers déplacemens des fragmens; que s'il n'a pas toute la simplicité convenable pour le rendre d'un usage commun, au moins jouit-il d'une stabilité et d'une exactitude qu'on chercheroit en vain dans les procédés connus jusqu'à présent.

Ce procédé consiste dans l'emploi méthodique d'un moyen mécanique qui se compose d'une attelle, d'une semelle, et d'un sous-cuisse.

L'attelle, longue de quatre pieds, large de trois travers de doigt, épaisse de quatre à cinq lignes, est construite avec un bois dur et peu flexible. Dans la moitié environ de sa longueur, cette attelle présente une fente large d'environ un demi-pouce, dont l'extrémité est recouverte d'une garniture de fer. Cette garniture représente les trois côtés d'un carré long. Les côtés de cette garniture embrassent les bords de l'attelle, et y sont fixés par des clous à vis. Le côté mitoyen présente dans sa partie moyenne un tourillon percé d'une ouverture ronde, lisse, dans laquelle tourne librement l'extrémité d'une vis de rappel, ou sans fin, qui règne dans toute la longueur de la fente de l'attelle, et dont l'autre extrémité appuie et tourne sur le fond de cette fente garni d'une plaque de fer. La partie de la vis qui dépasse le tourillon, est carrée et s'engage dans une clef à manivelle qui sert à faire tourner la vis. Cette vis traverse un écrou mobile, logé dans la fente de l'attelle, et aux extrémités duquel se trouvent deux plaques carrées qui glissent sur les faces de l'attelle. Les deux plaques et l'écrou sont percés d'une ouverture perpendiculaire à celle qui reçoit la vis, et dans laquelle passe un clou à vis qu'on serre avec un écrou à six pans, au moyen duquel on fixe sur celle des plaques qui est interne, lorsque la machine est appliquée, une branche d'acier ou bride propre à porter la semelle. Cette bride est formée de deux parties réunies à angle droit, et dont l'une est parallèle à l'attelle, et l'autre lui est perpendiculaire. La première, carrée, est percée d'un trou dans lequel passe la vis qui traverse l'écrou, et qui sert à la fixer contre la plaque interne de cet écrou. La seconde, longue d'environ six pouces, large de huit à dix lignes, est percée dans presque toute sa longueur d'une fente propre à recevoir le tenon de la semelle, et porte vers ses extrémités, sur la face qui correspond au pied, deux tenons qui reçoivent les supports dont il va être parlé. Ces supports sont deux tiges de fer aplaties, longues d'environ six pouces, un peu recourbées en sens contraire, de manière que la convexité de l'une regarde celle de l'autre ; leur extrémité supérieure plus large que l'inférieure, est percée d'une fente longue d'environ deux pouces, dans laquelle est reçu le tenon qui sert à la fixer à la hauteur convenable, au moyen d'un écrou à oreille.

L'extrémité supérieure de l'attelle est garnie d'une pièce de fer, du milieu de laquelle s'élève

un tenon dans lequel s'engage la partie horizontale d'un crochet construit de la manière
suivante. Ce crochet est composé de deux parties qui se réunissent à angle droit. De ces
deux parties, l'une est verticale, parallèle au
plan de l'attelle, longue d'environ un pouce
et demi, et de forme demi-circulaire, et s'engage dans un gousset que présente le sous-
cuisse : l'autre est horizontale et perpendiculaire au plan de l'attelle. Sa longueur est d'environ trois pouces; elle est percée d'une fente
longitudinale, dans laquelle s'engage le tenon
de l'extrémité supérieure de l'attelle, qui sert
à fixer le crochet dans l'endroit qu'on juge
convenable, au moyen d'un écrou à oreille.

La semelle est de fer battu, couverte de peau
de chamois, et garnie vers le talon d'une large
courroie de peau douce, fendue dans presque
toute sa longueur en deux lanières, au moyen
desquelles on la fixe en tournant ces lanières
autour du pied et de la partie inférieure de la
jambe. Elle porte sur celle de ses faces qui est
tournée vers l'extrémité inférieure de l'attelle,
deux tenons placés sur la même ligne verticale
à environ dix lignes l'un de l'autre, et dont
celui qu'on juge convenable est engagé dans la
fente de la bride, et fixé à une distance plus
ou moins grande de l'attelle, au moyen d'un
écrou à oreille. Le mode d'union de la bride
avec l'écrou mobile qui est logé dans la fente
de l'attelle, est tel, qu'en le laissant tourner
sur son axe, on peut donner à la semelle les
différens degrés d'inclinaison qu'exige la direction de la plante du pied.

Le sous-cuisse est composé de deux parties
qui se réunissent à angle aigu. Ce sont deux

courroies de cuir assez fort, larges de deux travers de doigt, recouvertes de peau de mouton, et bien rembourrées de laine comme la ceinture d'un brayer. L'une est assez longue pour entourer obliquement la partie supérieure de la cuisse, sans garniture vers son extrémité, et percée de trous : l'autre n'a guère que trois pouces de longueur, et son extrémité est garnie d'une boucle à un seul ardillon. Sur la face externe du sous-cuisse, à l'endroit où ses deux parties se réunissent, est fixé solidement un morceau de cuir épais, demi-circulaire, qui forme un gousset dont l'ouverture est tournée en bas, et dans lequel est reçue la portion verticale du crochet (1).

Pour faire l'application de cette machine, on doit d'abord placer sous le membre la pièce de linge appelée porte-attelles, et cinq liens ordinaires, dont trois sous la cuisse et deux sous la jambe; on place ensuite un coussinet rempli de coton, aussi long que le sous-cuisse, large de quatre travers de doigts; on le place, dis-je, de manière qu'il porte exactement sur l'os ischion, et non sur la face interne de la cuisse, et de manière à bien matelasser les parties sur lesquelles doit appuyer le sous-cuisse, que l'on applique par dessus : il faut avoir soin de donner au sous-cuisse et au coussinet, qu'on place au-dessous de lui, une direction assez rapprochée de la verticale, pour qu'ils ne soient pas exposés à se déplacer et à se porter trop en dehors sur la face interne de la cuisse; quand cet accident a lieu, la pression cons-

----

(1) Pour prendre une idée plus exacte de cet instrument, voyez la *planche II*.

tante que le lien exerce contre les muscles, détermine l'ulcération des tégumens et même des muscles, comme il est arrivé quelquefois; ensuite, on égalise la plante du pied et le bas de la jambe, avec de la ouatte de coton, et l'on applique la semelle, dont on conduit les deux lanières obliquement autour de la jambe; mais ces lanières n'étant pas suffisantes pour fixer convenablement la semelle, on achève de l'assujettir, au moyen d'une bande d'environ deux aunes, avec laquelle on enveloppe le bas de la jambe, les lanières, le pied et la semelle; cela fait, on procède à la réduction de la fracture d'après les principes que nous avons exposés précédemment, puis on engage le crochet de l'extrémité supérieure de l'attelle dans le godet du sous-cuisse, et tournant la vis sans fin, de droite à gauche, on fait remonter l'écrou et la bride, jusqu'à ce que cette dernière soit en rapport avec la semelle, et que l'on puisse l'y fixer. Après avoir assujetti la semelle à la bride, et donné à celle-ci le degré d'inclinaison qui convient au port naturel du pied, on roule des attelles ordinaires aux deux côtés du porte-attelles; on replace la clef à manivelle, et faisant tourner la vis sans fin, de gauche à droite, on fait descendre l'écrou et la semelle, et par conséquent, on pratique l'extension, tandis que l'impulsion que l'attelle reçoit vers le haut tend le sous-cuisse, assujettit le bassin, et fait la contre-extension. On place ensuite les remplissages sous les attelles interne et antérieure, entre l'attelle mécanique et le côté externe du membre, et entre la face postérieure de ce même membre et les liens, et l'on assujettit le tout par le moyen des lacs.

Maintenant si l'on examine la manière d'agir de ce moyen, on trouvera :

1.º Qu'il fait l'extension et la contre-extension sur des parties très-éloignées du siège de la fracture, et, par conséquent, qu'il est loin de gêner et d'irriter les muscles qui l'environnent.

2.º Que les forces extensive et contre-extensive sont distribuées sur une surface étendue, autant que le permet la structure des parties : la force destinée à l'extension, par exemple, est appliquée à toute la surface du bas de la jambe et du pied ; quant à celle qui est destinée à la contre-extension, elle ne peut s'exercer que sur la région de l'ischion, la seule du bassin sur laquelle on puisse agir pour empêcher cette partie et le fragment supérieur de la fracture, d'être entraînés avec le fragment inférieur. Il n'est pas au pouvoir du chirurgien d'augmenter l'étendue de la surface sur laquelle on doit agir ; mais il importe que le lien que l'on y place agisse également dans toute son étendue. On peut sentir maintenant le défaut des bandes de toile, qu'il est impossible d'empêcher d'être bientôt plissées ; d'où il résulte qu'elles ne tardent pas à abandonner les pièces de remplissage dont on avoit matelassé la partie ; qu'elles n'agissent plus que sur une petite surface, et qu'elles se déplacent bientôt, et toujours en se portant en dehors, vers la face interne de la cuisse, où l'obliquité de la direction de ce lien les ramène sans cesse. On sent facilement qu'une bande de cuir est exempte de ces inconvéniens, et que les remplissages larges et épais que l'on emploie, multiplient, pour ainsi dire, la surface sur laquelle elle porte.

3.° L'extension et la contre-extension sont faites dans le sens le plus rapproché de la direction de l'axe du membre : l'extension est rigoureusement parallèle à cet axe, et le peu d'obliquité que subit le lien de la contre-extension, est celle que la structure des parties rend absolument inévitable; il est aisé de s'apercevoir que la projection en dedans que forme la plaque appelée crochet, projection dont on peut augmenter l'étendue à volonté, et au moyen de laquelle on peut profiter de tout l'espace que la retraite du flanc laisse au-dessus de l'os des hanches; il est aisé de voir, dis-je, que par là, cette obliquité est moindre qu'elle n'a pu être dans tous les moyens inventés jusqu'à présent.

4.° On peut graduer à volonté et par des degrés presqu'insensibles, l'extension et la contre-extension; cependant nous devons prévenir qu'il est arrivé souvent que les malades, contrariés par les premiers efforts d'extension, ont relâché secrètement la boucle du sous-cuisse, qui se trouve à la portée de leurs mains. La moindre surveillance suffit pour s'en apercevoir.

5.° En se conformant aux préceptes que nous avons donnés, les parties sur lesquelles les forces opposées s'exercent, seront suffisamment matelassées.

6.° La rotation du membre en dehors et son raccourcissement sont également empêchés; avantage qu'on sembloit avoir totalement oublié dans les procédés connus jusqu'à présent.

Cependant, nous sommes loin de croire que ce procédé, ni tout autre, soit capable d'exécuter sans inconvénient l'extension permanente,

3.

29

et que, par cette méthode, on doive obtenir la guérison de la fracture du col du fémur, aussi facilement et aussi parfaitement que celle de toute autre fracture. Il y a plus d'une difficulté à vaincre, et plus d'un inconvénient à éviter. Parmi ces difficultés, les unes tiennent essentiellement à la structure des parties, et sont attachées à la méthode elle-même, et les autres dépendent de la manière d'employer le procédé dont on a fait choix. C'est ainsi qu'il n'est pas possible que la force contre-extensive soit absolument parallèle à l'axe du membre, à moins de placer en dedans l'attelle par laquelle on exerce les deux forces opposées, et de faire servir à la contre-extension l'extrémité supérieure de cette même attelle, comme on l'a déja tenté sans succès; dans ce cas, la compression exercée sur l'ischion est trop forte et insupportable. Il est également impossible de comprendre le bassin dans l'appareil, et de le rendre immobile avec les deux fragmens de la fracture; le bandage de corps avec lequel on a embrassé le bassin et l'extrémité supérieure d'une longue attelle, ne fournit pas une force suffisante, et n'ajoute rien à l'espèce de stabilité que l'extension permanente produit. On est donc privé, dans ce cas, de l'avantage que l'on retire dans tout autre, de rendre immobile l'articulation voisine de la fracture. Enfin, il est impossible, dans ce cas, de se conformer au précepte important de l'immobilité du membre fracturé : la nécessité indispensable des besoins naturels et des mouvemens du tronc pour y satisfaire, est une source d'inconvéniens auxquels on ne remédie pas entièrement par les lits brisés.

Il résulte de ces circonstances, inséparables de

cette espèce de fracture, que les fragmens sont sujets à quelques déplacemens, même après l'application de l'appareil; que leur réunion peut en être retardée; qu'elle n'est solide qu'au bout d'un temps beaucoup plus considérable que celui qui suffit pour les autres fractures; et même quelquefois, après plusieurs mois de repos et de l'usage d'un appareil très-exact, les deux membres étant égaux, et la réunion des fragmens paroissant suffisamment solide, du moment que le malade marche, les douleurs se renouvellent, le raccourcissement du membre se reproduit, et parvient insensiblement à un degré considérable. Nous avons vu des exemples de cet accident sur des sujets d'ailleurs bien portans. De semblables faits ne peuvent se concevoir qu'en rappelant les difficultés, l'impossibilité même d'une réduction exacte et rigoureuse, et en admettant que cette raison et l'impossibilité de prévenir toute espèce de mouvemens dans les fragmens de la fracture, peuvent les placer dans des rapports peu étendus, et contrarier, retarder la solidification du cal, d'autant plus aisé à distendre par les premiers efforts, que, pour peu que le membre ait conservé de raccourcissement, le col du fémur a pris une direction transversale, au lieu de la direction oblique qui lui est naturelle. Il faut dire encore, qu'il est des personnes dont la peau est si délicate et si sensible, ou dont la vitalité est si peu énergique, que chez elles toute compression cause des douleurs insupportables, ou la mortification des tégumens. Quelques femmes sont dans le premier cas; les vieillards, les sujets fort affoiblis par une maladie antérieure, sont dans le second; ainsi, dans les uns et les autres,

20..

l'extension continuelle peut être impraticable : mais ces raisons suffisent-elles pour l'abandonner entièrement ?

Quant aux inconvéniens qui dépendent du procédé dont on a fait choix, et de la manière de l'administrer, nous en avons dit assez sur les indications à remplir, et sur la valeur des divers moyens connus, pour que chacun puisse faire un choix éclairé. Mais il importe sur-tout de ne rien négliger de tout ce qui peut contribuer à l'exactitude de leur administration ; les meilleurs moyens peuvent devenir inutiles ou même nuisibles, par la manière dont on en fait l'application. Ainsi, faute d'avoir matelassé suffisamment les endroits sur lesquels on applique les lacs de l'extension et de la contre-extension, on risque de voir tomber en mortification les parties exposées à une compression excessive ou trop dure, et il peut en résulter des désordres considérables, comme on en a vu des exemples ; mais c'est le cas de dire avec *Celse :* « *Non crimen artis, quod professoris est.* »

Quel que soit le procédé que l'on se propose de mettre en usage, il est rare que l'on puisse songer à la réduction de la fracture immédiatement après l'accident : presque toujours il y a des douleurs vives autour de l'articulation, qui annoncent une contusion plus ou moins étendue, et l'irritation qui en est la conséquence. Ainsi, durant les premiers jours, on doit se borner à calmer les accidens, à prévenir l'inflammation, par la diète, le repos et la saignée plus ou moins réitérée, et les applications émollientes et anodines. Après les sept ou huit premiers jours, l'irritation des parties environnantes et le spasme des muscles sont dissipés, et c'est dans ce moment que l'on doit réduire la fracture et faire l'application de l'appareil propre à la contenir. Mais si les accidens primitifs se prolongeoient au-delà de ce temps, il faudroit ajourner encore la réduction, et ne s'occuper que des indications relatives à ces accidens.

La consolidation de la fracture du col du fémur étant plus longue et plus difficile que celle des autres fractures, on doit employer tous les moyens propres à la favoriser, et écarter avec soin tout ce qui pourroit la contrarier, ou même l'empêcher. On se conduira par rapport au régime et aux médicamens internes, comme nous l'avons dit en traitant des fractures en général. On recommandera au malade la plus grande tranquillité et le plus parfait repos. On s'attachera sur-tout à prévenir les effets des mouvemens que le blessé est obligé de faire pour satisfaire aux besoins naturels, et particulièrement pour aller à la garde-robe. Outre la corde que l'on attache au ciel du lit ou au plafond, dans toutes les fractures des membres inférieurs, et à la faveur de laquelle le blessé peut se soulever, on aura l'attention de lever le membre et le bassin en même temps et également, lorsque le malade voudra aller à la garde-robe.

On visitera fréquemment le malade, pour entretenir au degré convenable de tension les liens qui agissent sur les deux extrémités du membre, et qui ne tardent pas à se relâcher. Cet inconvénient est très-marqué et exige la plus grande assiduité, quand on a employé l'appareil de *Desault*, ou tout autre construit comme celui-là, avec des bandes de toile. Il l'est bien moins avec ceux où l'on emploie des lacs de cuir; mais cette substance elle-même s'étend, et bientôt la tension seroit insuffisante si l'on négligeoit de l'augmenter et de l'entretenir. C'est sur-tout à l'époque où la réunion des fragmens est faite, et où la nature travaille à la consolidation du cal, c'est à-dire du quarante-cinquième au soixantième jour, qu'il importe d'entretenir l'extension au même degré, et d'éviter les déplacemens qui résulteroient des grandes variations dans la position respective des fragmens. Au bout de deux mois, la réunion, qui n'auroit pas encore assez de solidité pour supporter le poids du corps, en a suffisamment pour lutter contre l'action musculaire, et l'extension continuelle cesse d'être utile; le repos suffit alors pour favoriser la solidification du cal. Durant tout ce temps aucun topique n'est utile, et l'on ne doit toucher à l'appareil que pour entretenir l'extension et pour changer les remplissages, ce qui peut se faire sans que le membre cesse d'être étendu, sur-tout avec l'appareil que nous employons.

On ne doit jamais supprimer l'appareil à extension permanente, avant le soixantième ou le soixante-dixième jour de son application; encore faut-il avoir égard pour cela aux circonstances qui rendent la réunion probable, et s'assurer, autant qu'il est possible, qu'elle est assez forte alors pour résister même à l'action musculaire; car on voit quelquefois cette cause suffire pour opérer le déplacement progressif des fragmens, même d'une fracture oblique du corps du fémur, dont le cal n'avoit pas encore acquis assez de solidité. L'appareil étant supprimé, le malade doit encore garder le lit pendant un mois et demi ou deux mois, selon son âge, l'état de sa santé et le degré de solidité qu'on a trouvé au cal lors de la suppression de l'appareil extensif. Lorsqu'il pourra fléchir la cuisse sur le bassin, la jambe étant étendue, on lui permettra de se lever et de faire quelques pas, aidé de deux béquilles, ayant soin de ne confier que peu-à-peu le poids du corps au membre malade. Mais si la marche renouvelloit les douleurs, il conviendroit que le malade se remît au lit, et qu'il gardât le repos pendant quelque temps. Sans cette conduite circonspecte, on est fort exposé à l'affaissement et même à la rupture du cal, dont il est impossible de connoître *à priori* la solidité.

A la suite de cette fracture, la roideur est à peine marquée dans l'articulation iléo-fémorale; mais elle l'est bien davantage dans celle du genou et dans celle du pied, et toujours en raison du temps pendant lequel le membre est resté chargé de l'appareil.

Nous avons déja dit que les personnes trèssensibles ne pouvoient supporter l'extension continuelle, et qu'il seroit dangereux de la mettre en usage chez les vieillards et les sujets fort affoiblis, dans la crainte de la mortification des tégumens dans les endroits où le bandage porte. Cependant, dans un grand nombre de ces cas, elle est encore admissible, si au lieu de l'employer pour donner au membre toute sa longueur, on en réduit l'usage à borner le deplacement des fragmens, et à empêcher qu'il ne soit porté à un degré extrême. Nous l'avons souvent employée dans cette intention, et avec tout le succès que nous en espérions; quel-

quefois même nous nous sommes bornés à celle
de prévenir la rotation du membre en dehors :
nous observerons même que, dans ce cas, où
il faut pouvoir graduer et estimer la force extensive que l'on met en usage, notre attelle
mécanique nous a paru avoir une supériorité
très-marquée sur tout autre moyen ; c'est le
seul capable alors de maintenir les fragmens
dans une certaine immobilité, et d'empêcher
leur destruction par les frottemens mutuels.
Enfin, si l'extension continuelle étoit insupportable ou inadmissible, même à ce foible degré,
et si le malade paroissoit répugner à l'emploi
d'un moyen mécanique, on pourroit appliquer
l'appareil contentif ordinaire de la fracture du
corps du fémur, ayant soin d'employer des attelles assez longues pour se prolonger très-haut
sur le bassin et au-delà de la plante du pied,
et de les fixer autour du bassin avec le bandage
de corps. Du reste, toutes les fractures du col
du fémur que l'on ne traite pas convenablement, ne sont pas inévitablement suivies d'une
grande difformité ; celles sur-tout qui sont contenues dans la capsule articulaire, et qui sont
accompagnées de peu de déplacement, se consolident souvent sans beaucoup de raccourcissement ; celles que l'on reconnoît avec peine ou
que l'on prend pour de simples contusions,
sont précisément dans ce cas, attendu que le
défaut de déplacement est ce qui fait la difficulté du diagnostic ; elles guérissent même facilement si le malade n'est pas trop avancé en
âge, et s'il garde le repos le plus parfait, comme
nous en avons vu quelques exemples ; seulement le membre est plus court et tourné constamment en dehors.

Après tout ce qui a été dit jusqu'ici sur la fracture du col du fémur, il n'est pas nécessaire d'entrer dans de grands détails sur le décollement de sa tête, qui ne diffère absolument en rien de la fracture.

Paré a décrit les symptômes de cette maladie, et avertit qu'on peut la prendre pour une luxation. On sent bien que cet accident, qui suppose la séparation de la tête d'avec le reste du fémur, par une couche de cartilage primitif que l'ossification n'a pas encore atteint, ne peut arriver qu'avant l'époque de la vie où les epiphyses sont soudées avec le reste de l'os. Il ne suffit même pas que cette épiphyse ne soit pas encore confondue avec le reste de l'os ; il faut que la couche cartilagineuse soit d'une certaine épaisseur, pour que sa solution de continuité puisse avoir lieu : ainsi, quoique la ligne de séparation soit encore distincte jusqu'à l'âge de dix-huit ou vingt ans, ce n'est jamais qu'à un âge beaucoup moins avancé qu'on observe l'accident dont il s'agit.

Les causes capables de produire la fracture du col du fémur, peuvent aussi produire le décollement de la tête, dans les circonstances favorables ; mais si une chûte sur le côté ne produit ni l'un ni l'autre effet, dans un âge qui auroit pu favoriser le décollement de l'épiphyse du fémur, l'effort qui se passe dans le fond de la cavité cotyloïde peut désunir les trois pièces dont l'os des hanches est composé, et dont le point de concours répond au centre de cette cavité. *Ludwig* rapporte un exemple détaillé de cette espèce d'accident.

Les signes du décollement de la tête du fémur sont les mêmes que ceux qui caractérisent la fracture de son col. Du reste, on sent bien que dans le cas de décollement, il y a une raison de plus pour que la crépitation ne soit pas sensible.

Il n'y a pas plus de difficulté pour la réunion de cette solution de continuité, que pour celle de la fracture du col du fémur ; la nature cartilagineuse des surfaces qui doivent être tenues en contact, semble même favoriser le travail de la consolidation.

Nous allons terminer cet article par quelques observations propres à confirmer les propositions qu'il renferme, et sur-tout l'utilité de l'extension permanente.

Ire OBSERVATION. Un homme âgé de 48 ans, fort et robuste, faisant la profession de cocher, tomba du siège de sa voiture sur le pavé. Dans sa chûte il porta sur le grand trochanter, et se fractura le col du fémur. Transporté à l'hôpital de la Charité, le 20 prairial an 5, vingt-quatre heures après son accident, la contusion qui avoit été considérable, avoit donné lieu à une tension et à un gonflement énormes. On appliqua des cataplasmes émolliens, le malade fut mis à la diète et saigné plusieurs fois. Quelques jours après, les symptômes inflammatoires étant dissipés, je jugeai par le peu de raccourcissement qui étoit survenu, que la fracture étoit contenue dans la capsule. Je fis alors la réduction, et j'appliquai l'appareil de *Desault*, que j'eus soin de resserrer aussi fréquemment que l'exigea le relâchement des bandes, jusqu'au cinquantième jour. A cette époque l'appareil étant supprimé, la réunion parut faite et le malade pouvoit élever le membre par un mouvement de totalité ; mais il étoit survenu des escarres sur le coude-pied et le tendon d'achille, quoique ces parties eussent été bien garnies de compresses épaisses et bien défendues contre la trop forte impression des liens. Peut-être eût-on prévenu cet accident, si le malade, doué d'un courage rare et d'une patience admirable, se fût plaint des douleurs que devoit nécessairement lui causer une aussi forte pression. Au soixantième jour, le malade put se lever et marcher avec des béquilles; et au bout de trois mois il sortit de l'hôpital parfaitement guéri, et sans le moindre raccourcissement du membre.

IIme *Obs. Guillaume Bouin,* âgé de quarante ans, charpentier, fit une chûte d'environ neuf pieds d'élévation ; il tomba sur ses pieds, mais de manière que le droit se trouva engagé dans un seau plein d'eau, et le gauche porta sur le bord de ce vase, d'où il résulta une seconde chûte, dans laquelle tout le poids du corps porta sur le grand trochanter gauche. *Bouin* ne put se relever, et fut transporté de suite à l'hôpital de la Charité, où il ne put être examiné que le lendemain : je reconnus avec facilité une fracture du col du fémur gauche, malgré l'engorgement qui étoit survenu, parce que les signes de cette fracture étoient évidens, et que le raccourcissement étoit considérable.

Durant les neuf premiers jours, je m'occupai à combattre les accidens inflammatoires, par les applications émollientes, les saignées, le régime et le repos. Ces symptômes étant dissipés, je réduisis la fracture, et je fis l'application de mon attelle mécanique, au moyen de laquelle je pus redonner de suite au membre sa longueur naturelle, à quelques lignes près. Le même jour, le malade éprouva du mal-aise, de la douleur à la tête, le pouls acquit un peu d'élévation, la face devint rouge, il survint de l'insomnie, et une douleur très-vive à la face dorsale du pied, qui perdit bientôt de son intensité, mais qui subsista, se porta ensuite au talon, et ne se dissipa entièrement qu'au bout de quarante-deux jours. Durant un mois, j'augmentai peu-à-peu l'extension, et au bout des soixante premiers jours, le membre avoit recouvré sa longueur naturelle. Le soixante-unième jour, l'appareil étant supprimé, la fracture se trouva consolidée; le malade pouvoit élever le membre par un mouvement de totalité; il exécutoit aussi facilement des mouvemens de rotation en dehors et en dedans, et la cuisse n'avoit rien perdu de sa longueur et de sa direction naturelles : il y avoit seulement quelques légères excoriations au pied et au talon. Le malade put marcher librement et sans aucun secours au bout du temps ordinaire, et sortit de l'hôpital parfaitement guéri.

IIIme OBS. Laurent Foret, âgé de soixante ans, fit une chûte sur le grand trochanter de la cuisse droite, le 12 floréal an 12, et se fractura le col du fémur de ce même côté. Apporté à l'hôpital de la Charité le lendemain, la fracture fut reconnue; mais il y avoit déja un gonflement considérable et des douleurs très-vives. Le 19 du même mois, les applications émollientes, le repos et le régime ayant presqu'entièrement dissipé l'engorgement, je fis l'application de mon attelle mécanique, et quoique dans les premiers instans elle exerçât très-peu d'extension, elle causa au malade de vives douleurs; elles devinrent supportables vers le soir; mais, dans la suite, elles s'étendirent à l'aine, au genou et au pied, et il survint un engorgement considérable de la cuisse et de la jambe. Ces effets inévitables de l'extension permanente sur une personne âgée, m'avoient empêché de la porter jusqu'au point convenable, pour rendre au membre toute sa longueur, et me déterminèrent à n'en user que pour prévenir un raccourcissement extrême. Le soixante-deuxième jour, je supprimai l'appareil, la réunion des fragmens de la fracture m'ayant paru solide. Cependant, le malade garda encore le lit pendant quelque temps, durant lequel l'engorgement, qui étoit encore considérable autour des articulations, se dissipa en partie, et les légères douleurs qui subsistoient encore disparurent. Vers le soixante-quinzième jour, le malade se leva et commença à marcher à l'aide de béquilles : l'exercice rendit plus libres les mouvemens du genou et du pied ; mais le cal paroissoit s'affaisser, et le raccourcissement du membre augmentoit, lorsque le malade voulut sortir de l'hôpital, le 5 thermidor an 12, n'étant pas entièrement guéri.

IVme O_{BS}. Un imprimeur, âgé de trente-deux ans, d'une bonne constitution, fut renversé sur le pavé par un cheval, tomba sur le côté, et ne put se relever. Transporté dans une maison voisine, un chirurgien, qui fut appelé sur-le-champ, fit exécuter beaucoup de mouvemens au membre, et ne reconnut point de solution de continuité. Le lendemain, 10 ventôse an 10, les douleurs persistant, le malade se fit transporter à la Charité, où je reconnus une fracture du col du fémur, et une tension inflammatoire considérable des parties environnantes. On appliqua des cataplasmes émolliens, le malade garda le repos, fut mis à la diète, et, le huitième jour, les accidens étant dissipés, j'appliquai l'attelle mécanique, au moyen de laquelle je pus rendre au membre sa longueur naturelle en peu de jours. Des douleurs assez vives se firent d'abord sentir dans tout le membre, pendant les dix premiers jours, mais elles se dissipèrent ensuite. Le douzième jour, il survint un embarras gastrique qui fut combattu avec succès par un vomitif. Le dix-huitième jour, on s'aperçut que les liens étoient fort relâchés, et qu'il étoit survenu un peu de raccourcissement au membre ; je rétablis l'extension, qui causa de nouvelles douleurs ; mais elles ne subsistèrent que trois ou quatre jours. Le soixantième, l'appareil fut levé ; le membre avoit conservé sa longueur et sa direction naturelles ; les mouvemens se rétablirent peu-à-peu, et le malade sortit de l'hôpital parfaitement guéri.

Vme Obs. Claude Dant, âgé de cinquante-quatre ans, conducteur des diligences, d'une forte constitution, le 14 germinal an 11, glisse sur le pavé, tombe sur le côté droit, et ne peut se relever. Porté chez lui, un chirurgien qui fut appelé sur-le-champ, ne reconnut point une fracture du col du fémur, caractérisée par les signes les plus évidens, et notamment par un raccourcissement de plus d'un pouce. A son entrée à l'hôpital de la Charité, le lendemain, on appliqua des cataplasmes émolliens sur la partie supérieure de la cuisse, tendue et douloureuse, et le malade fut mis au régime convenable. Au bout de neuf jours, le gonflement étant dissipé, j'appliquai l'attelle mécanique, et j'étendis d'abord le membre d'environ six ou sept lignes. Le malade éprouva une douleur assez vive, pour le priver du sommeil cette première nuit, mais elle se dissipa le surlendemain. Six jours plus tard, je pus rendre l'extension complète, et rétablir la longueur naturelle du membre. Il ne se passa rien de remarquable jusqu'au quarantième jour ; mais, à cette époque, il fallut examiner la région de l'ischion, où le malade ressentoit de la douleur depuis quelques jours ; les tégumens se trouvèrent entamés, et une petite portion du tendon du muscle premier adducteur à découvert. On pansa cet ulcère tous les trois jours, avec un peu de charpie, et par dessus, un plumasseau chargé de cérat. Une petite portion du tendon s'exfolia, et l'ulcère étoit presque entièrement guéri le soixante-huitième jour, à la levée de l'appareil. Le membre avoit conservé sa longueur et sa direction naturelles ; mais les mouvemens du genou et du pied étoient fort gênés ; il y avoit aussi, autour des malléoles et du pied, quelques excoriations qui guérirent promptement. Vingt jours après la suppression de l'appareil, les articulations avoient perdu une partie de leur roideur, et le malade étoit en état de faire quelques pas, avec le secours de deux béquilles : les mouvemens se rétablirent si bien dans la suite, que, le 22 thermidor, environ quatre mois après son accident, il se sentit en état de faire à pied un voyage dans le département de la Côte-d'Or, son pays natal.

VIme Obs. Un maçon, âgé de soixante-neuf ans, d'une constitution foible, très-irritable, fut renversé le 15 germinal an 11, par la roue d'un cabriolet, et tomba sur le grand trochanter gauche. Apporté aussitôt à l'hôpital de la Charité, je reconnus une fracture du col du fémur. L'application de compresses imbibées d'une décoction émolliente, le repos, un régime convenable, furent employés à prévenir le gonflement inflammatoire des parties molles, qui ne fut pas considérable; cependant, le malade se plaignoit de douleurs vives à la partie interne de la cuisse, et même autour du genou, où il n'y avoit aucune trace d'inflammation. Au bout de six jours, le gonflement étant entièrement dissipé, j'appliquai l'attelle mécanique, et je n'exerçai qu'une extension médiocre; néanmoins, le malade s'étant plaint le lendemain de douleurs extrêmement vives, sur-tout à la partie supérieure interne de la cuisse, je relâchai l'appareil, et les mêmes douleurs s'étant fait sentir à la partie inférieure interne de la cuisse, autour du genou et sur le dos du pied, jusqu'au 9 floréal, je relâchai totalement le sous-cuisse, et je coupai quelques tours de bande sur le dos du pied, sur lequel je fis appliquer un cataplasme émollient; le malade fut notablement soulagé par le relâchement de l'appareil; cependant, il ne cessa de se plaindre des environs du genou. Quelques jours plus tard, je voulus tenter de reprendre l'usage de l'extension continuelle; mais les douleurs reparurent comme la première fois, et je me déterminai pour lors, en considération du grand âge du malade, de l'affoiblissement de sa constitution, et de son irritabilité, à renoncer entièrement à l'extension permanente, et je supprimai l'appareil le 14 floréal, vingt-troisième jour de son application, me contentant de recommander le repos au malade, dans l'espoir que la nature opéreroit la réunion des fragmens, à la faveur de cette condition, comme j'en ai vu plusieurs exemples; mais je me trompai dans mes conjectures, comme on le verra bientôt. A cette époque, tout le membre présentoit un empâtement remarquable, la cuisse étoit raccourcie, la jambe légèrement fléchie, et la pointe du pied tournée en dehors. Le malade ne quitta la position horizontale que pour faire faire son lit; mais il perdit insensiblement ses forces, le dévoiement survint de temps en temps, et le sujet expira le 17 frimaire an 12.

A l'ouverture du cadavre, je fis les remarques suivantes : point de réunion entre les fragmens de la fracture; le col du fémur entièrement détruit; la tête réduite à une calotte osseuse, logée dans la cavité cotyloïde, n'y tenoit presque plus, le ligament rond étant presqu'entièrement détruit; point de trace du col du fémur, même du côté du grand trochanter, dont la face interne étoit comme corrodée; l'intérieur de l'articulation, occupé par du sang épanché et décomposé, réduit à l'état de sanie, et mêlé à des débris osseux. Je ne trouvai rien de remarquable dans l'intérieur de l'articulation du genou; mais dans l'épaisseur du muscle triceps crural, dans la région à laquelle le malade avoit rapporté des douleurs si opiniâtres, je trouvai un épanchement sanguin, qui provenoit sans doute de quelque contusion qui n'avoit pas laissé de marque extérieure.

~~~~~~~~~~~~~~~~~~~~~~~~~~~~~~

CHAPITRE XIV.

Des Fractures de la Rotule.

La fracture de la rotule est presque toujours transversale, rarement oblique, et plus rarement encore longitudinale. Quelquefois cet os est divisé en trois ou quatre pièces, et comme écrasé.

La fracture longitudinale, et celle où la rotule est brisée en éclats, dépendent toujours d'une violence extérieure, telle qu'une chûte, ou un coup, et sont accompagnées de forte contusion, et quelquefois de plaie et d'épanchement de sang dans l'articulation. La fracture transversale dépend quelquefois de la même cause ; mais le plus ordinairement elle est produite par la contraction violente des muscles extenseurs de la jambe. Il n'est pas nécessaire que l'action de ces muscles soit accrue par un état convulsif, pour produire cet effet ; l'expérience prouve qu'il suffit pour cela de la contraction dont ces mêmes muscles sont capables dans l'état naturel, lorsque le corps est penché en arrière, et que la chûte sur l'occiput est imminente. Dans cet état, la cuisse étant fléchie, les muscles extenseurs de la jambe se contractent fortement pour ramener le corps à sa rectitude naturelle et l'empêcher de tomber en arrière ; la rotule, dont la face postérieure n'appuie alors que par un point sur la partie antérieure des condyles du fémur, se trouve pla-
~~~~~~~~~~~~~~~~~~~~~~~~~~~~~~

cée entre la résistance du ligament qui la fixe au tibia, et l'action des muscles droit antérieur et triceps crural; et si cette action est supérieure à la résistance de la rotule, la continuité de cet os sera détruite. Cet accident arrive d'autant plus aisément dans la circonstance dont il s'agit, que, par la flexion de la cuisse, la ligne de direction des muscles extenseurs de la jambe et celle du ligament de la rotule, deviennent obliques par rapport à l'axe vertical de cet os; en sorte que ces deux puissances, dont l'une agit sur la partie supérieure et l'autre sur la partie inférieure de la rotule, lui font éprouver une inflexion en arrière, précisément dans le point de sa hauteur, qui est appuyé sur les condyles du fémur : tel est le ménacisme suivant lequel l'action musculaire produit la fracture de la rotule. Il n'y a pas le moindre doute aujourd'hui sur la réalité de cette cause de la fracture d'un os, que son peu de longueur et sa direction par rapport aux muscles extenseurs de la jambe, sembleroient devoir mettre à l'abri de cet accident; mais elle a été long-temps méconnue, parce que la chûte ayant toujours lieu dans ce cas, et précisément sur les genoux, à l'instant même où la fracture de la rotule rend inutile tout l'effort des muscles extenseurs de la jambe, il étoit aisé, dans ce phénomène, de confondre la cause avec l'effet. Mais, dans les cas où la fracture a eu lieu sans que le genou ait été frappé, sans que le malade soit tombé sur cette partie, il a été plus facile d'apprécier la part que l'action musculaire a eue à cet accident.

On a dit sans raison, et sur-tout sans preuves, que les danseurs étoient particulièrement sujets à la fracture de la rotule, par l'action musculaire : dans l'effort propre à détacher le corps du sol, l'angle formé par le genou s'ouvre et s'efface, à mesure que l'action musculaire s'accroît; et dans la chûte sur les pieds, la vîtesse du mouvement du corps décroît en raison de la flexion successive des extrémités inférieures; en sorte que la contraction des muscles devient d'autant moindre, que l'angle formé par le genou, devient moins ouvert. Au contraire, dans la perte de l'équilibre en arrière, l'augmentation de la contraction des muscles, et la diminution de l'angle formé par la flexion du genou, suivent des proportions égales; en sorte que les efforts appliqués aux deux extrémités de la rotule, vont toujours en croissant, et se font selon des lignes qui s'éloignent de plus en plus de la direction de l'axe vertical de l'os. D'ailleurs, l'expérience ne prouve pas que la fracture de la rotule survienne plus fréquemment à ceux qui se livrent par état à l'exercice de la danse.

Ce n'est pas, cependant, que la traction violente que les muscles peuvent exercer sur cet os, la jambe étant dans une extension parfaite, ne puisse produire une rupture comparable à celle qu'éprouve une corde fortement tendue. C'est ainsi que l'on a vu une fracture de la rotule survenir pendant un accès de convulsions, le sujet étant couché à la renverse; mais il est remarquable que, dans ce cas, la rotule a dû être soumise à des forces incalculables, et il est probable qu'il en faut de très-grandes pour produire la fracture par ce mécanisme.

Il n'y a pas de doute que des causes qui agissent directement sur la rotule, ne soient

aussi capables d'en opérer la solution de continuité : ainsi les chûtes, les coups sur les genoux,
peuvent produire la fracture de cet os. Nous
remarquerons, cependant, quant aux chûtes,
que, pour qu'elles produisent cet effet, il faut
que la jambe se trouve fléchie à un point considérable, et que la rotule soit portée le plus
bas possible. En effet, la tendance perpétuelle
des muscles au raccourcissement, et la résistance passive du ligament inférieur de la rotule,
soutiennent cet os à une distance toujours
égale du tibia, dont il suit tous les mouvemens,
en variant de position par rapport aux condyles
du fémur seulement : or, quand la jambe est
fléchie au point de former un angle droit avec
la cuisse, la rotule est située de manière qu'une
chûte sur les genoux dans cette attitude, n'atteindroit cet os que dans sa partie inférieure, et
seulement de manière à distendre avec violence
son ligament inférieur. Dans un degré plus
grand de flexion de la jambe, la rotule est entraînée jusqu'au point du genou qui doit supporter tout le poids du corps ; et dans ce cas,
elle est exposée à toute la violence du choc. On
a dit que dans les chûtes sur les genoux, les
jambes étant fléchies, la rotule n'appuyoit que
par ses extrémités, d'une part, sur le fémur,
de l'autre, sur le tibia, et que sa fracture transversale étoit d'autant plus facile alors, que sa
partie moyenne porte à faux. Mais si l'on examine attentivement les rapports de ces trois os
dans la plus forte flexion de la jambe, on
verra que la rotule ne forme jamais avec le
tibia un angle assez fermé pour être mise en
contact avec l'extrémité supérieure de cet os :
on verra aussi que les rapports de la rotule avec

le fémur sont tels, qu'elle appuie constamment sur les condyles de cet os par sa partie moyenne, toujours balancée entre la résistance du ligament inférieur et celle des muscles. C'est donc vis-à-vis le point de contact de la rotule et des condyles du fémur, que le choc doit avoir lieu dans une chûte sur les genoux, pour que la fracture en soit la suite ; et jusques-là on ne voit pas ce qui peut déterminer le sens de la solution de continuité, si elle a lieu. Mais si l'on réfléchit que la moindre percussion du genou détermine la contraction des muscles extenseurs de la jambe ; que cette même contraction, dans le moment d'une chûte, est déterminée aussi bien que d'autres mouvemens automatiques, par le sentiment irréfléchi de notre propre conservation, on sentira que ces deux causes, le choc direct porté sur la rotule, et le tiraillement plus ou moins violent que les muscles peuvent exercer sur cet os, la jambe étant fléchie, peuvent se combiner et déterminer d'autant plus facilement la fracture transversale. D'un autre côté, la forme du point du sol sur lequel la chûte a lieu, ou celle d'un corps mis en mouvement et qui frappe le genou en portant sur la rotule, au point d'en rompre la continuité, peuvent déterminer la direction de la fracture ; et c'est ainsi que surviennent les fractures obliques, et sur-tout les longitudinales, dont les exemples sont très-rares, comme nous l'avons déja dit.

On sent facilement que les fractures de la rotule produites par des coups ou des chûtes, sont accompagnées d'une contusion proportionnée à la violence nécessaire pour opérer une solution de continuité dans un os dont la structure ne se prête que difficilement à ce genre de lésions. Les fractures comminutives sont nécessairement accompagnées d'une contusion profonde et de lésions graves des ligamens ou des surfaces articulaires ; elles peuvent l'être d'épanchement de sang dans l'articulation, ou même de l'ouverture de la capsule et de la pénétration de l'air ; toutes circonstances très-graves.

Une différence importante dans les fractures simples de la rotule, c'est celle qui résulte de la rupture ou de la conservation de la couche aponévrotique ou fibreuse qui recouvre immédiatement sa face antérieure. Ordinairement lorsque dans la chûte qui a été la cause ou l'effet de la fracture, ou par des mouvemens imprudens faits dans l'intention de s'assurer de la nature de la maladie, la jambe n'a pas été mise dans un état de flexion extrême, cette couche fibreuse est conservée en tout ou en partie, et les fragmens qu'elle soutient ne sont que médiocrement éloignés l'un de l'autre. Mais si l'on a fait exécuter au membre des mouvemens de flexion étendus, violens et réitérés, cette couche aponévrotique peut être rompue en totalité ou en partie, et les fragmens portés à une distance proportionnée. Nous verrons, dans la suite, que cet accident est d'autant plus fâcheux, que cette couche fibreuse est d'une grande importance pour la guérison.

Qu'il y ait rupture, ou seulement distension de la couche fibreuse dont il s'agit, il en résulte toujours un certain degré d'irritation et même d'engorgement inflammatoire, dont on doit s'occuper d'abord, et qui peut même subsister assez long-temps pour empêcher l'application d'un appareil contentif, et pour priver ainsi de l'avantage que procure l'usage de cet appareil.

Dans les fractures transversale, oblique et comminutive de la rotule, il y a toujours un écartement plus ou moins grand entre les pièces fracturées. Plusieurs causes peuvent faire varier l'étendue de cet écartement : nous avons déja dit que la couche fibreuse qui recouvre la face antérieure de l'os, n'est jamais rompue totalement dans les fractures simples ; au contraire, ordinairement, dans ce cas, elle est presqu'entièrement conservée, et pour lors le déplacement des fragmens est très-peu étendu. Mais de violentes contractions des muscles extenseurs, la chûte qui a lieu après la fracture, ou de grands mouvemens de flexion, peuvent entraîner les fragmens en sens contraire, déterminer la rupture de la substance fibreuse qui les retient, et mettre entr'eux une distance plus ou moins considérable, et qui peut aller jusqu'à plusieurs pouces.

On n'a jusqu'à présent qu'un très-petit nombre d'exemples de fractures de la rotule en long : il seroit naturel de penser que, dans ce cas, un léger degré de flexion de la jambe, en tendant les muscles extenseurs, produiroit le rapprochement des fragmens, et que dans l'extension complète de la jambe rien ne devroit les écarter ; cependant *Lamotte* qui rapporte un exemple de cette espèce de fracture, raconte qu'il trouva le malade assis et la jambe légèrement fléchie, et que dans cette attitude les fragmens de la fracture étoient légèrement écartés latéralement. Peut-on attribuer ce phénomène au déplacement qu'éprouvent, dans la flexion de la jambe, les ligamens latéraux du genou, qui se portent alors un peu en arrière, et à la tension de la partie antérieure de la capsule qu'ils entraînent dans le même sens ?

Les signes de la fracture transversale de la rotule sont faciles à saisir : si le malade étoit debout au moment où l'action musculaire a produit la solution de continuité, la chûte en a été la conséquence ; dans ce cas, comme dans celui où la chûte elle-même a été la cause de la fracture, le malade ne peut se relever seul ; si après avoir été remis debout, il essaie de faire quelques pas en avant, il tombe de nouveau ; au contraire, si aidé d'un bras et tenant la jambe étendue, il marche à reculons en traînant le pied, il peut parcourir des distances assez grandes sans faire une nouvelle chûte , sur-tout si le terrain n'est pas trop inégal ; on distingue sans peine à travers les tégumens , la division transversale qui sépare les fragmens de la rotule ; en plaçant la jambe dans l'extension et la cuisse dans la flexion, on fait disparoître la plus grande partie de l'espace qui se trouve entre les fragmens , et on les met facilement en contact pour peu qu'on les pousse l'un vers l'autre ; alors si on les fait mouvoir latéralement en sens inverse, ils frottent l'un contre l'autre, et l'on obtient la crépitation. Cependant on conçoit que ces signes sensibles ne peuvent être saisis qu'autant que l'engorgement des parties molles n'empêche pas de distinguer exactement la forme de la rotule ; dans le cas contraire, on n'a que les signes rationnels dont nous avons parlé d'abord, et ils ne suffisent pas pour que l'on soit assuré de l'existence de la fracture ; mais cette incertitude du diagnostic ne peut avoir aucun inconvénient , parce que l'engorgement inflammatoire ne permet pas d'employer un appareil contentif, et qu'il n'admet que l'usage des topiques émolliens.

L'insuffisance des moyens employés pour maintenir en contact les fragmens de la fracture de la rotule, a produit des guérisons défectueuses, où les pièces osseuses plus ou moins solidement réunies se sont trouvées à une distance considérable. On en a conclu que la rotule ne se réunissoit pas à la manière des autres os, ou qu'elle ne se réunissoit point du tout ; et moins occupés de bonnes observations cliniques, que de spéculations physiologiques, les chirurgiens ont cru trouver les raisons de cette particularité, dans la structure même de l'os, ou dans la communication de sa fracture avec l'intérieur de l'articulation, et la *dilution* du prétendu suc osseux par la synovie. La vanité des hypothèses fait qu'elles se succèdent et s'entre-détruisent rapidement ; on n'eut pas de peine à sentir et à démontrer la futilité de celles-ci, et l'on s'empressa de conclure que la réunion des fractures de la rotule ne différoit en rien de celle des autres os. Ainsi, après être parti d'une observation vraie, on en perdit le fruit tout aussitôt, et l'on fut jeté successivement dans des excès contraires, pour s'être écarté de la seule route qui puisse conduire à la connoissance de la vérité, l'observation. Il est démontré aujourd'hui que la rotule ne manque réellement d'aucune des conditions nécessaires au travail de la réunion et de la consolidation de ses fractures, et même sa structure spongieuse et le grand nombre de vaisseaux sanguins qu'elle admet, semblent devoir favoriser la turgescence inflammatoire qui a toujours lieu dans le premier temps de ce travail; mais la tendance perpétuelle au raccourcissement des muscles qui s'insèrent au fragment supérieur, et l'impossibilité d'opposer à ces mêmes muscles une force perpétuelle comme celle qui leur est propre, rendent impossible la coaptation immédiate et constante des deux fragmens, qui sont toujours à une certaine distance l'un de l'autre, et ne se réunissent jamais que dans cette position; le mode et l'utilité de cette réunion présentent même des différences, selon l'exactitude avec laquelle les fragmens ont été tenus dans un rapprochement plus ou moins grand : voici ce qui se passe dans tous ces cas. Il n'est pas difficile de rapprocher les fragmens de la fracture transversale de la rotule, et de les mettre en contact immédiat, sur-tout quand il n'y a point d'engorgement inflammatoire aux parties molles, et que l'on a mis les muscles extenseurs de la jambe dans le plus grand relâchement possible, par l'extension de la jambe et la flexion de la cuisse; il suffit pour cela de pousser le fragment supérieur en bas, pendant qu'on assujettit l'inférieur. L'interposition du paquet graisseux placé derrière le ligament inférieur de la rotule, et que l'on a cru pouvoir remonter et se placer entre les fragmens, est une de ces idées hasardées que l'observation et l'anatomie démentent également.

La seule situation du membre porte les fragmens si près l'un de l'autre, et ses effets approchent tellement d'une véritable coaptation, que quelques auteurs ont cru qu'on pouvoit négliger tout autre moyen de rapprochement. Cependant nous verrons bientôt que cette opi-

nion est erronée, et de plus qu'il est impossible de tenir les fragmens de la fracture exactement rapprochés. Cette dernière proposition
paroît étonnante, sur-tout quand on considère
combien est petite la distance qui sépare ces
mêmes fragmens lorsque la jambe est étendue
et la cuisse fléchie, et quel léger effort suffit
pour les mettre en contact. Il est indubitable
qu'une force très-légère, mais permanente, les
maintiendroit dans les mêmes rapports; mais
à moins d'employer des moyens mécaniques
compliqués et dont l'usage n'est pas sans inconvénient, tous ceux que l'on emploie pour exercer cette espèce d'extension continuelle, étant
susceptibles d'alongement, leur action n'est pas
invariable, et l'on oppose ainsi une force décroissante à une force constante et susceptible
même d'accroissement. A la vérité ces appareils
peuvent être renouvellés, mais pas assez fréquemment pour que dans les intervalles les
fragmens n'aient été fixés à la distance où ils se
sont trouvés. Tandis que des moyens contentifs insuffisans permettent aux muscles d'entraîner en haut le fragment supérieur et de
l'éloigner de l'inférieur, l'un et l'autre éprouvent dans leur tissu l'engorgement inflammatoire qui doit précéder leur réunion, et
ce phénomène est partagé par les couches
aponévrotiques, dont la fracture a produit
le tiraillement et la rupture incomplète. L'inflammation produit le développement du parenchyme fibreux des deux pièces de l'os, dans les
surfaces de la fracture, et celui des parties
molles qui l'entourent, et où le travail inflammatoire s'exerce pareillement; la nutrition
éprouve dans toutes ces parties un accroisse-

ment qui augmente leur épaisseur, et qui leur donne l'apparence d'une production nouvelle, continue et de nature fibro-celluleuse. On sent facilement que si les fragmens sont maintenus à une très-petite distance l'un de l'autre, leurs surfaces correspondantes peuvent parvenir à se toucher à la faveur du boursoufflement qu'elles éprouvent, et qu'alors leur union est d'autant plus solide, qu'elle est formée autant par la substance parenchymateuse des fragmens eux-mêmes, que par les couches fibreuses voisines qui n'en éprouvent pas moins les phénomènes déjà indiqués; mais ce dernier moyen est presque le seul par lequel la réunion s'opère quand les pièces de la fracture ont été portées à une distance plus considérable, et il ne peut fournir que des moyens d'union extrêmement foibles quand les fragmens ont été portés à une très-grande distance, et que la plus grande partie des couches fibreuses de la partie antérieure de la rotule ont été rompues. On voit maintenant de quelle importance il est que le malade ait fait ou non une chûte sur les genoux après que la fracture a eu lieu, et s'il est indifférent de faire exécuter à la jambe de grands mouvemens de flexion. Ces faits sont si constans, que l'un des membres les plus distingués de l'ancienne Académie de Chirurgie, *Pibrac*, put défier impunément tous les chirurgiens de l'Europe, de montrer une pièce anatomique de fracture de la rotule réunie immédiatement, et à la manière des autres os, c'est-à-dire saturée de phosphate calcaire dans le point de la réunion. En effet, jamais cette substance fibro-celluleuse intermédiaire ne devient osseuse; ce qui dépend sans doute autant de ce qu'elle est formée en partie aux dépens des aponévroses environnantes, qui n'ont pas une organisation propre à la solidification, que de ce que les fragmens restent exposés à une mobilité qui suffiroit seule pour produire le même effet.

S'il étoit possible de maintenir les fragmens de la fracture de la rotule dans un contact exact, et par là d'obtenir non-seulement leur réunion immédiate, mais encore leur consolidation, il n'y a pas de doute que la guérison de cette fracture ne fût beaucoup plus parfaite. Mais, comme nous venons de le démontrer, la structure des parties s'y oppose, et l'on ne peut jamais obtenir qu'une guérison plus ou moins défectueuse : l'observation prouve même que quand les fragmens ont été portés à une très-grande distance l'un de l'autre, comme à quatre ou cinq travers de doigt, et qu'on n'a pas eu le soin de les maintenir rapprochés durant le temps convenable, ils se trouvent fixés à cette distance par des moyens d'union très-foibles et susceptibles d'extension ou de rupture, et incapables de transmettre à la jambe l'action de ses muscles extenseurs. Dans cet état, les muscles qui tiennent le fragment supérieur toujours éloigné de l'inférieur, se trouvent dans un raccourcissement habituel qui nuit à leur contraction ; en sorte que la progression, qui se compose d'une suite d'extensions et de flexions alternatives des articulations des membres inférieurs, devient d'autant moins assurée, que le vice de la réunion de la fracture est plus marqué, et que la marche a lieu sur un plan inégal ou déclive. Nous connoissons à Paris plusieurs personnes qui sont dans ce cas, et qui ont été obligées d'adopter l'usage d'une genouillère propre à empêcher la flexion du genou ; moyen qui n'empêche pas que la marche ne soit très-pénible , et ne puisse avoir lieu qu'avec le secours d'un bras et d'une canne , ou d'une béquille. Mais quand les fragmens de la fracture ont été tenus rapprochés autant que possible , et que l'étendue de la substance intermédiaire se borne à quelques lignes, ou même à un pouce, la réunion, quoique médiate, est très-solide, et les mouvemens de la jambe ont tout autant d'assurance et de force que dans l'état naturel. Cette observation doit détourner de tous les appareils qui, en tenant les fragmens rapprochés avec le plus de force , exposent aussi les tégumens à tous les inconvéniens d'une trop forte compression , et l'articulation du genou à ceux d'une grande gêne et d'une longue immobilité. Quel avantage pourroit contre-balancer ces inconvéniens, puisqu'une réunion un peu moins parfaite met également le membre en état de remplir toutes ses fonctions? Cette remarque n'a point échappé à *Bell* , *Pott* et *Ravaton* , qui ont observé que sans obtenir une guérison plus parfaite, l'articulation du genou restoit d'autant plus gênée, qu'on avoit employé un appareil plus exact, et qu'on avoit tenu le membre dans une immobilité prolongée. Néanmoins il faut bien se garder de tomber dans l'excès contraire ; et l'on doit être assuré que pourvu qu'on n'emploie pas des machines construites avec des substances dépourvues d'élasticité, on ne sauroit prendre trop de précautions pour maintenir les fragmens à une très-petite distance l'un de l'autre, et pour prévenir tout effort capable de les éloigner violemment.

Il résulte de ce que nous avons dit jusqu'ici, que la fracture simple et transversale de la rotule n'est pas une maladie grave ; et que quoique la réunion immédiate de ses fragmens ne soit pas possible, sa guérison n'en est pas moins parfaite, puisque le membre ne reste privé d'aucune de ses fonctions. Quant à la fracture longitudinale, que nous n'avons jamais eu occasion d'observer, il est probable que sa réduction n'éprouve aucune difficulté, et que sa réunion est plus exacte. Le malade dont parle *Lamotte* fut guéri en peu de temps ; ce célèbre praticien ne dit pas qu'il y eut de difformité. La fracture dans laquelle la rotule est brisée en plusieurs fragmens, ne seroit pas beaucoup plus grave que la fracture simple transversale, si elle n'étoit le produit d'une violence directe qui étend son action plus ou moins sur les autres surfaces articulaires et les ligamens, d'où résulte une série d'accidens presqu'entièrement étrangers à la solution de continuité : ceci est vrai sur-tout des coups de feu, qui, en brisant la rotule, pénètrent dans l'articulation, donnent accès à l'air, introduisent des corps étrangers, etc.

Quelque simple que soit la fracture de la rotule, elle est toujours accompagnée d'un certain degré d'irritation qui ne manque pas, après les premières vingt-quatre heures, d'être suivie d'un léger engorgement inflammatoire ; le seul tiraillement des ligamens, des parties aponévrotiques environnantes et de la capsule synoviale, que le déplacement des fragmens met dans une tension plus ou moins forte, suffiroit pour produire ces phénomènes. Mais il y a une raison de plus dans les cas où la fracture est la suite d'une chûte sur le genou, ou d'une percussion : l'action directe de la puissance fracturante produit alors, outre la solution de continuité, une contusion plus ou moins profonde qui est toujours suivie d'inflammation. Or, faire la réduction de la fracture, et appliquer un appareil contentif qui n'agit qu'en comprimant, dans un pareil état des choses, ce n'est pas remplir les véritables indications ; c'est peut-être à une conduite semblable qu'il faut attribuer la roideur du genou et la fausse ankilose accompagnée de crépitation dans les mouvemens ; accidens que l'on a observés à la suite du traitement de la fracture de la rotule, et que l'on attribuoit à la distillation de la substance du cal dans la cavité articulaire.

Il faut donc s'occuper d'abord à prévenir l'inflammation, et à la combattre lorsqu'elle est survenue. Au bout de six ou huit jours, la douleur et la tension sont dissipées, et ces changemens, qui annoncent la résolution, indiquent aussi le moment favorable à la réduction de la fracture, et à l'application de l'appareil propre à la contenir.

Nous avons vu précédemment que lorsque la jambe est tenue dans l'extension, le fragment supérieur de la rotule est le seul qui ait de la tendance au déplacement ; il est habituellement à une certaine distance de l'inférieur, par l'effet de la rétraction des muscles auxquels il tient, et chaque contraction de ces mêmes muscles tend à augmenter cette distance, en transportant ce fragment plus loin vers le haut. Au contraire, si la jambe est mise dans la flexion, le fragment inférieur est entraîné vers le bas par

3.

le ligament qui le fixe à la tubérosité du tibia, et le déplacement a lieu aux dépens de l'un et de l'autre fragment, sur-tout si l'on porte en même temps la cuisse dans l'extension. Il résulte delà que pour réduire et maintenir réduits les fragmens de la fracture de la rotule, il s'agit de remplir trois indications essentielles : 1.° placer le membre dans une position telle, que les muscles qui agissent sur la rotule, et le ligament qui fixe cet os au tibia, soient dans le plus grand relâchement possible ; 2.° maintenir le membre dans cette position par des moyens capables de rendre nuls tous les efforts des muscles antagonistes ; 3.° exercer sur les deux fragmens une pression en sens inverse, qui les pousse l'un vers l'autre et les tienne, sinon en contact immédiat, au moins très-rapprochés.

Quelques auteurs ont pensé, comme nous l'avons remarqué précédemment, que l'on pourroit réduire ces trois indications à la première, et qu'il suffiroit de placer le membre dans la position la plus favorable au rapprochement des fragmens, pour les mettre en contact et pour obtenir la guérison. Il faut convenir qu'en supposant cette position permanente pendant tout le temps nécessaire à la guérison, la réunion peut avoir lieu dans quelques cas ; mais il n'y a pas moins plusieurs erreurs dans cette opinion : d'abord, il n'est pas vrai que la seule position puisse permettre aux fragmens de se rapprocher au point d'être mis en contact : jamais les muscles ne sont assez relâchés pour former des courbes, malgré le plus grand rapprochement possible de leurs extrémités ; l'action tonique accommode toujours leur longueur à l'espace qu'ils occupent, et cette même action

tonique qui leur imprime une tendance perpétuelle au raccourcissement, tient toujours le
fragment supérieur un peu éloigné de l'inférieur, et à une distance proportionnée à la
lésion des couches aponévrotiques qui recouvrent la rotule. Ce ne seroit donc jamais que
par le moyen d'une substance intermédiaire,
que la réunion auroit lieu à la faveur de la
seule situation ; et l'étendue de ce moyen
d'union, et par conséquent l'imperfection de la
cure, seroient proportionnées à la largeur de
l'espace compris entre les deux fragmens. En
second lieu, faute d'avoir pris des précautions
pour rendre nulle l'action des muscles fléchisseurs, plusieurs circonstances peuvent la déterminer, produire l'éloignement respectif des
fragmens, et la destruction du travail de la
nature. Troisièmement, les fragmens n'étant
pas pressés l'un vers l'autre par une force
étrangère, rien ne s'oppose à ce que la rétraction des muscles extenseurs de la jambe n'entraîne le fragment supérieur, et ne produise
les mêmes effets que l'action des muscles fléchisseurs. Il est donc indispensable de remplir
les trois indications que nous avons exposées
ci-dessus, pour obtenir la guérison la moins
imparfaite possible ; et même il est des cas où
il ne faut en négliger aucune pour obtenir une
guérison quelconque : tel est celui, par exemple, où presque toutes les couches fibreuses
qui recouvrent la rotule sont rompues, et où
les fragmens de la fracture sont très-distans
l'un de l'autre ; dans ce cas, il est très-probable que si les pièces de la fracture ne sont
pas placées assez près l'une de l'autre pour que
leurs surfaces respectives parviennent à se tou-

cher consécutivement à la faveur de leur boursoufflement, les parties environnantes, trop
minces, ne fourniront qu'un moyen d'union
peu solide, susceptible de beaucoup d'extension, et qui ne sauroit empêcher le fragment
supérieur d'être reporté peu-à-peu par l'action
des muscles, à la même distance où la fracture
l'avoit placé ; ce qui revient au même que si la
fracture n'eût point été traitée, ou que si l'on
n'eût point obtenu de réunion.

Ces considérations, fondées sur l'observation et l'expérience, en même temps qu'elles
fixent invariablement les principes généraux
du traitement de la fracture de la rotule, rendent facile le jugement que l'on doit porter
sur les moyens qui ont été imaginés dans l'intention de favoriser la guérison de cette maladie. C'est à cette mesure qu'il faut les rapporter
pour les bien apprécier.

Presque tous les auteurs et les praticiens qui
se sont occupés de cet objet, semblent n'avoir
pas senti l'importance de maintenir l'extension
de la jambe et la flexion de la cuisse, quoique
tous aient connu l'utilité de cette situation pour
le rapprochement des fragmens. Cette position
a paru à M. *Sabatier* impossible à maintenir
dans quelques cas. Dans un mémoire inséré
parmi ceux de l'Académie des Sciences de
Paris, il raconte que deux malades sur lesquels
il avoit fait l'application de l'appareil ordinaire
et fixé la jambe dans l'extension, ne purent
supporter cette attitude, et furent pris d'une
douleur si violente au jarret, qu'il fut obligé
de supprimer l'appareil et de placer la jambe
dans une légère flexion. Il conseille généralement de placer le malade sur le côté, et de

fléchir la cuisse à angle aigu sur l'abdomen, afin de porter aussi loin qu'il est possible le relâchement des muscles extenseurs, et de pouvoir ainsi fléchir légèrement la jambe. Nous avons observé, comme M. *Sabatier*, les douleurs du jarret qui résultent de l'extension constante de la jambe ; mais nous avons aussi observé qu'elles se dissipent promptement sans qu'on soit obligé de renoncer à la position du membre. Ainsi, nous pensons que si l'on attend pour appliquer un appareil contentif, que les accidens inflammatoires soient dissipés, on ne sera jamais obligé de renoncer à l'extension de la jambe, et de placer le malade sur le côté, la cuisse et la jambe fléchies. A la gêne d'être couché sur le trochanter, et qui quelquefois est insupportable, cette attitude joint l'inconvénient très - grave de ne permettre l'usage d'aucun moyen propre à rapprocher les pièces de la fracture, ni de ceux qui peuvent s'opposer à l'action des muscles fléchisseurs de la jambe.

Si quelques auteurs ont placé derrière l'articulation du genou, un corps solide capable de gêner la flexion de la jambe, ils l'ont destiné ou à protéger les parties saillantes du jarret, et à les garantir d'une compression trop dure et trop forte, par les autres pièces d'appareil, ou bien à servir de point fixe aux moyens propres à exercer une compression plus ou moins forte sur les deux fragmens de la fracture. D'ailleurs, par leur nature, une pièce de carton ou de cuir, des rouleaux de toile ou de paille placés derrière ou sur les côtés du genou, sont très-peu propres à s'opposer à la flexion de cette articulation, et une attelle de bois est aussi peu utile quand son étendue est bornée à celle du jarret. Jusqu'à *Desault*, qui fit connoître l'utilité d'une attelle qui règne le long de presque toute la partie postérieure de la cuisse et de la jambe, on n'a été occupé que d'agir immédiatement sur les deux fragmens ; et plus les moyens employés pour cela étoient défectueux, plus on cherchoit à augmenter leur force. Delà l'origine de tous les moyens compliqués, des plaques, des brides métalliques, taillées en croissant, ou de toute autre forme, et rapprochées par des vis ou par des courroies, etc. Il faut convenir que ces moyens, s'ils étoient associés à ceux qui peuvent rendre impossible la flexion de la jambe, surpasseroient en exactitude tout ce que l'on peut employer au même usage ; mais si l'on considère, d'une part, le peu de force qui suffit pour mettre en contact, ou pour tenir à une très-petite distance les fragmens de la rotule, quand le membre est dans une situation convenable ; de l'autre, qu'une réunion des fragmens par une substance intermédiaire de peu d'étendue, est tout aussi utile que le seroit une réunion immédiate ; si l'on considère, en outre, combien est dure la compression exercée par des pièces de métal, d'autant plus difficiles à bien matelasser, qu'elles ont moins d'étendue ; que ces mêmes pièces ne peuvent agir haut et bas que sur les bords de la rotule, et par conséquent sur un très-petit espace ; enfin que cet os n'est recouvert que de très-peu de parties molles, d'autant plus faciles à mortifier, qu'elles sont comprimées entre deux corps durs très-rapprochés et qui agissent dans une très-petite étendue ; on verra que quels que soient les inconvéniens des corps

élastiques et susceptibles d'extension, employés
à rapprocher entr'eux les fragmens de la rotule;
que quoique de leurs propriétés il doive résulter inévitablement un certain éloignement des
pièces, et leur réunion par une substance intermédiaire et par conséquent défectueuse; on
verra, dis-je, que ces moyens sont encore bien
préférables.

On peut donc employer les bandes de toile
à la construction des appareils destinés à maintenir réduites les fractures de la rotule, en faisant concourir à leur effet tous les moyens capables de les favoriser; mais il faut avoir le soin
de renouveler fréquemment l'application de
ces appareils, pour remédier à l'alongement
des bandes et aux effets de l'amaigrissement du
membre.

Le bandage unissant des plaies en travers, modifié comme nous allons le dire, nous semble,
parmi les moyens les plus simples, celui qui
remplit le mieux les indications que cette fracture présente. Ce bandage se compose des
pièces suivantes : deux compresses longuettes, larges de deux travers de doigt, épaisses
de cinq ou six lignes, et longues d'environ
six pouces; une bande, large d'un pouce,
longue de trois ou quatre aunes et roulée à
deux globes; deux bandelettes, dont chacune
sera un peu plus longue que tout le membre,
et aussi large que la rotule; l'une sera fendue
en deux chefs dans la moitié de sa longueur,
et l'on fera à l'autre, dans sa partie moyenne,
deux boutonnières longitudinales, dont l'intervalle aura la largeur des chefs de l'autre
bandelette; enfin, deux bandes roulées à un seul
globe, de trois travers de doigt de large, et

assez longues pour que chacune puisse recouvrir tout le membre par des circulaires en
doloires. La jambe étant étendue et la cuisse
fléchie, on procède à l'application de l'appareil de la manière suivante. Après avoir trempé
les deux compresses longuettes dans une liqueur
resolutive, on les placera l'une au-dessus et
l'autre au-dessous de la rotule, et on conduira
obliquement leurs extrémités vers le jarret; ces
compresses seront assujetties, et les fragmens
de la fracture poussés en même temps l'un
vers l'autre, au moyen de la bande étroite,
roulée à deux globes, avec laquelle on formera autour de l'articulation une espèce de
8 de chiffre, dont les tours seront croisés
au milieu du jarret. Cela fait, on placera sur
la partie antérieure du membre la bandelette
qui présente deux boutonnières, de manière
que le milieu de ces boutonnières réponde à
l'intervalle qui sépare les deux fragmens de la
fracture; on assujettira la partie inférieure de
cette bandelette, par des circulaires autour du
pied et de la jambe, et afin de la fixer plus
solidement et de l'empêcher de glisser, on en
renversera de bas en haut une partie, sur
laquelle on placera de nouveaux circulaires;
delà on continuera par des doloires jusqu'au-
dessous de la rotule. On fera tenir le reste de la
bande roulée, pendant qu'on placera l'autre
bandelette sur la partie antérieure de la cuisse,
de sorte que l'endroit où cette bandelette commence à être divisée en deux chefs, corresponde un peu au-dessus de la rotule; on la
fixera de même que la bandelette inférieure,
par des circulaires faits avec une autre bande
roulée, dont on commencera l'application à la

partie supérieure du membre ; on continuera aussi par des doloires jusqu'à la rotule. On passera ensuite les chefs de cette bandelette dans les boutonnières de l'inférieure ; on les tirera chacune en sens opposé, pour rapprocher et maintenir rapprochés les fragmens de la fracture ; on posera les bouts de la bandelette inférieure sur la partie antérieure de la cuisse, puis on la fixera en montant par des doloires de la seconde bande : on se conduira de même du côté de la jambe, pour assujettir le reste de la bandelette supérieure avec la bande placée inférieurement. Il s'agit alors de fixer la jambe dans l'extension, et pour y parvenir on place le long de la partie postérieure du membre, depuis le talon jusqu'à la fesse, un paillasson de balle d'avoine, et par dessus une forte attelle que l'on assujettit par des tours rampans d'une bande roulée. Ensuite on place le membre sur des oreillers de balle d'avoine, disposés de telle sorte qu'ils forment un plan incliné du talon vers la fesse.

Cet appareil joint aux avantages de remplir les trois indications principales dont nous avons parlé ci-dessus, celui de comprimer les muscles extenseurs et les fléchisseurs de la jambe, et de rendre ainsi leur rétraction beaucoup moindre. On peut même dire que son action est très-exacte dans le premier moment, et qu'il établit entre les fragmens un véritable contact immédiat ; mais ce dernier avantage est passager : les bandes ne tardent pas à se relâcher, et alors la coaptation n'est plus aussi exacte. Cependant l'extension de la jambe est si bien maintenue, et la compression réduit à si peu de chose les effets de la contraction des mus-

cles extenseurs, que le déplacement des fragmens n'est jamais considérable, et que la substance intermédiaire qui les unit, a peu d'étendue, sur-tout si l'on a soin de renouveler l'appareil aussitôt qu'il est relâché par l'alongement
des bandes.

Nous employons depuis long-temps un appareil moins simple dans sa construction, mais
bien plus sûr dans son action, et qui nous
paroît sur-tout bien plus exact. Les pièces de
cet appareil sont une gouttière de bois, deux
courroies, cinq ou six lacs de ruban de fil,
large de deux travers de doigt, ou une bande
roulée. La gouttière doit être assez longue pour
s'étendre depuis le milieu de la cuisse jusqu'au-
dessous du mollet, assez profonde pour loger
les deux tiers de l'épaisseur du membre, plus
large en haut qu'en bas, et garnie à l'intérieur
de bourre ou de laine, et de peau de mouton :
vers le milieu de leur longueur, les bords de
cette gouttière présentent extérieurement des
clous à tête arrondie, placés à cinq ou six
lignes de distance les uns des autres. Les courroies, larges d'un pouce et longues de six ou
sept, sont composées, dans leur tiers moyen,
avec de la peau de buffle, couverte de peau
de mouton ou de chamois, et rembourrée de
laine, comme la ceinture d'un bandage her-
niaire : leurs deux autres tiers sont de cuir de
veau, et présentent des ouvertures faites avec
un emporte-pièce, et placées à deux lignes les
unes des autres. On place le membre dans la
gouttière, de manière que le jarret réponde à
sa partie moyenne ; on remplit avec du coton
cardé ou de la charpie les vides qui se trouvent entre la surface du membre et la gout-

tière, afin de rendre la compression égale par-
tout. Ensuite, pendant qu'un aide rapproche
et tient rapprochés les fragmens de la fracture,
on place les courroies de manière que l'une
passant au-dessus du fragment supérieur, est
accrochée à deux clous inférieurs, et l'autre
passant au-dessous du fragment inférieur, est
accrochée à deux clous supérieurs : par cette
disposition, les courroies dont les extrémités
se croisent, laissent entr'elles un espace ellip-
tique transversalement, dans lequel la rotule se
trouve comprise. On place sur cet os des compresses trempées dans une liqueur résolutive, et
on assujettit le tout avec quatre ou cinq lacs
que l'on noue sur un des côtés de la gouttière,
ou avec une bande roulée. On se formera une
idée exacte de cet appareil, en jetant les yeux
sur la planche III.

Cet appareil, de l'utilité duquel nous avons
des preuves nombreuses, a les avantages de
laisser à découvert la région de la fracture,
en sorte qu'on peut toujours juger de son état ;
d'exercer une compression assez forte sans
exposer les tégumens à la mortification ; de se
relâcher moins promptement que les bandes de
toile ; de pouvoir augmenter à tout instant la
pression que l'on exerce sur les deux fragmens, et de les maintenir ainsi rapprochés
sans déranger le reste de l'appareil. Dans la
plupart des cas où nous en avons fait l'application, les malades se sont plaints, durant les
premières heures, de douleurs plus ou moins
fortes dans les points où s'exerce la pression
des courroies ; douleurs qui se sont dissipées
d'elles-mêmes, ou qu'on a fait cesser en relâ-
chant un peu ces liens.

La fracture de la rotule est ordinairement réunie assez solidement au bout de soixante ou soixante-dix jours, pour qu'on ne doive plus craindre alors ni l'alongement, ni la rupture de la substance intermédiaire qui unit les fragmens; cependant il est prudent de laisser l'appareil huit ou dix jours de plus dans les vieillards, où toutes les fonctions se font avec une lenteur remarquable.

On a recommandé de faire exécuter de bonne heure des mouvemens à la jambe, pour prévenir la roideur de l'articulation du genou. Ce précepte paroît fondé en raison, et nous l'avons enseigné autrefois : mais la crainte de l'alongement, ou même de la rupture de la substance fibreuse qui unit les deux fragmens de la fracture, nous a détournés de le mettre en pratique. En général, nous ne permettons aux malades de commencer à mouvoir la jambe qu'au bout de deux mois; cependant nous n'avons jamais remarqué que l'articulation n'ait pas repris sa flexibilité au bout d'un temps assez court, et qu'il soit resté une fausse ankilose, laquelle est bien moins à craindre que l'alongement, et sur-tout que la rupture de la substance intermédiaire qui unit les fragmens.

Dans les cas de complication de contusion profonde, d'écrasement de l'os, d'épanchement sanguin, de plaie, etc., il faut se conformer aux règles générales relatives aux fractures compliquées; nous dirons ici seulement que la membrane synoviale et les ligamens de cette articulation sont susceptibles d'une inflammation formidable qui exige l'emploi de la méthode antiphlogistique la plus énergique, malgré laquelle quelquefois on ne peut pas prévenir la mort du sujet ; et si le malade échappe aux accidens inflammatoires, il peut périr, épuisé par l'abondante suppuration qui en est la suite. Dans le cas où il résiste à tous ces accidens, la jambe se soude avec la cuisse, et les mouvemens du genou sont entièrement abolis.

Nous allons terminer ce chapitre par quelques faits propres à confirmer les principes qu'il renferme.

Ire OBSERVATION. Un coffretier, demeurant à Paris, rue Taranne, passa au bal la nuit du 10 au 11 germinal an 6. Au milieu de la danse il entendit dans le genou droit un bruit sourd, et y ressentit une douleur légère ; quelques minutes après, pendant qu'il se promenoit dans la salle, il éprouva de nouveau un bruit semblable et une pareille sensation dans la même articulation, et au même instant il tomba et ne put se relever. Transporté à l'hôpital de la Charité, je reconnus une fracture de la rotule, dont les fragmens étoient séparés par un intervalle d'un pouce et demi. J'appliquai le bandage unissant, tel que nous l'avons décrit ci-dessus, et je le renouvellai aussi souvent que le relâchement des bandes parut l'exiger. Le quarante-sixième jour le malade sortit de l'hôpital, et pour lors les fragmens de la rotule étoient solidement réunis par une substance intermédiaire de quelques lignes d'étendue, ce qui ne gênoit pas du tout les mouvemens du membre.

IIe. OBS. Le 11 nivôse an 8, un commissionnaire tombe sur la glace, et se fait une fracture simple, transversale de la rotule. Il fait pour se relever des efforts impuissans; il gagne, en se traînant sur le dos, la maison voisine distante d'environ soixante pas; là on le relève, un homme lui prête l'appui de son bras, et marchant à reculons il regagne son domicile, éloigné de plus de trois cents pas. Delà il est apporté à l'hôpital de la Charité, et le lendemain 12, un engorgement inflammatoire s'annonçoit. Je combattis cette complication par des cataplasmes émolliens, et le huitième jour je pus faire l'application du bandage unissant ordinaire, dont je pris le soin accoutumé. Le malade sortit de l'hôpital le quarante-unième jour, et alors les fragmens étoient solidement assujettis à cinq ou six lignes de distance l'un de l'autre.

III.ᵉ OBS. Léonard James, âgé de 36 ans, d'une forte constitution, exerçant la profession de cocher, étant assis négligemment sur le siège de sa voiture, inopinément entraînée par les chevaux, fit un violent effort d'extension des jambes pour se préserver d'une chûte dont il étoit menacé; son pied droit glissa sur la planchette mal assurée qui lui servoit de marche-pied, et il éprouva à l'instant une vive douleur et un bruit singulier dans le genou droit, qui annonçoient une fracture de la rotule. Le malade ne laissa pas cependant de conduire ses chevaux jusqu'à Paris, distant de quatre lieues. Le lendemain, le malade ayant été transporté à la Charité, je reconnus la fracture, dont les fragmens n'étoient qu'à un demi-pouce de distance l'un de l'autre, mais les parties molles étoient déja tendues et enflammées. Les émolliens, le repos, le régime, ayant dissipé l'inflammation en peu de jours, j'appliquai, le 12 pluviôse, le bandage unissant, tel qu'il a été décrit ci-dessus. Le malade éprouva de fortes douleurs durant les trente-six heures qui suivirent immédiatement cette application, mais ces douleurs se dissipèrent bientôt d'elles-mêmes. L'appareil fut renouvelé le 21 et le 30, et le 13 ventôse il fut entièrement supprimé. Les fragmens n'étoient séparés alors que par un intervalle d'une ou deux lignes, et qui n'étoit même pas sensible sur les bords de la rotule. Le malade commença bientôt à marcher, et le 19 il sortit de l'hôpital complètement guéri.

IVe Obs. Le 27 nivôse an 8, un homme âgé de 65 ans, descendant le trottoir du pont Saint-Michel, tomba sur le genou droit et se fractura transversalement la rotule. Il fut apporté aussitôt à l'hôpital de la Charité, où je trouvai les fragmens fort écartés et pouvant admettre plusieurs travers de doigts dans leur intervalle. Je m'attachai d'abord à combattre, par les applications émollientes, les suites de la contusion, et le 7 pluviôse je pus faire la réduction. Le membre fut placé dans la gouttière dont j'ai parlé, et les fragmens furent maintenus rapprochés par les courroies. Le premier jour il y eut des douleurs assez vives qui m'obligèrent de relâcher les courroies ; je les resserrai le lendemain ; les douleurs reparurent pendant quelques heures, mais se dissipèrent d'elles-mêmes. L'appareil fut maintenu jusqu'au 17 ventôse ; alors je supprimai les courroies, et cinq jours après la gouttière. A peine l'écartement des fragmens étoit-il sensible ; il n'est pas possible d'obtenir une guérison qui approche davantage d'une réunion immédiate. Les mouvemens du genou, qui étoient d'abord gênés, se rétablirent peu-à-peu, et le malade sortit de l'hôpital le 3 germinal, marchant déja avec facilité.

V.ᵉ Obs. Le 7 messidor an 6, *Jean-Claude Couet*, postillon, âgé de 46 ans, reçut un coup de pied de cheval à la partie antérieure du genou. Les tégumens ne furent point divisés, mais la contusion fut profonde, et le gonflement ne tarda pas à survenir; malgré cela, le même jour le malade ayant été transporté à l'hôpital de la Charité, je pus m'assurer de l'existence d'une fracture transversale de la rotule. Je combattis l'engorgement inflammatoire qui survint, par des cataplasmes émolliens, le repos et le régime, et le 12 le gonflement étant dissipé, je fis la réduction de la fracture, dont je maintins les fragmens par le moyen du bandage unissant. Il y eut d'abord des douleurs assez vives qui se calmèrent peu-à-peu à mesure que le bandage se relâchoit. L'appareil fut renouvelé le 28, et on distinguoit à peine l'intervalle qui séparoit les fragmens. Le 13 thermidor, je supprimai l'appareil; le malade commença à exercer son membre, les mouvemens du genou se rétablirent peu-à-peu, et *Couet* sortit de l'hôpital le 25, parfaitement guéri et marchant avec facilité.

VI.ᵉ Obs. Le nommé *Gisselin*, âgé de 27 ans, d'une forte constitution, marchant très-vîte dans la nuit du 11 nivôse, se heurta contre une pierre, tomba, et ressentit, en se relevant, une douleur très-vive dans le genou, qui le mit dans l'impossibilité de faire usage de la jambe droite. Il se traîna comme il put vers une maison voisine, d'où le lendemain il fut transporté à l'hôpital de la Charité. Je reconnus une fracture transversale de la rotule, dont les fragmens étoient placés à deux travers de doigt d'intervalle. Pendant les dix premiers jours je fus occupé de combattre l'engorgement inflammatoire par des cataplasmes émolliens, le régime et le repos, après quoi j'appliquai le bandage unissant le 21 nivôse. Il y eut durant tout le jour des douleurs assez vives au jarret, mais elles se dissipèrent le lendemain. Le même phénomène se reproduisit toutes les fois que je renouvellai l'appareil, le 30 nivôse, le 5 et le 10 pluviôse. Enfin le 23, quarante-deuxième jour de la maladie, je supprimai cet appareil, et j'y substituai un bandage roulé. La fracture étoit réunie, mais il restoit entre les fragmens un intervalle d'un travers de doigt, ce qui n'empêcha pas le malade de recouvrer l'usage de son membre, et de marcher avec beaucoup de facilité.

VII.ᵉ Obs. Le 22 pluviôse, un portier âgé de 55 ans, portant une hotte remplie de vingt-cinq bouteilles pleines, fit une chûte sur le genou, et se fractura la rotule en travers. Le lendemain il fut transporté à la Charité, et malgré le gonflement qui étoit déja survenu, on reconnoissoit les fragmens placés à deux travers de doigt de distance. Je fis couvrir le genou de cataplasmes émolliens, jusqu'au 28, époque à laquelle j'appliquai l'appareil à gouttière. Le malade souffrit pendant plusieurs heures après l'application de cet appareil. Le 2 ventôse je resserrai les courroies, et les douleurs se reproduisirent, quoiqu'avec moins de force, et le reste du traitement se passa presque sans souffrances. Le 8 germinal, je supprimai l'appareil; alors il falloit examiner la partie attentivement, pour s'apercevoir d'un petit intervalle entre les fragmens. Les mouvemens du genou commençoient à se rétablir, et le malade commençoit à faire usage de son membre lorsqu'il sortit de l'hôpital, quelques jours après.

VIII.ᵉ OBS. Un homme âgé de 65 ans, ayant été poussé rudement dans une querelle vive, tomba sur le genou droit et ne put se relever. Le lendemain 16 germinal il fut transporté à l'hôpital de la Charité. Le genou étoit gonflé, douloureux, et la flexion de la jambe impossible. On couvrit la partie de cataplasmes émolliens, et je prescrivis le repos et un régime convenable. Cependant le 17, en saisissant le haut et le bas de la rotule, et les poussant latéralement en sens inverse, j'obtenois une crépitation que j'étois tenté d'attribuer aux frottemens de la rotule contre les condyles du fémur, mais qui me donna des soupçons sur l'existence d'une fracture dont les fragmens soutenus par la conservation des couches aponévrotiques qui couvrent la rotule, n'auroient point éprouvé de déplacement. Le 21, le gonflement et la douleur étant dissipés, et un examen plus attentif étant devenu possible, je ne pus plus douter de l'existence de la fracture; je faisois mouvoir latéralement les fragmens; mais comme ils n'étoient presque pas déplacés, et qu'un appareil, quelqu'exact qu'il pût être, n'auroit pu les tenir plus rapprochés, je me contentai de prescrire le repos au malade, et de placer le membre étendu sur un plan incliné dont le point le plus élevé répondoit au talon. La guérison fut complète ; le 9 floréal le malade commença à marcher, et la facilité des mouvemens revint rapidement ; mais le 29, je m'aperçus que le moyen d'union des fragmens avoit souffert quelqu'alongement, ce qui avoit donné à la rotule un peu plus d'étendue de haut en bas. Du reste, cette circonstance n'eut point de suite, l'alongement ne fit pas de nouveaux progrès, et le malade sortit de l'hôpital parfaitement guéri.

Nous pourrions rapporter un plus grand nombre de faits de guérison des fractures de la rotule, soit par le moyen de la gouttière, soit par l'appareil unissant ; mais ils n'ajouteroient rien aux propositions ci-dessus, et à leur démonstration.

Ce chapitre étoit imprimé, lorsque notre respectable Collègue, M. *Lallement,* professeur à la Faculté de Médecine de Paris, nous a communiqué le fait suivant, avec la pièce anatomique. (Voyez *pl.* III, *fig.* 3 et 4.)

Louis Maumillon, âgé de 36 ans, doué de la constitution la plus vigoureuse, soldat vétéran, étant de service à l'hospice de la Salpétrière, le 15 germinal an 5, fut jeté à terre par un de ses camarades avec lequel il s'exerçoit à la lutte, dans un appartement dont le sol étoit carrelé. Un des genoux supporta tout l'effort de cette chûte, et le malade éprouva dans cette partie un sentiment de craquement et de déchirure, et une douleur extrêmement vive. Il ne put se relever sans secours. Quelques minutes après, M. le professeur *Lallement* reconnut une fracture transversale de la rotule; l'intervalle des fragmens étoit très-sensible, et disparoissoit par le rapprochement mutuel des deux pièces, que l'on ramenoit facilement l'une vers l'autre à la faveur de l'extension de la jambe. Le malade ayant été transporté aux infirmeries de l'hospice, la fracture fut réduite par M. *Lallement*, et contenue au moyen de l'appareil de *Desault*. Ce bandage fut entretenu pendant deux mois, au bout desquels la fracture parut réunie. Pendant un an, le malade a marché en se servant d'une canne, et il a repris ensuite son service. Les mouvemens du genou étoient très-libres, excepté la flexion de la jambe qui étoit un peu bornée.

Le 18 août 1810, *Maumillon* est mort d'une attaque d'apoplexie, et M. *Lallement* ayant examiné le genou où la fracture avoit eu lieu, s'est assuré que les deux fragmens de la rotule s'étoient réunis solidement, et sans qu'il y eût le moindre mouvement entr'eux. Cet os, soumis à une ébullition de dix heures, a été dépouillé du cartilage articulaire qui recouvroit sa face postérieure, et des fibres tendineuses et aponévrotiques qui enveloppoient le reste de sa surface. Alors il a été évident que la hauteur totale de la rotule malade, dépassoit d'environ six lignes le même diamètre de celle du côté opposé; que la fracture ne représentoit pas une ligne droite transversale, mais bien les contours d'une *S* italique couchée et renversée; que le fragment supérieur est incliné en dehors de l'inférieur, au point que l'axe du premier forme, avec celui du second, un angle d'environ 130 degrés, dont le sinus est tourné vers le côté externe du genou. On voit évidemment qu'à la faveur de cette inclinaison les deux fragmens ont été mis en contact par leur côté externe; on voit aussi manifestement sur cette pièce, que la partie interne du fragment supérieur a été séparée du reste par une fracture verticale, et que cette portion s'étant déplacée en bas, a également été mise en contact avec le point correspondant du fragment inférieur; mais cette portion s'étant déplacée obliquement et selon une ligne parallèle à l'axe incliné du fragment supérieur, la portion de la fracture principale qui lui appartenoit, n'a pu s'ajuster qu'incomplètement au fragment inférieur, et il est resté un espace occupé par un tissu cellulo-fibreux que l'ébullition a détaché. Aux deux extrémités de la fracture, il est évident que la réunion a été immédiate et par la substance d'un véritable cal. Mais dans l'intervalle, on voit une série de colonnes osseuses, ayant une direction oblique et parallèle à l'axe incliné du fragment supérieur, séparées par des espaces oblongs et parallèles aux colonnes, et là le tissu osseux est beaucoup plus rare et plus celluleux que dans les points de la réunion : ce point moyen présente l'aspect d'une substance fibro-celluleuse ossifiée consécutivement. Considérée par la face antérieure de la rotule, la substance osseuse de la réunion est plus régulière, quoiqu'elle présente une disposition striée dont les traces légères sont dirigées de haut en bas, et qui la fait ressembler à la couche ligamenteuse qui revêt naturellement cette surface, convertie en une masse osseuse solide et assez compacte. On n'y remarque qu'une interruption étroite mais profonde; elle répond au point défectueux de la réunion postérieure.

CHAPITRE XV.

Des Fractures des Os de la Jambe.

Au premier coup-d'œil on est frappé d'une analogie apparente de structure entre la jambe et l'avant-bras : deux os placés parallèlement, articulés entr'eux par leurs extrémités, séparés dans tout le reste de leur longueur par un espace occupé par une membrane ligamenteuse, articulés supérieurement par ginglyme angulaire avec la cuisse, et inférieurement avec le pied par une articulation du même genre, donnant attache par leur surface et par le moyen de la membrane ligamenteuse intermédiaire à des muscles nombreux destinés aux mouvemens du pied et des orteils ; voilà les traits de ressemblance. Mais ces deux os n'exécutent point entr'eux de mouvemens de rotation, et l'un d'eux seulement est articulé avec le fémur et transmet le poids des parties supérieures à l'articulation du pied, dont il forme seul la partie centrale ; tandis que l'autre, qui semble ne servir dans ses cinq sixièmes supérieurs, qu'à multiplier les surfaces d'insertion des muscles, se prolonge sur le côté externe de l'articulation du pied, au-delà même du niveau de la malléole interne, et n'a d'autre utilité inférieurement que celle de prévenir la trop forte déviation du pied en dehors. Ces différences en apportent d'assez grandes dans les cau es, le mécanisme, les signes et le traitement des fractures de ces deux os, pour qu'il n'y ait aucune comparaison à faire avec l'avant-bras.

Les deux os de la jambe peuvent être fracturés simultanément, ou chacun d'eux séparément ; on sent qu'il peut en résulter de grandes différences dans la facilité avec laquelle les fragmens peuvent se déplacer, et dans les moyens propres à les maintenir réduits ; aussi a-t-on toujours considéré séparément ces fractures différentes, et l'on désignoit les deux cas par les noms de fracture complète ou de fracture incomplète ; dénominations vicieuses, propres à donner des notions fausses, et auxquelles nous substituerons celles de fracture *de la jambe* pour celle qui intéresse les deux os, et de fracture *du tibia* ou *du péroné*, pour celle qui n'intéresse que l'un d'eux.

A R T I C L E I.er

De la Fracture de la Jambe.

On observe plus fréquemment la fracture des deux os de la jambe, que celle du tibia ou du péroné seulement ; et ce fait tire probablement sa source de la solidité des articulations supérieure et inférieure de ces deux os. Quand ils sont fracturés ensemble, tantôt ils le sont à la même hauteur, et tantôt à des hauteurs différentes. La direction de la fracture de chacun des deux os, est aussi sujette à des variations ; tantôt elle est transversale, ce qui a lieu le plus souvent chez les enfans, tantôt elle est oblique ; on observe même que le sens de l'obliquité pour les fractures du tibia, a quelque chose d'assez constant : ordinairement c'est de bas en haut et de dedans en dehors qu'elle est dirigée, en sorte que l'extrémité du fragment supérieur se fait remarquer le plus souvent au-dessous des tégumens de la partie antérieure et interne de la jambe. Enfin, chacun des deux os peut être fracturé dans plusieurs points de son étendue, ou réduit en esquilles, et les parties molles peuvent être en même temps plus ou moins contuses, ou même déchirées, soit par les fragmens de la fracture, soit par la cause qui l'a produite.

On ne connoît pas d'observation bien authentique de fracture de la jambe produite par l'action musculaire, les os jouissant de leur conformation naturelle, et leur densité n'ayant subi aucune altération ; mais les causes extérieures, médiates ou immédiates, peuvent également produire ces solutions de continuité. Elles dépendent souvent d'une chûte sur les pieds, et c'est alors sur-tout que la fracture du tibia affecte l'obliquité dont nous avons parlé ; fait singulier, et dont on donneroit difficilement une raison suffisante, tirée de la conformation de l'os. Dans ce cas, ordinairement la fracture répond à la partie moyenne de l'os, ou un peu plus près de l'articulation du pied ; lieu où le tibia a beaucoup moins de volume que dans ses deux extrémités, et sur-tout que vers la supérieure. Il arrive cependant quelquefois que la fracture est située plus près de l'articulation du genou ; mais il est bien moins rare que le tibia étant fracturé vers la partie moyenne de la jambe, le péroné le soit en même temps à une plus ou moins grande distance en haut ou en bas, et quelquefois même

très-près de l'une de ses extrémités ; ce qui tient
à la ténuité de cet os, et à la flexion qu'il
éprouve avant la rupture, par où cette dernière doit avoir lieu dans le point qui offre le
moins de résistance, ou le moins de flexibilité.
Une percussion violente portée sur la jambe,
sur-tout pendant que le pied appuie sur le sol et
supporte le poids du corps, peut produire le
même effet ; et quoique le coup ne porte alors
que sur le tibia, si la percussion est assez forte
pour opérer la solution de continuité de cet os,
et tout à-la-fois le déplacement des fragmens,
la fracture du péroné doit avoir lieu successivement. Dans ce cas, celle du dernier os peut n'être
pas parallèle à celle du premier. Enfin, la pression d'un corps très-lourd sur la jambe étendue
sur le sol, comme la chûte d'une pierre, le passage d'une roue de voiture, etc., peut produire
non-seulement la fracture des deux os, mais
encore leur écrasement accompagné d'une contusion plus ou moins grande, et même du
déchirement des parties molles.

Le déplacement des fragmens de la fracture
de la jambe peut avoir lieu dans tous les sens,
mais il est relatif à la direction de la fracture
et à la cause qui l'a produite. Quand la fracture est transversale, le déplacement peut n'avoir
lieu que selon l'épaisseur des fragmens, sur-
tout si la fracture répond à la partie supérieure
du tibia, où ils se touchent par des surfaces
étendues ; le gonflement des parties molles peut
encore favoriser le peu de tendance que les
fragmens ont à se déplacer alors. Cependant il
est bien rare que dans la fracture de la jambe,
les fragmens conservent long-temps leurs rapports naturels, même quand ils se correspon-

dent par des surfaces larges et perpendiculaires à la longueur de l'os ; le moindre mouvement communiqué au membre suffit pour détruire leur contact et pour déterminer leur chevauchement. Ce dernier mode de déplacement est inévitable, lorsque la fracture est oblique et qu'elle a été la suite d'une chûte sur les pieds ; le plus souvent, comme nous l'avons dit, le fragment supérieur présente une pointe plus ou moins aiguë, dirigée en bas et en dedans, qui fait une saillie plus ou moins considérable sous les tégumens qui recouvrent la face interne du tibia, tandis que le fragment inférieur est entraîné en arrière et en dehors par les muscles qui forment la couche profonde de la face postérieure de la jambe. Si la chûte n'a pas été violente et n'a pas eu lieu d'un point très-élevé, sur-tout si elle a été modérée en partie par une légère extension du pied, le déplacement peut être médiocre, et se borner à une légère saillie du fragment supérieur, qu'à la vérité on parvient rarement à faire disparoître, mais qui ne paroît pas nuire sensiblement ni à la peau, qui en est légèrement distendue, ni à la solidité de la réunion. Il est même remarquable que, malgré l'inclinaison des surfaces par lesquelles les fragmens se correspondent, et la tendance au déplacement ultérieur qui sembleroit devoir en résulter, on n'observe point un raccourcissement successif du membre, comme à la cuisse dans les circonstances analogues, quoique le péroné fracturé soit incapable de résistance, et malgré toute l'inefficacité des bandages circulaires en pareil cas. Cette observation, qui ne s'applique point, cependant, aux fractures compliquées avec issue du tibia à travers une plaie, s'explique par l'insertion de la plupart des muscles à presque toute la longueur du tibia et du péroné. Mais lorsque la chûte qui a produit la fracture a été violente, elle a opéré en même temps le déplacement des fragmens ; dans ce cas, tandis que le sol arrête le pied et le fragment inférieur, le mouvement du corps pousse vers le bas le fragment supérieur, et celui-ci tendant à descendre suivant une ligne parallèle à l'obliquité de la fracture, distend et amincit plus ou moins les tégumens, ou même les déchire et pénètre plus ou moins à travers leur ouverture. On a vu, en pareil cas, le fragment supérieur poussé par une force suffisante, s'enfoncer dans le sol après avoir traversé les tégumens. On sent bien qu'alors il doit y avoir dans les parties molles un désordre proportionné à ce déplacement des fragmens du tibia, au chevauchement de ceux du péroné, et surtout à l'ébranlement et à la commotion générale qu'une chûte aussi violente doit produire. Quand les choses n'en sont pas venues jusques-là, et que, malgré le déplacement que les fragmens ont éprouvé, les tégumens n'ont pas été déchirés, ils peuvent être assez tendus par l'extrémité du fragment inférieur pour tomber en mortification, ou pour être bientôt ulcérés, sur-tout si le plan sur lequel le membre repose n'est pas horizontal, et s'il résulte de sa position une cambrure du membre en arrière, et une saillie d'autant plus marquée du fragment supérieur ; ou bien si l'on exerce sur cette partie saillante du fragment une compression continue, dans l'intention de la maintenir réduite.

Il est presque impossible que la continuité

des deux os de la jambe soit détruite sans que le membre soit recourbé vers la partie postérieure ; ce phénomène résulte naturellement de l'action tonique des muscles de la partie postérieure de la jambe, dont les uns sont attachés à la surface postérieure des os, et réfléchis derrière l'extrémité inférieure du tibia, et les autres sont fixés inférieurement à une certaine distance en arrière des deux os, et forment avec eux supérieurement un angle assez ouvert. Les uns et les autres agissent d'autant plus avantageusement pour entraîner en arrière les extrémités opposées des fragmens, tandis que ces derniers se soutiennent par leurs surfaces correspondantes, que les muscles de la partie antérieure logés dans l'espace interosseux, se trouvent parallèles à la ligne axuelle des deux os, et sur-tout du tibia.

Enfin, le déplacement des fragmens, selon la circonférence du membre, s'opère d'autant plus facilement, que la pointe du pied étant naturellement dirigée en dehors, la plus grande partie de sa masse et de son poids se trouve en dehors de la ligne centrale du membre. Cette espèce de déplacement peut encore être favorisée par la direction oblique de la fracture, telle que nous l'avons décrite et qu'on l'observe le plus souvent. Il ne faut pas croire cependant que ces causes suffisent jamais pour porter ce déplacement au point où on le trouve quelquefois ; quand il est extrême, il a été rendu tel par des mouvemens inconsidérés, ou par le poids des couvertures. Il en est de même du déplacement selon la circonférence dans lequel la pointe du pied a été portée en dedans, à moins que la fracture du tibia ne soit oblique dans le sens opposé à celui qu'on observe presque toujours, ce que nous n'avons jamais eu occasion de voir.

Il n'y a peut-être point de fracture plus facile à reconnoître, que celle des deux os de la jambe; la structure du membre y rend très-évidens les signes généraux des fractures, et la situation superficielle du principal de ses os rend son exploration très-aisée. En effet, la moindre difformité est facile à découvrir à la crête et à la face interne du tibia, recouvertes seulement par la peau; et ces fractures ont une si grande tendance au déplacement, que pour peu que l'on fasse effort sur les fragmens, on les fait mouvoir, et l'on obtient la crépitation.

Ces fractures sont bien moins fâcheuses que celles de la cuisse, soit parce qu'elles intéressent un membre moins volumineux, soit parce que, quelle que soit leur tendance au déplacement, il n'est jamais fort étendu et n'est pas susceptible d'augmenter successivement, soit enfin parce qu'elles intéressent un membre plus distant du tronc, et qu'il est moins difficile de tenir dans l'immobilité. Celles qui se rapprochent de l'articulation supérieure, et sur-tout de l'inférieure, ont l'inconvénient de laisser un engorgement chronique des ligamens, d'où résultent la roideur et la difficulté des mouvemens. Quant au danger qui accompagne celles qui sont compliquées de contusion, de plaies, d'issue des fragmens, etc., tout ce qui s'y rapporte est déja exposé très en détail dans le chapitre des fractures en général.

La réduction de la fracture simple de la jambe, soit transversale, soit oblique, se fait ordinairement sans difficulté; il n'est presque pas nécessaire de faire d'extension ; car, comme nous l'avons dit, à moins qu'il n'y ait un grand désordre dans les parties molles, qui rend la fracture compliquée, le déplacement selon la longueur, n'est jamais fort étendu ; il suffit, pour ainsi dire, de rétablir la direction naturelle du membre et celle de la pointe du pied. Quand il y a déplacement selon l'épaisseur, la moindre extension est suffisante pour faire cesser le contact des fragmens, et permettre de les rétablir dans leurs rapports naturels ; et lorsque la fracture est oblique et qu'il y a un léger déplacement selon la longueur, l'extension ne remédie que pour le moment au déplacement, qui se rétablit tout de suite.

Ce que nous venons de dire doit faire pressentir ce qui est relatif aux moyens propres à contenir les fragmens de cette fracture. En effet, quand on n'a point à combattre une tendance marquée au déplacement, selon la longueur du membre, le traitement des fractures devient bien simple, la tendance au déplacement selon l'épaisseur, selon la direction et selon la circonférence, est facile à combattre, et il suffit d'exercer sur toute la longueur de l'os une compression latérale, pour lutter avec avantage contre les puissances capables d'opérer ces sortes de déplacement ; c'est effectivement ce qui a lieu pour la jambe. On pourroit croire cependant que la circonstance d'être formé de deux os qui laissent entr'eux un espace occupé par des muscles, devroit rendre utile à la jambe l'application des principes du traitement des fractures des os de l'avant-bras. Mais d'abord, ce qui intéresse le plus, ce n'est pas la conservation de l'espace inter-osseux , parce

que les deux os de la jambe ne sont pas destinés, comme ceux de l'avant-bras, à exécuter
des mouvemens de ginglyme latéral ; en second
lieu, la disposition des parties molles ne permet
pas l'usage utile de moyens propres à changer
la forme du membre, comme on les emploie à
l'avant-bras ; enfin, pour des raisons relatives
à l'articulation du pied, la structure osseuse de
la jambe exige, dans le traitement de ses fractures, des attentions particulières ; mais comme
elles se rapportent spécialement au péroné,
nous n'en parlerons qu'à l'article des fractures
de cet os.

On voit, par ce que nous venons de dire, que
le bandage à bandelettes séparées, des attelles
de bois, des remplissages de balle d'avoine et
des rubans de fil, suffisent pour contenir la
fracture de la jambe. Le malade étant déshabillé et transporté dans un lit qui réunit les conditions dont nous avons parlé, on fera soutenir
le membre élevé par deux aides, dont l'un saisira la jambe avec les deux mains, au-dessous
de la rotule, et l'autre saisira le pied de la manière déjà exposée à l'article de la fracture de
la cuisse. Le membre ainsi élevé, le chirurgien
disposera au-dessous les pièces d'appareil, dans
l'ordre suivant : 1.º un coussin ou paillasson
de balle d'avoine, aussi long que la jambe et
presque carré, enveloppé d'un drap ou d'une
nappe. 2.º Une pièce de toile ou *porte-attelles*,
aussi longue que le coussin et plus large, au-
dessous de laquelle seront placés trois liens
formés d'un ruban de fil, large d'environ deux
travers de doigt, et sur cette pièce de linge
seront disposées des bandelettes en nombre suffisant pour envelopper la totalité de la jambe,

en se recouvrant mutuellement dans les deux tiers inférieurs de leur largeur. Il faut avoir soin que le coussin soit disposé de manière qu'il offre à la jambe un plan horizontal et conforme à la disposition de sa surface postérieure, en sorte que le membre y étant placé, il appuie également sur tous ses points, et qu'il ne soit courbé ni en avant, ni sur-tout en arrière. Cela fait, le membre sera posé avec précaution sur l'appareil, et l'on procédera de suite à la réduction, que l'on jugera parfaite lorsque le gros orteil correspondra au bord interne de la rotule, que le membre aura sa longueur et sa rectitude naturelles, et que la crête, dans le fragment inférieur, sera sur la même ligne que dans le supérieur. Ensuite on humectera les pièces de l'appareil avec une liqueur résolutive; on étendra sur la partie antérieure et sur les côtés de la jambe deux compresses carrées, et l'on appliquera les bandelettes dans l'ordre de leur situation. Alors on roule dans chacun des bords de la pièce appelée porte-attelles, et jusqu'à deux travers de doigt du membre, une attelle assez longue pour s'étendre au-dessus du genou et au-delà de la plante du pied, et l'on garnit avec des paillassons étroits de balle d'avoine l'espace qui reste de chaque côté entre le membre et l'attelle, ayant soin de faire passer la garniture dans les points où l'espace est le plus grand. Un troisième paillasson, qui ne doit s'étendre que jusqu'au-dessous du genou et au-dessus du coude-pied, sera placé devant la partie antérieure de la jambe, et par dessus, une attelle de même longueur; après quoi le tout sera assujetti par les trois liens que l'on serrera sur l'attelle supérieure. Si après

3.   24

l'application de l'appareil, le pied se trouvoit fortement incliné dans le sens de l'extension, on pourroit le soutenir par le moyen d'une bandelette dont le milieu seroit posé sur la plante du pied, et les chefs seroient assujettis par des épingles au porte-attelles. C'est le seul parti que l'on puisse tirer de ce moyen, qui n'est pas du tout propre à prévenir l'inclinaison latérale du pied ; espèce de déplacement d'ailleurs suffisamment prévenu par le bout inférieur des attelles.

Faute d'avoir disposé convenablement le coussin sur lequel le membre repose, il peut arriver que le talon, qui fait en arrière une saillie considérable, éprouve une pression proportionnée, d'où peut résulter l'inflammation et la mortification des parties molles qui recouvrent l'extrémité du talon, et la dénudation et la nécrose du tendon d'achille et même du calcanéum. Cet accident étoit bien plus à craindre et bien plus commun, en effet, lorsqu'on employoit les pièces d'appareil appelées talonnières, compresses épaisses, sorte de remplissages propres seulement à augmenter la saillie formée par le talon, et à cambrer la jambe vers la partie antérieure.

Un bandage roulé et des attelles de carton ou de bois mince, engagées dans le bandage lui-même, peuvent suffire et même mériter la préférence quand il s'agit d'un sujet très-jeune.

Il faut avoir soin de resserrer les liens du bandage à bandelettes toutes les fois qu'ils sont relâchés, de rétablir l'appareil en entier de huit en huit jours, et de le tenir humecté dans le commencement avec une liqueur résolutive. Du quarante - cinquième au cinquantième jour, la réunion est assez solide pour qu'on puisse substituer un bandage roulé au bandage à bandelettes, et bientôt après on pourra permettre au malade de marcher, mais avec précaution et soutenu par des béquilles. Il faut remarquer cependant que l'on ne doit accorder cette permission que plus tard à des sujets d'un grand âge, ou à ceux dont la fracture étant oblique, les fragmens ont conservé une légère inclinaison et se sont consolidés dans cette position : dans ce dernier cas, les fragmens ne se correspondant que par une étendue médiocre, il n'y a que l'extrémité de l'inférieur qui touche la partie postérieure du supérieur, et la réunion n'ayant lieu d'abord que dans ce point de contact, la substance qui la forme n'a pas assez de volume ni de solidité pour supporter le poids du corps, au bout du temps qui suffit ordinairement à la consolidation de ces fractures. Si les malades marchent dans cet état des choses, la jambe se courbera d'autant plus facilement en arrière, que les fragmens ont déja entr'eux une légère inclinaison dans ce sens, et que les muscles de la partie postérieure de la jambe les entraînent dans cette même direction.

Nous ne parlerons pas ici des fractures compliquées de la jambe, et nous renverrons à l'article des fractures considérées en général, pour tout ce qui leur est relatif. Nous dirons seulement notre sentiment sur l'application qu'on a proposé de faire dans ce cas, de la méthode de l'extension continue. Nous avons vu, dans un article précédent, que l'utilité de cette méthode est fondée sur la tendance perpétuelle au déplacement selon la longueur. Or, nous avons remarqué dans celui-ci, que cette espèce de déplacement n'est pas la plus commune dans les fractures de la jambe ; que si ce déplacement a lieu quand la fracture est oblique, il n'est jamais fort étendu, à moins qu'il n'y ait en même temps un grand désordre dans les parties molles ; et dans ces cas, d'une nature très-grave, les moyens propres à prévenir une inflammation excessive, et toutes ses conséquences, sont bien plus importans que ceux qui pourroient rendre au membre sa longueur naturelle. On a cependant employé avec succès cette méthode, dans le traitement de certaines fractures compliquées ; et ce qui mérite peut-être plus d'attention, nous en avons tiré nous-même un grand parti dans le traitement de fractures de la jambe avec raccourcissement, et qui n'étoient pas consolidées au bout du temps ordinaire. Dans ce cas, l'extension permanente peut être considérée comme un moyen très-propre à ajouter à l'exactitude des moyens contentifs, et à maintenir les fragmens dans l'immobilité la plus parfaite. Cependant nous sommes persuadés que dans le plus grand nombre des cas, on peut, au moyen des appareils ordinaires, assujettir assez solidement les fragmens d'une fracture de la jambe.

ARTICLE II.

De la Fracture du Tibia.

En comparant la grosseur du tibia à celle du péroné, et en considérant la solidité de l'union de ces os entr'eux, on est porté à croire que le premier ne peut être fracturé sans que le second ne le soit en même temps ; cependant l'expérience démontre le contraire. On conçoit aisément que cela doit être ainsi, lorsqu'on fait attention que le tibia supporte presque à lui seul tout le poids du corps qu'il reçoit du fémur et qu'il transmet sur l'astragale ; que placé à la partie antérieure de la jambe, recouvert seulement par la peau, cet os est beaucoup plus exposé que le péroné à l'action des causes immédiates capables de le fracturer ; enfin que ce dernier os, beaucoup plus mince et plus flexible, obéit à l'action de ces causes, et cède sans se casser.

Le tibia peut être fracturé dans sa partie moyenne, ou plus ou moins près de ses extrémités. La fracture de cet os est presque toujours transversale. Les chûtes et les coups qui la produisent agissent tantôt aux extrémités de l'os, tantôt dans l'endroit même où la solution de continuité a lieu. Dans le dernier cas, les parties molles sont toujours plus ou moins contuses, tandis que dans le premier, quelquefois leur lésion est à peine marquée.

Le déplacement des fragmens est très-rare dans la fracture du tibia, et lorsqu'il a lieu ce n'est jamais suivant la longueur de l'os. La direction transversale de la fracture est peu favorable à ce mode de déplacement, empêché d'ailleurs par le péroné qui a conservé son intégrité, et qui fait, pour ainsi dire, l'office d'attelle par rapport au tibia. Ce n'est donc que suivant l'épaisseur et la direction de l'os, que le déplacement peut avoir lieu ; encore même le déplacement suivant l'épaisseur est-il toujours très-peu marqué, sur-tout lorsque la fracture occupe la partie supérieure du tibia

où les fragmens se touchent par des surfaces
très-larges. Le déplacement suivant la direction de l'os, est aussi très-peu marqué; cependant nous avons vu une fracture de la partie supérieure du tibia, produite par un coup de pied
de cheval, dans laquelle les fragmens avoient
éprouvé un déplacement très-marqué suivant
la direction de l'os, auquel il fut impossible de
remédier; en sorte que le tibia est resté cambré
dans sa partie antérieure.

Le peu de déplacement de la fracture du
tibia en rend le diagnostic très-souvent difficile, et la difficulté augmente encore lorsque,
malgré la fracture, le malade a pu marcher,
comme il y en a des exemples. On a lieu de
soupçonner l'existence de cette fracture, lorsqu'à la suite d'un coup ou d'une chûte le malade éprouve, dans un point quelconque de la
longueur du tibia, une douleur plus ou moins
vive, qui augmente lorsqu'il pose le pied à
terre et qu'il essaie de marcher, et qui se prolonge au-delà du terme ordinaire de la douleur
produite par une simple contusion; qu'il survient à l'endroit de la solution de continuité de
l'os, un léger empâtement, et que pendant le
sommeil le malade éprouve des secousses dans
le membre. On reconnoît que la fracture existe
réellement, aux inégalités que l'on sent en
promenant les doigts sur la crête du tibia, au
mouvement des fragmens, lorsqu'on les pousse
en sens contraire, et quelquefois même à la
crépitation, obscure à la vérité, mais qui
n'échappe point à une main habile et exercée.

En général, la fracture du tibia est une maladie de peu de conséquence, et qui pourroit
même guérir sans le secours de l'art, si le ma-

lade restoit au lit et gardoit le repos pendant le temps convenable.

Lorsque les fragmens de la fracture du tibia sont déplacés suivant l'épaisseur de l'os, on les remet aisément dans leur rapport naturel, en les poussant en sens contraire; et afin de rendre leur replacement plus facile, on fait exécuter en même temps l'extension et la contre-extension, pour diminuer le frottement de leurs surfaces. Quand le déplacement suivant la direction de l'os a lieu, on y remédie en ramenant le fragment inférieur à sa rectitude naturelle, par un mouvement en sens inverse de celui qu'il a fait pour se déplacer.

Pour contenir la fracture du tibia, on peut employer indifféremment le bandage de *Scultet*, avec de longues attelles et les remplissages de balle d'avoine, ou le bandage roulé avec des attelles de carton mouillé, ou de bois mince. Ce dernier appareil nous paroît préférable, sur-tout chez les enfans, où le peu de volume du membre donne moins de prise aux longues attelles.

Lorsque la fracture du tibia est compliquée de contusion et d'engorgement inflammatoire, on doit combattre ces accidens par les cataplasmes émolliens et anodins, avant d'appliquer le bandage propre à la contenir. Cette fracture est consolidée ordinairement au bout de quarante jours; et comme les articulations du genou et du pied n'ont point éprouvé d'engorgement, et qu'elles n'ont presque point contracté de roideur, le membre est bientôt rendu à ses fonctions.

ARTICLE III.

De la Fracture du Péroné.

Nous avons vu précédemment que le tibia, quoique beaucoup plus gros et plus fort que le péroné, se fracture plus souvent que ce dernier. Nous allons examiner maintenant comment le péroné peut éprouver seul une solution de continuité.

On conçoit aisément comment une violence extérieure qui agit immédiatement sur un point quelconque de la longueur du péroné, peut rompre la continuité de cet os; mais il n'est pas aussi aisé de concevoir le mécanisme suivant lequel une puissance qui semble n'agir que sur l'articulation du pied à laquelle le péroné prend si peu de part, peut donner lieu à la fracture de cet os. Ce mécanisme, qui avoit échappé à presque tous les auteurs, et que *Pott* et *Fabre* ont bien développé, est relatif au rôle que le péroné joue dans l'articulation du pied avec la jambe. Comme nous l'avons déja dit, le tibia qui appuie seul sur la surface supérieure de l'astragale, lui transmet aussi seul le poids des parties supérieures; le péroné n'est pour rien dans cette pression perpendiculaire. Mais les inégalités du sol sur lequel nous marchons, le sens auquel les mouvemens du pied sont bornés, exigent des moyens capables de prévenir ses déviations latérales, et c'est à cette utilité que sont destinées l'apophyse du tibia qui porte le nom de malléole interne, et l'extrémité inférieure du péroné; on peut même remarquer que le côté auquel correspond cette dernière, est celui vers lequel le pied a le plus de tendance à s'incliner. Si une cause assez puissante entraîne violemment le pied dans l'adduction ou dans l'abduction, comme seroit une chûte perpendiculaire dans laquelle un pied seroit surpris dans l'une de ces deux positions et supporteroit seul le poids du corps, voici ce qui arrive : dans le premier cas, l'astragale presse de dedans en dehors l'extrémité inférieure du péroné ; et dans le second, c'est le calcanéum qui presse cette même partie de bas en haut, avec une force égale au poids du corps augmenté par la vîtesse de la chûte. Dans l'un et dans l'autre cas, l'effet immédiat de l'effort auquel le péroné est soumis, se passe, d'une part, sur les ligamens de son articulation tibiale inférieure, qui en seroient rompus s'ils n'étoient d'une solidité singulière ; de l'autre, sur l'articulation tibiale supérieure dont les surfaces sont rapprochées avec effort. Ces liens de l'articulation inférieure venant à résister, et l'os ne pouvant être déplacé ni en dehors, ni en haut, sa cambrure naturelle doit augmenter d'autant plus facilement qu'elle est déja plus prononcée, et delà la solution de continuité qui a lieu dans le point de la longueur de l'os qui offre le moins de résistance.

A part les complications dont cette fracture est susceptible, comme toute autre, et que nous ne devons point examiner dans cet article, les variétés les plus importantes qu'elle peut présenter se tirent de sa situation dans un point plus ou moins éloigné de l'extrémité inférieure de l'os. Quand elle dépend d'une cause immédiate, la fracture répond au point même sur lequel cette cause a agi ; mais quand elle a lieu selon le mécanisme que nous venons de développer, sa situation est extrêmement variable ; on la voit tantôt vers la partie moyenne de l'os, tantôt si près de son articulation tibiale inférieure, qu'à peine en est-elle distincte ; ce qui est le résultat de la combinaison d'une foule de circonstances, parmi lesquelles on peut indiquer l'inégale résistance des divers points de la longueur de l'os, l'irrégularité de la courbe qu'il forme, l'action de tels ou tels muscles au moment de l'accident, etc.

Il est indubitable que du moment que la continuité du péroné est détruite dans un point de sa longueur, les bouts correspondans des fragmens se laissent entraîner en dedans et vers le tibia par l'action des muscles de la face antérieure et par ceux de la couche profonde de la partie postérieure de la jambe, aussi bien que par la tension que ces mêmes muscles communiquent à l'aponévrose tibiale ; puissances que ne peuvent contre-balancer les deux muscles péroniers latéraux, sur-tout en bas. Le déplacement des fragmens, selon la longueur, ne peut avoir lieu, à moins que l'articulation inférieure ne soit entièrement détruite, ce qui est difficile à supposer, et ce qui constitueroit un cas des plus graves, à cause de la violence de la cause nécessaire pour produire un pareil désordre. Les changemens que cette fracture introduit dans les rapports des surfaces qui constituent l'articulation de la jambe avec le pied, méritent une attention particulière. L'extrémité du fragment inférieur ne peut se porter en dedans, sans que la malléole externe ne se porte en dehors, et le déplacement de cette dernière sera d'autant plus étendu, que la fracture en sera plus rapprochée. Or, la distance qui sépare naturellement les deux malléoles, étant proportionnée au diamètre transversal de la poulie articulaire de l'astragale qu'elles doivent recevoir, cet espace ne peut augmenter sans que les rapports des surfaces articulaires ne perdent de leur exactitude; et comme, dans ce cas, c'est par l'éloignement de la malléole externe que le changement s'est opéré, il en résulte que le pied n'est plus soutenu en dehors, et qu'il s'incline habituellement de ce côté. L'inclinaison est bien plus marquée si le malade marche; elle augmente alors de plus en plus, la plante du pied se dirige en dehors, et la station et la progression se font sur le bord interne.

Les signes de cette fracture s'acquièrent par un examen attentif de la conformation de l'os, dont on peut parcourir la plus grande partie le long de sa face externe; cet examen est sans difficulté pour les deux tiers inférieurs, tant qu'il n'est pas survenu un gonflement considérable; supérieurement le péroné est placé à une plus grande profondeur, et l'on a plus de peine à distinguer la légère difformité que sa fracture cause; mais aussi il est plus facile alors d'imprimer aux fragmens des mouvemens assez étendus, en les pressant de devant en arrière et réciproquement; et d'ailleurs, dans ce cas, il seroit moins fâcheux de méconnoître la maladie. C'est quand la fracture est située très-bas, qu'il importe le plus de la reconnoître; mais s'il s'est écoulé quelque temps, le gonflement des parties molles peut y apporter des obstacles qu'on n'auroit pas éprouvés sans cela : quoi qu'il en soit, c'est toujours de cette complication qu'il faut s'occuper alors; mais quand on a des raisons de soupçonner une fracture du peroné, placée de la sorte, il importe plus que jamais de s'en assurer dès que le gonflement est dissipé. Dans les cas où, pour les raisons que nous venons d'exposer, le diagnostic est obscur, on peut tirer des circonstances qui accompagnent la maladie, des inductions qui équivalent presque à la certitude des signes propres : nous avons vu que l'une des causes de cette fracture est une violente inclinaison latérale du pied ; ce même mécanisme est capable de produire l'entorse ou la luxation du pied ; aussi la fracture du péroné est-elle souvent compliquée avec cette dernière maladie : s'il arrive même alors que la fracture étant située très-bas, et n'ayant point été reconnue et maintenue réduite, la malléole externe se soit portée fortement en dehors, le pied conserve une tendance à se luxer de nouveau ; la poulie articulaire de l'astragale vient se placer au-dessous de l'une ou de l'autre malléole, mais plus communément de l'interne ; les tégumens en sont violemment distendus, et bientôt enflammés et ulcérés, ou même mortifiés ; et l'ulcère établissant une communication entre l'air atmosphérique et l'intérieur de l'articulation, il peut survenir les accidens les plus graves qui entraînent la perte du membre ou même celle du sujet. La circonstance d'une entorse ou d'une luxation du pied, sur-tout en dedans, est donc une forte présomption en faveur de l'existence de la fracture du péroné ; et il n'est guère possible d'en douter, quand bien même on n'en pourroit recueillir aucun signe direct, lorsqu'on observe qu'après la réduction de la luxation, le pied jouit d'une mobilité que ne peut permettre l'exactitude des rapports des surfaces articulaires, et sur-tout quand il conserve une tendance à se luxer de nouveau, et que la luxation se rétablit en effet spontanément.

Si nous n'avons pas placé la crépitation au nombre des signes propres à faire reconnoître cette fracture, quoiqu'on puisse l'obtenir quelquefois, c'est qu'il est assez rare de pouvoir communiquer aux fragmens de cet os des mouvemens assez étendus pour cela, soit à cause de la solidité de ses articulations supérieure et inférieure, soit à cause des lames antérieure et postérieure de l'aponévrose tibiale qui s'insèrent à toute sa longueur. D'un autre côté, si nous avons donné à ces considérations sur le diagnostic de la fracture du péroné, une extension qui pourroit paroître superflue, c'est qu'il n'est que trop ordinaire que l'on se borne à la réduction de la luxation du pied, ou aux soins que peut exiger l'entorse de son articulation, et que l'on se contente de recherches trop superficielles relativement à la fracture du péroné, ou même que l'on ne soupçonne pas l'existence de cette dernière maladie qui accompagne si souvent les deux autres; cependant la consolidation des fragmens a lieu dans la situation vicieuse qu'ils ont prise; la malléole externe reste trop éloignée de l'interne, et après la guérison la progression ne sauroit avoir lieu que la plante du pied ne se dirige fortement en dehors; ce qui met le malade dans l'impossibilité de marcher sans le secours de moyens mécaniques propres à soutenir le pied et à l'empêcher de se renverser en dehors.

Le pronostic de cette maladie, quand elle

est simple, n'a rien de fâcheux si elle est traitée convenablement.

L'extension et la contre-extension sont inutiles pour la réduction de cette fracture, puisque ses fragmens n'éprouvent pas de déplacement selon la longueur de l'os; il est même impossible d'employer les manœuvres ordinaires de coaptation, l'os dont il s'agit n'étant accessible que par un de ses côtés. On ne peut que déprimer la malléole externe et la ramener à sa distance naturelle de l'interne, en faisant exécuter au fragment inférieur auquel elle tient, un mouvement de bascule opposé à celui par lequel elle s'est portée en dehors. Quand la fracture est simple, les fragmens conservent des rapports entr'eux par le moyen des parties molles et sur-tout des aponévroses; en sorte que le supérieur, sur lequel il n'est pas possible d'agir immédiatement, ne peut guère manquer de suivre les mouvemens de l'inférieur pendant qu'on déprime la malléole. A la vérité, on ne peut savoir si les bouts correspondans des deux fragmens sont alors dans des rapports naturels et exacts; mais l'exactitude de leur coaptation est de peu d'importance; ce qui est véritablement essentiel, c'est de rétablir la malléole dans sa situation naturelle, et d'obtenir la réunion des fragmens dans cette position de l'inférieur.

Pour maintenir la fracture réduite durant le temps nécessaire à la consolidation des fragmens, il suffit de continuer ce que l'on fait pour obtenir la réduction; on peut même tirer parti de la structure du membre, et en fixant le pied dans l'adduction, exercer sur la malléole externe, par le moyen des ligamens latéraux externes de l'articulation du pied, une sorte d'extension continue par laquelle cette éminence est entraînée en bas et en dedans, et fixée solidement dans sa situation naturelle. Ainsi, le bandage à bandelettes, tel que nous l'avons décrit plusieurs fois, mais dont on dispose les attelles de manière que l'une s'étende jusqu'au-delà du bord externe du pied, et repousse cette partie fortement en dedans par le moyen de remplissages plus épais qu'à l'ordinaire, tandis que l'autre ne dépasse pas le niveau de la malléole interne, et ne porte pas sur le bord interne du pied, est l'appareil le plus convenable pour l'effet qu'on se propose. On pourroit également mettre en usage un bandage roulé, et par dessus les attelles avec les remplissages de balle d'avoine, disposés comme nous venons de le dire.

Au bout de quarante jours on remplace cet appareil par un bandage roulé, et le malade peut se lever et commencer à marcher en se soutenant sur des bequilles. Quand la fracture est éloignée de l'extrémité inférieure de l'os, l'articulation du pied ne contracte presque point de roideur, et ses mouvemens se rétablissent promptement dans toute leur étendue; mais lorsqu'elle est voisine de cette extrémité, les ligamens et les autres parties molles éprouvent un engorgement considérable, et l'articulation contracte une roideur qui ne se dissipe que très-lentement, et exige l'usage des moyens dont nous avons parlé en traitant des fractures en général.

CHAPITRE XVI.

Des Fractures des Os du Pied.

LE peu d'étendue des os qui composent le pied, leur conformation, la solidité de leurs connexions, leur structure spongieuse, sont autant de raisons qui rendent leurs fractures difficiles et rares. Elles ne peuvent guère avoir lieu que par l'action de causes directes et violentes, et le plus souvent elles sont comminutives et accompagnées de contusion et de plaie; ainsi, ce que nous avons dit des fractures des os de la main, s'applique à celles des os du pied, en exceptant cependant le calcanéum, qui, à raison de sa longueur et de ses rapports avec les puissances musculaires destinées à l'extension du pied, est exposé à des solutions de continuité, qui méritent de nous occuper particulièrement.

Cet os, situé presque horizontalement au-dessous du point d'articulation de la jambe avec le pied, prolongé derrière cette même articulation pour recevoir le tendon d'achille, qui s'y insère à angle droit; éprouvant immédiatement l'action des muscles extenseurs du pied, et balancé entre leur effort, le poids du corps et la résistance du sol, par rapport auxquels il fait l'office d'un levier du second genre, réunit, comme on le voit, les conditions les plus propres à favoriser la production des fractures par l'action musculaire. Aussi le plus grand nombre

de celles qui ont été observées, reconnois-
sent-elles une semblable cause : il est même
probable que ces fractures seroient bien plus
fréquentes , si n'étoit l'aplatissement transversal de la partie postérieure de l'os, d'où
résulte une grande augmentation de force dans
le sens vertical; la longueur du tendon d'achille,
qui rend sa rupture assez fréquente ; et, plus
que tout cela, peut-être, la longueur des leviers
formés par la jambe et la cuisse, qui, en se
fléchissant dans le moment d'une chûte sur la
pointe des pieds, absorbent une partie du poids
du corps, qu'ils font supporter à tous les muscles
de l'extrémité inférieure. Il est remarquable, en
effet, que cette fracture a eu lieu dans des circonstances où la chûte sur les pieds n'a pas dû
être accompagnée de la flexion des extrémités
inférieures : c'est ce qui résulte clairement, par
exemple, de l'observation recueillie à l'hospice
de la Salpétrière. La femme qui en fait le sujet,
et qui s'évadoit par une fenêtre, à la faveur d'un
lien qui se trouva trop court, devoit étendre
les extrémités inférieures pour atteindre plus
promptement le sol, et pour rendre sa chûte
moins périlleuse. L'exemple observé par *Desault*, à l'Hôtel-Dieu, est dans le même cas.

Les observations que l'on possède sur cette
maladie rare, offrent assez peu de détails; et
l'on seroit étonné d'y trouver que le gonflement des parties molles empêche de distinguer
facilement l'intervalle qui sépare les fragmens,
si l'on ne faisoit attention que les muscles,
les nombreuses productions aponévrotiques et
ligamenteuses qui entourent le calcanéum, et
qui ne sauroient être rompus par la cause qui a
produit la fracture, ne peuvent jamais per-

3.   25

mettre qu'un déplacement médiocre ; trait d'analogie remarquable entre cette fracture et celles qui peuvent lui être comparées.

La fracture du calcanéum a toujours lieu dans la partie de cet os, comprise entre son articulation avec l'astragale et son extrémité postérieure. A moins que cette fracture ne soit produite par une cause immédiate très-violente, comme un coup de feu, elle est toujours le résultat d'une chûte sur la pointe du pied, dans laquelle cette partie est surprise dans une violente extension. Cependant, quelques faits semblent autoriser à croire qu'il suffit d'un violent effort dans cette même attitude, sans le concours d'une chûte, pour produire le même effet.

La conséquence immédiate de la solution de continuité du calcanéum, est le déplacement du fragment postérieur, que les muscles extenseurs du pied entraînent en haut. Mais ce déplacement ne peut être tel que le fragment postérieur reste parallèle à l'antérieur, en passant au-dessus de lui ; il ne peut que se renverser, ou plutôt s'incliner en haut, en sorte que son extrémité postérieure est la seule qui se porte véritablement de ce côté, l'autre étant retenue par la résistance des parties molles qui couvrent la face inférieure de l'os ; de là le tiraillement de ces mêmes parties molles, et des douleurs vives qui rendent impossibles les mouvemens du pied. Il faut même observer que le déplacement dont les fragmens de cette fracture sont susceptibles, ne peut jamais être que médiocre, à cause de la grande étendue des surfaces par lesquelles les pièces se correspondent. Il est même arrivé que cette fracture a eu lieu sans déplacement, et qu'elle n'a été reconnue qu'à la mobilité légère des fragmens, mobilité dont on n'auroit pas même cherché à s'assurer, sans la persévérance des douleurs, après la disparition de l'engorgement.

Une chûte sur la pointe des pieds, l'impossibilité de se relever ou de marcher, une vive douleur dans la région du talon, une dépression plus ou moins sensible de la même partie, située plus haut que dans l'état naturel, une saillie située plus bas et dirigée vers la plante du pied, la possibilité de ramener l'extrémité du talon dans sa situation naturelle et de lui imprimer quelques mouvemens latéraux, tandis qu'on porte le pied dans l'extension, quelquefois cette seule mobilité latérale des fragmens, sont autant de signes qui caractérisent cette fracture. Il est douteux qu'on ait jamais distingué la crépitation.

On n'a point vérifié si les fragmens de cette fracture se réunissent d'une manière immédiate dans les cas où ils ont été notablement déplacés; ce que nous en avons dit jusqu'à présent suffit pour en faire douter; et ce doute ne peut qu'être fortifié par la considération des obstacles contre lesquels il faudroit pouvoir lutter, pour maintenir les fragmens dans une coaptation exacte et constante. Néanmoins, tous les sujets qui en ont fourni des exemples ont été bien guéris : ce qui prouve que si la réunion des fragmens a lieu le plus souvent alors, comme il est probable, dans un état de déplacement plus ou moins considérable, et par le moyen d'une substance intermédiaire, au moins est-il évident que cette circonstance ne nuit pas sensiblement au libre exercice des fonctions du membre.

Il est aisé, sans doute, de réduire les fragmens de cette fracture ; il est même des cas où
la réduction n'est pas nécessaire, et où le repos
suffit pour obtenir une réunion exempte de difformité. Après avoir mis le pied dans l'extension, et la jambe dans un léger état de flexion,
la moindre force suffit pour ramener le fragment postérieur dans sa situation naturelle,
quand il est déplacé, et pour établir une coaptation exacte des deux pièces. Mais ce que nous
avons dit de la fracture de la rotule, de celle de
l'apophyse olécrâne, de celle du col du fémur,
s'applique à celle du calcanéum ; par-tout où
il s'agit de lutter contre la tonicité des muscles,
on n'a que des procédés défectueux à mettre en
usage, parce qu'on ne peut opposer qu'une
force d'inertie et décroissante à une force active,
constante, et susceptible d'accroissement. Le
cas dont il s'agit actuellement offre même des
difficultés particulières, et qui tiennent à la
structure des parties : d'un côté, l'extension
du pied est une attitude violente, dans laquelle
les muscles fléchisseurs de cette partie, tenus
dans un état d'alongement contre-nature, lut-
tent bien plus fortement contre les forces destinées à la maintenir ; de l'autre, la force employée à repousser en bas le fragment postérieur,
et à l'assujettir au niveau de l'antérieur, ne
peut pas être bornée à la portion d'os déplacée ;
elle doit inévitablement étendre son action aux
parties voisines, et même à toute la longueur
du tendon d'achille, qui en est courbé, et par
conséquent raccourci.

Quoi qu'il en soit, il est évident que, pour
s'opposer autant qu'il est au pouvoir de l'art,
au déplacement des fragmens de cette frac-

ture, et pour obtenir leur réunion dans le plus grand degré possible de rapprochement, il faut continuer pendant toute la durée du traitement, ce que l'on fait pour opérer la réduction. On a proposé, pour cet effet, l'emploi de la pantoufle que *J. L. Petit* mettoit en usage dans la rupture du tendon d'achille. Mais il est aisé de s'apercevoir que ces deux cas n'ont entr'eux qu'une fausse analogie, et que l'usage de ce moyen ingénieux manqueroit complètement son but dans la fracture du calcanéum : en effet, la force qui maintient l'extension du pied étant appliquée à l'extrémité du talon, et l'action de cette force étant parallèle à la longueur de la jambe, il est évident qu'elle tendroit à augmenter le déplacement du fragment postérieur. D'ailleurs, cet appareil ne présente rien qui agisse, ni sur ce même fragment pour le repousser en bas et l'y assujettir, ni sur les muscles extenseurs pour en modérer l'action.

On prétend avoir retiré de bons effets du bandage suivant : une bandelette ou une compresse longuette, étendue le long de la plante du pied, de la partie postérieure de la jambe, et de la partie inférieure et postérieure de la cuisse, y est assujettie par des doloires qui recouvrent toute cette étendue du membre; et, pour qu'elle maintienne l'extension du pied et la flexion de la jambe, opérées par des aides pendant l'application de l'appareil, les deux extrémités de la longuette sont repliées plusieurs fois en sens inverse sous les premiers et les derniers doloires de la bande. Pareillement, pour que cette même bande agisse avec une force particulière sur le fragment postérieur,

on engage sous les circonvolutions correspondantes, une compresse épaisse que l'on place
transversalement immédiatement au-dessus du
fragment postérieur, et l'on conduit sur ce
même point l'anse postérieure de plusieurs
circonvolutions en 8 de chiffre. Enfin, on a
ajouté quelquefois à ce bandage une attelle
appliquée le long de la partie antérieure de la
jambe et du dos du pied, convenablement matelassée et assujettie par une seconde bande.

En comparant cet appareil avec les indications que nous avons exposées ci-dessus, il
n'est personne qui n'en distingue sur-le-champ
les défauts. Il est évident que tout ce qu'on
peut obtenir par ce moyen, c'est l'extension du
pied, la flexion de la jambe, et la compression
des muscles du mollet; mais il ne peut exercer
aucune action particulière et constante sur le
fragment postérieur de la fracture, et il est incapable de maintenir le même fragment fixé
en bas et dans sa direction naturelle. Cependant si, comme on l'assure, et comme on n'en
peut guère douter, ces moyens, ou d'autres
analogues, ont été employés avec succès, il
faut en conclure que la guérison de cette fracture peut avoir lieu sans que les fragmens soient
maintenus dans leur situation naturelle, qu'il
suffit pour cela de faire cesser ou de modérer
le tiraillement des parties molles, afin de prévenir un trop grand écartement des fragmens,
et les douleurs qui en résultent; et, par conséquent, que les indications essentielles se réduisent quelquefois au simple repos, et dans
d'autres cas à maintenir la position du membre,
et à comprimer les muscles du mollet pour gêner
leur action. Si l'extension du pied étoit une

attitude moins gênante et qui, comme l'extension incomplète de l'avant-bras, pût être maintenue indépendamment de tout moyen artificiel,
il est très-probable que la fracture du calcanéum
comme celle de l'apophyse olécrâne, abandonnée
à elle-même, guériroit sans autre secours que
le repos, et avec le même avantage pour l'utilité du membre. Nous pensons que dans les cas
où il pourroit paroître nécessaire d'employer
un appareil contentif, une attelle légèrement
courbée, placée sur la partie antérieure de la
jambe et sur la face dorsale du pied, matelassée
avec un paillasson de balle d'avoine, et assujettie par deux bandes, dont l'une embrasseroit le
pied et l'extrémité inférieure de l'attelle, et
l'autre, l'extrémité supérieure de cette même
attelle et la partie supérieure de la jambe seulement, sans comprimer en aucune manière la
longueur du tendon d'achille, seroit le plus
convenable. Quelque défectueux que soit ce
bandage, imite du second appareil que *Monroo*
employa sur lui-même, lorsqu'il se rompit le
tendon d'achille, il rempliroit les indications
bien plus exactement que tout autre.

Quarante ou cinquante jours suffisent pour
la réunion des fragmens de cette fracture : cependant, les efforts auxquels le calcanéum est
exposé dans la progression et la station, pouvant violenter le cal, quand la réunion n'est
pas encore fort solide, il ne faut permettre aux
malades de marcher qu'à une époque plus
avancée, et avec le secours des béquilles. Il reste
un peu d'engorgement autour de l'articulation,
et une certaine gêne dans les mouvemens, que
le temps et l'exercice dissipent.

CHAPITRE XVII.

De la Dénudation des Os.

L'ACTION violente d'une cause extérieure, celle d'une cause interne qui produit l'inflammation et la suppuration du périoste, peuvent dépouiller un os des parties molles qui le recouvrent, et le dénuder, c'est-à-dire, mettre sa surface à découvert. Il ne sera question, dans ce chapitre, que de la dénudation produite par une cause externe, attendu que, dans celle qui dépend d'une cause interne, presque toujours il y a mortification d'une portion plus ou moins étendue de l'os, maladie connue sous le nom de *nécrose*, et dont nous traiterons dans un chapitre suivant.

Une violence exercée sur les parties molles qui couvrent un os, peut en séparer de vive force le périoste, sur-tout si la surface osseuse voisine n'est recouverte que par une épaisseur médiocre de parties. Quand le corps dont l'action ou la résistance tend à produire cet effet, est d'une forme aiguë; quand ce corps est mu avec peu de force et suivant une direction qui se rapproche de celle de la surface osseuse voisine, son action peut être complètement bornée aux parties molles, qui, dans ce cas, subissent une déchirure exactement dans le point de leur continuité avec l'os. On a vu, dans des cas de cette nature, la plus grande partie du crâne dépouillée complètement, sans que les os eussent subi la moindre altération. Dans un concours de circonstances opposées, quand l'effort est violent, quand il a lieu de la part d'un corps orbe ou plus ou moins obtus, et suivant une direction perpendiculaire ou presque perpendiculaire à la surface de l'os, les parties molles n'ont pas été seulement tiraillées et déchirées; elles ont été en même temps comprimées, elles ont souffert une contusion plus ou moins forte, et l'os lui-même, qui a supporté une partie de l'effort, en a été plus ou moins altéré : les lames superficielles peuvent avoir été déprimées, et tellement affaissées les unes sur les autres, que la mortification de tout ce qui a éprouvé ce changement soit inévitable. Il paroît même qu'il suffit d'un violent ébranlement, d'une sorte de commotion dans les lames osseuses frappées, pour qu'elles cessent de vivre, puisqu'on voit l'exfoliation être la suite de certaines plaies avec dénudation d'un os où l'on n'a pu distinguer dans les lames superficielles aucune dépression ni aucune autre altération.

L'inflammation du périoste, lorsqu'elle se termine par suppuration, donne lieu à la dénudation de l'os, et quelquefois même à la mortification de ses lames superficielles. C'est ce qu'il est naturel de conclure de certains faits de ce genre, où l'on a vu quelquefois une exfoliation très-superficielle, et où il est peu probable que l'os ait éprouvé immédiatement l'action d'une cause mortifère. Ces cas sont bien différens de ceux où, à la suite d'un abcès plus ou moins étendu, accompagné de symptômes graves, on voit se séparer une portion de toute l'épaisseur, quelquefois même de toute la circonférence d'un os cylindrique. La mortification d'une aussi grande étendue de cet organe, ne sauroit résulter de la simple altération du périoste, du moins dans notre espèce ; la séparation de cette membrane tient alors, comme une conséquence éloignée, à l'action d'une cause spéciale qui a agi directement sur l'os, en y détruisant le principe de la vie. Il ne faut pas croire non plus que la formation d'un phlegmon puisse compromettre l'existence d'un os voisin, tant que le périoste n'est pas directement affecté ; ainsi, ce que nous disons de l'inflammation et de la suppuration du périoste, par rapport aux lames superficielles des os, ne doit s'entendre que des cas où cette membrane est le siège primitif de l'inflammation.

Il est si vrai que les os jouissent, comme les autres organes, de toutes les propriétés vitales, quelqu'obscures qu'elles y soient, qu'il suffit de leur exposition à l'air, ou à l'action des substances médicamenteuses irritantes, ou de l'application de pièces d'appareil dont la manière d'agir est analogue, pour déterminer la mortification des lames superficielles, et rendre l'exfoliation inévitable dans un os où tout annonçoit une dénudation simple.

Il suit de ce que nous venons dire, que, dans les cas de dénudation des os, produite par des causes extérieures, l'altération de l'os est probable, lorsqu'il n'a point été recouvert immédiatement par les parties molles, qu'il est resté long-temps exposé au contact de l'air, ou lorsqu'il a été recouvert de substances irritantes, etc. ; que la contusion de l'os est évidente, et l'exfoliation inévitable, toutes les fois

que l'on distingue un affaissement, une dépression sensible des lames superficielles ; qu'il
est probable que la contusion n'a point lieu
quand ces circonstances n'existent pas, mais
qu'on ne peut jamais en être assuré. Ainsi,
si dans quelques circonstances il est facile de
reconnoître *à priori* la contusion de l'os, il en
est d'autres aussi où il est impossible de juger
si l'exfoliation aura lieu ou non.

Quand la dénudation a été produite par une
cause extérieure, quand cet accident est simple,
et lorsqu'il n'est point accompagné de l'altération de la surface osseuse dépouillée, les parties
se prêtent à une réunion immédiate, pourvu
qu'on opère de suite leur rapprochement, et
qu'on ne laisse pas le temps à l'air, ou à tout
autre corps irritant, d'exciter l'inflammation
des parties molles, et de décider la mortification des lames superficielles de l'os. Tout porte
à croire que, dans ce cas, le procédé de la nature
est le même que celui par lequel elle accomplit
la réunion immédiate des parties molles.

L'impossibilité de distinguer toujours sûrement les cas où la réunion doit être utile, et
ceux où elle doit être inefficace ; les grands
avantages qui résultent d'une guérison prompte
obtenue par la réunion immédiate ; le peu d'inconvéniens qui sont la suite d'une tentative
infructueuse de réunion, font une loi générale
du précepte de réappliquer les parties molles sur
un os dénudé, toutes les fois qu'il ne présente
pas des signes évidens d'altération. Nous ne
nous étendrons pas sur les précautions propres
à assurer le succès de cette méthode ; elles se
trouvent exposées avec assez de détail à l'article
des plaies simples : nous dirons seulement que

l'action vitale étant beaucoup moins considérable dans les os que dans les parties molles,
toutes les fonctions s'y exécutent d'une manière
bien plus lente ; ce défaut d'harmonie entre les
parties que l'on met en contact, rend leur
réunion plus lente, et exige plus de temps pour
la consolidation. Ainsi, les moyens que l'on
emploie pour maintenir les parties rapprochées,
doivent être de nature à ne pas les irriter, et
doivent agir pendant un plus long espace de
temps.

Lorsque le rapprochement des parties n'a pas
eu lieu, malgré que rien ne contre-indiquât
la réunion immédiate, voici le procédé que la
nature met en usage pour opérer la guérison.
Les parties molles s'enflamment et suppurent ;
leur affaissement, en amincissant les bords de
la plaie, les fixe à la circonférence de la surface osseuse dénudée ; cette dernière, tantôt
dans sa totalité, tantôt dans un espace plus ou
moins étendu qui règne le long des chairs,
prend une teinte rosée qui devient de plus en
plus marquée ; dans le dernier cas, cette couleur s'étend peu-à-peu à tout le reste de la surface dénudée ; des bourgeons charnus ne tardent pas à paroître, tantôt distribués vaguement sur divers points de l'os dénudé, tantôt
seulement vers les bords de la plaie, et procédant ainsi de la circonférence au centre, ils
recouvrent enfin la surface osseuse toute entière, confondus alors avec ceux qui appartiennent aux bords de la plaie. Cependant,
ceux-ci s'amincissent, se couvrent d'une pelli-
cule qui se dessèche, et la cicatrice s'étendant
peu-à-peu sur le reste de cette surface grenue,
termine la guérison.

On a cru que, dans les cas de cette nature, une lame extrêmement mince de l'os se séparoit d'une manière insensible, et se perdoit, dissoute par le pus. Conformément à cette idée, on a donné au procédé par lequel la lame d'os dénudée est dérobée à la vue, le nom *d'exfoliation insensible*. Sans nous arrêter au sens vague de ces expressions; sans contester au pus la propriété dissolvante qu'on lui attribue si gratuitement sur des parties organisées et qui ne sauroient être dissoutes à la manière des corps inorganiques, examinons seulement la nature des preuves que l'on croit pouvoir citer en faveur de cette opinion. Lorsqu'après avoir mis un os à nu en le dépouillant de son périoste, on a laissé la nature agir librement et opérer la guérison conformément au procédé que nous venons de décrire, la cicatrice est adhérente à l'os : si ce même os est soumis à la macération pour le séparer des parties molles, sans altérer la disposition de sa surface, on trouve cette dernière dépolie, rugueuse, et garnie d'aspérités : lorsqu'il s'est fait une exfoliation d'une partie seulement d'une surface osseuse dénudée, le reste s'étant recouvert immédiatement de bourgeons charnus, on trouve ensuite une dépression dans le point de l'os correspondant à l'exfoliation, et des aspérités dans tout le reste. On voit que ces observations sont loin de démontrer la séparation d'une lame osseuse, une perte quelconque; que ces phénomènes ressemblent en tout à ceux qui acompagnent d'autres altérations du tissu osseux, où il ne peut y avoir eu évidemment aucune séparation , aucune perte de substance. Qui peut dire si ces inégalités ne sont pas le résultat de l'inflammation et du boursouflement du tissu de l'os pendant le travail de la guérison? Cette opinion, que nous ne voudrions pas plus garantir que toute autre, est cependant rendue probable par cette observation, que si l'on fait plus tard, et au bout de quelques mois, par exemple, les recherches dont nous venons de parler, on ne trouve plus les aspérités dont il s'agit sur la surface de l'os qui avoit été dénudée; elle a repris son aspect naturel. Faut-il supposer une nouvelle exfoliation insensible, pour expliquer ce second phénomène? Mais, dit-on, on a vu des bourgeons charnus, sortis de *térébrations* pratiquées à la surface d'un os dénudé, s'unir entr'eux par leur sommet, et *abriter une lame osseuse déja vacillante, et pliant sous la pression du stylet,* laquelle a disparu complètement, sans qu'il y ait eu exfoliation manifeste. Ici la raison s'arrête, et l'on ne peut se défendre de souhaiter de nouvelles observations propres à mettre hors de toute contestation, un fait aussi extraordinaire et aussi peu conforme à tout ce qui se passe dans l'économie vivante.

Lorsque l'altération apparente de l'os a rendu impraticable la réunion immédiate, ou lorsqu'elle a été tentée sans succès, la superficie de l'os dénudé est frappée de mortification à une plus ou moins grande profondeur, et la réunion ne peut avoir lieu sans la séparation de la couche d'os mortifiée. Cette opération de la nature, à laquelle on a donné le nom d'exfoliation, s'accomplit par un mécanisme inconnu; mais voici les phénomènes qu'elle présente. Comme dans le cas précédent, les bords de la plaie s'enflamment, se gonflent, suppurent, s'affaissent, s'amincissent, et successivement commencent à se cicatriser : si la lame osseuse qui a cessé de vivre est fort épaisse, et que sa séparation se fasse long-temps attendre, les bords de la plaie peuvent se cicatriser complètement jusqu'à la circonférence de cette lame ; mais ce cas ne s'observe guère que dans la dénudation avec nécrose, produite par l'action d'un caustique, ou par une pression long-temps prolongée. Cependant la portion d'os dénudée pâlit, se désssèche, devient brune ; peu-à-peu ses bords s'amincissent, deviennent souples, et sont quelquefois traversés par des bourgeons charnus qui se réunissent à ceux des bords de la plaie ; d'autres bourgeons charnus percent divers points de la lame mortifiée pour paroître à l'extérieur, quand cette lame n'est pas très-épaisse, et le reste soulevé se détache successivement, quelquefois en plusieurs pièces ; d'autres fois la totalité de la lame formant la surface dénudée est soulevée, et peu-à-peu séparée en entier. Dans tous les cas, après la chûte de la lame osseuse, la place qu'elle a abandonnée est occupée par des bourgeons charnus, fermes, consistans, adhérens aux parties sous-jacentes, en continuité avec ceux qui appartiennent aux bords de la plaie, et sur lesquels la cicatrice ne tarde pas à faire des progrès et à s'accomplir. Les auteurs, plus avides de la connoissance des causes, que curieux de l'observation exacte des faits, ont imaginé, pour expliquer le mécanisme du phénomène que nous venons de peindre, l'exfoliation, une foule d'hypothèses plus ou moins probables, conformes aux idées dominantes de leur siècle, et qui n'ont pu procurer aucun avancement à la science. Dans l'état actuel de nos connois-sances sur l'économie animale, ce travail na-turel n'est pas plus explicable ; tout ce que l'on peut dire, c'est que les bourgeons charnus qui se découvrent après la chûte de la lame exfo-liée, tiennent à l'os, paroissent formés de son propre parenchyme développé à l'occasion de la turgescence inflammatoire, et contiennent évidemment des vaisseaux sanguins. Mais quelle est la cause qui rompt la continuité de la lame mortifiée, précisément sur les limites de la mortification avec les parties encore vi-vantes ? Quelle est celle qui dégage le paren-chyme osseux du sel acide calcaire, et qui lui permet, en éprouvant les modifications que l'état inflammatoire lui fait subir, de se déve-lopper sous la forme de bourgeons charnus, et de mettre en évidence ses vaisseaux san-guins, etc. ? Autant de questions pour la solu-tion desquelles on peut proposer mille conjec-tures plus ou moins ingénieuses, mais pas une seule preuve de faits irrécusable.

Une question bien plus importante est celle-ci : l'art possède-t-il des moyens propres à fa-voriser le travail de la nature dans l'exfolia-tion ? Du moment que les médecins ont aban-donné la route lente, mais sûre, de l'observa-vation, la médecine a été surchargée d'une foule d'erreurs plus ou moins pernicieuses ; l'histoire de la science, sous le rapport du sujet qui nous occupe, fournit un exemple frappant de cette vérité. Qui croiroit qu'il a fallu arri-ver jusqu'au milieu du dix-huitième siècle, pour être ramené au véritable point de vue sous lequel on n'auroit pas cessé de considérer cet objet, si l'on n'avoit pas perdu de vue

l'observation ? Sous le prétexte d'une prétendue analogie à observer entre la nature des
médicamens et celle des organes auxquels ils
étoient destinés, il étoit reçu de recouvrir la
surface d'un os dénudé, de poudres aromatiques, balsamiques, résineuses, de liquides
spiritueux, etc., et même de sels corrosifs à
base métallique. C'est ainsi que la poudre d'euphorbe, celle de sabine, les teintures alkooliques de myrrhe et d'aloës, l'alkool, le nitrate
de mercure liquide, etc., étoient comptées au
nombre des applications les plus recommandables dans ce cas ; et les anciens qui croyoient
que l'exfoliation devoit avoir lieu inévitablement dans tous les cas où un os a été dénudé,
ne manquoient jamais alors de tamponner la
plaie, de repousser tous les jours les chairs qui
s'avançoient pour recouvrir la surface osseuse, etc. et de tenir ainsi cette dernière libre,
pour faire plus commodément ces applications,
dont les effets leur paroissoient si essentiels : cette
pratique s'est même propagée jusqu'à un temps
assez avancé. Il est probable que le défaut de
moyens propres à faire distinguer les diverses
affections des os dans lesquelles leur substance
est mise à nu, et que les bons effets qu'on aura pu
retirer de quelques-uns de ces moyens dans le
traitement de la carie, auront fortifié le crédit
de ces applications, d'abord fondé sur des
erreurs. On est redevable à M. *Tenon*, l'un des
plus respectables membres de l'ancienne Académie des Sciences de Paris, d'une série d'expériences simples et utiles, desquelles il résulte
que, dans la dénudation des os, le contact de
l'air, l'application des spiritueux, celle de l'eau
froide, sont également défavorables au travail

de l'exfoliation ; que l'usage du nitrate de mercure liquide produit une nécrose dont la séparation se fait attendre fort long-temps ; et que l'eau tiède, les corps gras, et sur-tout un cataplasme émollient, sont les applications les plus favorables à la promptitude du développement des bourgeons charnus, et à celle de la séparation de la lame mortifiée quand elle existe. Pour renfermer, en peu de mots, les véritables indications que ce cas présente, nous emprunterons les expressions de cet ingénieux expérimentateur : « Tous les moyens qui agissent sur » les os, doivent être évités soigneusement. » En effet, il est démontré maintenant que les topiques les plus utiles dans cette circonstance sont ceux qui n'ont, pour ainsi dire, aucune action, et que les excitans sont nuisibles en raison de leur énergie.

Belloste ayant observé qu'on n'obtenoit de guérison quand un os est découvert, qu'autant qu'il s'étoit développé des bourgeons charnus, et ayant remarqué que ces bourgeons sembloient tirer leur origine de parties de l'os situées à une certaine profondeur, imagina qu'on préviendroit l'exfoliation et qu'on abrégeroit le travail de la nature en perforant l'os dans plusieurs points de sa surface. Des bourgeons charnus ayant effectivement paru à travers les ouvertures qu'il avoit pratiquées, et pendant ce temps, la nature ayant accompli son travail dans le reste de la surface osseuse dénudée, il n'en fallut pas davantage pour le persuader, et avec lui un grand nombre de praticiens qui l'ont suivi. Mais on conçoit, sans peine, que quand l'exfoliation ne doit pas avoir lieu, ce procédé est inutile ; et que quand une lame d'une certaine épaisseur doìt se détacher, il importe peu au travail de la nature que cette lame soit percée ou non. Il est même démontré que, dans ce cas, les bourgeons charnus qui s'échappent à travers les ouvertures, et qui tiennent à ceux que la lame recouvre et qui seront mis à découvert après sa chûte, peuvent, par le renflement de leur sommet, agir à la manière des clous, et retenir la lame osseuse, tandis qu'elle est libre de toute autre adhérence et qu'elle est complètement détachée. M. *Tenon*, qui a aussi expérimenté ce procédé, a éprouvé la difficulté dont nous parlons, et il raconte qu'il fut obligé de rompre la lame d'os, d'ailleurs séparée, pour pouvoir l'enlever. Rien ne prouve mieux l'inutilité de ce procédé, que les louanges même qu'il a reçues de divers praticiens, dont les uns l'ont considéré comme propre à favoriser l'exfoliation, et d'autres, au contraire, comme propre à la prévenir; et, selon la réflexion de *Monro*, les pansemens rares dont *Belloste* avoit connu les avantages, et qu'il employoit dans ces cas comme dans tous les autres, ont plus contribué à la rapidité des guérisons qu'il obtenoit, que les perforations qu'il pratiquoit à la surface de l'os dénudé.

Enfin, on a proposé, pour avancer l'exfoliation, lorsqu'elle paroît retardée par l'épaisseur de la pièce d'os qui doit s'exfolier, d'amincir cette pièce au moyen de la rugine, ou du trépan exfoliatif. Mais en supposant que cette pratique fût aussi avantageuse qu'on l'a prétendu, elle ne seroit point applicable au cas de dénudation simple et récente qui nous occupe, où, lorsqu'il doit s'exfolier une lame osseuse, elle est ordinairement très-mince : elle ne pourroit convenir tout au plus que dans la dénudation avec nécrose d'une portion d'os très-épaisse, produite par une cause interne.

De tout ce que nous avons dit relativement au traitement de la dénudation des os, où la réunion immédiate est impraticable, il résulte que, soit que l'exfoliation ne doive point avoir lieu, soit qu'elle soit inévitable, les applications émollientes sont les seules admissibles, et qu'aucune opération chirurgicale ne peut devenir utile, si ce n'est dans les cas rares où les chairs qui environnent la portion d'os morte, l'ont, pour ainsi dire, enchâssée : alors une petite incision sur un point de la circonférence de la bride formée par les chairs, suffit pour faire cesser la difficulté.

CHAPITRE XVIII.

Des Plaies des Os.

On ne peut pas donner au mot plaie, appliqué aux solutions de continuité des os, une acception aussi étendue que celle dont nous sommes convenus en considérant le même ordre d'affections dans les parties molles : ainsi, quoique les corps orbes opèrent des solutions de continuité dans les os, leur manière d'agir sur ces organes fait ranger leurs effets dans un genre particulier connu sous le nom de fractures ; quoique les instrumens piquans puissent pénétrer la substance de certains os, on ne désigne point les lésions qu'ils produisent par le nom de plaie ; cette dernière dénomination est consacrée pour désigner les solutions de continuité des os, faites par des instrumens tranchans. Nous verrons bientôt que ces distinctions, qui paroissent d'abord purement arbitraires, sont fondées sur des différences réelles.

Les plaies des os sont toujours accompagnées de plaie aux parties molles ; circonstance qui n'est point essentielle dans les fractures. Toutes les fractures sont l'effet d'une force qui tend à produire ou à augmenter quelque courbure dans les os ; en sorte qu'on peut démontrer rigoureusement qu'elles résultent toujours d'une distension en sens inverse dans la longueur des fibres osseuses. Au contraire, les plaies sont

produites par l'action d'un corps plus ou moins
aigu, qui tend à pénétrer entre les molécules
constitutives de l'os; action inséparable d'une
certaine violence locale, et par conséquent d'un
certain degré de contusion dans le lieu de l'os où
elle se passe. Nous verrons bientôt que la facilité
de la guérison des plaies des os, comparée à
celle de la guérison des fractures, présente des
différences qui probablement tiennent à cette
circonstance.

Les plaies des os diffèrent entr'elles sous plusieurs rapports : l'instrument vulnérant peut
avoir une masse plus ou moins considérable,
être plus ou moins aigu, être mu avec une
vîtesse plus ou moins grande; circonstances
qui rapprochent plus ou moins ses effets de
ceux des instrumens contondans. L'action d'un
instrument tranchant peut s'étendre plus ou
moins sur l'os blessé : quelquefois agissant
obliquement, ou, comme on dit, en dédolant,
il sépare plus ou moins complètement une portion de l'épaisseur de l'os; d'autres fois, son
action étant perpendiculaire, tantôt il ne fait
qu'une trace plus ou moins profonde; tantôt il
pénètre une partie de l'épaisseur de l'os et produit une fracture dans le reste; tantôt enfin il
agit immédiatement sur toute l'épaisseur de
l'os, et produit une section complète; on a
même vu les deux os d'un membre, comme
l'avant-bras, totalement divisés. Un os peut
être intéressé de la sorte dans un point plus ou
moins rapproché d'une articulation; on a vu
l'apophyse olécrâne du cubitus séparée du
reste de l'os par une plaie qui devoit nécessairement alors pénétrer dans l'articulation du
coude. Enfin, un os peut être complètement

divisé dans un point enveloppé d'une plus ou moins grande épaisseur de parties molles, et ces dernières peuvent être intéressées au point de ne laisser que peu de communication entre les deux parties du membre : ainsi on a vu, par exemple, la plus grande partie du bras divisée, et ce membre ne tenir que par un lambeau de parties molles ; dans ce cas, il y a une véritable amputation presque complète.

Les signes des plaies des os sont de toute évidence, sur-tout lorsque l'os est divisé dans toute son épaisseur. Cependant, quand l'instrument vulnérant a agi d'une manière oblique, la division des parties molles n'étant pas parallèle à celle de l'os, on peut ne pas s'apercevoir de cette dernière, sur-tout si la pièce osseuse, totalement détachée du reste de l'os, est mince, et restée unie au lambeau des parties molles.

D'après ce que nous avons dit à l'occasion des fractures, il est évident que les os sont susceptibles, comme les parties molles, de réunion immédiate. Cependant, la consistance de ces organes, la violence nécessaire de la part des instrumens tranchans pour y opérer des solutions de continuité, ce que l'on observe à la suite des contusions, même légères de la surface des os, sembleroient former autant de préjugés défavorables à la réunion immédiate des plaies qui les intéressent. Malgré ces circonstances, on a presque constamment obtenu la réunion de ces blessures, toutes les fois, du moins, qu'on a pu mettre les parties divisées à l'abri du contact de l'air. A la vérité, le temps nécessaire à ces guérisons est beaucoup plus long que celui que la nature emploie à la consolidation des fractures ; mais on ne voit pas qu'il se fasse des exfoliations, que beaucoup de circonstances sembleroient devoir rendre inévitables dans quelques cas de ce genre. Bien plus, quelques-unes de ces blessures, et même des plus graves, ont pu être traitées de la manière la plus contraire aux véritables indications : les plaies ont été bourrées de charpie, les bouts des os couverts de plumasseaux trempés dans des topiques spiritueux, sans que la nature en ait moins accompli la guérison par le procédé le plus simple. Malgré ces exemples heureux, il n'est pas moins vrai que les plaies des os sont d'autant plus longues à guérir, qu'on s'est moins empressé de les réunir immédiatement ; il faut attendre alors le développement de la substance parenchymateuse sous forme de bourgeons charnus, quelquefois même des exfoliations plus ou moins épaisses, pour obtenir la guérison. Il peut même arriver, si l'on n'a point remis de suite en contact, et maintenu, dans l'immobilité la plus parfaite, les deux fragmens d'un os complètement divisé, que la réunion ne s'opère pas, et qu'il s'établisse une articulation contre nature. Cet accident est d'autant plus à craindre dans ce cas, que, comme nous l'avons déja remarqué, la réunion se fait bien plus lentement, et que les pièces restent bien plus long temps mobiles qu'on ne l'observe dans le traitement des fractures. *Lamotte*, auquel cette remarque n'avoit point échappé, attribue cet accident à la disposition des surfaces, qui sont alors unies et dépourvues des inégalités que présentent quelquefois celles des fractures. Mais cette disposition n'est pas constante dans les fractures ; et il est d'autant plus probable que cette lenteur dans le travail de la nature, tient à la contusion des parties, que pour diviser les os il faut plus de force que de ténuité dans les instrumens tranchans.

Il est évident que les plaies des os dans lesquelles l'instrument ayant agi perpendiculairement, n'a fait qu'une trace peu profonde, ou que celles dans lesquelles une pièce de peu d'épaisseur a été séparée du reste par l'action oblique de l'instrument, sont moins fâcheuses que celles où la totalité de l'os est divisée, et où les parties molles du membre sont en même temps coupées dans presque toute leur épaisseur. Parmi ces dernières, les plus graves sont celles où la section des parties molles qui complique celle de l'os ou des os, comprend les vaisseaux et les nerfs principaux du membre ; il reste alors bien peu d'espoir de conserver la partie. Mais dans les cas de cette nature où cette dernière circonstance n'avoit point lieu, quelqu'étendue que fût d'ailleurs la division, on a réussi par la réunion immédiate de toutes les parties divisées. La coaptation peut être bien plus exacte, et le maintien des parties, dans l'immobilité convenable, bien plus facile quand un seul os est divisé, dans les membres qui en ont deux, comme la jambe et l'avant-bras. Dans ce dernier membre, la section des deux os est bien plus fâcheuse, sur-tout si elle a lieu vers la partie inférieure, à cause du peu de parties molles qui les entourent : on ne peut guères alors réunir que les lèvres de la division de la peau.

Les plaies étendues des os, ou leur section complète, sont bien plus graves quand elles ont lieu près des articulations voisines, et sur-tout quand elles communiquent avec une grande articulation. Ces dernières peuvent être mises au nombre des blessures les plus dangereuses ; car non-seulement l'inflammation de la capsule synoviale et des surfaces articulaires, qui est toujours à craindre en pareil cas, contrarie la réunion et peut la faire manquer totalement, mais encore elle peut avoir les suites les plus formidables.

On peut dire en général que le succès de la réunion est d'autant plus probable, que l'instrument qui a fait la blessure étoit plus aigu, et s'éloignoit d'autant plus des conditions d'un instrument contondant ; cependant on a encore réussi dans des cas de blessures faites par des instrumens très-mousses, comme une hache, par exemple.

Il résulte de ce que nous venons de dire, que la réunion immédiate des parties divisées doit être pratiquée dans presque tous les cas de plaies des os; que cette réunion sera tentée avec des probabilités diverses de succès, mais qu'il ne peut résulter aucun inconvénient d'une tentative infructueuse, tandis qu'il peut en résulter de très-graves de la négligence de ce précepte.

Les seules exceptions à cette règle générale sont fournies par les plaies perpendiculaires où l'instrument vulnérant n'a laissé sur l'os qu'une trace plus ou moins profonde, et par les plaies très-obliques où la portion d'os séparée du reste est très-peu étendue, et tient si peu aux parties molles, qu'il est très-douteux qu'elle reçoive assez de subsistance pour se réunir ; encore dans ce dernier cas, qui est extrêmement rare, la réunion exacte des parties molles devient-elle très-importante après l'ablation totale de la petite pièce d'os séparée.

Dans les plaies obliques un peu profondes, où l'instrument a agi sous un angle assez ouvert, la portion d'os détachée du reste, n'est distante ordinairement de la surface dont elle a été séparée, que par un espace proportionné à l'épaisseur de l'instrument vulnérant. Dans ce cas, il y a une fracture plus ou moins complète à la base de l'esquille, qui l'isole du reste de l'os. Mais d'ordinaire l'esquille a une certaine fixité dans cette position, et il faut employer quelques efforts pour la ramener vers la surface dont elle a été séparée, et la remettre en contact avec elle. Cette indication préliminaire doit être remplie d'abord, et en agissant immédiatement sur l'esquille : d'un côté, si on laissoit un intervalle entre les surfaces osseuses, il n'y auroit point de réunion, quelqu'exacte que fût la coaptation des parties molles ; de l'autre, si l'on comptoit sur la compression que les pièces d'appareil pourroient exercer sur l'esquille à travers les tégumens, on exposeroit ceux-ci à la mortification.

Lorsqu'une ou plusieurs plaies faites dans le même point d'un os, ont produit plusieurs esquilles, dont quelques-unes petites, irrégulières, seroient difficiles à replacer et pourroient tout à-la-fois irriter les parties molles et rendre inexacte la coaptation des pièces principales, il est prudent d'enlever les plus petites pièces, en coupant, avec le bistouri, leurs adhérences avec les parties molles, avant de procéder à la réunion du reste.

Dans tous ces cas de plaies obliques, soit qu'on ait opéré le rapprochement des pièces osseuses et celui des parties molles divisées, soit qu'on ait jugé convenable d'enlever les plus petites esquilles pour réunir plus exactement les principales, soit enfin qu'on ait cru indispensable d'achever la séparation de la portion d'os détachée, et qu'on ait ensuite réuni les parties molles, il ne faut pas oublier qu'une coaptation exacte des parties dures divisées par un instrument tranchant, est presqu'impossible, à cause de la déformation qu'elles éprouvent constamment ; que les défauts, les petits vides, doivent être remplis par les parties molles qui, en raison de leur élasticité, peuvent s'y insinuer ; que la réunion des parties dures se fait bien plus lentement que celle des parties molles ; enfin, que les propriétés vitales étant beaucoup moins actives dans les os que dans les parties molles, la réunion de ces organes divers exige beaucoup plus de temps que celle des lèvres de la plaie des tégumens, par exemple. D'où il résulte qu'il faut exercer une compression douce, légère, mais soutenue, à l'extérieur d'une plaie où les os ont été intéressés ; et que cette compression doit être continuée, et l'immobilité des parties maintenue, quelque temps même après la réunion apparente de la plaie extérieure.

Les cas de section complète d'un os ont la plus parfaite analogie avec les fractures, sous le rapport des moyens propres à maintenir les pièces osseuses en contact. Il est même nécessaire de donner à ces moyens toute la stabilité dont ils sont susceptibles. La lenteur de la réunion, dans ces cas, rend bien plus fâcheux les mouvemens que les fragmens pourroient exécuter durant le cours du traitement, et la disposition des surfaces osseuses rend ces mouvemens bien plus faciles. Cependant on ne peut jamais, dès le principe, serrer les appareils contentifs au point où il seroit convenable de le faire par rapport aux os, à cause de la division des parties molles, dont une trop forte constriction pourroit contrarier ou même empêcher la réunion. Mais lorsque cette raison ne subsiste plus, il ne faut pas manquer de donner à l'appareil toute la solidité et l'exactitude dont il est susceptible, et de maintenir long-temps la partie immobile. *Lamotte* dit qu'il auroit terminé la cure de deux fractures, pendant le temps qu'il mit à attendre la réunion d'une de ces divisions complètes d'un os. Quant aux parties molles dont la section a eu lieu simultanément, le rapprochement des lèvres de leur plaie doit être fait selon les principes exposés ailleurs, et sur lesquels nous ne reviendrons pas. Nous ne dissimulerons pas cependant que le défaut de fixité dans un membre, dont la plus grande partie des muscles et l'os sont divisés ensemble, ne peut que rendre fort difficile l'emploi des moyens unissans ordinaires, et que leur effet nous paroît devoir être fort incomplet. Il y a même des circonstances où il paroît absolument impossible de se conformer aux principes généraux de la réunion des plaies : nous citerons, par exemple, le cas de la section complète des deux os de l'avant-bras, avec division des muscles de la face dorsale de ce membre, et d'une partie de ceux qui correspondent à la face palmaire du cubitus : dans un cas de cette nature, il seroit impossible de donner à la main une attitude également favorable à la réunion des muscles antagonistes.

Ledran, qui rapporte un cas à-peu-près semblable, ne dit pas de quels mouvemens le membre étoit susceptible après la guérison.

Si quelque chose est capable de prévenir les funestes accidens qui peuvent être la suite d'une plaie qui, intéressant un os, communique en même temps dans une grande articulation, c'est sans contredit la réunion la plus prompte. Il seroit donc extrêmement important d'interdire le plus tôt possible l'accès de l'air, dans les cas de section complète de l'apophyse olécrâne, ou de celle de la rotule. Dans ces cas-là, il importeroit extrêmement que la réunion de la peau fût très-exacte.

Enfin, s'il arrivoit qu'une plaie qui intéresseroit la totalité d'un os, n'eût point été réunie immédiatement, et qu'au mépris de toutes les règles de la saine chirurgie, on eût interposé des pièces d'appareil entre les parties divisées, comme on en a vu des exemples, dans ce cas, la suppuration seroit inévitable. Mais il faudroit avoir le soin, dès que le dégorgement des parties molles seroit opéré, et que les deux surfaces de l'os divisé commenceroient à se recouvrir de bourgeons charnus, de remettre les parties en contact, et de les maintenir dans le plus parfait repos. Cette dernière condition est d'autant plus importante, que sans elle il seroit douteux que cette réunion secondaire et défectueuse pût se saturer de phosphate calcaire dans le point correspondant à la section de l'os, et acquérir ainsi toute la solidité convenable.

Nous allons terminer cet article par quelques observations propres à confirmer les préceptes que nous venons d'exposer.

Lafaye, dans une des notes intéressantes qu'il

a ajoutées au cours d'Opérations de Chirurgie de *Dionis,* rapporte qu'on amena à M. de *Lapeyronie* un homme qui avoit reçu un coup de hache au bras. La plus grande partie des muscles et l'os avoient été coupés; l'avant-bras et la main, froids et livides, ne tenoient au reste du membre que par un lambeau de parties molles, correspondant au côté interne de la blessure, et dans lequel étoient compris les gros vaisseaux. Les gens de l'art qui entouroient *Lapeyronie,* proposoient d'achever l'amputation. Mais quelques exemples de réunion dans des cas qui paroissoient désespérés, l'encouragèrent à la tenter dans celui-ci, quelque peu probable que parût le succès, d'après l'état du membre. Il affronta les parties, et les maintint par un appareil fenêtré, pour pouvoir visiter commodément la plaie. Le deuzième jour, gonflement du bras au-dessus de la plaie; on ne distinguoit pas les pulsations de l'artère radiale. Le troisième, un peu de gonflement et de chaleur à la main et à l'avant-bras. Du cinquième au huitième, la chaleur et le gonflement augmentent; la plaie paroît s'animer. Le quatorzième, la plaie se dispose à la réunion. Le dix-huitième, la cicatrice est avancée; le membre a recouvré son volume naturel, les battemens de l'artère radiale sont sensibles; on substitue un bandage roulé au premier appareil. On visite la partie de dix en dix jours. Le cinquantième, on supprime le bandage, et au bout de deux mois, il ne reste plus qu'un peu d'engourdissement dans le membre.

Les quatre observations suivantes sont extraites du Traité de chirurgie par *Lamotte,* tom. 2, obs. CCCLXXXIII-XIV-XV-XVI.

Un homme reçut un coup de coignée qui coupa entièrement le tibia dans sa partie moyenne et inférieure, et intéressa le péroné. Pour prévenir le retour de l'hémorragie, qui avoit été abondante, *Lamotte* tamponna cette plaie avec la charpie sèche; il appliqua d'ailleurs un appareil tel qu'il l'employoit dans le traitement des fractures compliquées. Le troisième jour, il imbibe d'eau-de-vie toute la charpie dont il recouvre les bouts des os et la plaie. *Même pansement pendant plus de deux mois et demi.* Au bout de ce temps, suppression des fanons. Le blessé ne put se soutenir sur des béquilles que près de six mois après, et il fallut lutter tout ce temps-là contre un engorgement œdémateux, qui céda aux applications résolutives.

Un homme sortant d'une maison, et ayant posé le pied sur une bûche qu'un valet étoit occupé à fendre, reçut un coup de coignée si violent, que l'instrument traversa le pied et la chaussure, et pénétra fort avant dans la bûche. Le pied, presqu'entièrement coupé, ne tenoit plus que par le dernier os du métatarse. L'hémorragie avoit été abondante, mais elle étoit supprimée quand *Lamotte* arriva. Il affronta les parties, et les maintint par deux pièces de feutre placées au-dessus et en dessous, matelassées de compresses, et assujetties par un bandage roulé. Le quatrième jour, tout étoit en bon état; renouvellement de l'appareil de huit en huit jours, jusqu'au quarantième; à cette époque, on supprime les pièces qui avoient servi de fanons. Le malade se lève, la plaie est entièrement cicatrisée, on fait des fomentations avec le vin. *Lamotte* ne permit au malade de marcher qu'au bout de deux mois, doutant de la solidité de la réunion. La guérison fut parfaite, et le membre recouvra toute sa force.

Un homme, dans une querelle, reçut un coup de sabre qui coupa complètement la partie inférieure du cubitus, et fit une légère impression sur le radius. Application d'un plumasseau imbibé d'eau-de-vie sur les bouts des os, et tamponnement exact de tout le reste de la plaie avec la charpie sèche, dans la vue de prévenir le retour de l'hémorragie, qui avoit été abondante. Application d'un bandage roulé, et, par dessus, un carton fort, assujetti par une seconde bande. La main est soutenue dans la demi-flexion au moyen d'une pelotte de vieux linge. Aux pansemens subséquens, application de charpie imbibée d'eau-de-vie sur toute l'étendue de la plaie. Le malade guérit, mais très-lentement. « Je suis très-persuadé, dit *Lamotte*, que j'au-
» rois guéri deux fractures compliquées, pen-
» dant que je pansai celle-ci, avant que la réu-
» nion fût bien et solidement faite. »

Dans un combat singulier, un grenadier reçut un coup de sabre au bras. « L'instrument
» coupa environ les deux tiers (de l'épaisseur)
» de l'humérus, assez près du coude : le reste
» de l'os se trouva éclaté, comme il arrive à un
» morceau de bois quand on le veut séparer,
» et que, sans se couper entièrement, le reste
» s'éclate. » Il n'y eut aucun accident. *Lamotte* appliqua l'appareil des fractures compliquées, ne pansa le blessé que tous les quatre ou cinq jours, et la réunion fut complète au bout de trois mois.

3.

CHAPITRE XIX.

De la Nécrose.

On a long-temps confondu sous diverses dénominations, et notamment dans les temps modernes, sous celle de carie sèche, la nécrose et cette autre altération singulière du tissu osseux, qui mérite proprement le nom de carie. Selon l'étymologie du mot appliqué au tissu osseux, on doit entendre par nécrose, la mortification d'une portion plus ou moins étendue d'un os. Le célèbre *Louis* est le premier qui ait employé cette dénomination dans un sens fort rapproché de celui qui lui est propre; mais il la crut réservée pour désigner la mortification d'une portion plus ou moins étendue de toute la circonférence et de toute l'épaisseur d'un os cylindrique : acception qui, comme on le voit, n'est pas exacte.

Tous les os et toutes les parties des os sont exposés à la nécrose, puisqu'il suffit que le principe de la vie puisse y être détruit, pour que cette maladie ait lieu. Mais il est des os, et dans le même os, certaines régions où la nécrose s'observe plus fréquemment; ce qui paroît dépendre des particularités de leur structure, des modifications que les propriétés vitales y subissent, de la nature des causes et de leur manière d'agir. Ainsi, on observe que la nécrose attaque bien plus fréquemment la substance compacte que la substance cellulaire des os; aussi l'observe-t-on bien plus souvent aux os plats, à la partie moyenne ou corps des os longs, qu'à leurs extrémités, et dans les os courts; on ne la rencontre même dans ces derniers, et en général dans la substance spongieuse ou cellulaire des os, qu'autant que cette maladie y a été produite par des causes externes. Le tibia, l'humérus, le fémur, la mâchoire inférieure, sont les os qui paroissent le plus susceptibles de nécrose.

L'expérience n'a pas démontré que l'âge, le sexe, la constitution du sujet, introduisent des différences remarquables dans la fréquence de cette maladie.

Dans les os plats, la nécrose peut se borner à l'une ou à l'autre de leurs surfaces, en pénétrant plus ou moins dans l'épaisseur de l'organe. Dans les os du crâne, elle procède presque toujours par la table externe. Elle s'étend à une plus ou moins grande profondeur, et comprend quelquefois toute l'épaisseur de l'os; mais toujours au crâne, la table externe est mortifiée dans une plus grande étendue que l'interne. Son étendue en largeur est aussi variable : on l'a vue s'étendre à un os du crâne presque tout entier, et même détruire la plus grande partie de cette boîte osseuse. On connoît quelques faits rares de nécrose bornée à la substance diploïque des os plats; *Veidman* a vu une nécrose de cette espèce dans l'os innominé.

Dans les os longs, la nécrose se borne constamment à la diaphyse ou corps, à moins qu'elle soit le produit d'une cause externe; mais elle peut affecter un espace circonscrit et plus ou moins étendu de la surface externe, ou de celle qui correspond à la cavité médullaire.

27...

Dans l'un et l'autre cas, elle peut s'étendre plus ou moins en longueur, en largeur, comprendre toute la circonférence de la surface affectée, s'étendre plus ou moins profondément dans l'épaisseur de l'os, affecter la totalité de cette même épaisseur dans un espace circonscrit; enfin, détruire une plus ou moins grande portion de toute la circonférence et de toute l'epaisseur du corps de l'os, ou même le corps tout entier, jusqu'aux extrémités articulaires.

Dans tous les cas, la nécrose ne s'étend pas à la même profondeur dans tous les points de son étendue; en sorte que la portion mortifiée une fois séparée, présente à sa *surface de séparation*, des inégalités très-nombreuses et très-variées.

Les causes capables de produire la nécrose sont internes ou externes. L'expérience a appris que presque tous les virus et les vices connus, mais sur-tout le virus vénérien et le vice scrofuleux, peuvent donner lieu à cette maladie. Le vice psorique, le vice arthritique et le rhumatismal, peuvent produire le même effet. On a observé des nécroses survenues après la suppression des menstrues, ou des hémorroïdes habituelles ou périodiques. Faut-il en concluro que ces accidens ont été la cause de la maladie, ou bien avoient-ils avec elle une cause commune, et ont-ils même joué le rôle de cause occasionnelle ?

L'action d'un froid glacial et produisant la congélation des parties molles environnantes, celle du calorique accumulé, même au-dessous du degré *comburant*, l'exposition à l'air, l'application des liqueurs spiritueuses, celle des acides minéraux, des substances alkalines, des sels caustiques, les contusions, la pression constante, les fractures comminutives, sur-tout celles qui sont produites par les armes à feu, sont capables de produire la nécrose. Il est remarquable que toutes ces causes externes, et notamment les trois dernières, produisent bien plus facilement la nécrose dans la partie compacte que dans la partie spongieuse des os; la moindre contusion suffit dans la première, surtout lorsqu'en même temps l'os est dépouillé du périoste, tandis que des accidens de la même nature ont rarement le même résultat dans la seconde, chez un sujet sain d'ailleurs. Il est très-probable que cette différence vient de la raréfaction du tissu osseux et du grand nombre de vaisseaux sanguins, dans la substance spongieuse des os, bien plus rapprochés par là de la manière d'être des parties molles, et plus susceptibles de supporter le travail inflammatoire.

Il ne faut pourtant pas s'abuser sur la valeur des causes externes, et leur attribuer des effets qui leur sont étrangers : on a vu la nécrose du tibia, par exemple, survenir à la suite d'une chûte sur les pieds, et procéder par la surface médullaire de l'os; et l'on a expliqué le fait par une commotion du sac médullaire, qui auroit amené l'inflammation, et successivement la suppuration et la destruction de cette membrane celluleuse, et la mortification de l'os. Il est bien plus probable que, dans les cas de cette nature, il existoit une cause interne de la maladie, absolument étrangère à l'accident, lequel n'aura agi que comme cause occasionnelle ou déterminante.

Il est encore remarquable que les mêmes causes, sur-tout les internes, capables de produire la nécrose, quand elles agissent sur la substance compacte des os, produisent quelquefois la carie, quand leur action s'exerce sur la substance spongieuse ; cette circonstance tient-elle seulement aux différences de structure ?

La dénudation des os, ou la séparation accidentelle du périoste, étant suivie quelquefois de la mortification de la surface osseuse mise à nu, et l'art des expériences pouvant employer ce moyen pour produire à volonté des nécroses plus ou moins étendues, on en concluroit mal-à-propos que l'extinction du principe de la vie dans les os, dépend exclusivement de l'altération ou de la séparation du périoste : sans doute le périoste et la membrane médullaire jouent un rôle important dans la nutrition des os, par les rapports de ces membranes avec les vaisseaux qui pénètrent dans le tissu osseux; mais les communications innombrables des vaisseaux entr'eux, soit au-dehors soit au-dedans de l'organe lui-même, assurent suffisamment la circulation des humeurs qui le parcourent, pour que la nutrition n'y doive pas souffrir un dommage notable par la séparation pure et simple d'une portion même considérable du périoste. Nous en avons dit assez à l'article de la dénudation, pour que l'on sente déja que cet accident doit être joint à quelque altération du tissu même de l'os, pour qu'il en résulte la nécrose. Dans les expériences que l'on fait à dessein, pour produire des nécroses artificielles, ou l'on produit l'inflammation du tissu osseux par le moyen des violences propres à dénuder l'os exactement, ou bien on donne lieu immédiatement à la mortification de l'os, par la cause elle-même qui opère la destruction du périoste, ou de la membrane médullaire, par l'action du feu, par exemple. D'un autre côté, l'observation attentive des phénomènes de la nécrose spontanée, ne permet pas de douter que la cause s'exerce directement sur le tissu même de l'os; que son action directe s'étend quelquefois au périoste, qui en est mortifié en même temps que l'os; mais que, quelquefois aussi, cette membrane n'est affectée que symptomatiquement, et à la manière des parties vivantes qui confinent aux organes frappés de mort, et qui contribuent à leur séparation. Ainsi, pour se former une idée exacte de la maladie dont il s'agit, il faut avoir celle d'une destruction complète des propriétés vitales dans l'os, étendue, ou non à quelques-unes des parties environnantes, et successivement de l'état inflammatoire de toutes les parties situées au-delà de ce qui a été frappé de mortification; par où l'on voit clairement que, jusques-là, ce qui a lieu dans la nécrose ne diffère en rien de ce qui se passe dans la mortification des parties molles.

Pour décrire avec exactitude les phénomènes et la marche de la nécrose, il faut examiner séparément les cas où le périoste est altéré en même temps que l'os, et ceux où cette membrane conserve son état naturel.

Dans le premier cas, la maladie commence par une douleur plus ou moins aiguë, fixe, qui reçoit ses caractères de la cause particulière qui a déterminé la maladie; s'exaspérant la nuit, par exemple, quand elle dépend du virus vénérien, et quelquefois aussi quand elle dépend du vice arthritique ou du rhuma-

tismal; elle se rapporte à un point de la surface d'un os, où il ne tarde pas à se manifester
une tumeur plate, d'abord non-circonscrite,
plus ou moins distincte selon l'épaisseur des
parties molles qui recouvrent le point affecté,
pâteuse, molle, et sans inflammation à la peau.
Cette dernière ne tarde pas à rougir et à partici-
per à la sensibilité des parties sous-jacentes;
un flegmon plus ou moins étendu se déclare,
mais la fluctuation y reste douteuse presque
jusqu'au dernier moment. Cependant la peau
s'amincit, s'ulcère; une ou plusieurs ouvertures
qui se confondent bientôt donnent issue à une
plus ou moins grande quantité de pus, et à
une escarre formée par le périoste et le tissu
cellulaire, et l'os reste à nu dans une étendue
proportionnée à l'intensité de la cause et à la
violence des accidens. Alors ces accidens se
calment, la douleur devient presque nulle, les
bords de l'ulcère restent libres et flottans, le dégorgement s'opère d'une manière incomplète,
les chairs deviennent pâles et fongueuses, l'ouverture se resserre et devient fistuleuse; l'os
reste dénudé, devient d'abord pâle, noircit ensuite s'il est exposé au contact de l'air; sa surface devient raboteuse, et les choses restent
dans cet état pendant un temps proportionné à
l'étendue et à l'épaisseur de la portion d'os mortifiée. Au bout d'un temps plus ou moins long,
la surface de l'os dénudée semble s'être élevée;
si on la frappe avec une sonde, on obtient un
son moins distinct que celui que donnent ordinairement les corps solides isolés; en la pressant on cause de la douleur au malade, ce qui
n'avoit pas lieu auparavant; on lui imprime
même des mouvemens manifestes, et il s'écoule

alors quelques gouttes de sang qui semblent être exprimées des bourgeons charnus qui environnent la circonférence de l'os devenu mobile. Quelque temps après, la portion d'os séparée se détache complètement, et la place qu'elle abandonne se trouve occupée par des bourgeons charnus, fermes, serrés, vermeils, continus avec ceux du reste de la surface ulcérée, et qui ne tardent pas à devenir la base d'une cicatrice solide, adhérente à l'os, et présentant une excavation proportionnée à la perte de substance que l'os a soufferte.

On sent facilement, et sans qu'il soit nécessaire de s'y arrêter, les différences que la marche de la maladie doit présenter, lorsqu'elle est la suite d'une cause externe qui a détruit en même temps la continuité, ou même produit la mortification de la peau et des autres parties molles qui recouvrent l'os.

Si l'on examine ce qui s'est passé dans l'os malade et dans les parties voisines, pendant la durée des phénomènes dont nous venons de parler, on trouvera que dans les cas où la nécrose comprend toute l'épaisseur de l'os et le périoste de ses deux surfaces, le parenchyme de l'os, dans le point de la séparation du séquestre, et les parties molles environnantes, se sont développées sous forme de bourgeons charnus; que ces mêmes bourgeons charnus sont devenus la base de la cicatrice, et qu'il ne s'est fait aucune reproduction propre à réparer la substance perdue. Dans les cas où la nécrose n'a intéressé qu'une partie plus ou moins considérable de l'épaisseur de l'os et le périoste correspondant, on trouve que le travail inflammatoire qui a dû précéder la séparation du séquestre, a raréfié et produit le gonflement de la portion de l'épaisseur de l'os qui a échappé à la mortification ; que cette même portion a conservé le volume qu'elle avoit acquis à cette occasion, et qu'à une époque plus ou moins avancée après la guérison de la maladie, elle a recouvré sa consistance et sa densité, sans qu'on puisse dire cependant qu'il y ait eu production d'une substance nouvelle propre à réparer celle qui a été perdue. Dans ce cas, lorsque la nécrose s'est manifestée à la surface médullaire d'un os cylindrique, et qu'en se bornant à une partie de l'épaisseur de l'os, elle s'étend plus ou moins dans le sens de la longueur et dans celui de la circonférence, le gonflement et la raréfaction de la portion de l'épaisseur du cylindre osseux qui correspond à la surface extérieure, ont lieu dans une étendue proportionnée à celle de la mortification intérieure ; d'où résulte une tuméfaction plus ou moins sensible à l'extérieur, accompagnée d'une série de phénomènes différens de ceux que nous avons décrits ci-dessus, et analogues à ceux qui ont lieu quand la totalité de l'épaisseur de l'os est frappée de mort, le périoste restant dans son intégrité, et que nous décrirons tout-à-l'heure. On sent que dans le cas qui nous occupe, le séquestre, après sa séparation, se trouve renfermé dans une cavité plus ou moins régulière, et semblable, à quelques égards, au canal médullaire, et qu'il faut un nouveau travail de la nature pour ouvrir une voie à ce corps étranger.

Dans le cas où la cause de la nécrose a borné son action à l'os et ne s'est point étendue jusqu'au périoste, ou que du moins elle a épargné celui de l'une de ses surfaces, la maladie s'annonce avec des symptômes beaucoup plus graves, parce qu'elle comprend ordinairement une bien plus grande portion de l'os, et que les limites de la mortification, où doit avoir lieu le travail inflammatoire propre à la séparation du séquestre, sont beaucoup plus étendues.

Il survient une douleur vive, profonde, constante, répandue dans un espace plus ou moins grand ; l'insomnie, le dégoût des alimens, la fièvre plus ou moins intense, avec une exacerbation quotidienne qui s'annonce le soir ou dans la nuit, accompagnée de soif et de douleur, et suivie de sueurs copieuses et ordinairement partielles. Si le périoste de l'une des surfaces de l'os est détruit en même temps, et celui qui correspond à la surface opposée, conservé, la suppuration a lieu dans le premier point, et l'inflammation dans le second. Si, au contraire, le périoste des deux surfaces de l'os a été épargné, il est seulement enflammé, et contribue, à sa manière, à la séparation du séquestre ; mais il éprouve en même temps des changemens qu'il importe de faire connoître avant de poursuivre l'exposition des phénomènes extérieurs.

Le périoste s'enflamme, ses vaisseaux sont plus apparens et injectés, son épaisseur augmente, il se sépare de l'os mortifié, et l'intervalle est aussitôt occupé par une couche gélatineuse, ou plutôt albumineuse, d'abord moitié fluide et tremblotante, comme la gelée, mais qui devient plus consistante dans la suite, et adhérente au périoste seulement. Cette couche d'albumine devient plus abondante ; elle acquiert de la consistance et de l'opacité ; quelques points rougeâtres s'y font remarquer, et dès-lors elle se confond si bien avec le périoste, qu'il n'est plus possible de les distinguer. Cependant des filets, des lames osseuses, d'abord rares, disséminées, se manifestent dans cette masse commune ; ils deviennent plus nombreux, plus pressés ; l'épaisseur et la solidité de cette masse augmentent de jour en jour, en même temps qu'elle se dévie et qu'elle s'éloigne un peu de l'os nécrosé ; long-temps le scalpel peut la diviser sans difficulté, et la coupe présente un mélange celluleux de substance solide et de substance d'apparence charnue ; enfin, la structure osseuse devient évidente ; un nouvel os s'est formé, et la surface par laquelle il correspond à l'os nécrosé, reste couverte d'une couche mince de parties molles qui tient lieu d'un nouveau périoste interne.

Si la maladie a lieu dans un os large, tel que l'omoplate, par exemple, les phénomènes seront différens, selon que le périoste sera conservé sur les deux surfaces de l'os, ou sur une seule, et suivant qu'il sera resté intact sur la surface superficielle, ou sur la surface profonde. Dans ce dernier cas, il se manifeste à l'extérieur une tumeur d'abord molle et pâteuse, profonde, non circonscrite, sans inflammation à la peau, et dont la pression cause de très-vives douleurs. Plus tard la fluctuation se fait sentir ; elle est d'abord douteuse, elle devient de jour en jour plus manifeste, la peau s'enflamme et s'ulcère, il s'échappe une grande quantité de pus, et l'os se trouve à nu au-dessous des parties molles. De nouveaux dépôts se manifestent ; ils s'ouvrent à diverses distances du premier, et les ouvertures restent fistuleuses. Enfin, l'os nécrosé vacille, il se détache, il est séparé par les bourgeons charnus qui le repoussent; la pression que les inégalités de sa surface ou de ses bords exercent sur les parties molles qui le recouvrent, détermine l'ulcération de ces dernières; plusieurs fistules se réunissent, le séquestre paroît, s'engage dans l'ouverture fistuleuse, et s'échappe enfin peu-à-peu. En examinant la pièce osseuse qui vient ainsi d'être expulsée par les seules forces de la nature, et si l'on considère qu'elle présente toute la conformation extérieure de l'os dont elle fait partie; en un mot, qu'il n'est pas possible de douter que l'épaisseur entière de l'os et la plus grande partie de son étendue vient de se séparer de ses extrémités, on seroit étonné de trouver cependant ces dernières fixées à la distance respective qui leur est naturelle, et faisant encore partie d'un tout analogue à l'omoplate et présentant la même forme, si l'on ne savoit qu'à la faveur du périoste de sa face profonde resté intact, il s'est développé une nouvelle substance osseuse aussi étendue que la pièce qui vient de se séparer, réunie et confondue avec les extrémités conservées de l'os nécrosé, et sur laquelle les muscles, dont les rapports avec les os n'ont point varié, trouvent des points d'insertion aussi solides qu'auparavant.

On ne peut pas observer d'une manière aussi immédiate les phénomènes qui annoncent la suppuration, lorsque le périoste qui correspond à la face profonde d'un os plat nécrosé, est frappé de mortification en même temps que ce dernier, et que c'est celui qui correspond à la face superficielle du même os, qui s'enflamme et qui fait les frais de la reproduction. Nous continuerons de prendre l'omoplate pour exemple : dans ce cas, la douleur est vive et plus profonde, il survient une tuméfaction légère, mais générale, des parties molles qui recouvrent l'os affecté ; la pression y cause des douleurs moindres que dans le cas précédent ; la fluctuation ne survient point, et au lieu de ce phénomène, la tumeur, qui ne se circonscrit pas et qui reste médiocre, devient de plus en plus consistante et tous les jours moins douloureuse. Cependant il survient des abcès plus ou moins nombreux et isolés, autour de la base de cette tuméfaction indolente. Ils s'ouvrent, il s'échappe une grande quantité de pus, dont on n'augmente pas l'écoulement par des pressions extérieures, et les ouvertures deviennent fistuleuses. Enfin, au bout d'un temps plus ou moins long, le séquestre séparé se déplace, se présente à l'une des ouvertures fistuleuses agrandie, et s'échappe comme dans les cas précédens.

Enfin, si le périoste de l'une et de l'autre surface d'un os plat nécrosé est resté intact, la double couche de cette membrane s'enflamme seulement et subit les modifications dont nous avons parlé, en sorte que le séquestre se trouve renfermé dans un véritable étui, formé par la double couche de reproduction osseuse, réunie aux extrémités spongieuses de l'os toujours conservées. Dans ce cas, la suppuration n'a lieu que dans quelques points du périoste où l'inflammation a été trop considérable, mais elle suffit pour empêcher le travail de la reproduction dans ces mêmes points, et pour déterminer l'ulcération de cette membrane et la formation de plusieurs abcès qui se montrent à l'extérieur. A l'ouverture de ces abcès, on remarque que leur fond communique avec la cavité qui renferme le séquestre ; et l'on peut atteindre et toucher ce dernier , soit avec le doigt , soit par le moyen d'une sonde. Dans cet état des choses , la séparation du séquestre n'éprouve aucune difficulté , mais la nature ne peut en accomplir l'expulsion.

Les phénomènes que nous avons décrits jusqu'ici éprouvent quelques modifications aux os du crâne , où il ne paroît pas que la dure-mère qui leur tient lieu de périoste intérieurement , soit susceptible du travail inflammatoire qui amène la reproduction , et où le périoste proprement dit , appelé péricrâne , est presque toujours atteint et frappé de mort en même temps que l'os , par la cause qui produit la nécrose. On connoît des exemples de perte de substance très-étendue aux os du crâne, où la reproduction n'a point été observée. On peut citer particulièrement celui qui a été recueilli par *Saviard*, qui a vu la plus grande partie des os du crâne perdue par une nécrose, en sorte que la cicatrice resta mince et agitée par les mouvemens du cerveau. Il ne faut pas prendre pour le résultat d'une reproduction , l'espèce d'expansion mince qui borde, avec le temps, l'ouverture pratiquée au crâne par une couronne de trépan, et qui la rétrécit un peu ; ce phénomène est le produit simple de l'affaissement des deux tables de l'os , et du gonflement de la substance diploïque.

Il est facile de concevoir pareillement les modifications que ces mêmes phénomènes éprouvent, quand la nécrose survient aux os cylindriques, et qu'elle affecte toute l'épaisseur de l'os, et la totalité ou la plus grande partie de sa circonférence. Ces modifications sont déterminées par la forme de l'organe : si le périoste est frappé de mortification en même temps que l'os, et si la membrane médullaire, qui fait l'office de périoste interne, est conservée, la première de ces deux membranes est séparée des parties molles environnantes par la suppuration dont elles deviennent le siège ; un abcès se forme, il est très-vaste, il s'ouvre en plusieurs points de la circonférence du membre, et sur-tout dans ceux où l'os est le plus rapproché de la peau, et il découvre une portion de la circonférence de l'os, proportionnée à celle de la mortification de ce dernier. Les ouvertures restent fistuleuses et versent une plus ou moins grande quantité de pus ; le membre reste engorgé, tandis que le travail de la séparation du séquestre et celui de la reproduction s'opèrent. Cependant la membrane médullaire s'enflamme, se gonfle, s'épaissit ; ses lames celluleuses, devenues plus épaisses, se confondent avec leur enveloppe commune ; celle-ci se sépare de la surface médullaire de l'os, et l'on trouve dans l'intervalle une couche albumineuse semblable à celle dont nous avons déja parlé, et qui se dépose constamment à la face interne du périoste dans les cas analogues. Presque aussitôt on observe des points rouges dans cette nouvelle substance, adhérente à la membrane médullaire ; et bientôt après, confondue avec cette dernière par la couleur et la consistance, elle ne forme plus avec elle qu'un corps opaque, blanchâtre, homogène, dans l'épaisseur duquel se développe la structure osseuse. A une époque plus ou moins éloignée le séquestre se sépare; il est déplacé par les bourgeons charnus, et s'échappe peu-à-peu par l'une des ouvertures des parties molles; tandis que la nouvelle production osseuse acquiert tous les jours plus de volume et plus de consistance.

Si c'est la membrane médullaire qui est frappée de mortification en même temps que l'os, le périoste restant intact, ce dernier s'enflamme, se gonfle, et devient le siège et l'instrument de la reproduction, en présentant à l'extérieur les phénomènes dont nous avons déja parlé à l'occasion des cas analogues. Néanmoins quelques points de cette membrane, plus vivement enflammés que le reste, suppurent et donnent lieu à des abcès, après l'ouverture desquels on peut pénétrer jusques dans la cavité qui renferme le séquestre. La tumeur extérieure est donc formée, dans ce cas, d'abord par une tuméfaction étendue, peu volumineuse et douloureuse dans le principe, qui, dans la suite, augmente de volume et de consistance à mesure qu'elle perd de sa sensibilité; et successivement de plusieurs foyers purulens, isolés, disséminés dans plusieurs points de la surface de la tumeur primitive, et dont l'ouverture ne produit pas d'affaissement dans cette dernière. Mais le séquestre se sépare, devient libre et mobile dans la cavité qui le contient, et son expulsion a lieu également, si les ouvertures de la reproduction osseuse, qui résultent de la suppuration et de l'ulcération de certains points du périoste, sont suffisamment étendues pour l'admettre. Dans le cas contraire, les points d'ulcération des parties molles et de la peau deviennent fis-

tuleux, leurs bords s'amincissent et se cicatrisent sur le contour des orifices osseux, la détumescence du membre s'opère, les douleurs cessent totalement ou en grande partie, l'écoulement fourni par les fistules se réduit peu-à-peu
à un suintement à peine sensible, le séquestre
noircit, diminue de volume par la dessication
et même par une véritable destruction ; on l'a
même vu se résoudre en parcelles entraînées
par la suppuration, et disparoître complètement quand il n'étoit pas très-volumineux, ou
bien s'échapper par l'une des fistules après
avoir beaucoup diminué. Mais dans les cas où
le séquestre n'a pu être ainsi dissous complètement, ni expulsé, les choses peuvent rester
dans cet état pendant un temps plus ou moins
considérable : alors, tantôt le séjour du corps
étranger entretient une suppuration copieuse,
une irritation permanente, la fièvre hectique,
l'insomnie, des sueurs nocturnes, et produit
le marasme, le dévoiement, et un ensemble de
phénomènes colliquatifs qui conduisent le malade au tombeau, si l'art ne vient à son secours ; tantôt, au contraire, tous les symptômes primitifs se dissipent, le malade reprend
ses forces et le libre exercice de ses fonctions
et de celles du membre affecté, et la maladie
se réduit alors à une simple infirmité peu incommode et nullement dangereuse.

Nous avons eu jusqu'à présent de fréquentes
occasions de remarquer que tandis que le corps
des os cylindriques et la partie moyenne des os
plats étoient détruits par la nécrose, les extrémités des uns et des autres, composées de substance celluleuse, restoient intactes ; en sorte
que dans les os cylindriques, par exemple,

les extrémités articulaires sont toujours formées par une portion de l'ancien os, qui est,
pour ainsi dire, entée sur la nouvelle production. Il arrive cependant quelquefois que la
mortification s'étend aussi à un point plus ou
moins considérable de l'extrémité de l'os, de
sorte que la maladie communique avec l'articulation voisine. Ce cas est très-rare, mais il est
beaucoup plus grave que tous les autres.

Il arrive bien plus fréquemment que la cause
qui a donné lieu à la nécrose, disséminée sur
un espace fort étendu en longueur, mais très-
peu dans tous les autres sens, donne lieu à la
formation d'un séquestre long, mince, plus ou
moins irrégulier, se montrant à l'extérieur par
un ou plusieurs points de son étendue, mais
si bien enveloppé dans tout le reste par le
gonflement qu'il a occasionné dans les portions voisines de l'os vivant, qu'il ne jouit d'aucune mobilité, ou que d'une mobilité très-
bornée, au point de faire douter si sa séparation est accomplie. La même maladie peut
s'étendre dans plusieurs points éloignés d'un
même os ; plusieurs maladies semblables peuvent exister en même temps sur le même os, et
le défaut d'espace entre le séquestre et les parties environnantes empêche non-seulement de
distinguer ces deux cas, mais encore de pouvoir prendre une connoissance assez exacte de
l'étendue et de la forme du séquestre.

Les expériences faites sur les animaux vivans
ont appris que dans le cas de fracture accompagnée de la destruction du périoste, ou de
celle de la membrane médullaire et de la mortification de l'os, la reproduction a lieu en dehors
ou en dedans, du côté de celle des deux mem-

28..

branes qui a été conservée, et que la nouvelle
substance s'étend sans interruption par dessus
la solution de continuité, de manière à lier
ensemble les deux extrémités de l'os rompu.
Elles ont appris pareillement que lorsque le
périoste et la membrane médullaire ont été altérés dans des points successifs et alternatifs,
et l'os mortifié dans toute son épaisseur dans
ces mêmes points, la reproduction a lieu en
sens inverse et du côté de la membrane conservée, c'est-à-dire alternativement en dehors
et en dedans, et que les portions alternatives
de nouvelle substance se réunissent dans les
points d'intersection des nécroses ou des séquestres successifs. Mais elles n'ont pas appris
ce qui arriveroit dans le cas où la mortification se bornant exactement à l'épaisseur d'un
os cylindrique, le périoste et la membrane médullaire resteroient l'un et l'autre dans leur intégrité ; elles n'ont pas appris non plus par
quelle voie la nature opéreroit la guérison,
dans le cas où la nécrose comprendroit le corps
et tout ensemble la totalité de l'extrémité articulaire d'un os long.

On voit, d'après l'exposé simple et exact
des phénomènes qui accompagnent la nécrose,
qu'il existe une foule de questions relatives à
cette maladie, sur lesquelles on ne peut que
former des conjectures plus ou moins probables.

1.° D'où vient la prédilection de la nécrose
pour la substance compacte des os, malgré la
diversité des causes qui la produisent ?

2.° L'inflammation suffit-elle pour expliquer
le gonflement et la raréfaction du tissu osseux,
dans la portion d'os saine qui a résisté à la
mortification, et qui confine à la nécrose ?

3.º Quel mécanisme produit la séparation du séquestre ?

4.º Quel rôle le périoste et la membrane médullaire jouent-ils dans la reproduction des portions d'os nécrosées ? Ces membranes se saturent-elles de phosphate calcaire, en vertu de nouvelles propriétés acquises à l'occasion de la maladie ? ou bien fournissent-elles simplement de l'albumine qui s'organise et revêt la forme et la consistance osseuse ?

5.º D'où vient la couleur noire du séquestre exposé au contact de l'air ? pourquoi ne prend-il pas l'aspect cadavéreux propre aux os ?

6.º D'où vient la destruction lente et successive de ce même séquestre, et qui continue même après qu'il a été enlevé, tandis que les os se conservent si long-temps ?

7.º Pourquoi la nouvelle substance osseuse se trouve-t-elle éloignée de la circonférence du séquestre, de manière à laisser un espace beaucoup plus grand que celui qui est nécessaire pour loger la portion d'os mortifiée ?

8.º A quoi tient ce singulier phénomène de la reproduction des os, tandis que la nature ne répare jamais aucun des autres organes perdus en tout ou en partie ? etc. , etc.

La nécrose a une marche plus ou moins rapide, selon la nature et l'intensité de la cause qui l'a produite, et selon les circonstances relatives à l'âge, au tempérament, et à l'irritabilité du sujet. Sous ce rapport on peut la distinguer en aiguë et en chronique. La première est le plus ordinairement produite par des causes externes violentes ; elle est aussi beaucoup plus grave et bien plus souvent accompagnée des symptômes colliquatifs dont nous avons parlé. La seconde est bien plus fréquemment la suite de l'action du virus vénérien, ou de celle du vice scrofuleux; elle dure quelquefois plusieurs années, et n'expose que rarement les jours du malade : on a vu la plus grande partie du tibia, de l'humérus, des portions considérables du fémur, s'échapper spontanément par des ouvertures fistuleuses, après une maladie de longue durée, mais qui avoit paru assez peu dangereuse pour ne réclamer aucun secours, et pour que le malade fût abandonné entièrement aux soins de la nature.

Pour l'exactitude du diagnostic et pour la détermination des indications curatives, on a divisé la durée de cette maladie en trois temps ou périodes : le premier de ces temps comprend celui durant lequel la nécrose se forme, celui de l'action de la cause sur le tissu osseux ; le second, celui où la séparation du séquestre s'opère, et où la reproduction a lieu, quand il doit en exister une ; le troisième se compose du temps durant lequel la nature fait des efforts pour expulser le séquestre. Quoique cette distinction ne soit pas très-naturelle, et que l'état des choses durant le troisième temps se réduise aux conditions et à la théorie des corps étrangers, nous l'adopterons cependant, comme propre à classer commodément les idées.

Lorsqu'il survient sur un os situé superficiéllement, une tumeur accompagnée de douleurs vives et profondes, adhérente et confondue, pour ainsi diré, avec l'os lui-même ; que cette tumeur, d'abord peu volumineuse, dure et rénitente, augmente ensuite de volume, se ramollit et présente de la fluctuation; enfin qu'elle est survenue à la suite d'un coup qui a pu produire la contusion de l'os , ou qu'elle est accompagnée de symptômes propres à caractériser une affection syphilitique ancienne , ou quelqu'autre vice général , on est porté à croire qu'il se forme une nécrose de la surface superficielle de l'os , avec altération du périoste. A l'ouverture de l'abcès , si l'on trouve dans son fond une surface osseuse découverte , inégale , raboteuse , qui ne se recouvre pas , au bout du temps ordinaire , de bourgeons charnus nés de la surface elle-même , ou qui ne présente pas une teinte rosée propre à faire croire que ce phénomène n'est pas éloigné , il n'y a plus de doute , la nécrose est formée , et le second période de la maladie est commencé ; la nature travaille à la séparation du séquestre. Enfin , quand au bout d'un temps plus ou moins long , la surface osseuse s'est élevée et manifestement déplacée , quand en appuyant sur elle on excite des douleurs , on exprime quelques gouttes de sang , et on lui imprime des mouvemens sensibles , le second période est terminé , le troisième a lieu , la nature travaille à l'expulsion du séquestre.

Une douleur violente , profonde , continue , augmentant le soir ou dans la nuit , correspondant au centre d'un os plat , ou au corps d'un os long , altérant sensiblement la constitution , accompagnée de fièvre avec un rehaussement quotidien et des sueurs partielles la nuit , surtout s'il existe en même temps des symptômes de virus vénérien ancien ou de vice scrofuleux , sont de fortes raisons de présumer qu'il se forme une nécrose de la surface profonde d'un os plat avec altération de son périoste , ou de la surface médullaire d'un os long , avec altération de la membrane médullaire. S'il survient ensuite une tuméfaction médiocre, mais étendue, qui ne comprend ni le tissu cellulaire sous-cutané, ni la peau, ni les muscles; si la tumeur est d'une sensibilité obscure, même au toucher; si elle devient successivement, et dans des proportions égales, plus volumineuse, plus dure et moins sensible; s'il survient plus tard et dans divers points de la surface ou de la circonférence de cette tumeur, des flegmons isolés, petits, dont l'ouverture donne issue à une quantité de pus abondante et disproportionnée par rapport au volume de la tumeur, ne produisant aucun affaissement, aucun changement sensible dans l'état de la tumeur première; si l'on peut presser celle-ci sans augmenter l'écoulement de la matière purulente; si une sonde portée par l'ouverture de ces abcès pénètre à une grande profondeur, et touche à nu une surface osseuse éloignée, inégale, insensible, il n'y a pas de doute sur le caractère de la maladie présumée; la nécrose est formée, le second période est commencé, et la nature travaille à la séparation du séquestre et en même temps à la formation d'une nouvelle substance. Si à une époque plus avancée, après un temps ordinairement fort long, la rémission des accidens primitifs étant complète, et les ouvertures des abcès étant devenues fistuleuses, la sonde étant portée par ces mêmes ouvertures, l'instrument rencontre, au lieu d'une surface osseuse fixe et solide, un corps vacillant que l'on fait mouvoir librement dans un espace plus ample que lui, et en causant quelques douleurs au malade; si quelque point de ce corps, engagé dans l'une des ouvertures extérieures, est sensible à la vue, et qu'on le reconnoisse pour une portion osseuse, inégale et noire; si tout cela a lieu avec un ou sans symptômes de colliquation, la séparation du séquestre est accomplie, le troisième période de la maladie est arrivé, la nature fait des efforts pour l'expulsion de la portion d'os morte et devenue corps étranger.

Dans le cas de nécrose de la surface extérieure d'un os, la forme et l'étendue du séquestre ne sont pas intéressantes à connoître : le corps étranger n'étant recouvert que par des parties molles, il détermine toujours des ulcérations suffisamment étendues pour s'échapper sans difficulté. Mais ces connoissances seroient importantes à acquérir dans les cas où le séquestre comprend une portion plus ou moins étendue de la circonférence du canal médullaire d'un os cylindrique : comparées avec les dimensions connues des ouvertures extérieures pratiquées à travers la nouvelle substance osseuse, elles peuvent servir à faire prévoir l'efficacité ou l'insuffisance des efforts de la nature pour l'expulsion du séquestre, et à fixer les indications curatives. Mais ces connoissances sont le plus souvent difficiles à acquérir *à priori*. Elles seroient bien plus importantes encore dans les cas où le séquestre formé d'une lame mince et irrégulière, prise dans l'épaisseur de l'os, et enclavée dans la substance de celui-ci, laquelle est gonflée par le travail inflammatoire, lors, dis-je, que cette lame se montre à l'extérieur par un ou plusieurs points de son étendue, avec peu ou point de mobilité. Mais les cas de cette nature sont précisément ceux où il est le moins possible de former un diagnostic exact; et il est rare qu'on puisse alors acquérir une connoissance assez positive de l'état des parties, pour entreprendre quelque chose d'utile.

Le pronostic de la nécrose varie, selon la situation et l'étendue de la maladie, et la nature des symptômes qui l'accompagnent : la nécrose superficielle, peu étendue, n'est point une maladie grave; la séparation et l'expulsion du séquestre ne peuvent souffrir aucune difficulté. Mais la nécrose profonde, étendue, est toujours accompagnée de symptômes primitifs d'une grande importance, et qui peuvent compromettre les jours du malade. Ces cas sont aussi ceux où l'affoiblissement produit par les accidens primitifs, le séjour et l'absorption du pus, etc., peuvent produire consécutivement la fièvre hectique et la colliquation, et faire périr ainsi le sujet à une époque avancée de la maladie. Cependant le plus souvent on voit, en pareil cas, les accidens primitifs disparoître, et la maladie se terminer heureusement par l'expulsion du séquestre, ou bien cette dernière rester stationnaire, sans nuire à la constitution, ni même à l'exercice des fonctions du membre affecté. La nécrose d'un os cylindrique, qui s'étend jusqu'à l'une de ses extrémités et pénètre dans l'articulation voisine, est très-grave : elle joint aux accidens propres à la maladie, ceux qui dépendent de l'affection de l'articulation, et rarement laisse-t-elle d'autre ressource que celle de l'amputation du membre.

Les indications curatives que présente la nécrose, sont faciles à déduire de ce que nous avons dit jusqu'ici; on voit déja combien étoit peu fondé le parti violent de l'amputation, que l'on se croyoit obligé de prendre toujours en pareil cas, il y a à peine un demi-siècle. C'est d'abord vers la cause de la maladie que doivent se tourner toutes les vues du praticien : si elle est intérieure et de nature à pouvoir être combattue par des moyens médicaux, il ne faut pas manquer de les mettre en usage, dès que la diminution de l'irritation et la chûte des accidens primitifs le permettent. Ainsi on combattra l'affection syphilitique, la diathèse scrofuleuse, etc., par les moyens qui leur sont propres, et dès que le moment favorable sera venu. Faute d'avoir rempli ces indications fondamentales, on risque de voir le travail de la séparation du séquestre se faire avec de grandes difficultés, ou même ne pas avoir lieu, la nécrose faisant des progrès insensibles, lents et continuels.

Quant aux indications locales, pour les déterminer il ne faut point perdre de vue que rien ne peut prévenir ni arrêter les progrès de la nécrose quand elle s'annonce ; que du moment où les douleurs sont déclarées, la mortification de la portion d'os affectée est décidée ; que la nature opère seule la séparation du séquestre, et par un mécanisme inconnu, que l'art ne peut ni imiter, ni remplacer, ni modifier ; enfin, que dans un grand nombre de cas, la nature se suffit également à elle-même pour opérer l'expulsion du séquestre après sa séparation.

D'après ces considérations, on voit que l'art a peu de chose à faire dans les cas de nécrose de la surface superficielle d'un os avec altération du périoste. Dans ce cas, la seule indication qui puisse se présenter, c'est d'ouvrir l'abcès lorsque sa marche est lente, chronique, et qu'il est à craindre que la peau ne soit amincie, désorganisée, et rendue par là impropre, dans la suite, au travail de la cicatrisation. Mais alors il est inutile de faire une incision proportionnée à l'étendue de la portion d'os dénudée et nécrosée; il suffit que l'ouverture soit assez grande pour donner issue à la matière purulente. Lorsque la nature aura accompli la séparation du séquestre, la pièce osseuse donnera lieu à une ulcération suffisante pour en permettre la sortie, ou bien on aidera son expulsion en agrandissant un peu l'ouverture. Après l'issue du séquestre, les bords de l'ulcère ne tardent pas à se réunir avec le fond, et si l'on a prévenu efficacement la désorganisation ou la destruction de la peau, la cicatrice est bientôt complète. Mais en pareil cas, elle est toujours enfoncée et adhérente à l'os.

La conduite à tenir est absolument la même durant le premier et le second temps, dans les nécroses qui affectent la surface profonde d'un os plat, ou la surface médullaire d'un os cylindrique, avec altération de la membrane qui la recouvre. Seulement, dans ces cas beaucoup plus graves, il faut s'occuper des accidens, et calmer l'irritation par les moyens généraux et locaux. Ainsi, le régime, les boissons et les médicamens relâchans, émolliens, sédatifs, les topiques de même genre, seront mis en usage selon l'urgence du cas et les indications particulières. Il ne faut pas perdre de vue que la maladie étant du nombre de celles qui doivent avoir une longue durée; que pouvant par elle-même et par ses accidens beaucoup affoiblir le malade, et même le conduire à la consomption, on ne doit pas trop insister sur les moyens anti-phlogistiques, et particulièrement sur la saignée.

Lorsque le second période de la maladie est accompli, que l'on s'est assuré, par la mobilité du séquestre, de son entière séparation, il faut chercher à évaluer par le volume et la forme de la pièce nécrosée, et par le diamètre des ouvertures que présente la reproduction osseuse, la plus ou moins grande facilité de l'expulsion du séquestre. Dès-lors on peut prévoir si la nature se suffira à elle-même, ou si l'art sera obligé de venir à son secours par quelqu'opération. Mais quelles que soient les manœuvres dont on pourra prévoir alors l'utilité et la nécessité, il ne faudra pas se presser de les mettre à exécution ; car, d'une part, comme nous l'avons déja observé, le séquestre diminue tous les jours, soit par la dessication, soit par une véritable destruction de sa substance ; de l'autre, la portion d'os qui a échappé à la mortification, quand toute l'épaisseur n'y est pas comprise, ou la nouvelle substance osseuse quand il s'est fait une reproduction, sont long-temps minces, molles, fragiles ; et comme toute opération propre à procurer l'issue du séquestre d'un os long, doit consister sur-tout dans la destruction d'une portion du nouveau cylindre qui le renferme, on s'exposeroit à rendre cette nouvelle substance trop foible pour les usages du membre, ou pour résister à l'action musculaire, ou bien à y causer quelque fracture, ou une nouvelle nécrose. On devra donc attendre et laisser à la nature le temps de donner à la nouvelle substance toute l'épaisseur et toute la solidité dont elle est susceptible, à moins que le malade ne soit en danger par le marasme et la colliquation, et que les moyens médicaux usités en pareil cas, ne soient sans

efficacité. Si pendant les délais convenables, et
que le malade supporte .ordinairement sans
peine, il survenoit quelque changement favorable, et qui fît bien augurer des ressources de
la nature; si le séquestre diminuoit considérablement, s'il s'engageoit notablement dans l'une
des ouvertures qui existent, si des parcelles
nombreuses et considérables s'en détachoient,
s'il se rompoit en deux ou en un plus grand
nombre de pièces, il faudroit ajourner tout
projet d'opération, et attendre le résultat du
nouvel état des choses; car les moyens par lesquels l'art peut favoriser l'issue d'un séquestre
sont toujours violens, accompagnés de douleur, suivis de conséquences graves, dangereuses, et quelquefois même de la mort du
malade; au lieu que les procédés de la nature
sont doux, lents, et toujours exempts de danger. Un changement favorable, qui a été observé et qui a été suivi du succès des efforts de
la nature, c'est la flexion du membre opérée
par l'action des muscles, à la faveur de la mollesse de la reproduction osseuse, et dans un
point correspondant à l'une des ouvertures de
cette même substance, de manière à changer
la direction de cette dernière, et à la placer perpendiculairement à l'axe du séquestre. Dans un
cas de cette nature, un séquestre très-volumineux, formé par la plus grande partie du corps
de l'humérus, sortit spontanément par une ouverture située au côté externe du nouveau cylindre, à la faveur d'une *incurvation* que le bras
avoit subie insensiblement vers son côté interne.
On sent bien qu'en pareil cas il ne faudroit pas
se presser d'opérer.

Une autre condition essentielle avant de

passer à l'exécution de l'opération jugée nécessaire, c'est de connoître, autant que possible,
la forme et les dimensions de la pièce a enlever, afin de pouvoir former un plan d'opération avantageux, sûr, et qui cause le moins de
destruction possible. Cette condition ne peut
être remplie rigoureusement ; mais dans la plupart des cas de nécrose intéressant le cylindre
médullaire d'un os long, on peut obtenir des
approximations très-utiles. Cette condition est
absolument impossible à remplir, dans les cas
dont nous avons déja parlé plusieurs fois ; ceux
où le séquestre est formé d'une lame mince,
irrégulière, étendue, enclavée, et se montrant
depuis long-temps à l'extérieur par un ou plusieurs points ; aussi dans ces cas, qui d'ordinaire ne sont point accompagnés d'accidens,
et qui constituent plutôt une infirmité qu'une
maladie, il faut s'abstenir de toute opération.

. Le nouveau cylindre qui renferme le séquestre, doit être attaqué par le côté où ses ouvertures sont plus nombreuses et plus grandes ; il
seroit avantageux que ce fût aussi celui où les
parties molles qui le recouvrent sont moins
épaisses. Tantôt il y a deux, ou un plus grand
nombre d'ouvertures placées sur la même ligne
verticale, et séparées par des espèces de ponts ;
ce cas est le plus favorable, en ce qu'il suffit
alors d'enlever ou de détruire une ou plusieurs
de ces séparations, pour obtenir une ouverture
convenable. D'autres fois il n'y a qu'une seule
ouverture, correspondant à la partie supérieure, au milieu ou à la partie inférieure du
séquestre. Dans d'autres circonstances, plusieurs ouvertures sont disséminées irrégulièrement dans la circonférence du membre, et

dans des rapports variés avec les extrémités du séquestre. Dans tous ces cas, il faut choisir celle des ouvertures qui est la plus étendue, qui se rapproche de l'une des extrémités de la pièce d'os mortifiée, et de l'inférieure de préférence.

Après s'être assuré de nouveau de la disposition et de la mobilité du séquestre par le moyen de la sonde, on pratiquera sur les côtés de l'ouverture qu'on aura choisie, deux incisions demi-elliptiques, plus ou moins grandes suivant l'étendue présumée du séquestre, et qui, en se réunissant par leurs extrémités, circonscriront un espace au milieu duquel cette ouverture se trouvera. On enlèvera la peau et les autres parties comprises dans cet espace ; et si le sang couloit au point de gêner, on panseroit la plaie à sec, et on remettroit le reste de l'opération au lendemain ou à un autre jour. On doit s'occuper ensuite d'agrandir l'ouverture osseuse qui existe déja, de manière à se rapprocher de l'une des extrémités du séquestre. On a proposé et mis en usage pour cette partie de l'opération, un bistouri à lame forte, la gouge mise en action par le maillet, les diverses sortes de trépan, de petites scies, etc. ; mais pour pouvoir se servir d'une lame de bistouri, il faudroit que l'opération fût pratiquée de bonne heure, et avant que le nouvel os eût acquis toute sa solidite ; et nous avons vu précédemment que ce seroit une faute, à moins d'y être contraint par l'etat dangereux du malade. La gouge exige des secousses violentes que l'on ne peut éviter, même en se servant d'un maillet de plomb, comme on l'a proposé, et qui peuvent avoir des suites fâcheuses. Une couronne de trépan, d'un diamètre proportionné à celui du séquestre, agit avec bien plus de douceur, et mérite la préférence. On la place de manière à anticiper sur l'ouverture qui existe déja ; on en réitère l'application autant de fois qu'on le juge convenable, et l'on égalise les côtés de la coupe en emportant avec une petite scie les espèces d'arêtes qui séparent les différentes ouvertures faites avec la couronne de trépan. En se rapprochant ainsi de l'extrémité la plus voisine du séquestre, et en la mettant à découvert, on a la facilité d'incliner cette pièce d'os, et d'en faire l'extraction. Mais si l'on éprouvoit de la résistance, il vaudroit mieux réitérer l'application du trépan, que d'user de force. La violence, en pareil cas, auroit de grands inconvéniens ; car, d'un côté, en retirant le séquestre avec force par une ouverture trop étroite, il pourroit s'en séparer quelque portion mince, quelque prolongement engagé dans le nouvel os, que l'on auroit de la peine à retrouver ensuite, et qui entretiendroit encore long-temps la maladie ; d'un autre côté, l'expérience a appris que lorsque les violences exercées sur le séquestre ont produit l'altération de la couche membraniforme mince, qui revêt la face profonde du nouvel os, et qui fait l'office de périoste interne, il survient une nouvelle nécrose. Mais en donnant à l'ouverture du nouvel os une étendue suffisante pour pouvoir retirer sans effort le séquestre, il faut prendre garde de le trop affoiblir par une dévastation inutile, ce qui pourroit l'exposer à se rompre, soit durant l'opération, soit après la guérison, lorsque le malade commence à se servir du membre qui a été affecté.

3.

Quelquefois on est forcé, pour ne pas violenter les parties, de découvrir entièrement le
séquestre avant de pouvoir l'enlever, mais ce
cas se présente rarement.

Dans tous les cas, il faut user de beaucoup
de ménagement, et ne pas trop peser sur la
partie, dans l'application des couronnes de trépan, afin de ne pas s'exposer à produire une
fracture du nouvel os, s'il a déja acquis assez
de solidité; ou quelque *incurvation*, s'il est encore assez mou pour cela : ce dernier effet sur-
tout renouvelleroit les accidens, en donnant
lieu à l'inflammation de la nouvelle substance
osseuse.

Le séquestre étant enlevé et l'opération terminée, il ne s'agit plus que de traiter l'ulcère
déja existant, et la plaie que l'on vient de faire,
comme une solution de continuité livrée à la
suppuration : on garnira donc mollement la
cavité avec de la charpie; on appliquera par
dessus un plumasseau chargé de cérat, pour
préserver les bords de tout tiraillement douloureux lors du renouvellement de l'appareil;
on enveloppera le tout d'un cataplasme émollient pour combattre et calmer l'inflammation;
on placera le membre dans une situation commode, et l'on prescrira un régime convenable.

La suppuration amènera bientôt le dégorgement du membre; il se fera des exfoliations légères dans les coupes pratiquées par les instrumens; toute la surface se recouvrira de bourgeons charnus bien conditionnés. Les parois
du nouveau cylindre osseux s'affaissent et se
rapprochent du fond de la cavité qu'occupoit
le séquestre; la cicatrice se forme, mais très-
lentement, comme dans toutes les plaies avec

perte de substance ; et quand elle est terminée , elle présente une dépression proportionnée à la perte qu'il a fallu faire subir au nouvel os , car il ne se fait pas de reproduction dans ce point.

Après la guérison , il ne faut permettre que tard au malade de faire usage de son membre , sur-tout s'il s'agit d'une extrémité inférieure ; il convient d'attendre dans un long repos, que la nature ait donné assez de solidité à la nouvelle substance osseuse, pour qu'elle puisse supporter sans danger les efforts auxquels elle sera exposée. Cette attention est d'autant plus importante, qu'on a été obligé de faire un grand délabrement pour ôter la portion d'os mortifiée ; et faute d'y avoir eu égard , on a vu le membre se courber, et les douleurs se renouveler, ou même une fracture survenir à la nouvelle substance osseuse, dans le point affoibli par l'opération. Si ces accidens survenoient, il faudroit remettre le malade au lit, combattre l'inflammation par les moyens convenables ; et dans le cas de fracture, user des moyens appropriés. Mais on sent tous les dangers qui doivent accompagner des accidens de cette espèce.

D'après tout ce que nous avons dit jusqu'ici, on conçoit combien il seroit contraire aux principes de la vraie chirurgie , peu conforme à la marche de la nature et aux véritables indications du cas qui nous occupe, de chercher à enlever par le moyen des instrumens, une nécrosè dont la séparation ne seroit pas accomplie ; de chercher à détruire, par des caustiques liquides, dont l'action est si difficile à diriger, un séquestre séparé et logé dans un cylindre de substance osseuse reproduite; ou bien de porter le feu sur cette même substance, après l'extraction du séquestre par le moyen d'une opération, comme quelques praticiens l'ont fait.

CHAPITRE XX.

De la Carie.

La carie est au nombre des maladies dont la nature est entièrement ignorée : jusqu'à une époque très-avancée, elle a été confondue par les auteurs et les observateurs, avec la nécrose, dont ils faisoient une espèce particulière de carie, sous le nom de carie sèche. Cette confusion a retardé certainement les progrès de la science à l'égard de la carie : il en est résulté qu'on a indiqué comme communs aux deux maladies, des phénomènes qui ne s'observent bien évidemment que dans l'une d'elles ; que l'on a recommandé des méthodes diverses de traitement dont l'utilité ne peut être que relative, sans préciser les circonstances qui peuvent les rendre admissibles ; que les deux maladies ont été peu étudiées isolément, et que les faits dont on a conservé l'histoire, sont décrits d'une manière obscure, peu exacte, et sont d'une utilité médiocre pour les travaux ultérieurs, etc.

Dans l'état actuel de la science, une définition de la carie est absolument impossible. En la comparant avec la nécrose, on est frappé d'une différence sensible entre ces deux maladies : comme nous l'avons déja démontré, cette dernière se distingue par la mortification complète de l'os, l'extinction totale des propriétés vitales dans son tissu parenchymateux, et par la séparation de la portion mortifiée, à la faveur d'un travail particulier de la nature, à l'instar de la séparation des escarres des parties molles. Dans la carie, au contraire, des phénomènes qui ne peuvent résulter que des actes de la vie, démontrent dans l'os l'existence des propriétés vitales : l'os affecté est le siège de douleurs plus ou moins vives, persévérantes, et qui altèrent la constitution du sujet ; quelquefois il est gonflé, ramolli, friable, plus ou moins rapproché de la consistance des parties molles ; souvent il reste recouvert des parties environnantes et continu avec elles ; quand il est séparé de ces dernières et dépouillé, il est quelquefois la base de végétations charnues, fongueuses ; dans tous les cas, il fournit un écoulement puriforme, sanieux, de mauvaise nature et d'une odeur remarquable ; la nature ne fait aucun effort pour séparer et rejeter la portion d'os affectée, à moins que la maladie ne change de nature, et que, par un mécanisme qui nous est inconnu, elle soit transformée en nécrose, et que toute la portion d'os malade ne soit entièrement privée de la vie et mortifiée. Hors cette exception, la maladie tend à des progrès continuels, elle se propage même dans des os voisins, et si l'on observe la chûte de quelques parcelles osseuses, ces dernières sont dans une disproportion évidente avec l'étendue de la maladie ; leur séparation n'est suivie d'aucun changement favorable, et ne peut être attribuée qu'à une destruction secondaire, à un véritable détritus, qui n'est comparable en rien au travail de la nature que nous avons décrit précédemment, et qui est connu sous le nom d'exfoliation. Ce rapprochement succinct des principaux phénomènes de la nécrose et de la carie, prouve évidemment que la dernière de ces deux maladies est essentiellement différente de la première; mais il n'en résulte aucun éclaircissement sur la nature de la carie. La comparaison qu'on a faite de cette maladie avec les ulcères des parties molles, n'est propre qu'à faire ressortir la vérité que nous venons de démontrer, que les propriétés vitales existent dans un os carié, et qu'elles y sont seulement altérées, par opposition à ce qui s'observe dans la nécrose, où l'os est frappé de mort. Cette comparaison nous paroît plus propre à mettre dans tout son jour la différence de la nécrose et de la carie, qu'à fixer la nature de cette dernière; car s'il est évident que la carie et l'ulcère des parties molles présentent également des phénomènes qui attestent l'existence des propriétés vitales dans les organes affectés, il s'en faut de beaucoup que l'on puisse inférer de là que la carie est l'ulcère de l'os.

Tous les os sont exposés à la carie; cependant elle attaque rarement ceux qui sont composés de substance compacte; elle se manifeste bien plus fréquemment sur ceux qui sont formés de substance spongieuse, ou sur la partie spongieuse de ceux qui présentent dans leur étendue les deux modifications de la structure osseuse. Ainsi les os du carpe, ceux du tarse, le corps des vertèbres, les points les plus épais de l'omoplate, ceux de l'os innominé, la totalité du sacrum, le sternum, la région mastoïdienne du temporal, les extrémités articulaires des os longs, sont les parties dans lesquelles on observe le plus fréquemment cette maladie. Elle est plus ordinaire chez les enfans, où elle fait aussi des progrès plus rapides.

La situation profonde ou superficielle de l'os attaqué de carie, forme une différence importante, par rapport aux difficultés du diagnostic et du traitement, ainsi que nous le verrons dans la suite. Il en est de même de l'étendue de la maladie, qui peut se borner à la superficie d'un os, ou pénétrer plus ou moins profondément dans son épaisseur, ou même attaquer dans une plus ou moins grande étendue, plusieurs os de la même espèce, associés, pour ainsi dire, par des articulations communes. Cette dernière remarque pourroit-elle porter à croire que la carie commence ordinairement par l'altération des parties molles, unies le plus intimement aux os? ou bien prouve-t-elle seulement que plusieurs os peu volumineux peuvent être frappés ensemble de cette même cause de maladie? Quoi qu'il en soit, au moins est-il certain qu'il est excessivement rare qu'un seul os du carpe ou du tarse soit carié isolément; et que, dans ce cas, ceux de ces os qui sont le moins altérés, le sont sur-tout par leurs surfaces articulaires, et quelquefois même l'altération est bornée à la couche cartilagineuse de ces mêmes surfaces. Cependant, dans quelques-uns des cas rares de carie de la partie compacte des os cylindriques, on voit assez manifestement que la maladie a commencé loin de la surface extérieure de l'os, et qu'elle a fait de plus grands progrès vers la cavité médullaire : la nature procéderoit-elle différemment dans ces circonstances diverses?

Quelquefois l'os carié conserve son volume et sa consistance naturelle; il est rare alors que la maladie pénètre profondément dans son épaisseur ; il est bien plus ordinaire, sur-tout dans la carie des os courts ou de la partie spongieuse des os longs, qu'en même temps que l'os s'affecte, il subisse un engorgement plus ou moins considérable, et que sa consistance soit altérée : tantôt sa substance reste sèche, mais friable, et se brise au moindre effort ; tantôt elle se ramollit, se rapproche plus ou moins de la nature des parties molles, prend un aspect charnu ou lardacé, et s'affaisse sous les efforts auxquels elle peut être exposée.

Ces différences nous paroissent renfermer toutes les variétés que la nature présente dans cette maladie. Si l'on examine ce que les auteurs ont décrit sous les noms de *vermoulure* et de carie *charnue*, on trouvera que les cas de la première de ces affections se rapportent tantôt à l'espèce de carie où la substance osseuse est devenue friable, tantôt à la nécrose ; et que ceux de la seconde constituent une altération des os d'une espèce distincte, l'ostéo-sarcôme, dont nous traiterons dans la suite.

On a distingué les causes de la carie en externes ou locales, et en internes ou générales : on considère généralement les contusions de la partie spongieuse des os comme capables de produire la carie, par une suite de l'extravasation des sucs, qui en résulte immédiatement. Il faut convenir que cette sorte d'accidens est souvent au nombre des circonstances qui ont précédé le développement de la carie ; mais qui peut répondre qu'il n'existoit alors aucune cause intérieure qui ne s'étoit point manifestée jusques-là ? Il n'est que trop commun de voir survenir, pendant le cours d'une carie qui paroissoit dépendre uniquement de quelque lésion extérieure, des symptômes de scrofules, de scorbut, etc. Qui peut assurer que, dans ces cas, la diathèse qui se manifeste plus tard, et qui certainement entachoit la constitution auparavant, n'est entrée pour rien dans le développement de l'affection locale? Cette opinion devient bien plus douteuse dans les cas de cette nature, où il survient de nouvelles caries; ces observations ne sont pas rares, et il est évident alors que la cause extérieure n'a été qu'occasionnelle. Pourquoi la résorption des sucs extravasés n'auroit-elle pas lieu dans le tissu spongieux des os comme dans les parties molles? On voit fréquemment des blessures des os courts, des coups de feu traversant la partie spongieuse des os longs, guérir sans carie et même avec assez de facilité. On ne sauroit nier cependant que, dans le dernier cas, sur-tout, il n'y ait contusion, même très-violente, du tissu spongieux.

Les plaies qui intéressent les ligamens des grandes articulations, et qui exposent au contact de l'air les surfaces articulaires, sont suivies le plus souvent, comme on le sait, d'accidens primitifs formidables, auxquels succèdent des suppurations abondantes et l'altération des surfaces cartilagineuses, et successivement du tissu osseux. Mais abstraction faite de toute complication qui peut survenir, l'altération du tissu osseux, dans les cas de cette nature, est-elle bien la carie? Nous pensons que cette maladie n'a pas été suffisamment étudiée pour que l'on puisse répondre à cette question d'une manière satisfaisante; et l'on sentira toute la force du doute, si l'on considère que ces suites graves ne surviennent guère que dans les blessures qui intéressent les grandes articulations, dont les surfaces et la capsule synoviale ont une grande étendue : l'ouverture de l'articulation du genou, de celle du pied avec la jambe, de celles du coude et de l'épaule, est accompagnée des plus grands dangers; mais on voit souvent les articulations du poignet, du carpe, du tarse, être ouvertes; on voit même des coups de feu parcourir plusieurs de ces articulations, et établir entr'elles et l'atmosphère, la communication la plus immédiate, sans que l'altération des os en soit la suite. C'est sur-tout par les accidens primitifs que les blessures des articulations sont à craindre; et si elles deviennent dangereuses consécutivement, c'est presque toujours par l'abondance de la suppuration, et par la fonte colliquative qui en est la suite; mais presque jamais cette sorte de lésions n'affecte la marche lente, sourde et presque insensible, qui est propre à la carie. Enfin, il faut convenir que quand l'altération des os a lieu dans ces cas, le tissu osseux présente un ramollissement, un changement de consistance comparable, à quelques égards, aux apparences de la carie; mais, d'un côté, ces effets sont loin d'être constans; de l'autre, les os ainsi altérés, ne présentent point cette fragilité qui permet de les réduire en parcelles, ni cette couleur, cet aspect particulier que l'on remarque le plus souvent dans la carie. Les phénomènes de l'inflammation et de la suppuration du tissu spongieux des os ont-ils été assez étudiés, pour que l'on puisse nier que tout ce qui se passe dans ces cas doive leur être rapporté?

Une troisième cause locale, qui a long-temps été regardée comme capable de produire la carie, c'est la formation des abcès dans le voisinage des os, et dans les points où ils sont le moins couverts de parties molles. Cette opinion est née de ce qu'à l'ouverture de certains de ces abcès, on trouve les os dénudés ou cariés; d'où l'on a attribué au pus des qualités corrosives, auxquelles on imputoit la destruction du périoste et l'altération de l'os. Mais d'abord l'on voit que, dans plusieurs cas de ce genre, on a confondu la nécrose avec la carie; en second lieu, on attribue au pus des qualités que l'expérience dément; troisièmement, on voit tous les jours des abcès survenus à la suite de causes locales dans le voisinage des os, et loin que le séjour du pus ait altéré le périoste, l'inflammation a évidemment augmenté l'épaisseur de cette membrane; enfin, dans tous les cas où l'ouverture des abcès formés dans le voisinage des os découvre quelqu'altération de ces derniers, on trouve, dans les circonstances commémoratives et dans la marche de la maladie, des preuves suffisantes de la simultanéité d'affection de l'os et des parties molles par quelque cause commune.

On ne peut point considérer comme une espèce de carie produite par une cause locale, la destruction que les os subissent auprès des tumeurs qui exercent sur eux une pression constante, et sur-tout de celles qui sont agitées de mouvemens alternatifs : cette lésion particulière du tissu osseux ne doit point être confondue avec la carie; et ce n'est que par un étrange abus de mots, qu'elle a pu en porter le nom.

Plusieurs causes internes sont capables de produire la carie; de ce nombre sont, le virus vénérien, les vices scrofuleux, scorbutique,

cancéreux, arthritique et rhumatismal; les métastases variolique, morbilleuse, et les mouvemens critiques de certaines maladies aiguës.

Nous avons déja vu, dans le chapitre précédent, que le virus vénérien est au nombre des
causes internes qui peuvent produire la nécrose.
L'idée que la différence des effets de ce virus
sur la partie compacte, ou sur la partie spongieuse des os, la nécrose et la carie, tient à la
différence de texture et de propriétés de ces
deux modifications du tissu osseux, se présente
assez naturellement; et il paroît vraisemblable,
en effet, que la même cause agissant sur la
partie compacte de ce tissu, où les propriétés
vitales sont bien plus obscures, doit y produire
la mortification; tandis qu'elle peut exciter
une réaction inflammatoire, comparable à celle
des parties molles, dans la substance spongieuse où les propriétés vitales ont plus d'énergie. Cependant, si l'on considère que la vérole
ne produit pas toujours la nécrose de la substance compacte des os longs, et qu'en agissant
sur cette même substance, elle y produit aussi
quelquefois la carie; que dans ce cas, il est
bien rare que la carie survienne immédiatement, mais qu'elle est presque toujours précédée de l'exostose; que l'histoire de la nécrose
présente un grand nombre de faits qui prouvent
que la substance compacte des os est presque
tout autant susceptible d'inflammation que la
substance spongieuse, on sentira que cette opinion n'est pas assez fondée. Ce qu'il y a de
certain, c'est que la carie est bien plus rarement
que la nécrose l'effet du virus vénérien, et que
ce symptôme est toujours consécutif et le produit d'une maladie vénérienne plus ou moins

ancienne. C'est sur-tout aux parois des fosses nasales, à la voûte palatine, à la région mastoïdienne, au sternum, qu'elle survient dans ce cas.

Quoique le vice scrofuleux produise assez fréquemment la nécrose, la carie en est un effet bien plus familier. Cette cause a une prédilection bien marquée pour les os courts et pour les extrémités articulaires des os longs : aussi presque toutes les caries des os du carpe, de ceux du tarse, de l'articulation du pied, de celle du genou, du coude, du poignet, de l'épaule, etc., sont dues aux scrofules ; et les caries de ce genre s'observent ordinairement sur des sujets qui n'ont point dépassé l'âge de la puberté, ou sur ceux chez lesquels la révolution qui survient à cette époque, ne s'est point opérée, ou ne s'est opérée que d'une manière incomplète, quel que soit leur âge.

Le scorbut peut aussi produire la carie. C'est la partie compacte des os qu'elle affecte, et cette maladie n'est presque jamais alors précédée de gonflement du tissu osseux ou d'exostose. Ce symptôme est un de ceux qui caractérisent le degré le plus avancé du scorbut.

Nous avons suffisamment établi précédemment la propriété qu'a le cancer ulcéré, de détruire les parties sur lesquelles il étend son action : c'est de cette manière qu'il peut atteindre les os, les carier et les détruire après les avoir dépouillés des parties molles environnantes ; mais cette sorte d'affection des os est secondaire et symptomatique. On n'a pas suffisamment démontré par l'observation, jusqu'à quel point la même cause peut agir immédiatement sur les os, et les affecter à sa manière, abstraction faite de la fragilité que l'on sait qu'elle produit quelquefois; cependant, comme nous le verrons dans la suite, il existe un grand nombre de faits d'altération du tissu osseux, qui ressemblent à quelques égards à la carie, et qui ont beaucoup d'analogie avec les affections cancéreuses.

La goutte, le rhumatisme peuvent aussi produire la carie : il n'est pas rare que ce dernier produise l'engorgement des articulations connu sous le nom de tumeurs blanches, qui paroissent si souvent accompagnées de carie; cependant cet effet dépend bien plus souvent du vice scrofuleux. Le vice rhumatismal après avoir erré sur diverses articulations, ou sur le trajet des principaux nerfs des membres, se fixe quelquefois sur la colonne vertébrale, y produit d'abord le *lombago*, et successivement l'inflammation, la suppuration des parties qui entourent les corps des vertèbres, et la carie de la substance spongieuse de ces dernières. La succession fréquente des attaques de goutte sur une même articulation, la marche irrégulière de ses paroxismes, la résolution incomplète de l'engorgement qui leur succède constamment, les erreurs dans le régime ou le traitement, qui peuvent en aggraver les symptômes, donnent lieu souvent aux tophus, aux concrétions gypseuses qui déforment les articulations, et quelquefois à des abcès dont les ouvertures restent fistuleuses, et qui mettent à découvert l'altération des os, la carie.

Enfin, les métastases, et les mouvemens critiques des maladies aiguës qui en sont susceptibles, peuvent aussi produire la carie : il faut ranger dans cette classe celles qui succèdent à une métastase varioleuse, morbilleuse, etc., celles que l'on découvre au sacrum après la chûte des escarres qui surviennent si fréquemment dans cette région dans le cours des fièvres adynamiques. Cependant, relativement à cette dernière cause, qu'on ne pense pas qu'il y a carie au sacrum toutes les fois qu'il est mis à nu par la chûte des escarres ; on sait que dans les maladies de cette espèce les propriétés vitales sont assez altérées pour qu'il suffise du long *decubitus* sur le dos pour donner lieu à la mortification des parties molles ; dans ce cas, il y a dénudation, peut-être même nécrose d'une lame plus ou moins épaisse de l'os : mais pour qu'il y ait carie, il faut que la mortification ait été vraiment critique, et qu'une partie de la cause matérielle qui l'a produite, ait agi sur l'os immédiatement.

Il existe encore une autre cause de carie jusqu'à présent peu connue, et malheureusement trop commune : un grand nombre de faits ont attesté que la masturbation peut produire les déformations de l'épine ; un nombre encore plus grand atteste tous les jours que cette même cause produit fréquemment la carie, ou plutôt une destruction singulière du corps des vertèbres. Nous avons eu des occasions innombrables d'observer cette dernière maladie ; et, à l'exception des sujets en très-bas âge, où elle étoit occasionnée par le vice scrofuleux, le plus grand nombre des autres s'étoit livré à cette habitude et l'avoit portée à de grands excès. Ce fait échappe à toutes les explications physiologiques, mais il est d'une constance remarquable.

La carie ne sauroit exister long-temps sans exciter l'inflammation et l'ulcération des parties molles qui entourent la portion d'os malade. Après que ce phénomène a eu lieu, et quand la carie est à découvert, il n'est pas difficile de la reconnoître : la situation de la maladie dans un os court et spongieux, ou dans l'extrémité d'un os long, la présence des symptômes de quelqu'une des affections générales qui peuvent la produire, la couleur brune du contour de l'ulcère, la pâleur et l'état blafard des chairs, la nature séreuse et la fétidité particulière de la suppuration, sont autant de préjugés en faveur de son existence. Il ne reste aucun doute si l'on peut porter une sonde sur l'os lui-même : constamment la consistance de ce dernier est altérée, et l'instrument pénètre dans son épaisseur avec une grande facilité ; mais tantôt pendant qu'il avance, on éprouve la sensation d'une suite de petites fractures ; tantôt son progrès n'est point accompagné de ce phénomène, et, dans ce dernier cas, la sonde semble parcourir une masse lardacée. Quelquefois l'ulcération n'a point mis l'os malade immédiatement à découvert ; une couche de chairs fongueuses, adhérentes, le recouvre et le dérobe à la vue : mais, dans ce cas, les signes rationnels que nous avons énumérés, sont assez évidens pour fixer l'attention du praticien ; le plus souvent l'os est sensiblement gonflé vis-à-vis l'ulcère ; et si l'on porte un stylet sur le fond, il pénètre sans difficulté à travers des chairs mollasses, et parvient à l'os dont il indique le véritable état. Si l'on examine alors les rapports des chairs du fond de l'ulcère avec l'os malade, on voit que ce dernier, raréfié et comme criblé, livre passage par les petits intervalles de ses lames, aux bourgeons charnus qui le recouvrent, qui en sont, pour ainsi dire, isolés, et qui semblent prendre leur origine plus profondément.

Quand l'ulcération n'est pas encore survenue, tandis que la carie a déja frappé une portion d'os peu distante de la surface extérieure du corps, il survient des douleurs violentes, continues, profondes, dont l'os lui-meme est le siège, qui augmentent le soir et dans la nuit quand la cause est vénérienne ; une tumeur médiocre paroît dans le point douloureux ; elle tient à l'os, fait des progrès dans les parties molles environnantes, et s'accroît lentement ; enfin la peau s'enflamme, s'ulcère, et le fond paroît garni de chairs fongueuses qui cachent l'os affecté. Jusques-là les signes de la carie n'existent point, ou du moins ils se confondent avec ceux de la nécrose commençante ; et s'il existe en même temps quelques symptômes des affections générales qui produisent ordinairement l'une ou l'autre de ces maladies, on ne peut que former des conjectures plus ou moins probables, jusqu'après l'ulcération des parties molles. Mais lorsque cette ulcération a lieu, si la maladie n'est pas située trop profondément, et si le trajet fistuleux qui y conduit n'est pas trop tortueux, on peut en connoître la nature et l'étendue par le moyen de la sonde.

On ne peut recueillir que des signes rationnels, lorsque la carie est située à une grande profondeur, et tout-à-fait hors de la portée des sens. C'est le cas de la carie du corps des vertèbres ; dans cette circonstance, l'ulcération qui a lieu constamment autour de la carie, et qui est accompagnée de douleurs plus ou moins vives et persévérantes dans le lieu où elle a son siège, l'ulcération, dis-je, donne lieu à une collection purulente, qui se déplace et qui vient se manifester à l'extérieur dans une région plus ou moins éloignée de la maladie primitive, avec cette particularité remarquable, que la tuméfaction et la fluctuation s'annoncent d'abord, puis l'inflammation et l'ulcération des tégumens, qui sont toujours consécutives. Après l'ouverture de cet abcès, le pus qui d'abord n'avoit aucune odeur, devient fétide ; sa quantité est dans une disproportion évidente avec l'étendue sensible de l'ulcère, ses qualités s'altèrent, la constitution du sujet se détériore, et l'on voit paroître quelquefois des parcelles osseuses, qui ne permettent plus de douter de la nature de la maladie. Enfin, il peut survenir diverses déformations qui ne peuvent dépendre que de la destruction d'une certaine étendue de l'os affecté.

Il arrive quelquefois que le pus d'un ulcère teint en noir les pièces d'appareil dont on le recouvre; cet effet peut être produit par quelque combinaison accidentelle, dont les matériaux sont fournis par l'air, ou par toute autre circonstance environnante; il s'observoit fréquemment, lorsqu'on employoit familièrement des emplâtres dans lesquels il entroit quelque oxide de plomb. On a regardé cette particularité comme un signe de l'existence de la carie, qui auroit la plus grande valeur dans les cas où l'affection osseuse est située profondément et hors de la portée des sens; mais il y a long-temps qu'on est désabusé à cet égard, et l'on sent facilement combien cette circonstance, purement accidentelle, mérite peu d'attention.

En résumant ce que nous venons de dire sur le diagnostic de la carie profonde et cachée, on voit qu'il se réduit aux phénomènes suivans :

1.º Douleur fixe et plus ou moins violente, correspondante à un os de structure favorable à la formation de la carie;

2.º Formation d'un abcès par congestion, dans un lieu plus ou moins éloigné, annoncé par une tumeur avec fluctuation dès le principe, suivie d'inflammation aux tégumens, et qui n'est jamais précédée d'engorgement inflammatoire sous-cutané;

3.º Ouverture de l'abcès devenant fistuleuse, fournissant une quantité de pus disproportionnée et devenant plus fétide de jour en jour, et altérant la constitution du sujet;

4.º Quelquefois parcelles osseuses irrégulières, toujours très-petites, entraînées par le pus; quelquefois déformation de la partie dont les os sont affectés.

Il arrive quelquefois, mais rarement, que la carie guérit par les seules forces de la nature. Cette heureuse terminaison peut avoir lieu lorsque la maladie est occasionnée par l'affection vénérienne, ou lorsqu'elle dépend de la diathèse scrofuleuse. Dans ces deux cas, la nature procède de deux manières bien différentes : tantôt la portion d'os malade est frappée de mortification, et la carie est transformée en nécrose ; une ligne inflammatoire s'établit au-delà de la mortification et en trace les limites, et la séparation du séquestre, qui s'opère à la manière de celle des escarres des parties molles, est bientôt suivie du travail de la cicatrisation de l'ulcère ou des fistules que la carie entretenoit. Ce procédé est celui qui a lieu particulièrement dans la guérison spontanée des caries vénériennes. Dans d'autres circonstances, on voit se détacher à peine quelques parcelles extrêmement petites et comme pulvérulentes, d'une carie fort étendue ; cependant, l'engorgement et les douleurs diminuent, la suppuration est de meilleure qualité, les forces du malade se réparent, les évacuations colliquatives cessent, la nutrition se fait ; si la carie a lieu dans une articulation, elle s'ankilose par la réunion des surfaces articulaires, les fistules se cicatrisent et la maladie guérit. Si peu de temps après l'on a occasion d'examiner ce qui s'est passé dans la partie qui a été affectée, on voit que l'os n'a point souffert de déperdition ; il a même acquis un plus grand volume par l'effet du gonflement dont il a été le siège, et dont on voit encore des marques à la raréfaction de son tissu ; si la maladie avoit affecté une articulation, on distingue tous les contours naturels des surfaces articulaires, quoiqu'un peu plus prononcés par l'effet du gonflement de l'os : en un mot, tout atteste qu'il n'y a point eu d'exfoliation ; et pour que la totalité de l'os affecté ait été ainsi conservée, il faut bien que l'altération que les propriétés vitales avoient soufferte dans la partie affectée ait disparu, et que les fonctions se soient rétablies dans l'ordre naturel. Enfin, ce qui se passe dans ce cas, est une véritable guérison ; on l'observe sur-tout dans les caries scrofuleuses, chez les sujets les plus forts, et à l'occasion de la révolution de la puberté.

Ces terminaisons spontanées et heureuses de la carie sont extrêmement rares; elles n'ont presque jamais lieu chez les sujets adultes et chez les vieillards; le plus souvent la maladie tend à s'accroître; elle fait chaque jour de nouveaux progrès; l'irritation permanente dont elle est le foyer, et l'absorption de la matière purulente altèrent de plus en plus la constitution du sujet, donnent lieu à des évacuations colliquatives, au marasme et à la mort. Si la maladie est peu étendue, ses conséquences immédiates sont moins fâcheuses, les fonctions nutritives se maintiennent, le marasme n'a point lieu, et la vie du sujet n'est point exposée; mais les causes d'irritation qui agissent sans cesse tiennent le malade dans un état de sensibilité contre nature, qui le rend beaucoup plus accessible aux causes générales de maladie.

Si la carie est beaucoup plus commune chez les enfans, et si elle fait chez eux des progrès beaucoup plus rapides, la nature paroît aussi chez les sujets de cet âge, beaucoup plus capable d'efforts salutaires, qui n'ont presque jamais lieu à l'âge adulte, et sur-tout dans la vieillesse.

La carie qui dépend d'une cause que l'on peut combattre par des moyens connus, est bien moins dangereuse que celle qui dépend d'un vice qu'il n'est pas au pouvoir de l'art de détruire : ainsi, la carie vénérienne est bien moins redoutable en général que la scrofuleuse, la rhumatique, la goutteuse, etc. La situation et l'étendue de la maladie influent aussi beaucoup sur son pronostic : celle qui affecte plusieurs os spongieux, celle qui attaque l'extrémité articulaire d'un ou plusieurs os cylindriques, est bien plus fâcheuse que celle qui survient à la partie compacte d'un os long et loin des articulations : d'un côté, la nature opère bien plus fréquemment, dans ce dernier cas, la transformation de la carie en nécrose; de l'autre, l'étendue de la maladie est plus aisée à déterminer, et l'application·des procédés opératoires est plus facile et plus sûre.

Enfin, les caries situées très-profondément et hors de la portée des sens, sont accompagnées du plus grand danger, et presque nécessairement mortelles : d'un côté, elles dépendent ordinairement de causes qu'il n'est pas au pouvoir de l'art de faire disparoître; de l'autre, on n'est sûr de leur existence que quand elles ont produit des désordres irréparables. Enfin, il est toujours impossible, en pareil cas, d'employer les procédés chirurgicaux sur lesquels on pourroit fonder quelqu'espérance.

Le traitement de la carie comprend deux indications principales : combattre la cause, si elle est connue, et si elle est de nature à être attaquée avantageusement par les méthodes éprouvées; s'occuper de l'affection locale selon ses indications particulières.

Conformément à ces vues fondamentales, la vérole, le scorbut, les scrofules, etc., devront être attaqués par les moyens convenables avant de passer aux soins particuliers que la carie peut réclamer; cependant, il convient de donner au pus une issue libre et facile, d'empêcher son séjour et l'absorption abondante qui pourroit en résulter. Il est possible que, par les effets des méthodes de traitement générales convenables aux causes particulières de la carie, les progrès de la maladie locale soient arrêtés, et même que la nature fasse des efforts salutaires pour la guérison entière. Ces heureux résultats ont lieu quelquefois, même sans le concours de ces circonstances; mais ils ne sont jamais plus probables que lorsque l'art a détruit le principe de la maladie. Il arrive le plus souvent, au contraire, que, par l'effet des traitemens généraux, la cause étant détruite, la maladie locale ne fait plus de progrès, devient stationnaire, mais se maintient en cet état, et que rien ne présage une guérison complète : l'art peut alors attaquer avantageusement l'affection locale, et compléter la guérison. Enfin, il arrive quelquefois que, malgré la destruction de sa cause, la carie subsiste, et que sa situation et son étendue ne permettent pas de l'attaquer directement par les procédés chirurgicaux : dans ces cas, si les effets qui en résultent sont assez graves pour justifier un parti violent, il n'y a de ressource que dans l'amputation de la partie malade. Mais il est des affections générales contre lesquelles l'art a peu de moyens; et lorsque la carie les reconnoît pour cause, on est privé en même temps du bienfait des procédés chirurgicaux; car de quelle utilité pourroient être ces derniers, si l'affection locale pouvoit recevoir de nouveaux accroissemens? C'est ainsi que le scorbut, les scrofules, résistent quelquefois à toute espèce de traitement méthodique, et que les caries qui en dépendent font des progrès d'autant plus rapides, qu'on les tourmente davantage par des procédés chirurgicaux qui laissent subsister la cause. On observe même que, lorsqu'on fait l'amputation d'un membre pour se rendre maître d'une carie qui dépend de la diathèse scrofuleuse, tandis que la destruction de la cause n'est pas attestée par la disparition de tous ses autres symptômes, ces derniers acquièrent un développement d'autant plus grave, et font des progrès qui deviennent rapidement funestes.

Quant au traitement local, il doit varier selon l'étendue, la situation et l'espèce de la maladie. En examinant les moyens que les praticiens ont recommandés dans les divers temps pour le traitement local de la carie, on est frappé d'abord par deux observations générales : la première, c'est que, faute d'avoir distingué la nécrose d'avec la carie, on est tombé dans des discussions auxquelles l'art n'a rien gagné; la seconde, que le plus grand nombre des auteurs a recommandé les applications irritantes ou celle du feu. *Monro*, M. *Tenon*, peu satisfaits des raisons pour lesquelles les auteurs avoient recommandé l'application des substances irritantes sur les os cariés, ont recours à l'expérience; et pour décider la question, ils font des épreuves comparatives sur des os nécrosés, et sur des os dénudés à dessein. Cependant, ces observateurs attentifs suivent pas à pas la nature; et pendant qu'ils s'égarent en cherchant la solution de leur problême, ils trouvent une autre vérité qu'ils ne cherchoient pas, que leurs successeurs ont mise à profit, mais dont ils n'avoient pas soupçonné l'importance. Le consentement unanime de toute l'antiquité, dont les auteurs les plus respectables ont recommandé l'application des substances irritantes, ou du feu, étoit certainement fondé sur l'observation. A la vérité, confondant la nécrose et la simple dénudation des os avec la carie, il devoit leur arriver sou-

vent de causer des mortifications, des pertes
de substance qu'ils auroient pu éviter, si, de
leur temps, l'histoire des maladies avoit été
plus avancée ; mais même dans ces cas, où ils
n'avoient pu pressentir le langage de l'expérience, qui est toujours le produit lent et tar-
dif de la succession des siècles, il se passoit des
choses capables de leur en imposer et de les
entretenir dans leur erreur : la séparation d'une
portion d'os plus ou moins volumineuse après
un certain temps de l'application de substances irritantes, ressembloit singulièrement au
même phénomène à la suite de la transformation de la carie en nécrose, par les mêmes
procédés, ou par un mécanisme naturel et inconnu. Sans doute, les explications physiologiques dont ils accompagnoient le précepte, méritent bien peu notre attention aujourd'hui ; mais
le précepte lui-même, en le réduisant à sa juste
valeur, c'est-à-dire à l'application qu'ils en-
tendoient en faire à la carie, étoit certainement
fondé sur une observation exacte et générale,
et nous verrons en effet qu'il en est ainsi.

Quelle qu'ait été la cause de la carie, l'expérience démontre qu'elle ne peut être guérie
que de l'une des deux manières suivantes : ou
les fonctions vitales dépravées dans la portion
d'os cariée, sont susceptibles d'être rétablies
dans leur état naturel, et la guérison n'entraîne
aucune perte de substance de l'os qui rentre
dans son premier état ; ou bien aucun procédé
ne peut ramener l'état naturel dans l'os carié,
et, dans ce cas, la guérison ne peut être obtenue que par la destruction de la portion d'os
affectée. Or, l'observation démontre que le
premier mode de guérison ne peut être pro-

duit que par des applications irritantes, et que
le feu est le moyen le plus propre à produire
le second. La première de ces deux méthodes
est purement empirique; on connoît un grand
nombre de substances de nature très-diverse,
qui n'ont de commun que la propriété irritante
dans leur application aux organes vivans, et
qui partagent la faculté de ramener à l'état
naturel les propriétés vitales altérées dans un os
carié; et quoique leur choix ne soit pas indifférent, les motifs de leur préférence respective
ne paroissent fondés que sur leur degré com-
paratif d'action. Or, la nature de l'altération
des propriétés vitales dans un os carié, est inconnue; le mode d'action des substances médicamenteuses qu'on oppose à la carie, et qui
réuississent quelquefois, l'est pareillement;
donc il est bien démontré que cette méthode
de traitement est purement empirique, c'est-
à-dire fondée uniquement sur l'expérience.

Quand la carie est superficielle, récente,
qu'elle n'intéresse que la surface d'un os, et
que la maladie consiste autant dans l'engorgement des parties molles environnantes que dans
l'altération de l'os lui-même, on peut obtenir
de bons effets des bains locaux et des ablutions
avec une décoction des plantes appelées dé-
tersives, telles que les feuilles de noyer, la
pervanche, le scordium, etc. On peut aussi
tirer un grand parti des bains avec une dissolution légère de potasse, soit qu'on emploie cet
alkali obtenu par les procédés chimiques, soit
qu'on le tire de la lixiviation des cendres de
bois neuf, ou de celles de sarment. La dose
doit être légère d'abord; il suffit que la dissolution excite sur la langue une saveur un peu

marquée; on peut l'augmenter dans la suite, mais graduellement, et de manière à ne produire ni inflammation ni gerçure à la peau. Il faut continuer long-temps l'usage de ce moyen que j'ai vu réussir assez souvent. Je pourrois citer entr'autres l'exemple d'un cordonnier qui portoit une carie de l'articulation du pied avec la jambe, pour laquelle l'amputation avoit été jugée nécessaire. L'opération ayant été retardée pour quelque motif étranger à la maladie, on fit usage, en attendant, des bains de lessive alkaline, qui déterminèrent l'ankilose et la guérison. Les douches avec les eaux minérales hydro-sulfurées, ou avec une dissolution de savon, peuvent aussi être d'une grande utilité dans ce cas. Quand l'os est à découvert, lorsqu'il n'est point enveloppé de chairs fongueuses, on peut tirer parti de l'alkool, ou pur, ou chargé de quelque substance résineuse, comme la teinture de myrrhe, celle d'aloës, etc.; on trempe un bourdonnet de charpie dans quelqu'un de ces liquides, on l'exprime, et on l'applique immédiatement sur l'os malade. Les anciens faisoient un grand usage de la poudre d'euphorbe, de celle de sabine, et sur-tout de l'oxide de cuivre, qui a été employé dès la plus haute antiquité, et qui est abandonné aujourd'hui.

Il n'est guère probable que les applications excitantes réussissent à procurer la guérison proprement dite de la carie, lorsque la maladie s'étend dans la profondeur de l'os. Dans ce cas, on doit avoir recours à la seconde méthode de traitement, celle qui consiste dans la destruction de la portion d'os altérée, par un procédé capable en même temps d'exciter dans la portion saine et la plus voisine, une inflammation légitime ; en d'autres termes, il faut convertir la carie en nécrose, et exciter le travail de la séparation du séquestre. On peut employer, à cet usage, les acides minéraux, les sels à base métallique sous forme liquide, et généralement tous les caustiques qui ont la même forme. On trempe dans ces liquides un bourdonnet de charpie que l'on exprime, et que l'on applique sur l'os malade. On réitère cette application aussi souvent qu'il paroît nécessaire pour faire parvenir l'action du médicament à toute la profondeur connue de la maladie, ayant soin de préserver les parties molles. Mais on sent que les cas où l'on peut se promettre quelque utilité de ces moyens, sont bornés à ceux où l'os est à découvert, où il n'est point recouvert et embarrassé de chairs fongueuses et abreuvé d'un ichor abondant, et à ceux où la maladie s'étend à une profondeur médiocre. Dans les cas contraires, le caustique seroit délayé et affoibli ; il seroit absorbé par les chairs mollasses, qui d'ailleurs se reproduisent avec une grande promptitude, et son action ne s'étendroit pas à une profondeur suffisante.

Les anciens faisoient un grand usage du fer rouge dans ce cas, et certes c'étoit avec raison. De tous les moyens employés contre la carie, c'est le plus énergique, le plus sûr et le plus expéditif. Sa manière d'agir est la même que celle des caustiques, et il n'est point sujet aux inconvéniens qui peuvent rendre inutile ou insuffisant l'effet de ces derniers. Comme eux il mortifie la portion d'os cariée, et excite dans la portion saine la plus voisine l'inflammation

convenable pour opérer la séparation du séquestre; mais la facilité de réitérer son application, la prompte évaporation des humidités
qui abreuvent l'os au moment de son emploi,
la rapide transmission du calorique à une profondeur considérable, sur-tout dans les os,
qui en sont de très-bons conducteurs, sont des
avantages qu'on ne peut réunir dans aucun
autre moyen, et qui donnent la certitude avec
celui-ci, de porter son action aussi profondément qu'on le desire, de mortifier sûrement
toute la portion d'os altérée, et avec elle les
chairs fongueuses qui la pénètrent, et d'exciter
dans les parties saines un degré convenable
d'inflammation. Quant aux parties molles environnantes, il est facile de les préserver, soit
en les écartant avant l'opération, soit en les
recouvrant de linges mouillés, soit en portant
le cautère à travers une canule. Ce dernier
moyen est indispensable, lorsqu'il s'agit de porter le cautère actuel sur un os situé profondément, qu'on ne peut pas mettre totalement à
découvert, ou qu'on ne peut atteindre que par
un trajet oblique (1).

Pour faire l'application du cautère actuel on
doit mettre, autant que possible, l'os à nu. Ce
précepte ne souffre d'exception que dans les

---

(1) Les canules métalliques, telles qu'on les emploie,
ont l'inconvénient de s'échauffer rapidement; elles seroient
d'une utilité bien plus commune, si on pouvoit les construire avec quelque substance moins propre que les mé-
taux à transmettre le calorique. Il seroit bien avantageux
que l'on trouvât un moyen de former avec le charbon,
par exemple, une pâte que l'on pût mettre en œuvre
comme celle de la porcelaine.

cas où l'os malade est situé profondément, et où l'on seroit exposé à léser quelque organe important. On doit avoir préparé d'avance plusieurs cautères, de forme et de dimensions convenables, et les faire chauffer jusqu'à l'incandescence. Les parties molles ayant été garnies de linges mouillés, ou garanties par tout autre moyen, on porte le feu sur la partie soit à nu, soit à travers une canule. Si l'humidité de l'os carié, si les chairs fongueuses qui le pénètrent, sont les raisons pour lesquelles on a préféré le cautère actuel à tout autre moyen, on doit en réitérer plusieurs fois l'application; les premières ne font qu'évaporer les liquides contenus dans le point de leur contact, et ne cautérisent que médiocrement. L'application du feu sur la carie, n'est pas suivie ordinairement de douleurs bien aiguës; si ce phénomène avoit lieu, et sur-tout si, après une ou plusieurs applications, les chairs fongueuses se reproduisoient avec rapidité, accompagnées d'une grande sensibilité au toucher, d'élancemens spontanés, etc., ce seroient des raisons de suspecter la nature de la maladie, d'appréhender le développement d'un principe cancéreux, et l'on devroit renoncer au procédé de la cautérisation qui dès-lors deviendroit plus dangereux que la maladie elle-même. Mais on sait que dans l'état naturel, les os ne sont doués d'aucune sensibilité évidente; que cette propriété ne s'y manifeste que par les phénomènes de la nutrition; il ne paroît pas que dans l'altération que ces organes subissent par la carie, cette même propriété y prenne un grand accroissement, si ce n'est dans le principe où ils sont le siège de douleurs quelquefois très-aiguës ; les chairs fongueuses dont ils sont pénétrés dans quelques cas, peuvent, à la vérité, donner lieu à quelques douleurs lors de l'application des excitans ordinaires sur un os carié ; mais ces chairs mollasses ne jouissent elles-mêmes que d'une sensibilité médiocre, et l'application du feu, qui les détruit rapidement, ne peut pas être fort douloureuse. Aussi l'expérience démontre-t-elle, qu'excepté les cas où ces végétations fongueuses ont lieu, et seulement alors durant les premières applications du feu sur la carie, cette opération ne cause que très-peu de douleur. De ces considérations, il résulte que les phénomènes qui se passent durant l'application du cautère actuel, ne présentent aucune raison d'estimer à quelle profondeur le feu a porté son action, et si l'on a dépassé l'étendue de la carie : on n'en peut juger *à priori*, que par approximation, et en comparant la profondeur connue de la carie, déterminée par celle à laquelle un stylet peut être poussé à travers l'os malade, l'humidité de l'os carié, l'abondance des chairs fongueuses qui le pénètrent, et la masse des cautères et leur degré d'échauffement. Ce qui se passe après une première tentative peut fournir des données plus certaines ; ainsi, s'il ne survient pas au bout de peu de jours, des douleurs, et un ensemble de symptômes inflammatoires qui annoncent le commencement du travail de la séparation du séquestre ; si les chairs fongueuses qui recouvroient l'os et que le feu a détruites, se reproduisent avec les mêmes caractères qu'elles avoient auparavant, on peut être certain que le calorique n'a pas étendu son action destructive à toute l'étendue de la carie, et l'opération doit être réitérée. Le succès de ce moyen, vraiment héroïque, tient essentiellement à cette condition; s'il a été employé quelquefois sans utilité, lorsque d'ailleurs la cause de la carie avoit été suffisamment combattue, et que la maladie n'avoit point de caractères cancéreux, c'est, à coup sûr, parce qu'il a été mis en usage avec timidité, et parce qu'on n'a pas poussé son action assez loin. Heureux s'il pouvoit être employé dans tous les cas de cette nature !

Le cautère actuel ne peut être mis en usage dans les cas de carie intéressant les articulations : on ne connoît pas assez l'étendue de la maladie, et l'on ne peut point découvrir les surfaces affectées pour les cautériser convenablement. Dans les caries fort étendues, sur-tout en profondeur, le feu ne pourroit porter son action aussi loin qu'il seroit nécessaire pour atteindre jusqu'aux parties saines voisines. Dans ce cas, on peut, si la forme de l'os le permet, pratiquer d'abord la résection de la plus grande partie de la carie, et cautériser ensuite : quand l'os est plat, on peut d'abord, au moyen de la couronne du trépan, dont on multiplie suffisamment l'application, cerner la carie, l'enlever, emporter les angles intermédiaires avec le couteau lenticulaire, et promener ensuite le cautère actuel sur ce qui reste. On sent qu'il est des caries qui, à raison de leur situation, ne permettent l'application du feu qu'avec la plus grande circonspection : ainsi dans les caries du crâne on ne peut guère songer à ce moyen que dans les cas où la carie intéresse l'apophyse mastoïde. Les expériences de *Dehaën* ont prouvé que dans toute autre circonstance de cette nature, le calorique est

transmis trop promptement aux méninges pour
qu'on puisse être rassuré sur les effets du feu
appliqué à nu sur les os du crâne. Enfin, si,
au moyen d'une canule, on peut porter le feu,
à travers un trajet oblique, sur un os carié
situé à une certaine profondeur, on doit être
assuré de l'étendue de la maladie ; pour ne pas
opérer en vain, et afin de pouvoir surveiller et
apprécier les conséquences du procédé opératoire ; mais il est évidemment impossible de
songer à l'application de ce moyen dans les
caries cachées, situées très-profondément, et
entièrement hors de la portée des sens.

Nous avons déja dit que quelquefois la carie
reste stationnaire, ou ne fait que des progrès extrêmement lents, n'altère point la constitution
du malade, et ne menace point ses jours. Si les
choses se passent ainsi dans les cas où la maladie affecte une articulation, et où, comme
nous venons de le voir, les moyens les plus
puissans ne peuvent être mis en usage, il
n'y a point d'indication curative à remplir ;
il faut se borner aux soins de propreté, du
repos et à un régime fortifiant et nutritif. Mais
si, au contraire, les fonctions s'altèrent, et si
le dépérissement successif du sujet fait appréhender qu'il succombe par les progrès ultérieurs de la maladie, le seul parti auquel on
puisse recourir, est celui de l'amputation du
membre. Cependant, quelque défavorable que
soit le pronostic de la carie des articulations,
on ne doit avoir recours à ce parti extrême,
qu'autant qu'il est évident, par les symptômes
qui en dépendent immédiatement, que de plus
longs délais compromettroient la vie du malade. Les raisons sur lesquelles se fonde ce

précepte de rigueur, sont, que quelquefois une
carie affectant une grande articulation, comme
celles du pied, de la main, du genou, du
coude, guérit spontanément, et se termine
heureusement par l'ankilose du membre; que
l'amputation d'un membre est une opération
grave, dont le succès est toujours douteux, et
qui peut causer la mort du sujet; enfin, que
l'expérience a démontré que la secousse violente que cette grande opération imprime à
la constitution, est moins dangereuse pour
les sujets qui ont été débilités jusqu'à un certain point par les suites naturelles d'une maladie chronique. Ainsi, si l'on s'aperçoit que le
pus que donnoit habituellement l'ulcère ou
les fistules que la carie entretient, diminue,
change de nature, prend de meilleures qualités; si l'engorgement diminue, et qu'en même
temps, sans qu'il y ait de symptômes inflammatoires, le mouvement devient plus difficile
et accompagné de douleurs, on peut regarder
l'ankilose et la guérison comme probables; on
doit recommander alors le repos le plus absolu,
et éloigner sévèrement tout ce qui pourroit
troubler l'heureux travail de la nature. Si, au
contraire, la suppuration devient de plus en
plus abondante et de mauvaise qualité; si la
nutrition s'altère, si l'appétit se perd, s'il survient du dévoiement, une petite fièvre continue avec des rehaussemens quotidiens, des
sueurs nocturnes et partielles; si le malade
perd le sommeil, et s'il maigrit sensiblement,
il est évident que l'amputation est inévitable,
et que ce moyen est le seul par lequel on puisse
sauver la vie du malade. On voit d'après ces
considérations, que pour avoir la certitude de

ne pas faire une opération inutile, et pour
ne pas s'exposer en même temps à laisser
trop épuiser les forces du malade par des délais sans utilité, qui rendroient le succès de
l'opération douteux, la règle la plus sûre est
d'attendre pour pratiquer l'amputation, que les
premiers symptômes de colliquation aient paru.

C'est pour éviter l'amputation dans les cas
de cette nature, que l'on a proposé la résection des extrémités articulaires des os cariés.
Cette opération a été pratiquée avec succès à
l'articulation du genou, et l'on a proposé d'en
étendre l'application aux cas de carie du coude,
du pied et de l'épaule. A notre avis, ce dernier cas est le seul où ce projet paroisse praticable, parce que la carie peut être bornée à
la tête de l'humérus, que le cautère actuel
peut être appliqué ensuite sur la surface articulaire de l'omoplate, si elle participe à
la maladie, et que la forme des parties osseuses permet de découvrir les surfaces articulaires par une opération assez simple, quoique grave. Dans toute autre circonstance,
l'irrégularité des pièces osseuses aux environs
de l'articulation malade, nécessiteroit une opération longue, laborieuse, difficile, et dont
le succès seroit rendu fort douteux par le
grand délabrement qui en seroit la suite ; et
dans la supposition que le malade pût échapper aux accidens primitifs, on n'obtiendroit
jamais qu'un succès incomplet, à cause du
raccourcissement et de la difformité d'un membre, dont la conservation seroit aussi chère-
ment achetée.

Enfin, nous avons déja dit plusieurs fois
qu'il existe des caries attaquant des os situés

trop profondément pour pouvoir user des procédés chirurgicaux, et où l'on est privé tout
à-la-fois des ressources médicales efficaces,
parce que la maladie dépend de causes qu'il
n'est pas au pouvoir de l'art de détruire. Dans
ces cas essentiellement mortels, on ne peut
user que d'une méthode palliative, qui se réduit à donner aux matières une issue libre, en
prévenant cependant le trop grand accès de
l'air dans les sinus et dans les foyers intérieurs, et à soutenir les forces du malade par
un bon régime, et par l'usage prudent et bien
entendu des remèdes toniques.

Après avoir exposé toutes les considérations
communes à la carie, nous allons indiquer
rapidement les particularités relatives à cette
même affection considérée dans les divers os
où elle peut survenir, et où elle offre des remarques importantes à faire : ainsi nous traiterons dans autant d'articles séparés, de la
carie des os du crâne, de celle des vertèbres,
du sacrum, du sternum et des os des hanches.

ARTICLE PREMIER.

De la Carie des Os du Crâne.

Ces os sont plus fréquemment affectés de
nécrose que de carie ; cependant cette dernière
maladie y survient aussi quelquefois, et par
les mêmes causes qui la produisent par-tout
ailleurs. La plus commune de ces causes
est le virus vénérien. La carie peut survenir
sur tous les points de l'étendue du crâne ;
mais elle est plus fréquente à la région mastoïdienne, et dans ce cas il est bien rare

qu'elle n'affecte pas en même temps l'organe de l'ouïe, qui en est plus ou moins complètement détruit.

La marche de la maladie offre deux différences qui, à raison des rapports de ces os avec les organes voisins, sont d'une grande importance : tantôt elle commence par l'altération de la table externe; dans ce cas, l'engorgement des parties molles et l'affection de l'os sont simultanés. Il survient une tumeur du genre de celles que nous décrirons bientôt sous le nom de *gomme* ou *périostose;* elle est peu douloureuse, adhérente, pâteuse, reste plus ou moins long-temps dans cet état, puis s'enflamme, s'abcède, et laisse à découvert l'altération de l'os. Tantôt, au contraire, la maladie commence par la table interne du crâne; dans ce second cas, une douleur s'annonce et subsiste long-temps dans le même lieu, sans aucune apparence extérieure de maladie; elle est accompagnée le plus souvent de vertiges, de convulsions, d'assoupissement, de cécité, ou de tout autre symptôme de compression du cerveau; enfin, il survient une tumeur externe, ordinairement correspondante au siège primitif de la douleur; elle est peu étendue, peu douloureuse, avec fluctuation presque dès le premier moment de son apparition; son volume est variable, et la compression la fait quelquefois diminuer; elle s'abcède, et à son ouverture on reconnoît une perforation du crâne, dont les bords sont minces, irréguliers, taillés en biseau aux dépens de la table interne qui a subi une bien plus grande destruction que l'externe, et l'écoulement du pus, bien plus abondant qu'il ne convient à l'étendue de l'ulcère, n'est point provoqué par des pressions sur les parties environnantes. Quand cette seconde espèce a lieu à la région mastoïdienne, et que l'abcès extérieur se manifeste sur l'apophyse même de ce nom, il survient souvent un écoulement purulent par l'oreille. Dans les cas de cette nature, il est bien rare que la maladie soit bornée à l'os ; ordinairement les méninges et même le cerveau sont affectés en même temps ; aussi alors la maladie est-elle toujours très-grave.

Aux raisons que nous avons déja exposées, et pour lesquelles la carie doit être considérée en général comme une maladie fâcheuse, il faut joindre pour celle qui attaque les os du crâne, les difficultés que présente le traitement, et qui résultent des rapports de ces os avec des organes importans, et qu'il est essentiel de ne pas léser.

La carie du crâne qui est bornée à la table externe, n'offre pas de grandes difficultés ; elle pénètre à une profondeur médiocre, et l'application des substances irritantes, des liquides alkooliques, des teintures de myrrhe et d'aloës, des caustiques liquides même, suffit ordinairement pour en arrêter les progrès, ou pour en changer la nature, et l'usage de ces topiques est exempt de tout danger. Mais quand la carie pénètre toute l'épaisseur du crâne, ou quand elle a commencé par la table interne, le traitement est bien plus épineux : la maladie est beaucoup trop étendue alors pour pouvoir espérer quelque utilité des substances médicamenteuses ; les caustiques n'ont pas assez d'activité pour pouvoir étendre leur action à toute l'épaisseur des parois du crâne, quand la disposition des choses ne permet de les employer qu'à l'extérieur; et leur action est trop difficile à borner, pour qu'on puisse se permettre de les porter sur le siège principal de la maladie, à la faveur d'une perforation du crâne, quand cette circonstance a lieu; enfin, les os transmettent trop facilement le calorique aux corps environnans, pour pouvoir faire un usage familier du feu dans le plus grand nombre des cas de cette nature: celui de la carie de l'apophyse mastoïdienne nous paroît presque seul faire une exception à cet égard; la grande distance qui sépare quelquefois les deux tables dans cette partie du crâne, pourroit permettre d'y appliquer le cautère actuel; encore faudroit-il que ce fût avec une grande circonspection, et sans jamais laisser séjourner le cautère long-temps de suite; or, le calorique ne pénétrant ainsi jamais à une grande profondeur, il ne pourroit agir que sur les lames superficielles, et n'étendroit presque pas son action sur la table interne, qui, dans le cas supposé, est le siège principal de la maladie.

Toutes les fois que la carie comprend les deux tables des os du crâne, et à plus forte raison lorsqu'elle a commencé par affecter la table interne, la dure-mère est séparée de cette même table, et l'os est, pour ainsi dire, isolé. Cette circonstance est favorable à l'usage des instrumens, qui sont alors presque l'unique moyen que l'on puisse mettre en usage. On doit donc employer les rugines, la couronne, le trépan exfoliatif, le couteau lenticulaire, etc., selon la disposition des choses, multiplier et varier convenablement l'application de ces divers instrumens, selon l'exigence du cas. Le

but qu'on doit se proposer est de cerner la portion d'os cariée, et de l'emporter le plus exactement qu'il est possible ; une série de couronnes
de trépan, dont on peut disposer l'application
à la circonférence de la carie, de manière
qu'elles anticipent les unes sur les autres, et
dont on peut emporter les intervalles au moyen
du couteau lenticulaire, d'une petite scie ronde,
etc. , peuvent remplir en partie l'intention
qu'on se propose ; mais il reste encore une
couche plus ou moins épaisse de carie sur le
lieu même de la coupe, que l'on doit chercher
à détruire ensuite par les topiques, employés
avec toute la circonspection convenable. On
lira avec fruit l'histoire très-curieuse d'un cas
de ce genre, où le célèbre *Lapeyronnie* réussit
complétement par un procédé opératoire analogue à celui dont nous venons de donner une
idée ; cette guérison fait autant d'honneur au
courage et à la constance du malade, qu'à l'habileté de l'opérateur (1).

Si, en opérant, on s'apercevoit que le contour
de la carie fût irrégulier, et qu'il fût possible
de conserver des portions d'os sain qui s'avan-
ceroient comme des espèces de jetées dans l'espace libre qui doit résulter du délabrement
qu'on est obligé de faire, il faudroit bien se
garder de les sacrifier ; elles peuvent servir de
points d'appui à la cicatrice, et la rendre beaucoup plus prompte, et beaucoup moins difforme. Cette considération seroit sur-tout d'une
grande importance, s'il s'agissoit d'une partie
apparente du crâne, comme le front.

---

(1) Mémoires de l'Acad. de Chir., t. I ; Mém. de
Quesnay, p. 265.

Après la destruction d'une carie aussi étendue, si l'on est assez heureux pour que des
efforts aussi pénibles soient suivis de succès, il
reste encore une altération plus ou moins grave
des méninges, qui peut exiger des soins particuliers. Si les bourgeons charnus qui se développent sur la dure-mère et qui doivent servir de
base à la cicatrice, sont mollasses et fongueux,
comme cela est assez ordinaire, même dans les
cas les plus favorables, on les excitera par des
ablutions légèrement stimulantes, avec l'eau de
chaux, l'eau de Balaruc, etc.

ARTICLE II.

De la Carie des Vertèbres.

C'est une des maladies qu'il importe le plus
de connoître, parce qu'elle se rencontre fréquemment dans la pratique, et que les suites en
sont ordinairement fâcheuses.

Elle offre deux variétés bien remarquables
par la différence de leurs effets, et peut-être
de leur nature : dans l'une, la carie est superficielle, elle paroît n'attaquer que la périphérie du corps d'une ou plusieurs vertèbres, le
reste de cette même partie de l'os ayant conservé sa consistance et sa forme naturelles ;
dans l'autre, la totalité du corps d'une ou de
plusieurs vertèbres est d'abord ramollie, gonflée ;
le changement de consistance de cette partie de
l'os la rend incapable de supporter le poids des
parties situées au-dessus ; il se fait un affaissement ; l'épine se déforme ; il survient une courbure angulaire de la colonne vertébrale en devant, une gibbosité en arrière, et la moëlle

épinière gênée, n'exerçant plus la même influence sur les parties situées au-dessous du
point affecté, celles-ci sont frappées de foiblesse et quelquefois même de paralysie. Cette
dernière est connue aujourd'hui sous le nom de
mal vertébral de Pott, du nom de cet auteur
anglois, qui le premier en a donné une description fort exacte, sous le nom *d'espèce particulière de paralysie des extrémités inférieures.* Dans le premier cas, et quelquefois dans
le second, la matière purulente qui se forme
autour de la partie affectée, fuse dans le tissu
cellulaire des parties environnantes, et va former
au loin des collections purulentes, que nous avons
déja décrites sous le nom *d'abcès par congestion.*

C'est presque toujours le corps des vertèbres
qui est affecté de carie; cette partie présente,
comme on le sait, dans sa stucture, les conditions des os courts et des extrémités des os
longs. Quelquefois cependant l'extrémité des
apophyses transverses, qui offre assez d'épaisseur et une structure en grande partie spongieuse, est affectée de la même maladie; mais
il est rare que la lame postérieure en soit atteinte. Ces derniers cas n'offrant rien qui ne se
rapporte à ce qui a été déja dit sur la carie en
général, il ne sera question dans cet article,
que de la carie du corps des vertèbres, comme
présentant des vues particulières relatives au
diagnostic et au traitement.

La carie du corps des vertèbres, sur-tout celle
qui en intéresse toute l'épaisseur et qui est accompagnée de la paralysie des extrémités inférieures, affecte communément les jeunes sujets,
à l'époque de la vie où se déclarent le plus ordinairement les symptômes du vice scrofuleux,

dont elle est souvent la suite. Elle survient en-core assez fréquemment aux adolescens, et dans ce dernier cas, elle est sur-tout la suite des excès de la masturbation, comme nous l'avons annoncé. Elle s'observe rarement chez les adultes et les vieillards.

On ne sauroit se faire une idée de la fré-quence de la cause que nous venons d'indiquer, et de laquelle dépend presque toujours cette maladie chez les sujets adolescens ; elle produit les mêmes effets chez les enfans, où la carie du corps des vertèbres est cependant bien plus sou-vent occasionnée par le vice scrofuleux. Après ces deux causes, la plus fréquente est la dia-thèse rhumatique, qui donne lieu à la carie superficielle, et le plus souvent chez les adultes. Fréquemment on indique une chûte, une con-tusion, une distension de l'épine, comme la cause de la carie des vertèbres ; mais il est vrai-semblable que ce ne sont là que des évènemens fortuits qui coïncident avec le développement de la maladie, et qui peuvent tout au plus être regardés comme des causes occasionnelles ou déterminantes.

Quand la carie est superficielle, il survient une douleur fixe, profonde, mais médiocre ; l'appareil ligamenteux qui recouvre la surface antérieure de la colonne épinière, se sépare dans une plus ou moins grande étendue ; dans l'espace qui résulte de cette séparation, il se forme une collection purulente, et l'on ne tarde pas à voir paroître tous les phénomènes qui caractérisent les dépôts par congestion. Nous avons assez développé dans son lieu, tout ce qui est relatif à ce dernier sujet, pour que nous n'entrions pas ici dans de plus longs détails.

Lorsque la carie du corps des vertèbres doit affecter profondément le tissu spongieux de ces os, le premier effet qui résulte de la maladie est le ramollissement de cette substance et son affaissement sous le poids des parties supérieures, quelquefois même avant qu'il se manifeste aucune douleur; delà, la courbure angulaire de la colonne épinière en devant, le redressement et la saillie extérieure de l'apophyse épineuse d'une ou de plusieurs vertèbres, et quelques apparences extérieures analogues à celles de la gibbosité proprement dite, dont cette maladie diffère cependant essentiellement. Ce n'est guère que lorsqu'il s'est déja manifesté une légère déformation de l'épine, qu'il survient quelques douleurs au lieu même de l'affection; encore quelquefois observe-t-on auparavant des pincemens dans les cuisses, de la foiblesse dans les extrémités inférieures, un sentiment de gêne à la région de l'estomac, et au bas de la poitrine un sentiment de constriction qui rend la respiration pénible. Les douleurs, quand elles sont déclarées, sont toujours médiocres, et n'augmentent pas par la pression de la partie saillante de l'épine. Cependant la déformation augmente, la partie supérieure du tronc est déjetée de plus en plus en avant, et le coucher, la station, la marche, etc., deviennent remarquables et caractéristiques : le *decubitus* a lieu de plus en plus sur les côtés; dans la station les jambes sont légèrement fléchies, le col fortement étendu, et la face tournée en haut, en sorte que la nuque repose entre les épaules, que ces dernières paroissent plus élevées, et la région cervicale plus courte; ces derniers phénomènes sont remarquables sur-tout, quand la déformation de l'épine occupe la région dorsale, et dans un point plus ou moins élevé. Dans la progression, les extrémités inférieures se déplacent suivant des lignes plus rapprochées, en sorte que le corps est moins balotté de l'une à l'autre; les mouvemens s'opèrent avec lenteur et précaution; le tronc n'est point équilibré par le balancement alternatif des extrémités supérieures, ces membres restent parallèles au tronc, et à une époque plus avancée et lorsque la déformation est plus considérable, le malade appuie les mains sur le haut des cuisses, en sorte que les extrémités supérieures prêtent un point d'appui à la partie supérieure du tronc, et le soutiennent en devant. Les malades évitent les occasions d'augmenter la flexion du tronc en avant : pour s'asseoir ils appuient les deux mains sur les cuisses, et la flexion a lieu seulement dans les articulations iléo-fémorales; pour ramasser quelque chose à terre, ils écartent les extrémités inférieures, fléchissent les jambes et les cuisses, soutiennent le haut du tronc en appuyant une main sur la face antérieure de la cuisse correspondante, et saisissent l'objet de l'autre à côté d'eux, ou entre leurs genoux, mais jamais devant eux. La foiblesse des extrémités inférieures augmente; leur élévation alternative, dans la progression, n'a lieu que d'une manière incomplète, la pointe du pied reste basse, les malades bronchent et tombent sans qu'il y ait des obstacles sous leurs pas, les jambes se croisent et s'embarrassent en marchant; bientôt ils ne peuvent se soutenir debout sans un secours étranger; enfin, la marche et la station deviennent impossibles. Quelquefois

encore à cette époque, malgré la profonde
altération du tissu des os, qui a fait perdre à la
colonne épinière une partie de sa longueur, sa
continuité n'est pas rompue; c'est du moins ce
qui est rendu extrêmement probable, on pourroit même dire démontré, par le succès des
moyens propres à arrêter les progrès de la maladie. Ils seroient certainement inutiles si déja
la suppuration avoit lieu, et si la destruction
du corps des vertèbres affectées étoit consom-
mée. Cependant nous n'avons jamais eu occasion de nous assurer de l'état des choses par
l'autopsie, et de vérifier ce que devient alors
la substance des os malades. Nous ne pouvons
pas dire non plus quel est l'état de la moëlle
épinière et de ses enveloppes ; mais il est extrêmement probable que, fléchie brusquement
dans le point de la courbure angulaire de
l'épine, elle est gênée tout à-la-fois, et par le
tiraillement qu'elle éprouve, et par l'engorgement du tissu cellulaire qui l'entoure, mais
sur-tout par cette dernière cause, puisqu'il est
possible de rétablir les mouvemens des parties
inférieures, sans rendre à l'épine sa conformation naturelle, ce qui seroit absolument impossible, si la paraplégie dépendoit uniquement
de la difformité. Mais plus tard la suppuration
survient, la destruction s'étend jusqu'aux moindres vestiges des portions d'os malade, la collection se rassemble au-devant de la colonne vertébrale, sous l'appareil ligamenteux antérieur,
que l'inflammation lente confond avec le tissu
cellulaire environnant; elle se déplace quelquefois dans l'ordre déja indiqué; elle se montre à
l'extérieur, et à l'ouverture de la tumeur qui
la contient il s'échappe une matière puriforme,

séreuse, floconneuse, caseuse, inodore, et très-abondante. Si l'ouverture se maintient, et si l'air pénètre dans le foyer, la fièvre ne tarde pas à s'allumer, elle prend le caractère d'hectique; la matière de l'écoulement devient fétide et âcre, l'urine est retenue ou coule involontairement et par regorgement; il y a d'abord constipation opiniâtre, puis dévoiement, et même déjections involontaires; les parties saillantes, exposées à la compression par l'effet du *decubitus* prolongé, s'ulcèrent, ou se couvrent d'escarres, auxquelles succèdent des ulcères de mauvais caractère et gangreneux; la nutrition ne se fait point, le marasme fait des progrès rapides, enfin la mort vient terminer cette scène de désolation. A l'examen des cadavres, on trouve le corps d'une ou de plusieurs vertèbres complètement détruit jusqu'à la base de la lame postérieure, et des apophyses transverses et obliques; les corps des vertèbres voisines érodés et plus ou moins altérés, appuyés mutuellement les uns sur les autres, effaçant ainsi l'intervalle laissé par la substance perdue, mais sans continuité; les fibro-cartilages inter-vertébraux quelquefois parfaitement conservés, d'autres fois altérés, mais incomplètement détruits, aussi bien que les substances ligamenteuses, dont on trouve des traces bien manifestes, sur-tout vers les côtés; le prolongement de la dure-mère qui tapisse le canal vertébral, aussi bien que la moëlle épinière, exempts d'altération organique; une poche plus ou moins ample, formée de la réunion de l'appareil ligamenteux antérieur, du tissu cellulaire environnant, des muscles, etc., circonscrivant un espace plus

ou moins étendu , et quelquefois très-resserré ,
au-devant de la portion détruite de la colonne
vertébrale, et rempli d'une matière caseuse ,
de la nature de celle des tubercules scrofuleux ,
ou semblable à celle qui s'écouloit au-dehors ;
quelquefois des sinus plus ou moins nombreux ,
d'une étendue et d'une direction variables ,
établissant la communication entre les foyers
ou kystes , et les ouvertures extérieures. Un
phénomène singulier, et qui se rencontre assez
fréquemment dans les autopsies de ce genre,
consiste en des productions osseuses, irrégulières, ordinairement oblongues, stalactiformes, d'un tissu compacte et totalement différent de celui du corps des vertèbres, de grandeur variable et quelquefois supérieure de
beaucoup aux dimensions du corps des vertèbres, tantôt totalement isolées et nageant dans
le pus, tantôt adhérentes en partie à quelque
point de la surface intérieure du kyste, et sur-
tout vers ses bords. La nature se livreroit-elle
à des efforts médicatifs dans le principe de
cette maladie, et ces efforts auroient-ils quelqu'analogie avec ceux qui ont lieu dans la
nécrose ?

On voit, d'après ce tableau, combien la
maladie qui nous occupe diffère de la gibbosité
proprement dite ; dans cette dernière maladie
les vertèbres éprouvent, dans la substance de
leur corps, un certain degré de ramollissement
qui permet l'affaissement de la pièce affectée,
et le rapprochement des pièces voisines ; mais
jamais l'altération n'est portée jusqu'à la suppuration et à la destruction de la substance osseuse; les courbures ont presque toujours lieu
dans le sens latéral, et se multiplient en raison de

la perte de l'équilibre; la moëlle épinière n'est jamais comprimée, quelles que soient les inflexions qu'elle subit ; les extrémités inférieures ne sont presque jamais paralysées, elles conservent au contraire, le plus souvent, toute leur agilité. On voit aussi que l'impuissance des extrémités inférieures, qui résulte du mal vertébral, diffère de la paralysie proprement dite, dans laquelle les muscles tombent dans un état de laxité, et quelquefois d'atrophie, remarquable, tandis que dans le cas qui nous occupe les membres restent fermes et volumineux.

Il est d'autant plus important de chercher à saisir les signes caractéristiques de cette maladie et d'y apporter la plus grande attention, que, comme on l'a déja vu, elle a les résultats les plus funestes ; que le plus souvent elle a fait des progrès considérables avant de produire des phénomènes extérieurs alarmans ; et que, s'il est possible d'en arrêter la marche, c'est en l'attaquant dès le principe. C'est sur-tout lorsqu'elle affecte les enfans en bas-âge, avant qu'ils aient commencé à marcher, qu'il faut être attentif; dans ce cas on est privé d'un moyen propre à la formation du diagnostic, attendu qu'on ne peut observer la dégradation des fonctions des extrémités inférieures. Toutes les fois donc qu'un enfant refuse de marcher ou de se soutenir à l'âge ordinaire, et sur-tout quand après avoir commencé à marcher, il refuse de continuer ; quand il devient triste, inquiet, incommode ; quand il perd le goût des amusemens de son âge, un chirurgien attentif ne doit jamais manquer d'examiner avec soin la région de l'épine, et de s'assurer s'il n'y a point de difformité. Trop heureux si les parens ne négligeoient pas le plus souvent d'appeler des secours à propos, et si les difficultés de la dentition, le dévoiement, les vers, et mille autres motifs puériles ne les abusoient et n'endormoient leur vigilance!

L'espèce la plus dangereuse de cette maladie est celle qui tient à un vice scrofuleux; on sait combien l'art a peu de moyens efficaces pour corriger cette diathèse. Il faut placer immédiatement après, celle qui est la suite des excès de la masturbation; celle-ci marche avec une grande rapidité, et il faut agir promptement et d'une manière très-active pour détourner l'orage dès le principe. Il est moins difficile de déplacer une affection rhumatique; mais toujours c'est dès le commencement de la maladie qu'il faut employer les moyens les plus énergiques pour pouvoir s'en promettre quelque succès, et en général cette maladie doit être considérée comme une des plus graves. Elle est bien plus dangereuses pour les adultes et pour les sujets avancés en âge que pour les enfans : le travail de la résolution est plus facile à obtenir chez ces derniers. Dans tous les cas, le résultat le plus heureux qu'on puisse se promettre d'un traitement méthodique et employé à temps, c'est d'arrêter les progrès de la maladie, d'empêcher la déformation d'augmenter, de prévenir la suppuration et ses suites, de délivrer la moëlle epinière de la compression qu'elle éprouve par l'engorgement des parties molles qui l'entourent immédiatement, et de rétablir ainsi la liberté des extrémités inférieures. L'expérience prouve qu'on peut atteindre ce but desirable, si l'on agit à temps et avec énergie; mais en aucun

cas on ne peut espérer de redresser l'épine et
d'effacer la courbure qu'elle a contractée ; la
déformation qui a lieu doit subsister ; la substance osseuse dégénérée et affaissée peut reprendre de la solidité, et sinon recouvrer sa
dureté osseuse, du moins contracter sous sa
nouvelle forme toute la fermeté d'un appareil
articulaire, qui la rendra propre, avec le
temps, à soutenir tous les efforts auxquels
l'épine est exposée. On voit par-là à quoi se
réduisent tous les appareils mécaniques qu'on
a inventés dans l'intention de redresser l'épine
recourbée ; non-seulement ils sont absolument
impuissans sous ce rapport, et inutiles sous
celui des véritables indications qui doivent faire
la base du traitement, mais encore leurs effets,
s'ils en étoient susceptibles, seroient complètement opposés au but qu'on doit se proposer, et en éraillant la substance fibreuse que
l'on doit chercher à conserver et à fortifier,
ils hâteroient nécessairement la suppuration,
et détruiroient toute espérance.

Pott n'a pas seulement décrit le premier
avec exactitude cette maladie, il a encore la
gloire d'en avoir indiqué le traitement, et d'a-
voir constaté par l'expérience les moyens les
plus utiles qu'on puisse opposer à ses progrès.
Il résulte de ses observations, et, depuis, l'expérience a mis hors de doute, qu'une suppuration abondante et long-temps entretenue
dans le tissu cellulaire sous-cutané qui environne le point saillant de l'épine, est le moyen
le plus sûr d'obtenir tout le succès qu'on peut
se promettre dans le traitement du *mal vertébral*. Nous pouvons assurer que ce moyen
n'a jamais trompé nos espérances, toutes les

fois que le cas étoit de nature à en permettre,
et qu'il a été possible de l'employer avant que
la suppuration fût survenue. Nous pouvons
assurer encore que toutes les fois que les malades, ou leurs parens, trop peu persuadés du
danger que cette maladie entraîne, ou rebutés
par la nature de ce traitement, ou par sa
longueur, ou, enfin, abusés par des promesses vaines qu'on s'est efforcé de remplir par
des moyens d'une autre nature; que toutes les
fois, dis-je, qu'ils ont négligé de se soumettre
à un traitement fondé sur ces vues, la triste
fin des malades a prouvé combien leur erreur
étoit grande. Nous avons à la vérité employé
quelquefois sans succès le cautère autour de
la déformation de l'épine, mais c'étoit dans
des cas où la maladie avoit déja fait de trop
grands progrès pour pouvoir en attendre des
résultats avantageux. La suppuration étoit déja
survenue : tantôt la tumeur d'un dépôt par
congestion étoit manifeste et fluctuante, tantôt
ces abcès étoient déja ouverts, et le pus s'é-
couloit, depuis un temps plus ou moins long,
par une ou plusieurs ouvertures fistuleuses ;
nous avions fait notre pronostic, et nous n'a-
vions eu recours à ce moyen, alors d'un succès plus que douteux, que parce qu'on ne doit
jamais désespérer des ressources de la nature ;
que d'ailleurs, comme nous le dirons bientôt,
il est possible dans quelques cas de prolonger
l'existence du malade à la faveur de l'étroitesse, de la longueur des sinus et de la petitesse des ouvertures extérieures, et qu'alors
un moyen des plus puissans d'aider ce traitement palliatif, est certainement celui qui
peut le mieux retarder les progrès ultérieurs
de la maladie.

Les cautères placés autour de la déformation, c'est-à-dire de côté et d'autre de la
tumeur formée par le changement de direction
des apophyses épineuses et par la courbure de
l'épine, sont donc le moyen le plus utile que
l'on puisse mettre en usage en pareil cas. Ils ne
doivent point être faits avec l'instrument tranchant, ils ne seroient pas assez étendus en largeur, et tendroient trop promptement à se resserrer : le moxa n'agit pas assez profondément,
et la suppuration qu'il détermine consécutivement est trop tardive et trop bornée; la peau
est trop tendue et le tissu cellulaire trop rare
dans cette région, pour que le séton y soit
admissible. La pierre à cautère, employée à
travers l'ouverture d'un emplâtre adhésif et
selon la méthode ordinaire, mérite la préférence. Nous plaçons ordinairement deux cautères, un sur chaque côté de la tumeur; mais
il nous est arrivé souvent, dans des cas pressans, d'environner de suite la tumeur de quatre
cautères. Ils doivent être assez grands pour
qu'à la chûte de l'escarre on puisse placer facilement dans l'ulcère trois ou quatre pois,
ou mieux une boule d'iris ou d'oranger d'un
volume proportionné. La suppuration étant la
condition la plus importante de ce remède,
on doit l'entretenir avec soin; ainsi, si elle se
ralentissoit, on la solliciteroit de nouveau par
des applications irritantes, comme les pom-
mades épispastiques. Mais, au bout de peu de
temps, le tissu cellulaire sur lequel les cautères sont établis, s'épuise, se flétrit, et la
suppuration devient languissante, même malgré les applications irritantes. On doit alors
les renouveller, cicatriser les anciens, et en
ouvrir de nouveaux.

Il est bien rare qu'on tarde à obtenir des effets manifestes de ce moyen, sur-tout s'il a été employé à temps; ordinairement la foiblesse des extrémités inférieures cède assez promptement, ou du moins s'améliore d'une manière sensible; mais on seroit dans l'erreur si l'on s'en tenoit là, et si on laissoit cicatriser les cautères, regardant ce premier effet comme tout le bien qu'on en peut retirer; il faut agir long-temps pour rompre, d'une manière durable, l'habitude que la nature a contractée; si l'on renonce trop tôt aux cautères, si l'on n'entretient pas leur suppuration avec soin pendant long-temps, même après le rétablissement le plus complet, on voit la maladie faire de nouveaux progrès, et tous les symptômes se reproduire. Il est donc très-important d'entretenir la suppuration des cautères pendant plusieurs mois, et quelquefois même pendant des années.

On doit d'ailleurs ne rien négliger de ce qui peut seconder l'utilité de ce moyen essentiel, en remplissant les indications particulières qui peuvent se présenter : ainsi, dans le cas de vice scrofuleux, dans celui de diathèse rhumatismale, dans celui du dépérissement causé par la masturbation, on commencera par éloigner l'action de la cause, et on prescrira ensuite le régime et les médicamens internes qui seront indiqués.

Nous avons déja dit que dans les cas même les plus désespérés, nous avions cru ne pas devoir nous dispenser d'employer les cautères, et nous en avons exposé les raisons. Nous sommes convaincus par l'expérience qu'il n'en est aucun où un chirurgien jaloux de justifier la

confiance qu'on lui accorde, et de se rendre
à lui-même un compte satisfaisant de sa conduite, puisse en négliger l'emploi; ils ne guériront pas toujours, mais ils seront toujours
utiles.

Que dire du repos et des applications excitantes sur l'épine qui ont été recommandés?
Ces derniers moyens, s'ils sont employés seuls,
sont absolument nuls; employés subsidiaire-
ment, et de concert avec les cautères, s'ils ne
sont pas utiles, au moins ils ne seront pas
nuisibles. Quant au repos, il est forcé lorsque la paralysie existe, aussi bien que dans
la plupart des cas où il y a suppuration, mais
il ne peut rien sous le rapport médicatif. Au
reste, le grand inconvénient de ces conseils,
c'est qu'ils sont donnés comme pouvant opérer la guérison, et de faire négliger l'emploi
des moyens vraiment efficaces. Lorqu'on est
parvenu, par le moyen des cautères, à rendre
aux extrémités inférieures une partie de leur
mouvement, c'est favoriser le rétablissement
de cette faculté, que de permettre d'exercer les
muscles de ces membres.

Quant à la conduite qu'il convient de tenir
à l'égard des tumeurs formées par le déplacement des collections purulentes, elle est toute
renfermée dans ce que nous avons dit ailleurs
à l'occasion des *dépôts par congestion*. Nous
observerons seulement ici, qu'en ouvrant ces
tumeurs de bonne heure, sans laisser au pus
le temps d'amincir et de désorganiser la peau,
en faisant une ponction fort étroite, oblique,
et dont on procure la réunion immédiate, en
plaçant cette même ouverture dans le lieu le
plus déclive de la tumeur et le plus éloigné

qu'il est possible du foyer intérieur, on parvient à prolonger beaucoup la vie des malades, comme il nous est souvent arrivé de le faire. L'expérience nous a convaincus qu'une conduite contraire expose à la mortification la peau qui recouvre la tumeur, d'où résulte une ample communication de l'air, la fétidité rapide de la matière purulente, et une mort prochaine.

Nous pourrions rapporter un grand nombre d'observations propres à confirmer les préceptes renfermés dans cet article; nous nous contenterons des suivantes.

Obs. Ire Claude Commandeur, terrassier, âgé de 27 ans, d'une forte constitution, sujet à des douleurs rhumatismales, 17 ans avant la maladie dont il s'agit ici, fit une chûte de 30 ou 40 pieds d'élévation, qui fut suivie de la rétraction des muscles fléchisseurs de la jambe gauche, avec des douleurs cruelles quand on faisoit effort pour ramener ce membre dans l'extension. Ce symptôme se dissipa au bout de trois mois, pendant l'application d'un cataplasme de bouse de vache sur le genou.

Le 3 prairial an 6, pendant qu'il travailloit de son état, il se fit sur lui, à deux reprises, un éboulement considérable de terre, qui porta principalement sur l'épine et l'extrémité inférieure gauche. Il étoit seul en ce moment, et il parvint, quoiqu'avec beaucoup de peine, à se dégager sans secours. Transporté chez lui, il souffroit des douleurs aiguës au genou et aux reins ; il employa de nouveau le cataplasme de bouse de vache, et les douleurs diminuèrent. Durant les premiers jours, l'urine fut rendue avec peine ; mais son excrétion se rétablit ensuite. Peu de jours après, il s'aperçut d'une foiblesse remarquable de ses jambes, qui sembloit faire des progrès, et n'éprouvant aucun soulagement par des applications insignifiantes dont on lui avoit conseillé l'usage, il vint à Paris, et entra à l'hôpital de la Charité, le 17 prairial. La région lombaire de l'épine présentoit une courbure manifeste en avant, et un peu inclinée à droite. La foiblesse des extrémités inférieures étoit déja considérable : le malade ne pouvoit se courber en devant ; il ne marchoit qu'avec peine, et il ne pouvoit même se soutenir long-temps debout sans être obligé de s'appuyer sur le ventre contre un lit, ou tout autre point d'appui semblable.

Le 20, application de deux cautères, un de chaque côté de la saillie formée par la courbure de l'épine.

Le 22, amélioration sensible. Le malade marche et se courbe plus librement.

Le premier messidor, le mieux est beaucoup plus marqué ; mais ce jour là, qui fut pluvieux, le malade courut dans la maison, s'exposa imprudemment à l'humidité de l'air, et resta long-temps dans les cours, courbé, et occupé à choisir des moëllons. Il en résulta plus de foiblesse et moins d'assurance en marchant.

Le 2, le repos et la chaleur du lit avoient dissipé une partie de ces effets, et l'on suspendit l'application de deux nouveaux cautères qu'on s'étoit proposé d'établir ce jour là.

Le 4, la force des extrémités inférieures étoit rétablie au point où elle étoit parvenue avant le dernier accident. Dès-lors, amélioration successive et non interrompue ; et le 14 thermidor, le malade sortit de l'hôpital parfaite-

ment guéri, et ayant recouvré toute la force
dont ses extrémités inférieures avoient joui
dans l'état de santé.

Obs. IIme *Etienne Clergé*, garçon marchand
de vin, âgé de 28 ans, ayant eu une gonorrhée dont la guérison avoit été facile et le traitement méthodique, étant devenu militaire
par suite des évènemens de la révolution,
contracta des douleurs rhumatismales qui se
fixèrent sur la région des lombes, et qui l'obligèrent de quitter son service. Il fut envoyé à
l'hôpital militaire du *Val-de-Grace*, où, pendant dix-neuf jours on lui fit appliquer des linimens anodins, mais sans succès. Transporté à
l'hôpital de *Saint-Cyr*, il y fut baigné deux
fois le jour pendant une quinzaine; mais les
douleurs s'aggravèrent. Trois mois après les extrémités inférieures, qui s'étoient affoiblies par
degrés, étoient complètement paralysées, et
une saillie considérable, formée par le redressement de plusieurs apophyses épineuses des
vertèbres lombaires, en indiqua la cause dans
une courbure manifeste de l'épine.

Le malade entra à l'hôpital de la Charité le
4 floréal an 5, et ce même jour on appliqua
deux cautères, un de chaque côté de la saillie.
Dès le lendemain, soulagement des douleurs,
et la foiblesse des extrémités inférieures moindre. Ce mieux ne se soutint que peu de jours;
les douleurs se firent sentir de nouveau, et se
propageoient autour de la base de la poitrine,
en forme de ceinture, de manière à gêner la
respiration. Quelques jours plus tard, nouveau soulagement coïncidant avec la suppuration abondante des cautères, et bientôt retour

des douleurs en même temps que la suppuration des cautères se ralentissoit.

Le 7 messidor, application de deux nouveaux cautères au dessous des premiers. Soulagement immédiat des douleurs, mais peu durable ; la gêne de la respiration par le spasme douloureux de la poitrine subsiste, mais avec moins de constance. Cependant la force des extrémités inférieures se rétablit.

Vers le 30, application de deux nouveaux cautères dans l'intervalle des quatre premiers. Cette fois, disparition complète et durable des douleurs lombaires et du spasme de la poitrine. Le rétablissement des extrémités inférieures fait des progrès rapides. Quelques jours après, douleur rhumatismale au pied droit, qui se dissipa au bout de peu de jours, et qui se fit sentir ensuite par intervalles au côté gauche de la poitrine.

Le 9 fructidor, le malade sortit de l'hôpital, ressentant encore par fois des douleurs erratiques au pied, au côté, à la région de l'estomac, rarement aux lombes, mais ayant complètement recouvré l'usage des extrémités inférieures.

Obs. IIIme *Auguste Laporte*, âgé de 17 ans, fit une chûte d'environ 30 pieds d'élévation, dans laquelle il porta principalement sur la hanche droite. Au même instant, perte de connoissance, excrétion involontaire de l'urine. Un examen attentif ne fait découvrir aucune lésion sensible. On pratique trois saignées, et l'on prescrit pour boisson une infusion de plantes dites vulnéraires.

Au bout d'un séjour de six semaines dans le

lit, le malade se leve et se place dans un fauteuil. Douleurs vives dans la région lombaire; affoiblissement remarquable des extrémités inférieures. Trois mois après son accident, n'ayant éprouvé aucun soulagement des médicamens internes à l'usage desquels on s'étoit borné, il se fait transporter à l'hôpital de la Charité.

A son entrée, on examine la région de l'épine, et l'on remarque une gibbosité manifeste, formée par la déviation de l'épine en avant; la tumeur étoit formée par le changement de direction des apophyses épineuses des sixième et septième vertèbres dorsales. La paraplégie étoit presque complète. Cependant, la difformité et les accidens qui paroissoient en dériver datoient de la chûte, et l'on ne pouvoit faire aucune remarque antérieure à cet évènement, qui annonçât la moindre prédisposition, ni l'existence d'aucune des causes ordinaires de la *maladie vertébrale*. Mais les perquisitions apprirent que ce jeune homme s'adonnoit depuis long-temps à la masturbation.

Quelques jours après son entrée à l'hôpital, application de deux cautères sur les côtés de la saillie vertébrale; ils se trouvent trop petits; on en applique deux nouveaux, plus profonds et plus étendus. Malgré ce soin et celui d'entretenir une suppuration abondante, le soulagement qu'ils procurèrent fut médiocre et passager; *Laporte* continuoit de se livrer à sa funeste habitude; un penchant aveugle et irrésistible l'entraînoit, malgré les représentations et le sentiment du danger de son état, qui lui causoit par fois des accès de désespoir. La maladie faisoit des progrès sensibles, quoique lents; les douleurs se faisoient sentir continuellement avec quelques légères variations dans leur siège ; l'impuissance des membres devenoit de plus en plus complète. Il survint une douleur fixe vers l'articulation du sacrum avec la dernière vertèbre lombaire, et une nouvelle déviation de l'épine se manifesta dans ce point. Les fonctions devenoient languissantes, les traits de la face s'altéroient, la crainte de la mort accabloit et décourageoit le malade. En cet état il sortit de l'hôpital soixante-quinze jours après son entrée.

Obs. IVme François Laurent, militaire, âgé de 33 ans, avoit constamment joui d'une bonne santé jusqu'à l'âge de 14 ans, époque à laquelle il contracta la plus funeste de toutes les habitudes, qui prit bientôt le caractère de la passion la plus violente ; il se masturboit jusqu'à cinq ou six fois par jour. Au bout de deux ans, il se livra avec moins de fureur à cette coupable manœuvre, mais il n'y renonça point entièrement ; son habitude subsista jusqu'à l'âge de 27 ans. A cette époque il fit un voyage en Suisse pour des affaires, et il y fut pris d'une fièvre ataxique. Huit mois après il revint à Paris bien portant ; mais il ne tarda pas à éprouver des douleurs vagues aux lombes, à la suite d'une chûte légère qu'il avoit faite en se balançant dans les jardins de *Tivoli*. Après s'être calmées pendant un mois, ces douleurs se renouvellèrent, et se répandirent irrégulièrement sur l'épine, le cou, les membres, les côtés de la poitrine et de l'abdomen. Le malade ayant porté, par hasard, la main à la région des reins, sur le lieu qui avoit été le plus douloureux, il y découvrit une tumeur qui l'alarma, et qui le détermina à se mettre entre les mains d'un chirurgien. Celui-ci considérant la maladie comme vénérienne, quoique le malade fût bien guéri d'une gonorrhée simple qu'il avoit eue six mois auparavant, prescrivit l'usage de la liqueur de *Van-Swiéten*, mais sans succès.

Cependant les douleurs n'étant pas très-aiguës, le malade se livroit sans réserve à son goût pour les plaisirs de l'amour et pour ceux de la table, lorsque, le 28 mai 1803, il contracta une nouvelle gonorrhée et des chancres. Des raisons particulières lui faisant desirer d'être bientôt délivré de ces nouveaux symptômes, un chirurgien les fit disparoître, en effet, en moins de quinze jours, par l'usage abondant du baume de *Copahu*, et par des ablutions avec l'eau de *Goulard*.

Six mois après, le malade éprouvoit seulement un peu de mal-aise aux lombes, et un engourdissement dans les membres inférieurs.

Au mois d'octobre 1804, il survint des douleurs intenses à la partie supérieure de la cuisse et à l'aine. Elles furent bientôt suivies d'une tumeur molle avec fluctuation, située près du grand trochanter, et d'une autre de même nature à l'aine. L'une et l'autre étoient indolentes et sans inflammation à la peau.

Dans cet état le malade se rendit à *Caen*, où il consulta des chirurgiens, qui prescrivirent l'usage du sirop de *Cuisinier*, et des frictions mercurielles. Ce traitement fut suivi inutilement pendant plus de deux mois. Cependant le volume des deux nouvelles tumeurs augmentoit, et les membres inférieurs devenoient plus foibles de jour en jour. Le malade revint à Paris, où il se confia aux soins d'un nouveau chirurgien, qui lui fit encore perdre onze mois en remèdes insignifians. Enfin, il entra à l'hôpital de la Charité, le 19 juillet 1805. A cette époque, il offroit les phénomènes suivans : 1.º gibbosité considérable correspondant aux dernières vertèbres dorsales et aux premières lombaires ; 2.º les deux tumeurs molles, avec fluctuation volumineuse ; celle de l'aine augmentant lorsque le malade marchoit ou quand il se tenoit debout ; l'une et l'autre pouvant alternativement disparaître en grande partie par la compression, tandis que celle qui n'étoit pas comprimée augmentoit dans les mêmes proportions ; 3.º affoiblissement considérable des extrémités inférieures, le malade ne pouvoit se soutenir debout ou marcher que quelques instans ; 4.º douleurs à la région lombaire, augmentant pendant la station.

Malgré l'état avancé, et vraiment désespéré de cette maladie, nous fîmes appliquer deux cautères sur les côtés de la saillie vertébrale. Le courage du malade en parut relevé.

Jusqu'au 15 septembre, il ne survint rien de remarquable qu'une augmentation considérable de la tumeur située au côté externe de la cuisse, et un commencement d'inflammation aux tégumens qui la recouvroient.

Le 16, ponction avec un bistouri à lame étroite, à la partie déclive de cette tumeur. Ecoulement de dix à douze onces de pus blanchâtre et inodore. Rapprochement immédiat des lèvres de la petite plaie, maintenues par un emplâtre agglutinatif, avant l'entière évacuation de la tumeur.

Le 20, seconde ponction pratiquée de la même manière, évacuation d'une grande quantité de pus semblable à celui de la première opération. Réunion immédiate de la plaie.

Le 28, tumeur remplie de nouveau et très-distendue. Troisième ponction par le même procédé, évacuation d'une égale quantité de pus de même nature. Réunion immédiate de la plaie. Dans la nuit l'emplâtre se détache : écoulement d'une nouvelle quantité de pus, affaissement complet de la tumeur. La plaie de la deuxième ponction se rouvre ; les deux deviennent fistuleuses. Cependant les douleurs ne cessoient d'augmenter, et le malade étoit parvenu dès-lors à user une dose de trois grains d'opium dans les vingt-quatre heures.

Le 3 octobre, fièvre. Douleurs violentes aux lombes et à la poitrine. Peu d'appétit. Point de sommeil. Ecoulement abondant de pus par les fistules. Prescription de quatre grains d'opium.

Jusqu'au 10, dévoiement ; prostration ; danger pressant. Le dévoiement cesse ; retour des forces. Cautères entretenus avec soin par des boules de racine d'iris entourées de pommade épispastique.

Jusqu'au premier mars 1806, le malade ne s'affoiblit pas. L'appétit se soutient. A plusieurs reprises l'excrétion des urines éprouve quelques difficultés, mais elle se rétablit en moins de vingt-quatre heures.

Le 13, excoriation des tégumens qui recouvrent la gibbosité ; le malade est forcé de se tenir sur les côtés.

Le 26, nouvelle excoriation de la peau qui recouvre le grand trochanter. Cependant le

3. 33

mouvement des membres inférieurs se conserve.

Le 8 avril, infiltration des extrémités inférieures, s'étendant jusqu'au bassin. L'appétit et la digestion se soutiennent.

Le 14, prostration. Délire léger. Indifférence pour tout. Sueurs générales.

Le 15, douleurs de tête insupportables. Mouvemens impossibles à cause des souffrances qui en résultent. La dose de l'opium, qui avoit été graduellement augmentée, fut portée ce jour là à huit grains en deux fois.

Le premier mai, elle fut portée à quatorze grains. Le malade n'a de soulagement et quelque peu de repos, que par ce moyen.

Le 5, délire ; vociférations. Amaigrissement extrême.

Jusqu'au 30, affoiblissement progressif. Douleurs continuelles. Ce jour là l'urine sort avec difficulté.

Mort le 15 juin, après des souffrances inouïes, causées sur-tout par l'impossibilité de se coucher sur des parties qui ne soient pas ulcérées.

Autopsie. — Le corps des vertèbres dorsales qui suivent la troisième jusqu'à la deuxième lombaire inclusivement, dépouillé, raboteux et carié superficiellement. Celui de la dernière dorsale et de la première lombaire complètement détruit, ainsi que le fibro-cartilage intermédiaire. L'appareil ligamenteux antérieur, le tissu cellulaire, les plèvres, le péritoine, confondus par l'inflammation, formant un kyste au-devant de la colonne vertébrale, dans lequel étoit contenu le pus du foyer intérieur. De là, un trajet sinueux pénétrant à gauche entre les attaches des muscles de l'abdomen à la crête de l'os des îles, communiquoit avec un second foyer, situé sous le muscle moyen fessier, ayant formé la tumeur ouverte. Un second sinus plus étroit, suivant le trajet du muscle psoas, communiquant avec la tumenr de l'aine. Cette dernière communiquant avec la première au moyen d'un large sinus qui entouroit la partie postérieure du col du fémur. L'articulation iléo - fémorale dans l'état naturel.

Obs. V.ᵐᵉ Je fus appelé le 15 janvier 1809, pour voir le fils de M. *Gilmer*, rue des *Vieilles-Tuileries*, N.º 17. Jusqu'à l'âge de 4 ans, cet enfant, né de parens sains, et lui-même bien constitué, avoit joui d'une bonne santé, à l'exception de la petite-vérole, qu'il avoit eue un an auparavant, et qui avoit parcouru ses périodes fort régulièrement et sans aucune suite fâcheuse. Une légère déviation de l'épine donna lieu à une saillie remarquable de l'apophyse épineuse de la sixième vertèbre dorsale. Ses parens s'étant aperçus de cette difformité, en conçurent de l'inquiétude, et consultèrent un chirurgien ; celui-ci n'en fut point alarmé, et assura que l'épine se redresseroit à mesure que l'enfant grandiroit. Rassuré par ces promesses, M. *Gilmer* cessa de s'inquiéter sur le sort de son fils, et le mal fut abandonné à lui-même pendant cinq ans. Cependant, la gibbosité faisoit des progrès, et à 9 ans la difformité étoit devenue si considérable, que l'on crut devoir s'en occuper de nouveau : néanmoins, le jeune malade n'éprouvoit presque pas de douleurs ; les extrémités inférieures avoient conservé la liberté de leurs mouvemens; mais une maigreur générale, et déja

33...

considérable, faisoit tous les jours de nouveaux progrès.

Le même chirurgien qui avoit déja été consulté, fit construire un *corset* garni de pièces mécaniques en fer, dont l'effet devoit être de soutenir le tronc et de s'opposer aux progrès de la cambrure de l'épine, en agissant sous les aisselles et prenant son point d'appui sur les os des îles. Cet appareil causa des étouffemens et des syncopes fréquentes, et au bout de six mois de constance et de docilité, on fut forcé de renoncer à son usage.

Il s'écoula encore trois ans, pendant lesquels on n'opposa à cette maladie que des applications insignifiantes. Mais quoique le malade prît en même temps un grand embonpoint, qui se borna au tronc et à la face, il survint des douleurs à la région de l'épine, autour de la base de la poitrine et à l'épigastre, et les extrémités inférieures perdoient tous les jours sensiblement leur force. Le même chirurgien imagina alors un nouvel appareil, consistant en une sorte de cuirasse, portant en avant et en arrière des vis de pression, au moyen desquelles on pouvoit porter en dedans deux larges plaques de fer, dont l'une étoit destinée à agir sur le point saillant de l'épine, et l'autre sur la partie de la poitrine qui s'étoit portée en devant. Mais l'état du malade empiroit rapidement ; ce nouvel appareil ne put être supporté d'aucune manière, et je fus appelé. Le malade étoit alors âgé de plus de 15 ans ; la courbure de l'épine formoit un angle presque droit ; la paralysie des extrémités inférieures étoit complète, ces membres avoient totalement perdu le mouvement et la sensibilité ; l'émission de l'u-

rine étoit rare et difficile; les matières fécales
n'étoient rendues que tous les trois ou quatre
jours et involontairement; la respiration étoit
pénible, il y avoit souvent de l'étouffement.
et des syncopes. Je fis établir de suite, autour
de la gibbosité quatre cautères, suffisamment.
étendus pour pouvoir placer quatre ou cinq
pois dans chacun.

Vers le 15 février, la suppuration étant
abondante, émission de l'urine, et déjections
alvines plus régulières et moins pénibles. Sentiment de fourmillement, douleurs, crampes,
soubresauts dans les extrémités inférieures.
Douleurs du dos et de la base de la poitrine un
peu moindres. Sur la fin du mois, mouvemens
des orteils et des pieds rétablis.

Dans le cours du mois de mars, sentiment
du besoin de rendre l'urine et les matières fécales; déjections volontaires et faciles. Mouvemens des extrémités inférieures, mais encore
foibles.

Au commencement d'avril, le malade commence à se soutenir debout, mais impossibilité
de marcher.

Dans le cours du mois de mai, le malade
commence à faire quelques pas le long des
meubles de l'appartement. Usage du suc des
plantes chicoracées, pendant près de deux mois.

Jusqu'au mois d'août, progrès journaliers
vers la guérison : à cette époque, le malade
marche avec le secours d'une canne et d'un
bras; il sort, et va se promener tous les jours
dans le jardin du *Luxembourg*. Un mois après,
la marche étoit entièrement rétablie.

Au moment où j'écris cette observation.
(mars 1810), le malade porte encore ses quatre.

cautères ; la difformité est la même que lorsque je l'ai vu pour la première fois ; mais ce
jeune homme a pris de l'accroissement ; les déjections sont très-libres ; la marche est ferme
et bien assurée. Il reste encore quelques douleurs légères et passagères dans les côtés.

Article III.

De la Carie du Sternum.

Cet os réunit au plus haut degré les conditions favorables au développement de la
carie : sa structure est toute spongieuse ; les
lames de sa substance sont même placées à
une assez grande distance les unes des autres,
en sorte qu'il est formé d'un véritable tissu
aréolaire osseux, dont les mailles, tapissées
par une membrane déliée, sont abreuvées par
le suc médullaire. Aussi les causes qui produisent ordinairement la carie, agissent-elles
assez souvent sur cet os : il n'est pas rare que
le vice scrofuleux y exerce son action ; on
sait qu'un symptôme assez fréquent de la vérole
ancienne, c'est un exoste, ou une périostose
du sternum, précédée de douleurs aiguës et
nocturnes dans cette région, et suivies de carie.
Un abcès critique qui termine une maladie
aiguë, découvre quelquefois une altération de
cet os. La contusion violente du sternum et sa
fracture ayant été suivies quelquefois de carie,
on les a mises au nombre des causes de cette
affection ; mais un examen attentif des faits de
cette nature, rend très-probable qu'alors il
existoit une complication cachée, que les circonstances n'ont pas permis de constater suffi-

samment. Du reste, les altérations de cet os, si l'on y réfléchit sérieusement, sont du nombre de celles qui font le plus vivement desirer des observations exactes sur les phénomènes de la suppuration simple du tissu spongieux des os ; genre d'altération que nous ne pensons pas qu'on puisse confondre avec la carie proprement dite.

La carie scrofuleuse du sternum s'observe sur-tout chez les enfans ou chez les jeunes sujets ; et tantôt elle procède par la surface superficielle de l'os, tantôt elle commence, au contraire, par sa face profonde ; quelquefois elle est compliquée en même temps de tubercules ou de foyers scrofuleux dans l'épaisseur du médiastin, ou même d'altérations semblables, développées dans l'intérieur du poumon. Quand la carie du sternum est amenée par le virus vénérien, elle commence toujours par la surface antérieure de l'os, et s'étend ensuite plus ou moins profondément.

Non-seulement la carie peut affecter diversement cet os par l'une ou l'autre de ses faces, et s'étendre plus ou moins dans son épaisseur et dans sa largeur, mais encore elle peut comprendre la plus grande partie de son étendue, sa presque totalité, et s'étendre même aux cartilages des côtes qui s'articulent immédiatement avec lui. Dans tous ces cas, où la maladie a une grande étendue, les parties molles qui recouvrent la face postérieure de cet os s'en séparent, les plèvres sont portées à une certaine distance, s'épaississent par l'inflammation, acquièrent même quelquefois, avec le temps, la solidité des cartilages ou même des os, et forment ainsi une sorte de plastron dont

la solidité remplace le sternum dans ses fonctions. De cette disposition il résulte derrière
l'os malade, une cavité dont une paroi est
formée par ce dernier, tandis que la paroi opposée est formée par les plèvres et le médiastin
réunis, épaissis, rendus plus compactes, et
dont la circonférence est adhérente aux limites
de la carie; en sorte que malgré les apparences, il n'y a aucune communication avec
la cavité des plèvres, et que le pus qui séjourne le plus souvent derrière l'os affecté,
n'est en contact ni avec le poumon, ni avec
tout autre organe contenu dans la poitrine.

Cependant il arrive quelquefois qu'en même
temps que l'os est atteint de carie, l'une ou
l'autre plèvre, ou toutes les deux ensemble,
quelquefois même le péricarde, sont frappés
de mortification, ou seulement ulcérés, et que
ces membranes sont détruites dans une certaine étendue. Dans les cas de cette nature,
qui sont fort rares, mais dont on a des exemples, le cœur peut être mis à nu, et ses mouvemens peuvent être observés. Mais même alors
les membranes altérées ont contracté une adhérence solide dans le point où la destruction
qu'elles ont subie s'est arrêtée; en sorte que
confondues là avec les parties molles voisines,
dont l'inflammation a augmenté l'épaisseur,
adhérentes d'ailleurs avec les parois de la poitrine dans le point qui forme les limites de la
carie, elles contribuent, pour leur part, à fer-
mer la communication qui auroit lieu avec la
cavité de la poitrine, sans une pareille disposition. Ainsi, la cavité du péricarde peut communiquer quelquefois avec celle d'où résulte,
en quelque sorte, l'isolement du sternum, et

par conséquent avec l'extérieur; mais jamais celle des plèvres qui se trouve toujours fermée par les adhérences inflammatoires.

Dans la carie du sternum, sur-tout quand elle est profonde et qu'elle a commencé par la face postérieure de l'os, aux signes ordinaires de cette affection, il faut joindre ceux qui indiquent le séjour du pus derrière l'os malade : une sonde pénètre profondément par les fistules qui l'entourent; le changement de situation et les efforts d'expiration donnent lieu à l'issue d'une plus ou moins grande quantité de matière purulente. Mais il est sur-tout essentiel, dans ces cas, de s'assurer si la carie est simple, ou si elle est compliquée d'une affection des poumons : les symptômes ordinaires de la diathèse scrofuleuse; un sentiment de gêne et d'oppression qui fait choisir une position déterminée dans le *décubitus;* la toux, l'expectoration, etc. méritent une attention particulière dans ces circonstances.

Quand la carie est compliquée, ainsi que nous venons de l'exposer, elle constitue une maladie très-grave, et dont il n'est guère au pouvoir de l'art d'arrêter les progrès. Mais quand elle est bornée à l'os lui-même, elle est susceptible de guérison par les procédés chirurgicaux. Quelques faits prouvent que, même sans que l'art ait pris soin de la destruction des causes, quand ces dernières en étoient susceptibles, la nature a guéri des caries étendues du sternum; mais, ce qui est bien remarquable, c'est par une sorte d'exfoliation *parcellaire,* ou plutôt par la destruction de toute la portion d'os malade, qui s'est détachée peu-à-peu, et par parcelles très-petites. Du reste, les exemples de cette sorte de guérison spontanée sont très-rares.

Quand la maladie n'est pas fort étendue, et qu'elle se borne à la face antérieure de l'os, les applications excitantes dont nous avons parlé peuvent suffire. Dans des cas plus graves, on peut employer la rugine ou tout autre moyen analogue, dans la vue de détruire d'abord la plus grande partie de la carie, et de passer ensuite à l'application des topiques; mais on ne doit employer les caustiques liquides qu'avec la plus grande réserve, à raison de la structure spongieuse et très-raréfiée de l'os, et de la difficulté d'empêcher ces moyens de s'étendre bien au-delà de ce qu'il est nécessaire. D'un autre côté, si la carie ne pénètre pas toute l'épaisseur de l'os, il n'est point isolé, il est continu postérieurement avec les parties molles environnantes; disposition qui rendroit périlleuse l'application du feu, à cause de la transmission du calorique.

Dans les cas où la carie pénètre toute l'épaisseur du sternum, quelle que soit son étendue en largeur, on peut l'attaquer et la détruire par les procédés chirurgicaux : en effet, dans ces cas, ainsi que nous l'avons démontré, l'os est isolé; par-tout où la maladie s'est étendue, les parties molles s'en sont éloignées; et, à la faveur de ces changemens, on peut porter les instrumens par-tout où il est nécessaire, sans s'exposer à compromettre des organes importans. Ainsi, lorsque la maladie se borne à une partie de la longueur de l'os, on peut l'enlever en grande partie au moyen d'une ou de deux applications de la couronne du trépan, et en emportant les languettes intermédiaires avec le couteau

lenticulaire. Si la maladie s'étendoit jusques
aux cartilages des côtes, on devroit les enlever
avec l'os, en les coupant au-delà de la partie
affectée, au moyen du couteau lenticulaire. Le
danger d'intéresser dans ce cas l'artère mammaire est nul; ce vaisseau se trouve compris dans
l'épaisseur des parties molles sous - jacentes,
et par conséquent éloigné comme elles de la
face postérieure de l'os. D'ailleurs, quand cette
artère seroit intéressée, l'opération dans laquelle cet accident arriveroit, la mettant à découvert, il seroit très-facile de la lier. Au reste,
dans les opérations de cette nature, à moins
que la peau ne soit fort amincie et comme désorganisée, on doit, en découvrant l'os affecté,
opérer de manière à conserver les tégumens,
dont les lambeaux renversés ne sauroient em-
barrasser durant le reste de l'opération et pendant le traitement, et peuvent beaucoup abré-
ger la durée de ce dernier.

Après avoir emporté la plus grande partie de
la carie du sternum, on peut faire sur les
coupes de l'os, si elles ne sont pas entièrement
saines, les applications convenables. Lorsque
la maladie aura été ainsi complètement détruite, on travaillera à favoriser la formation
de la cicatrice : elle aura lieu en partie par les
bourgeons charnus fournis par le fond ou plancher formé par l'épaississement des plèvres et
du médiastin; en partie par les bourgeons
charnus développés sur les parties molles extérieures, et sur-tout par le replacement des lambeaux de tégumens, s'il a été possible de les
ménager.

Il est des cas où une cicatrice complète est
absolument impossible à obtenir : c'est ce qui

doit arriver dans ceux où le péricarde a subi une déperdition de substance assez étendue : le rapprochement des bords de l'ouverture de ce sac est impossible, et les mouvemens continuels du cœur ne permettent pas à la surface de cet organe de devenir la base de la cicatrice, comme la plèvre pulmonaire peut faire les principaux frais de la consolidation dans les ulcérations des parois de la poitrine avec perte de substance. Tel étoit le cas du jeune gentilhomme dont *Harvey* a conservé l'histoire. Dans des cas de cette nature, après la destruction totale de la carie, la guérison ne doit pas moins être considérée comme complète, lorsque les bords de la plaie sont cicatrisés chacun séparément ; il ne reste plus qu'à adapter, à l'ouverture fistuleuse un obturateur qui supplée les parois de la poitrine.

Enfin, lorsque le vice scrofuleux a produit, non-seulement la carie du sternum, mais encore des tubercules et des foyers de suppuration dans le poumon, il n'y a point de procédé chirurgical qui puisse changer d'une manière avantageuse cette disposition. Les secours les plus utiles de l'art se réduisent à favoriser le libre écoulement du pus, et à prévenir son séjour ; encore faut-il plutôt considérer attentivement la grandeur présumable des foyers, et le danger de les exposer à un accès trop libre de l'air atmosphérique. S'il s'écoule une grande quantité de pus, mais d'une manière successive et lente ; si l'introduction d'une sonde recourbée fait reconnoître une cavité fort étendue, sur-tout vers le bas du sternum ; si des frissons vagues dans le jour, le dévoiement par fois, donnent lieu d'appréhender l'absorption de la matière purulente, on pourra découvrir l'os dans le point qui correspond à la partie la plus déclive de la cavité intérieure, et y appliquer une couronne de trépan. Mais il seroit encore plus utile dans ce cas, qu'il survînt un abcès vers l'un des côtés de l'appendice xiphoïde; s'il s'annonçoit, il faudroit attendre sa maturation et abandonner tout autre projet, car un sinus ainsi prolongé et étroit, seroit bien plus utile et moins dangereux qu'une ouverture faite par le trépan.

Nous allons terminer cet article par deux observations très-propres à enhardir les chirurgiens instruits à entreprendre l'opération convenable dans les cas de carie du sternum fort étendue, mais simple. L'une a déja été citée avec les éloges que son auteur mérite : elle est due à *Galien*, et n'est pas moins remarquable par la gravité du cas que par l'assurance avec laquelle ce médecin célèbre entreprit le traitement, dans un temps et dans un pays où les procédés chirurgicaux étoient fort peu connus ; c'étoit vraiment alors un trait d'audace : l'autre nous est propre, et nous a paru digne d'être conservée, à cause de sa conformité avec la première, et comme propre à dissiper les craintes que pourroit inspirer une opération en apparence périlleuse, et qui dans le fond est assez simple.

Un jeune homme s'exerçant à la lutte, reçut un coup au sternum, dont les suites furent d'abord négligées. Au bout de quatre mois, il survint un abcès qui s'ouvrit et se cicatrisa assez facilement. Une nouvelle tumeur parut quelque temps après : elle s'abcéda et s'ouvrit lentement, et l'ouverture resta fistuleuse. Le maître du malade appela plusieurs médecins en consultation, au nombre desquels se trouva *Galien*. On convint généralement que le sternum étoit carié, mais on n'osoit pas entreprendre d'enlever la carie, dans la crainte de pénétrer dans la cavité de la poitrine et d'intéresser quelques-unes des parties qui y sont contenues. *Galien* assura que la chose étoit possible, et promit de l'exécuter, ajoutant d'ailleurs que le succès dépendroit de l'état dans lequel se trouveroient les organes situés au-dessous de la carie. Il découvrit en effet cette dernière, et fut fort satisfait de voir qu'elle ne s'étendoit pas jusqu'au point que *les artères et les veines parcourent sous le sternum.* Cependant, après avoir enlevé la portion d'os malade, il trouva le péricarde altéré *et le cœur à nu.* Cette circonstance lui fit augurer défavorablement des suites de son opération; néanmoins le malade *guérit complètement* (1).

M. *** éprouva, à la suite d'une maladie aiguë, des douleurs à la région du sternum; elles furent suivies de la formation de plusieurs

---

(1) L'analyse de cette observation pourroit fournir des réflexions curieuses; on pourroit révoquer en doute, par exemple, que *Galien* ait trouvé réellement le cœur à nu. Nous ne nous y arrêterons pas. Il suffit qu'il soit démontré qu'une étendue considérable du sternum a été enlevée, et que la guérison n'a éprouvé aucune difficulté, et c'est ce dont il n'est pas possible de douter. Ce fait, celui d'un anévrisme au pli du bras que *Galien* guérit par la compression, et plusieurs autres semblables, méritent à cet homme célèbre une place distinguée parmi les plus grands chirurgiens de l'antiquité, comme son fameux pronostic touchant un *épistaxis*, que lui seul avoit su prévoir, l'a fait compter au nombre des observateurs anciens les plus recommandables.

abcès dont les ouvertures devinrent fistuleuses, et qui découvrirent une carie du sternum fort étendue. Il étoit dans cet état depuis plusieurs années, lorsqu'il se confia à mes soins. L'étendue de la maladie avoit intimidé ceux qui l'avoient vu jusques-là ; et ma jeunesse, et le peu de risque que pouvoit courir ma réputation, me procurèrent l'occasion d'observer ce cas intéressant. Le malade étoit jeune et robuste, et desiroit vivement être délivré d'une maladie aussi incommode. Plusieurs fistules étoient disséminées autour des bords du sternum, et particulièrement vers sa partie moyenne et son côté gauche. La sonde pénétroit à une grande profondeur, et faisoit reconnoître l'isolement de l'os d'avec les parties molles sousjacentes, et l'altération de trois cartilages des côtes vertébro-sternales du côté gauche. Le malade étant couché horizontalement, je découvris, par une incision cruciale dont je renversai les lambeaux, toute la portion altérée du sternum ; je cernai et je détachai plus du tiers moyen de cet os, en me servant du ciseau et de petites scies ; je coupai ensuite avec le couteau lenticulaire les cartilages altérés, et qui se trouvèrent dénudés, à plus de deux pouces de leur articulation, et j'enlevai le tout. Je mis ainsi à découvert un vaste foyer, dont le fond étoit formé par les plèvres et le médiastin confondus, épaissis, ayant la forme d'un plastron solide, de consistance cartilagineuse, ossifié même dans quelques points, et solidement adhérent aux parois de la poitrine au-delà de l'altération. L'artère mammaire interne gauche, qui rampoit à la superficie de ce plancher et sans y être confondue, fut ouverte dans le cours de l'opération, mais je me rendis facilement maître du sang par une ligature. Les suites immédiates de cette opération furent de peu d'importance : des bourgeons charnus ne tardèrent pas à s'élever du plancher qui formoit le fond de ce vaste ulcère ; des bourgeons semblables se développèrent sur les coupes de l'os, qui avoient été faites dans les parties saines ; les lambeaux des tégumens, que j'avois conservés, furent ramenés vers le fond et s'y recollèrent ; enfin la cicatrice succéda facilement, et ne se rouvrit point (1).

ARTICLE IV.

De la Carie des Côtes.

Nous ajouterons peu de chose à ce que nous avons déja dit à l'occasion de la carie en général, en considérant la même maladie affectant les côtes.

Le plus souvent elle attaque l'extrémité postérieure de ces os, et ordinairement alors elle est compliquée de la carie superficielle du corps des vertèbres et d'abcès par congestion, et par conséquent n'admet pas de secours particuliers. Lorsqu'elle survient dans un point de la longueur des côtes, elle est accompagnée d'une ou plusieurs ulcérations extérieures qui aboutissent au point affecté, lorsque celui-ci est borné à la surface extérieure de l'os, et ne

----

(1) En 1791, un de mes amis, M. *Genouville*, chirurgien à l'hôpital militaire du Val-de-Grace, pratiqua en ma présence une opération semblable, qui eut le succès le plus complet.

s'étend pas profondément. Mais lorsque la carie est profonde, qu'elle comprend toute l'épaisseur d'une ou de plusieurs côtes, il y a en même temps une collection purulente entre la plèvre costale et les parois de la poitrine, qui peut exiger des soins particuliers, ou qui peut mériter autant d'attention que la carie elle-même : une ou plusieurs ouvertures fistuleuses établissent toujours la communication du foyer avec l'extérieur ; mais elles peuvent être disposées de manière que le pus s'écoule librement et qu'il ne séjourne presque pas dans le foyer ; et si en même temps la carie n'est pas fort étendue, si elle ne donne pas lieu à des accidens qui puissent altérer la constitution et faire craindre pour la vie du malade, enfin, si elle dépend d'une cause connue et qui admette un traitement méthodique, on peut laisser les choses dans cet état, s'occuper de la destruction de la cause, et s'en rapporter pour l'affection locale aux forces de la nature, qui peut, soit rétablir l'ordre naturel des fonctions dans l'os malade, et opérer ainsi une guérison proprement dite, soit changer la carie en nécrose et faire la séparation du séquestre. Mais si le foyer intérieur est ouvert de la manière la plus désavantageuse, si les ulcères fistuleux répondent au point le plus élevé de ce même foyer, si, par une suite de cette disposition, le pus séjournant habituellement est exposé à la résorption, d'où résultent des symptômes ruineux, tels que la fièvre hectique, le dévoiement, des sueurs symptômatiques, le marasme, etc., on ne peut se dispenser de changer cette disposition, et de faire des incisions qui, réunissant toutes, ou la plupart des fistules, assurent au pus une pente facile et un écoulement libre et habituel. On découvre ainsi l'étendue de la carie ; et comme, dans ce cas, l'os altéré est isolé dans le point malade, il devient fort simple alors, quelqu'espérance avantageuse que l'on puisse fonder sur les traitemens généraux, d'enlever la carie dans toute son étendue : en effet, il ne faut pour cela que couper l'os aux deux extrémités de la portion malade, ce qui est assez facile au moyen d'une petite scie, ou de tout autre instrument convenable. La plèvre qui se trouve toujours, dans ce cas, portée à une certaine distance en dedans de la côte malade, est épaissie par l'inflammation ; sa consistance est augmentée, elle devient la base de la cicatrice, elle acquiert avec le temps la solidité cartilagineuse, ou même osseuse, et supplée ainsi à la portion de la côte soustraite. Quant à la carie qui se borne à la face externe ou superficielle de la côte, les soins qu'elle admet rentrent dans les règles générales que nous avons déja établies ; nous dirons seulement que le feu ne nous paroît pas devoir être mis en usage dans ce cas, parce que, à la faveur de la continuité de la côte avec la plèvre, qui pour lors n'est point séparée, le cautère actuel pourroit donner lieu à une inflammation grave de cette membrane, et causer ainsi une maladie plus dangereuse que celle que l'on veut combattre.

ARTICLE V.

De la Carie des Os du Bassin.

L'os sacrum ressemble tellement au sternum pour la structure, qu'une grande partie de ce que nous avons dit de ce dernier touchant la carie, peut s'appliquer au premier. Quand la carie survient à cet os spontanément, et par l'effet de quelqu'une des causes intérieures ou générales que nous avons indiquées, c'est presque toujours sa face pelvienne qu'elle affecte. Elle donne lieu alors à des collections purulentes qui se manifestent à des distances plus ou moins considérables, qui s'ouvrent fréquemment à la marge de l'anus, et qui constituent de véritables dépôts par congestion, accompagnés de tous les dangers communs aux abcès de ce genre. On doit donc apporter la plus grande attention aux abcès ou aux fistules qui surviennent à la marge de l'anus, au périnée, aux environs de la fesse, sur-tout lorsqu'ils sont précédés de douleurs profondes et persévérantes se rapportant à la région du sacrum, avoir présent le tableau des dépôts par congestion, afin de ne pas s'en laisser imposer et de ne pas commettre des erreurs grossières et funestes.

Il en est de même de la crête de l'os ilion, de sa tubérosité, et de celle de l'ischion : ces parties, d'une structure spongieuse, sont fort sujettes à la carie, et la situation profonde du plus grand nombre d'entr'elles, aussi bien que le procédé lent de la formation de la carie et de l'altération des parties molles qui en est la conséquence, permettent à la matière purulente de séjourner long-temps et de se porter au loin sans causer des accidens alarmans, et en produisant des tumeurs que leur forme rend très-équivoques, si on n'a pas l'attention de recueillir soigneusement l'histoire entière de la maladie. Il est donc bien essentiel de rechercher

34.

si les tumeurs molles, accompagnées de fluctuation, indolentes, à base large, plus ou moins
profondes, qui se sont formées lentement aux
environs du bassin, ou sur quelque point de la
face postérieure ou de la face interne de la
cuisse, n'ont point été précédées de douleurs
sourdes, profondes, fixes, persévérantes, se
rapportant à quelqu'une des parties du bassin
où se trouvent des os plus particulièrement
exposés à la carie. Il est d'autant plus important
de faire ces perquisitions avec soin, que souvent les malades ne se persuadant pas que cette
circonstance ait quelque rapport avec la maladie qui les occupe, négligent d'en faire mention, ou que le temps qui s'est écoulé la leur a
fait perdre de vue. Nous rapporterons d'ailleurs des exemples, où l'on verra que la grande
distance du siège primitif de la maladie, à laquelle ces tumeurs viennent se manifester quelquefois, seroit propre à abuser un chirurgien
inattentif.

Dans tous ces cas, la conduite à tenir est
absolument celle qui convient aux dépôts par
congestion, telle que nous l'avons exposée
précédemment ; nous n'y reviendrons pas ici.

Quelque solides que soient les articulations
du sacrum avec les os des hanches, on sait,
comme nous le dirons en son lieu, que les
violences extérieures peuvent y opérer des divulsions dont les conséquences sont extrêmement graves, abstraction faite du danger immédiat de l'application des forces énormes nécessaires pour de pareils effets. On sait aussi que
ces articulations peuvent être relâchées chez
les femmes dans le cours de la gestation, d'où
résultent des tiraillemens douloureux dans la

marche, qui rendent cette fonction très-pénible, et quelquefois même impossible. Dans ce premier état maladif, aussi bien qu'à la suite des violences extérieures, les effets immédiats de la cause locale, ou bien ceux de la diathèse rhumatismale, quand elle existe, ou de toute autre, peuvent se concentrer sur ces articulations, et les altérer au point d'amener la carie des surfaces articulaires, ou plutôt l'affection particulière qui résulte des blessures des grandes articulations et de leur exposition à l'air. La maladie dont il s'agit se développe beaucoup plus rapidement, et affecte une marche beaucoup plus aiguë que la carie proprement dite : les douleurs sont vives et intolérables ; le malade ne peut rester que couché sur le dos, et un peu incliné vers le côté affecté ; le membre inférieur correspondant est engourdi, étendu ; ses mouvemens sont impossibles, et ceux qu'on lui communique excitent les plus violentes douleurs ; la fièvre, qui s'allume dès le principe, est vive et a les caractères d'inflammatoire symptômatique ; la suppuration qui survient le plus souvent, se manifeste dans le lieu même de l'affection, derrière l'articulation, ou bien elle fait de plus grands progrès vers l'intérieur du bassin, et se manifeste à l'extérieur sur quelque point de la partie antérieure du contour de cette cavité. Cette maladie, qui doit être rangée parmi les affections inflammatoires des articulations plutôt que dans la carie, et dont nous aurons occasion de parler ailleurs, est presque toujours au-dessus des ressources de l'art, et rarement les forces de la nature suffisent-elles pour amener une solution heureuse.

Nous avons déja manifesté nos doutes sur l'espèce d'altération que l'on découvre à la face postérieure de l'os sacrum, après la chûte des escarres qui résultent d'un long *décubitus,* soit à la suite des fièvres adynamiques, soit dans le cours de certaines maladies chroniques. En effet, le plus souvent, malgré l'altération de la couleur naturelle de l'os, qui est peut-être due au contact prolongé des matières putrides, sa consistance n'a éprouvé aucun changement. Il est donc probable que cette affection se rapproche davantage de la nécrose que de la carie ; et les probabilités augmenteront, si l'on considère que l'exfoliation n'est pas toujours nécessaire pour obtenir la cicatrisation de ces ulcères ; que quand l'exfoliation a lieu, la nature l'opère sans aucun secours particulier, et qu'elle est toujours assez légère. Si, dans quelques circonstances, on observe l'altération de consistance de l'os, de véritables signes de carie, ce qui est toujours très-rare, c'est moins par l'effet de la mortification des parties molles, que par celui de quelque cause particulière qui a agi sur l'os lui-même. Dans les cas où ces gangrènes sont critiques, la cause matérielle de la maladie, par exemple, peut avoir produit cet effet.

Quand la carie existe évidemment, l'épaisseur de l'os permet de faire usage du cautère actuel, qui est le moyen le plus sûr et le plus expéditif en pareil cas.

Les pièces dont le coccix est composé, peuvent être affectées de carie. Elles ont assez peu d'étendue pour être bientôt isolées des parties molles ; en sorte qu'on les trouve complètement séparées au bout d'un certain temps, et qu'on en fait l'extraction sans difficulté, comme on fait celle de la dernière phalange des doigts dans certains panaris.

La cavité cotyloïde de l'os des hanches est altérée quelquefois, et présente des phénomènes comparables à certains égards à la carie, dans la maladie décrite par les anciens sous le nom de *morbus coxendicum*, et connue aujourd'hui sous celui de *luxation spontanée du fémur*. Nous n'en traiterons point ici.

Nous terminerons cet article par deux observations propres à montrer tout le danger de la carie des os du bassin.

Un homme âgé d'environ 60 ans, d'un tempérament bilieux, exerçant la profession de tailleur d'habits, vint me consulter pour une tumeur aplatie, circonscrite, indolente, sans altération de la peau, et située à la partie postérieure droite du bassin, au-dessous de la tubérosité de l'os ilion. Le malade, depuis son adolescence, avoit été sujet à des douleurs rhumatismales erratiques. Une douleur fixe, mais peu intense, vers l'épine postérieure de l'os des îles, avoit précédé le développement de la tumeur dont il s'agit. Je conseillai l'application d'un emplâtre de savon, et je recommandai au malade de venir me voir de temps en temps. Au bout de deux mois, la tumeur avoit augmenté de volume, s'étoit ramollie, et présentoit une fluctuation évidente. Le malade entra à l'hôpital de la Charité, et peu de jours après j'ouvris la tumeur par l'application de la pierre à cautère et l'incision de l'escarre. Il s'écoula une grande quantité de matière sanieuse, inodore, et, pendant un mois, un écoulement abondant de matière de même nature se soutint sans être accompagné d'aucun phénomène remarquable. Ensuite la sanie devint plus copieuse et fétide, les fonctions s'altérèrent, la fièvre lente et le dévoiement survinrent, les extrémités inférieures s'infiltrèrent, et le malade mourut dans le marasme, environ trois mois après son entrée à l'hôpital. A l'ouverture du cadavre, nous trouvâmes un sinus fistuleux qui s'étendoit depuis l'ouverture extérieure jusqu'à l'épine postérieure de l'os des îles, en passant devant le muscle grand fessier. L'os étoit profondément carié, et abreuvé d'une sanie semblable à celle qui s'écouloit au-dehors.

Une femme âgée d'environ 3o ans, exerçant la profession de cuisinière, bien réglée, et ayant toujours joui d'une bonne santé, se plaignit pendant long-temps d'une douleur sourde et profonde à la partie postérieure de l'os des îles du côté gauche, sans aucune altération sensible dans la forme naturelle de la partie souffrante. Dans la suite, cependant, la fesse se tuméfia, mais sans douleur et sans altération de la peau. La malade put continuer son état sans être fort gênée par cette tumeur. Une chûte qu'elle fit, et dans laquelle elle porta principalement sur cette dernière, en produisit l'affaissement; mais il en survint une nouvelle à la partie postérieure et supérieure de la cuisse, qui s'étendit successivement jusqu'auprès du jarret. Lorsque la malade me consulta, il y avoit plus de dix mois que la douleur s'etoit fait sentir, et près de six que la première tumeur avoit paru. Celle-ci étoit d'un volume énorme, vague, occupant toute la fesse, indolente, sans inflammation des tégumens, et présentant une fluctuation profonde. Toute la face postérieure de la cuisse, jusqu'auprès du jarret, ne formoit qu'une tumeur, distincte de la première par le pli qui termine la fesse, sans inflammation de la peau, indolente, et pareillement molle et accompagnée de fluctuation. En comprimant alternativement ces deux tumeurs, on sentoit entre elles une communication manifeste, et la matière contenue se déplaçoit et passoit de l'une dans l'autre. Malgré le peu d'intensité de la douleur qui avoit annoncé le commencement de cette maladie, et que la malade avoit presque perdue de vue, je n'en formai pas moins un pronostic fâcheux. La malade entra à l'hôpital de la Charité. Je pratiquai trois ponctions successives, avec la lame d'un bistouri étroit, à la partie la plus déclive de la tumeur de la cuisse, et j'eus soin chaque fois de réunir immédiatement l'ouverture. Celle de la troisième ponction resta ouverte, et la matière purulente grumeleuse qui s'étoit échappée en très-grande quantité lors de chaque ponction, finit par s'écouler habituellement par cette dernière ouverture, qui devint fistuleuse. Alors la matière devint fétide, la fièvre survint, et la malade voyant son état empirer, voulut s'en retourner chez elle, où elle mourut deux mois après la première ponction. Un élève des plus instruits, que j'avois chargé de lui donner des soins, examina le cadavre, et trouva une carie très-étendue de la partie postérieure et supérieure de l'os ilion.

CHAPITRE XXI.

De l'Exostose, de la Gomme, du Spina-ventosa, et de l'Ostéo-sarcome.

CES affections organiques des os diffèrent en-tr'elles par leur siège, par leurs causes, par leur marche et leur terminaison, et probable-ment par leur nature. Nous les rassemblerons cependant dans ce chapitre, pour en faire autant d'articles séparés, parce qu'elles ont entre elles une circonstance commune, celle d'al-térer essentiellement les propriétés vitales et la structure des organes qu'elles intéressent. Peut-être pourroit-on étendre ce rapproche-ment à la carie proprement dite, où l'on voit également les propriétés vitales et physiques de l'os évidemment altérées.

Quelque nombreuses que soient les observa-tions que l'on possède sur ces diverses mala-dies, il s'en faut de beaucoup qu'elles fournis-sent une série naturelle de faits, où l'on recon-noisse des rapports évidens entre les causes et leurs effets. Dans les altérations organiques des parties molles, on sait par l'observation que telle espèce de lésion ou de dégénération peut être attribuée le plus souvent à telle cause con-nue, et les travaux d'anatomie pathologique augmentent chaque jour la masse de ces con-noissances. Mais ces lumières déja acquises sur les altérations des parties molles, ne peuvent fournir aucune application analogique relative au système osseux, à cause de la différence de structure et des modifications considérables que les propriétés vitales y subissent. Les altérations organiques dont les os sont susceptibles, doivent être étudiées dans les os eux-mêmes : or, cette étude est encore à faire, et la matière inorganique, les sels qui embarrassent le parenchyme vivant de ces organes, et qui masquent les altérations de ce dernier, rendent ces recherches extrêmement difficiles. D'un autre côté, tout ce que l'on sait jusqu'à présent sur les maladies qui vont nous occuper, tend à faire croire qu'elles sont le dernier terme d'affections générales qui dénaturent plus ou moins les propriétés vitales des os : ainsi, les détails relatifs à la constitution des sujets, à la manière plus ou moins régulière dont leurs fonctions s'exécutent, à l'origine, à la marche, aux progrès et aux diverses terminaisons de chacune de ces maladies, seroient de la plus grande importance. Mais ces maladies sont extrêmement longues ; leur origine est fort obscure, et l'époque en est presque toujours incertaine ; il est bien rare que le même observateur puisse la suivre dans sa durée totale, aussi la plupart des faits de cette nature sont tronqués, incomplets, ne comprennent que l'histoire plus ou moins exacte des derniers temps de l'affection locale, et par conséquent ne peuvent être que d'une médiocre utilité. On ne sauroit trop éveiller l'attention des observateurs sur ce sujet, encore presque neuf, malgré les travaux d'un grand nombre d'hommes célèbres.

Une circonstance qui nous paroît commune à toutes les altérations de ce genre, la périostose seule exceptée, c'est le ramollissement primitif du tissu osseux, précédant toute altération ultérieure. Il y a telle de ces altérations, comme le spina-ventosa et l'ostéo-sarcome, où ce fait est incontestable; il n'est pas aussi évident pour l'exostose, sur-tout pour celle où l'os a acquis la consistance de l'ivoire : mais si l'on considère que l'organe dont la texture a été ainsi altérée a en même temps augmenté de masse; que la compression, même lente et graduée, que les tumeurs voisines des os exercent sur eux, les détruit plutôt que de les distendre; que dans un grand nombre d'exostoses, en examinant attentivement le tissu osseux à leur base, on distingue facilement ses fibres déviées de leur direction primitive, divergeant plus ou moins entr'elles, se disséminant à la surface de la tumeur, ou se perdant dans son épaisseur, après avoir subi une certaine divarication; enfin que, dans quelques tumeurs de ce genre, on observe tout à-la-fois, des points durs, informes et très - volumineux, d'autres dont la texture cellulaire ne diffère de l'état naturel que par l'espace qu'ils occupent, l'augmentation du volume, une plus grande raréfaction et une moindre consistance, et d'autres où le tissu osseux est réduit à une substance pultacée, ou plus consistante et lardacée; si l'on considère, dis-je, toutes ces circonstances, on sentira qu'il est bien difficile d'éviter cette conséquence.

Quelqu'impossible qu'il soit de déterminer la nature propre des maladies diverses dont nous allons parler, nous ne les distinguerons pas moins par les circonstances propres à caractériser leurs différences; ainsi, à l'exemple de la plupart des auteurs, nous ne confondrons

point l'exostose et la périostose, ni le spina-
ventosa et l'ostéo-sarcome, que nous ne considérerons point comme des variétés de l'exostose, mais bien comme des maladies distinctes,
et qui méritent une description particulière.

ARTICLE PREMIER.

De l'Exostose.

L'exostose est une tumeur formée par le
développement plus ou moins considérable
d'une portion plus ou moins étendue, ou de la
totalité d'un os.

On a observé une augmentation considérable
du volume et de la densité de tous les os d'un
même sujet, qui doit être rapportée probablement à cette espèce d'affection.

Tous les os peuvent être affectés d'exostose;
cependant, les os larges du crâne, la mâchoire
inférieure, les clavicules, le sternum, les côtes
et les os longs des extrémités, sont ceux où
elle a été observée le plus fréquemment.

Quelquefois la tumeur est bornée à un petit
espace de l'os qu'elle affecte, et forme comme
une masse surajoutée à sa surface, et de forme
variée : tantôt elle s'élève insensiblement, n'a
point de limites bien distinctes, et ressemble à
une portion de sphère plus ou moins régulière ;
tantôt elle est styloïde et plus ou moins saillante ; d'autres fois sa base est distincte par un
pédicule ou retrécissement plus ou moins étroit
et plus ou moins prolongé. Dans quelques circonstances, l'exostose bornée à une surface de
l'os affecté, en occupe cependant toute l'é-
tendue : ainsi, on a vu la face externe de tout

un os du crâne être occupée par une exostose, la face cérébrale du même os ayant conservé son état naturel ; toute la circonférence
du fémur acquiert quelquefois un volume
énorme, tandis que la surface médullaire du
même os est intacte ; dans d'autres cas, au
contraire, les deux surfaces et toute l'épaisseur de l'os éprouvent la déformation qui résulte
de l'augmentation de volume, et lorsque cela a
lieu dans un os cylindrique, la cavité médullaire est plus ou moins réduite, ou même totalement oblitérée. Il est des cas extrêmement
rares, où l'épaisseur d'un os acquiert une
grande densité et une consistance éburnée, sans
une augmentation considérable de volume. Il
est également fort rare qu'une exostose occupe
toute l'étendue et toute l'épaisseur d'un os ; et
lorsque cela a lieu sur un os cylindrique, ordinairement les surfaces articulaires restent dans
leur état naturel.

La structure et la consistance des exostoses
offrent de grandes différences. Tantôt, et sur-
tout lorsque la tumeur n'est pas très-volumineuse, et quand elle a lieu à la surface d'un
os cylindrique, on suit de l'œil la divarication
des fibres osseuses, dans l'intervalle desquelles
on diroit qu'il s'est interposé une substance
osseuse nouvelle, et dont l'organisation est
moins distincte. Tantôt la tumeur entièrement
celluleuse est formée de lames larges, rares,
interceptant des espaces étendus, occupés eux-
mêmes par une matière différente de la moëlle,
et de nature diverse ; c'est ce qu'on a appelé
exostose laminée. Quelquefois la portion d'os
développée forme une sorte de sphère creuse,
à parois épaisses et dures, et dont la cavité est

occupée par des végétations fongueuses plus ou moins étendues et indolentes : variété qu'il faut bien distinguer de l'ostéo-sarcome, et qui en diffère essentiellement, malgré les apparences extérieures, comme nous le prouverons dans la suite. D'autres fois, la tumeur entièrement solide surpasse en consistance celle des os les plus durs, et égale celle de l'ivoire ; dans ce dernier cas, tantôt la surface de cette transformation est unie et semblable à celle de l'os dans son état naturel ; tantôt, au contraire, elle est inégale, irrégulière, mamelonnée, et en quelque sorte stalactiforme. Il est rare qu'on trouve une grande étendue d'une exostose dégénérée et transformée en une matière pultacée ; mais il est assez commun de trouver cette même matière formant une partie de la tumeur. Enfin, il arrive assez souvent que la même exostose présente un assemblage de la substance *éburnée* et de la substance cellulaire appelée *laminée*, et que les aréoles de cette dernière soient occupées en partie par la matière pultacée, en partie par une sorte de gelée tremblotante, que les observateurs ont comparée à de la colle à moitié figée.

Lorsque l'exostose n'est pas fort volumineuse, elle n'altère presque pas les parties molles qui l'entourent ; mais quand elle a fait des progrès considérables, les muscles sont distendus et amincis, le tissu cellulaire a subi un certain épaississement, suite de l'irritation qu'il a soufferte, et ses lames adhérentes entr'elles établissent une sorte de confusion entre toutes les parties environnantes. Des exostoses même peu volumineuses peuvent gêner beaucoup les fonctions de certains organes : on a vu l'action des muscles fléchisseurs de la jambe gênée par une exostose située aux environs de l'articulation du genou, et qui changeoit la direction des tendons de ces muscles; il ne seroit pas nécessaire qu'une exostose développée aux environs de la symphyse du pubis eût acquis un grand volume pour gêner beaucoup les fonctions du canal de l'urètre, ainsi qu'on l'a observé; on a vu une exostose située à l'arcade orbitaire, causer une déviation de l'œil, et altérer la vision; enfin, elles peuvent altérer d'une manière plus ou moins grave les fonctions de certains organes importans, comme le cerveau, le poumon, etc., lorsqu'elles sont situées dans le voisinage de ces parties, et qu'elles acquièrent un certain développement.

Le virus vénérien est la cause la plus ordinaire de l'exostose; et ce symptôme, constamment consécutif, ne survient jamais qu'à une époque fort avancée de la maladie vénérienne. Le vice scrofuleux donne rarement lieu à l'exostose; il produit bien plus fréquemment le spinaventosa et la carie. Lorsqu'il produit l'exostose, c'est sur-tout sur les côtes, ou près des extrémités articulaires des os longs. *J. L. Petit* a observé dans des scrofuleux, des nodosités sur les cartilages des côtes, ressemblantes aux exostoses dans les os. Il est très rare que ces tumeurs dépendent du vice scorbutique; dans un hôpital contenant habituellement quatre ou cinq cents scorbutiques, et la plupart affectés assez gravement pour qu'une centaine d'entre eux fussent atteints de carie, *Petit* n'eut occasion d'observer que trois exostoses, encore étoient-elles situées aux mâchoires; en sorte qu'on peut douter si elles dépendoient immédiatement du scorbut, ou si elles n'étoient pas plutôt symptômatiques, ou bien même, s'il n'y avoit pas quelque complication d'affection vénérienne. Dans son action sur les os, le virus cancéreux ne produit jamais l'exostose; il produit probablement l'ostéo - sarcome, qui ne ressemble à la première de ces deux maladies que par la forme. Les malades indiquent souvent une chûte, une contusion, comme la circonstance la plus remarquable de l'origine de leur maladie; mais lorsqu'en même temps il a paru des symptômes évidens de l'une des affections générales qui donnent lieu communément à l'exostose, et sur-tout lorsqu'on trouve dans la tumeur la substance de l'os altérée et dénaturée, on ne peut guère considérer la chûte, la contusion, etc. que comme des causes occasionnelles.

Quelle que soit la cause qui détermine l'exostose, cette maladie présente dans son origine, dans sa marche et dans ses terminaisons, des phénomènes variés et importans à connoître. Lorsqu'elle dépend du virus vénérien, elle est presque constamment précédée d'une douleur vive, occupant d'abord presque toute l'étendue de l'os malade, qui se fixe ensuite sur le point où l'exostose doit se développer, et qui se fait sentir sur-tout durant la nuit. Quand l'exostose est causée par le vice scrofuleux, les douleurs sont plus sourdes, ou plutôt nulles. Il en est de même de celle qui succède à une contusion sans cause générale évidente; dans ce dernier cas, ordinairement la douleur qui dépend immédiatement de l'accident, se dissipe en peu de jours, et la tumeur se développe d'une manière si lente, qu'on ne s'en aperçoit que lorsqu'elle a déjа acquis un certain volume.

3.

35

Indépendamment de la nature de la cause qui l'a produite, l'exostose peut affecter une marche aiguë ou une marche chronique. Dans le premier cas, qui a lieu bien plus communément dans l'exostose celluleuse, décrite par les auteurs sous le nom de *laminée*, l'apparition et le développement de la tumeur sont prompts; l'exostose acquiert rapidement un volume considérable; et elle est toujours précédée et accompagnée d'une douleur violente, continue, intolérable, que l'usage intérieur et extérieur des opiacés ne calme presque pas, et dont on n'augmente point l'intensité en comprimant la tumeur. Les douleurs sont portées quelquefois au point de donner lieu à une fièvre aiguë bien prononcée, et évidemment symptômatique. La promptitude du développement de la tumeur et la grande sensibilité qui l'accompagne dans ce cas, sont difficiles à concilier avec la densité naturelle des os, et avec le peu d'énergie de leurs propriétés vitales; mais il est facile de s'assurer que les parties molles environnantes n'ont aucune part à l'intumescence, et qu'elles n'en ont que très-peu aux douleurs qui se font sentir; ces dernières dépendent bien évidemment d'un travail morbifique qui se passe dans le tissu osseux, et qui en altère la structure.

Dans d'autres circonstances, au contraire, comme nous l'avons déja dit, la tumeur n'est précédée d'aucune douleur, ou si la douleur existe, elle est très-médiocre; dans ces cas, qui sont ceux des exostoses les plus dures, la tumeur s'accroît lentement; et quoiqu'elle parvienne quelquefois à un volume très-considérable, son accroissement n'est accompagné d'aucune sensibilité et d'aucun trouble dans l'économie animale.

Pour les mêmes raisons qui rendent étonnant l'accroissement rapide des exostoses, on conçoit bien difficilement la possibilité de leur résolution, et encore moins celle de leur terminaison par métastase. Il y en a cependant des exemples, et nous en avons rencontré nous-mêmes : nous avons vu une exostose volumineuse, occupant toute l'extrémité inférieure de l'humérus; elle dépendoit du virus vénérien; et après avoir résisté pendant long-temps à plusieurs traitemens méthodiques, elle disparut complètement et en peu de temps, pour être bientôt suivie d'autres symptômes vénériens à la voûte du palais. A la vérité, ces cas sont extrêmement rares; et l'on peut avancer en principe, que la résolution des exostoses n'a presque jamais lieu, même lorsqu'elles constituent une maladie essentielle et purement locale; et que la plupart des exemples que l'on cite de cette terminaison, n'ont eu pour objet que des périostoses; maladie dont la nature est totalement différente, mais dont les apparences peuvent facilement en imposer pour une exostose.

Il est bien plus commun, lorsque l'exostose est dure, chronique, sans douleur et sans autre altération du tissu osseux que son développement, avec ou sans accroissement de densité, que la tumeur reste stationnaire, et subsiste ainsi toute la vie, sans causer aucun accident. Cette terminaison, que l'on peut comparer à celle par l'induration dans les tumeurs des parties molles, est la plus avantageuse, pourvu que l'exostose ne soit pas placée de manière à pouvoir gêner les fonctions de quelque organe essentiel à la vie.

Mais dans les exostoses cellulaires, la marche aiguë et rapide de la maladie annonce une altération plus profonde et plus grave dans la texture de l'os; une partie de la tumeur est convertie ordinairement en une matière pultacée ou gélatineuse, et le reste, doué encore de l'organisation naturelle, quoiqu'altérée par la maladie, présente bientôt un ou plusieurs foyers de suppuration. En même temps les parties molles extérieures, violemment et rapidement distendues, s'enflamment, s'ulcèrent, et laissent à découvert une partie plus ou moins étendue de la tumeur, dont la dégénération, dans tous les cas de ce genre, a mal-à-propos été prise pour la carie. Ce n'est pas que quelquefois la portion de la tumeur mise à nu par l'ulcération, ne se trouve vraiment atteinte de carie; mais c'est une complication de la maladie primitive, une circonstance particulière, et point du tout le résultat de l'ulcération des parties molles et de l'exposition de l'os malade au contact de l'air. Lorsque les parties molles sont ainsi ulcérées, l'ouverture se resserre jusqu'à un certain point et devient fistuleuse; la suppuration qu'elle fournit est toujours de mauvaise nature, et en quantité proportionnée à l'étendue du foyer qui la fournit et à l'état des forces du malade. La fièvre, qui s'allume dès le principe, se soutient sous le type de fièvre lente; et sa durée, l'abondance de l'écoulement ichoreux fourni par l'ulcère fistuleux, l'absorption de cette même matière, le foyer perpétuel d'irritation entretenu par la maladie locale, altèrent plus ou moins les fonctions, et peuvent causer la perte du malade par les progrès de la consomption.

Les exostoses sphériques à cavité intérieure, avec hypersarcose, ne sont accompagnées de douleurs violentes que dans leur principe ; dans la suite, et lorsqu'elles sont parvenues à un volume considérable, elles deviennent presque indolentes ; mais le développement successif des fongosités que leur cavité renferme, en étendant et amincissant les parois de cette même cavité, les expose aux fractures et à l'ulcération. Ce dernier phénomène peut même être la suite des progrès de la maladie, et donner lieu à une série de symptômes consécutifs, comparables à ceux que nous venons de décrire pour le cas précédent. Cependant, celui qui nous occupe maintenant paroît moins grave ; peut-être parce que l'altération du tissu osseux est moins profonde et moins éloignée des principes connus qui constituent les os : on a pu attaquer ces sortes de tumeurs directement, pratiquer sur elles des opérations tendantes à la destruction des parois de la cavité et des végétations fongueuses qu'elle contenoit, et réussir de la sorte ; conduite qui seroit certainement inutile et même dangereuse dans le cas précédent.

Une dernière terminaison de l'exostose, dont les auteurs n'ont point parlé, et qui a cependant été observée, sur-tout dans l'exostose dure et stalactiforme, c'est celle par nécrose. On a vu des tumeurs de ce genre, après avoir acquis un développement considérable, être frappées de mortification, séparées de l'os qui leur servoit de base, et entourées d'une reproduction en tout semblable à celle dont la nature environne les séquestres formés immédiatement dans toute autre circonstance. Cette terminaison, certainement la plus heureuse de toutes, parce que la nature y procède lentement et sans secousse violente, est malheureusement aussi la plus rare. L'art peut l'imiter ; mais ses moyens sont bien inférieurs à ceux de la nature.

Les exostoses développées sur les surfaces les plus apparentes des os, sont faciles à reconnoître ; elles sont encore aisées à distinguer lorsqu'elles se trouvent recouvertes par une assez certaine épaisseur de parties molles, pourvu que la tumeur fasse un certain relief à l'extérieur ; une tumeur dure, plus ou moins volumineuse, incompressible, plus ou moins douloureuse, ou indolente, cimentée avec l'os et confondue avec lui, immobile et ne changeant de position ni par les mouvemens du membre ni par les pressions qu'on exerce sur elle, caractérisent suffisamment l'exostose. Il est facile, à la faveur de ces caractères, et avec de l'attention, de distinguer l'exostose d'avec la périostose, qui, comme nous le dirons, est toujours pâteuse et plus ou moins compressible ; on peut également éviter de la confondre avec certaines tumeurs dures, situées dans le voisinage des os, et fixées de très-près sur eux par un tissu cellulaire dense et consistant : quelle que soit l'intimité de leurs adhérences, on peut toujours leur communiquer quelque mouvement.

Mais lorsque la tumeur s'est développée sur la surface intérieure des parois osseuses d'une cavité, et qu'elle ne fait pas de saillie extérieure, on n'a que des signes rationnels, et par conséquent équivoques, pour en connoître l'existence. Le déplacement de quelque organe apparent peut servir à la faire soupçonner ;

mais la saillie du globe de l'œil, par exemple, qui prouve la formation d'une tumeur quelconque dans le fond de l'orbite, ne suffit pas pour démontrer la nature de cette tumeur; s'il existe en même temps des signes de vérole ancienne, et si des douleurs dans les os des membres attestent que le virus a exercé son action sur le système osseux, on peut bien soupçonner que la tumeur est une exostose. Mais il y a loin de ces probabilités à la conviction que l'on acquiert par l'inspection de la maladie elle-même, quand elle est à la portée des sens. La difficulté est encore plus grande, lorsque les effets du développement de la tumeur ne sont apparens que par la lésion des fonctions de quelque organe. Ainsi, la stupeur, la perte des mouvemens de quelque partie, la perte de la vue, etc., démontrent bien que le cerveau souffre une compression; on peut même parvenir à la certitude que la compression est exercée par le développement d'une tumeur, et acquérir des probabilités plus ou moins grandes sur la cause qui en a déterminé la formation : mais la tumeur est-elle osseuse; quel os affecte-t-elle; quel point de cet os occupe-t-elle ; quel est son volume et sa forme, etc., etc.? Autant de doutes qu'il est impossible d'éclaircir.

Des difficultés d'une autre nature sont celles qui sont relatives à la cause particulière de la maladie. Elle est si souvent la suite de la vérole, que la seule apparition d'une exostose est un préjugé en faveur de l'existence de cette affection. Cependant on ne peut rigoureusement conclure que l'exostose dépend de la vérole, qu'autant qu'il a existé antérieurement des symptômes primitifs de cette maladie, que son existence est déja fort ancienne, et qu'il s'est manifesté d'autres signes de l'infection générale. Les caractères ordinaires de la constitution scrofuleuse, d'autres symptômes de la même maladie, des raisons négatives de l'existence de toute autre cause, peuvent démontrer, jusqu'à un certain point, l'origine scrofuleuse de l'exostose. D'après ce que nous avons dit précédemment, il est clair qu'on ne peut pas toujours affirmer qu'une exostose est une maladie locale, par la seule raison qu'on ne peut indiquer aucune cause intérieure, et qu'une violence extérieure est la seule circonstance qui puisse être rapportée à l'apparition de la maladie.

Quant à l'espèce de dégénération que la tumeur renferme, il est bien difficile d'en juger *à priori* : on peut bien présumer qu'une exostose qui s'est accrue lentement, sans douleur remarquable, dont la marche a été chronique, contient une matière solide et d'une consistance approchante de celle de l'ivoire ; que celle qui s'est accrue rapidement et en causant de fortes douleurs, qui a affecté une marche aiguë, est de nature cellulaire, etc., mais ces données ne sont pas suffisantes pour prononcer avec certitude dans tous les cas; on voit souvent des exostoses cellulaires causées par le vice scrofuleux, affecter une marche chronique propre à la plupart des autres symptômes de cette même diathèse, *et vice versâ*. Quand l'exostose est ulcérée, et que l'ouverture des parties molles qui la recouvrent est demeurée fistuleuse, on peut, à l'aide des yeux, des doigts ou de la sonde, acquérir une connoissance plus exacte de l'état des choses;

mais il faut toujours que la tumeur réponde à la surface extérieure du corps, et qu'elle soit à la portée des sens. Il est important de distinguer l'état d'une exostose disposée à se terminer par la nécrose : avec des lumières et de l'attention il est facile d'y parvenir, et de s'apercevoir qu'à la série des symptômes qui se rapportent à l'exostose, succèdent ceux qui annoncent ordinairement la formation d'un séquestre, et celle des reproductions dont la nature l'environne.

L'exostose la plus consistante, qui s'est développée lentement et sans causer de fortes douleurs, est la moins dangereuse de toutes, sur-tout s'il n'existe évidemment ni affection générale de l'espèce de celles qui causent ordinairement cette maladie, ni cacochymie particulière. Il semble qu'un certain accroissement auquel la tumeur est déja parvenue, s'oppose à un développement ultérieur, et la maladie peut rester dans cet état pendant le reste d'une vie encore très-longue, sans le moindre inconvénient. C'est ce qu'on voit arriver le plus souvent aux exostoses éburnées. Sans avoir précisément cette consistance extrême, quelques exostoses fort solides, mais où l'on distingue encore aisément l'organisation naturelle de l'os, peuvent, après l'extinction de la cause, par les forces de la nature, ou par les procédés de l'art, subir une légère réduction, une sorte d'affaissement, toujours médiocre, et subsister ainsi pendant le reste de la vie. C'est ce qu'on observe quelquefois dans un petit nombre d'exostoses scrofuleuses, et sur-tout dans les exostoses vénériennes médiocres, dont la cause a été combattue efficacement. L'exostose cellulaire est la plus grave de toutes, surtout si en même temps le tissu osseux a subi une dégénération considérable, et si l'ulcération des parties molles a permis à l'air de pénétrer dans le foyer de la maladie. La rapidité de la formation de cette espèce, la secousse violente qu'elle imprime à la constitution, l'altération successive des fonctions et les phénomènes consomptifs qui en résultent, mettent ordinairement le malade dans un danger imminent, et ne laissent le plus souvent d'autre ressource que l'amputation du membre. Dans les cas très-rares où l'exostose dépend du vice scorbutique, ce symptôme de la maladie générale est très-grave, en ce qu'il indique qu'elle s'exerce sur le système osseux, et qu'elle a fait des progrès presque désespérans. Celle qui renferme des végétations fongueuses, ne paroît pas très-dangereuse : on a pu détruire la base de ces fongosités, et obtenir une guérison solide. Enfin, les circonstances relatives à l'âge, à la constitution, et à l'état des forces du malade, influent à leur manière sur le pronostic de la maladie.

Le traitement de l'exostose doit être considéré sous le double rapport médical et chirurgical. Lorsqu'on est parvenu à la connoissance d'une cause générale, on doit s'occuper de sa destruction par les moyens dont l'expérience a constaté l'efficacité : ainsi l'on usera des mercuriels, des anti - scrofuleux, des anti-scorbutiques, etc., selon la nature de la cause connue. Il faut observer, par rapport aux anti-vénériens, que le mercure doit être donné long-temps et en grande quantité ; que l'on se trouve bien, en pareil cas, de lui associer les sudorifiques à grande dose ; et que souvent, après plusieurs traitemens infructueux, les sudorifiques, avec addition de quelques grains de potasse ou de soude, ont été employés avec avantage.

Quelles que soient l'espèce de l'exostose et la nature de sa cause, si elle est accompagnée de violentes douleurs, on peut tirer parti de l'application extérieure de l'opium. Une forte dissolution de ce médicament dans laquelle on trempe des compresses ou une flanelle dont on environne la tumeur, ou mieux un cataplasme avec la farine de graine de lin cuite·dans une décoction de feuilles de morelle et de jusquiame, auquel on ajoute une forte dissolution d'opium, peuvent calmer ou soulager les douleurs. Mais il est rare qu'un traitement anti-phlogistique, et sur-tout que la saignée, soit admissible, quelles que soient les apparences d'inflammation ; des moyens de cette nature n'agiroient que comme palliatifs , et ne pourroient prévenir la dégénération qui se forme, ou qui a déja lieu pour lors; et ils auroient l'inconvénient très-grave d'affoiblir considérablement le sujet, dès le début d'une maladie dangereuse tout à-la-fois par sa violence et par sa durée.

Lorsqu'il n'y a point de douleurs, ou qu'elles ont été calmées, et pendant ou après le traitement général, lorsqu'on a pu saisir quelqu'indication propre à diriger le choix des remèdes intérieurs, on peut tenter les applications résolutives : ainsi on peut couvrir la tumeur avec les emplâtres de Vigo *cum mercurio*, de savon, de diabotanum, etc.; on peut employer avec ménagement un liniment chargé d'ammoniaque liquide ; des bains avec une légère dissolution de soude ou de potasse, les douches avec les eaux hydro-sulfurées, etc., etc.

Qu'on n'imagine pas cependant qu'il suffise d'un traitement général méthodique, et de quelques applications vagues et banales, pour réussir même simplement à arrêter les progrès de la maladie : le plus souvent ces moyens sont impuissans, et n'empêchent point la dégénération du tissu osseux d'être portée aussi loin qu'elle peut aller; et si les progrès de la tumeur s'arrêtent pendant l'usage de ces moyens, ce changement arrive si souvent aussi sans les secours de la médecine, qu'il est toujours douteux s'il n'est pas plutôt dû à la marche de la maladie et aux efforts de la nature. Nous sommes trop dépourvus de lumières sur l'état des propriétés vitales dans les os, sur l'altération qu'elles ont éprouvée dans les cas dont il s'agit, sur le mécanisme de la formation de ces tumeurs, pour qu'il existe des règles utiles et fondées sur l'expérience, pour le traitement médical de ces maladies : aussi a-t-on pu s'apercevoir que ce qu'on sait là-dessus n'est appuyé que sur des vues et des indications indirectes. Néanmoins, jusqu'à ce que l'observation ait accru la masse de nos connoissances à cet égard, ce seroit manquer aux règles fondamentales de l'art, que de négliger de remplir des indications générales, quand elles existent évidemment, fussent-elles totalement étrangères à l'affection locale.

Comme nous l'avons déja dit, excepté les exostoses récentes, très-peu volumineuses, et dont la nature reste même alors fort incertaine, la résolution des tumeurs de cette espèce est presque impossible; et une légère diminution de la tumeur, son état d'indolence complète, sont les changemens les plus favorables qu'on puisse obtenir, soit qu'ils surviennent spontanément, soit qu'ils soient le fruit des efforts de l'art. Aussi lorsque les choses sont en cet état il seroit imprudent d'entreprendre une guérison plus complète, à moins que la tumeur ne gêne notablement l'exercice de quelque fonction importante.

Dans cette dernière supposition, on ne peut s'empêcher d'attaquer la tumeur elle-même : il est avantageux alors qu'elle présente une base étroite en forme de collet ; dans ce cas, à la faveur de deux incisions semi-elliptiques placées autour du collet, et dont on détache les deux lèvres, on met à découvert le pédicule, on divise circulairement le périoste, et l'on fait la séparation de la tumeur au moyen d'un trait de scie. Si la section de l'os se trouvoit saine, il n'y auroit peut-être pas d'inconvénient à rapprocher les deux lèvres de l'incision ; mais dans le cas où l'on attendroit le développement des bourgeons charnus sur la surface de la section osseuse, la peau que l'on a ménagée devient fort avantageuse à la promptitude de la guérison.

Mais si, au lieu d'être aussi favorablement disposée, la tumeur présente une base large et peu distincte, et si en même temps elle a beaucoup de solidité, comme il arrive ordinairement sous cette forme, l'opération convenable n'est pas d'une aussi grande simplicité : si l'on entreprenoit d'abattre l'exostose par un seul trait de scie, on y emploieroit beaucoup de temps, on éprouveroit de grandes difficultés, et l'on n'obtiendroit qu'une section irrégulière, incomplète, et mal adaptée à la forme des parties qui servent de base à la tumeur ; on sent bien qu'il seroit encore moins convenable d'attaquer la base d'une tumeur osseuse ainsi disposée, avec le ciseau et le maillet. Dans ce cas, un moyen propre à faciliter beaucoup l'opération, c'est d'affoiblir d'abord la tumeur, en pratiquant dans divers points de son étendue des excavations suffisamment nombreuses, avec le trépan perforatif ; ou mieux encore, de placer d'abord plusieurs traits de scie perpendiculaires à la base de l'exostose, et qui se croisant sous divers angles, divisent la tumeur dans le sens de sa hauteur, et la transforment, pour ainsi dire, en plusieurs prolongemens de forme digitale ; il devient ensuite très-facile de scier chacun de ces prolongemens en particulier ; et en procédant de la circonférence au centre, on peut donner à la section totale une forme analogue à celle de la surface qui sert de base à la tumeur, même lorsque cette surface est naturellement convexe, comme au crâne, par exemple. On pourroit abattre quelques-uns de ces prolongemens, au moyen du ciseau et du maillet, en ayant la précaution de faire agir le tranchant du ciseau obliquement, afin d'éviter la violence des secousses. Mais malgré cette précaution, ce procédé est inséparable d'un ébranlement proportionné à la dureté de la tumeur et à l'épaisseur de la pièce osseuse qu'on travaille à emporter ; et cet inconvénient le rend absolument inadmissible dans le traitement des exostoses de la tête, et de beaucoup inférieur à celui de l'ablation par la scie, dans le traitement de ces mêmes tumeurs dans toute autre situation. On a quelquefois employé la couronne de trépan pour les sections préparatoires que nous venons de décrire : on sent qu'en multipliant suffisamment son application, et en la plaçant de manière que les voies rentrent les unes dans les autres, on peut accomplir la division de la tumeur, et la pousser même plus loin qu'il n'est absolument nécessaire ; mais ce procédé qui, à la vérité, a toute la douceur de la scie, est beaucoup plus long, et ne peut pas convenir aux tumeurs qui présentent une épaisseur considérable, à moins d'avoir des couronnes dont le fond soit beaucoup plus élevé qu'il ne l'est dans la construction ordinaire de cet instrument.

Si ces tumeurs ne sont pas extrêmement volumineuses, et si la peau est saine, on peut la conserver, et la diviser par une incision cruciale dont on dissèque les quatre lambeaux. Si, au contraire, la peau a été fortement distendue, ou altérée par le développement d'une tumeur très-volumineuse, on fait l'incision de manière à conserver toute la peau qui est dans l'état naturel, en ne sacrifiant que la portion malade ou excédente ; en sorte qu'après le développement des bourgeons charnus, on puisse ramener facilement les tégumens sur une partie de la plaie, et accélérer ainsi sa cicatrisation.

Quelle que soit l'insensibilité naturelle des os, et celle à laquelle doivent être parvenues les exostoses à l'époque où l'opération que nous venons de décrire est praticable, il ne faut pourtant pas croire que cette opération soit sans danger, et que ses suites doivent être réduites à ce que l'incision et la dissection des lambeaux des tégumens peuvent avoir de douloureux. Un jeune homme qui portoit une exostose dure sur les os du crâne, qui avoit été confié à *Petit* par un personnage d'un rang distingué, et que des chirurgiens peu délicats et curieux d'opérer lui enlevèrent par des manœuvres odieuses, mourut en peu de temps, et dans le délire, après avoir subi, sans utilité, plusieurs applications de la couronne de trépan, au moyen de laquelle on avoit mal-adroitement entrepris de la détruire. La tumeur étoit fort épaisse, et par conséquent l'instrument n'avoit pu pénétrer fort avant; la tête n'avoit subi aucune secousse par le ciseau et le maillet, dont on n'avoit point fait usage. Il n'est point fait mention d'érysipèle, qui succède assez fréquemment aux opérations pratiquées sur la tête, en sorte qu'on ne peut attribuer les accidens qu'aux sections même pratiquées dans l'épaisseur de la tumeur, et bornées au point malade de l'os. Tout extraordinaire qu'il est, ce fait mérite la plus grande attention de la part des praticiens.

Dans l'exostose sphérique, et qui renferme des végétations fongueuses, si la tumeur s'est ouverte spontanément, ou à l'occasion de quelque accident, on peut, à l'imitation de *Petit*, emporter la partie mince des parois de la tumeur au moyen de forts ciseaux ou de la tenaille incisive, faire l'arrachement des fongosités, emporter la base de la tumeur osseuse par le moyen du ciseau ou de la scie, et finir par l'application du feu sur le point de cette même base d'où la fongosité tiroit son origine. On détruit ainsi tout à-la-fois, et le développement maladif de l'os, et le point dont l'altération donnoit lieu à l'hypersarcose. Après l'application d'un tel procédé, il faut s'attendre à des exfoliations; on les favorise par les moyens appropriés, et l'on seconde ensuite convenablement le travail de la cicatrisation.

Lorsque cette espèce d'exostose n'est pas aussi avancée, que les tégumens ne sont point altérés, et que les excroissances fongueuses ne se montrent pas à l'extérieur, la tumeur ressemble tellement à l'exostose dure dont nous venons de parler, qu'il est impossible de ne pas s'y méprendre. Mais on n'est pas long-temps sans être désabusé : dès que le premier trait de scie parvient dans l'intérieur de la cavité, on s'aperçoit bientôt au sang qui s'échappe, que la tumeur n'est pas solide. Dès-lors, en plaçant un second trait de scie à côté du premier, on peut enlever une pièce, et mettre les choses dans l'état où elles seroient si l'ulcération avoit eu lieu.

Si la dégénération du tissu osseux n'est pas très-avancée dans l'exostose cellulaire, ou si elle n'existe pas encore à l'époque où l'opération devient nécessaire et praticable, elle peut être faite par un procédé relatif à la forme de la tumeur : celle-ci peut être extirpée par un trait de scie unique, si sa base est étroite, ou bien après l'avoir divisée perpendiculairement, si sa base est étendue. Dans cet état de simplicité de la tumeur, l'opération est d'une exécution facile, et la légère raréfaction du tissu osseux dans le lieu de la section, favorise le développement des bourgeons charnus, lesquels alors se font moins attendre, et paroissent sans exfoliation. Cependant si leur développement étoit non-seulement prompt, mais encore exubérant, et sur-tout s'ils étoient pâles, lâches, et saignans

au moindre attouchement, il faudroit se mé-
fier des suites : il seroit fort probable alors que
la section auroit été faite dans l'étendue de
la maladie et non pas à sa base. Il seroit à
craindre de la voir se reproduire, et l'application du cautère actuel seroit indiquée.

Mais si l'exostose cellulaire est ancienne et accompagnée de vives douleurs, si le tissu osseux
qu'elle renferme est fort altéré et totalement
dégénéré, si elle est ouverte et les tégumens
ulcérés, si la suppuration qu'elle fournit est
abondante et de mauvaise nature, enfin, s'il y a
complication de carie, de fièvre lente, de marasme et de colliquation, il faut bien se garder
de rien entreprendre contre la maladie locale
elle-même : on ne connoît pas assez son étendue ni sa nature, et le malade est trop affoibli
pour supporter une opération dont on ne peut
prévoir ni l'espèce, ni la gravité. Dans ce cas,
on ne peut songer qu'à l'amputation du membre, et l'on doit se régler, à cet égard, sur
les préceptes établis relativement aux cas où
cette opération est convenable.

ARTICLE II.

De la Périostose, ou Gomme.

La plupart des auteurs ont confondu avec
l'exostose, et décrit sous cette dénomination,
la maladie qui fera le sujet de cet article. Elle
a été plus exactement décrite sous le nom de
gomme ou de tumeur gommeuse, dans les
traités sur la vérole, maladie dont la périostose n'est effectivement qu'un symptôme. Cette

affection consiste dans un engorgement du tissu propre du périoste, accompagné d'une altération spécifique de cette membrane, et quelquefois de la nécrose des lames superficielles de l'os.

Les mêmes points du système osseux que le virus vénérien affecte par une sorte de prédilection, et où l'on voit survenir des exostoses vénériennes, sont aussi ceux où la périostose se développe le plus souvent. Ainsi elle paroît le plus ordinairement sur les os larges, sur la partie la plus compacte des os longs, et sur celles des surfaces de ces derniers qui sont le moins recouvertes de parties molles : on l'observe fréquemment sous les tégumens du crâne, particulièrement à la région frontale et sur la partie antérieure de la région temporale, à la face antérieure du sternum, sur la face externe du radius et sur l'interne du cubitus, à la face interne du tibia, etc.

La périostose ne se borne pas toujours au périoste ; comme nous venons de le dire, l'altération dont cette membrane est le siège, s'étend quelquefois aux lames superficielles de l'os, qui sont frappées de mortification et se séparent dans la suite ; dans un plus grand nombre de cas, l'engorgement a son siège seulement dans les lames superficielles du périoste, et dans le tissu cellulaire environnant.

En examinant attentivement la structure de ces tumeurs et le genre d'altération qu'ont subie les parties qui les forment, on trouve que le périoste et le tissu cellulaire tuméfiés, ont été transformés en une substance homogène, blanchâtre ou grisâtre, pâteuse, assez compacte, dont la coupe ressemble assez bien à celle d'une glande lymphatique engorgée, ou mieux à celle du vieux fromage.

Le virus vénérien est constamment la cause de la périostose; mais ce symptôme syphilitique, dont une contusion, ou toute autre violence extérieure, peut déterminer ou accélérer plus ou moins le développement, ne survient jamais qu'à une époque avancée de la vérole.

Les tumeurs dont il s'agit sont ordinairement précédées de douleurs fixes, plus ou moins vives, ayant souvent la marche et le caractère des douleurs vénériennes, et se faisant sentir plus vivement durant la nuit. L'engorgement survient; il est d'abord médiocre, douloureux au toucher, non circonscrit; sa circonférence se perd insensiblement en se confondant avec la surface osseuse qui lui sert de base; il semble plutôt un relief de cette surface, qu'une tumeur formée par l'engorgement des parties environnantes; il est adhérent, confondu avec l'os, et en paroît inséparable. Si l'on joint à ces caractères, que dans le commencement et quand la tumeur est encore petite, elle paroît dure et incompressible; que l'exostose est un symptôme fréquent de l'affection vénérienne; qu'elle affecte les mêmes parties et qu'elle suit la même marche, on concevra facilement pourquoi on a confondu si souvent la périostose avec l'exostose. Mais en s'accroissant, la périostose présente des caractères propres et évidens : la saillie qu'elle forme devient plus considérable; sa consistance devient pâteuse, molle, sans qu'elle garde cependant l'impression du doigt, et sans qu'on y distingue de fluctuation, du moins tant que la peau conserve son état naturel.

Quelquefois les douleurs cessent, la tumeur reste stationnaire pendant quelque temps, puis elle diminue et disparoît entièrement, soit que cette terminaison par résolution survienne spontanément, ce qui est rare, soit qu'elle résulte d'un traitement méthodique et de la destruction de la cause de la maladie. Il est plus ordinaire qu'après avoir pris un certain accroissement, la tumeur devienne indolente, qu'elle acquière une plus grande dureté, et qu'elle reste dans cet état durant toute la vie ; soit que dans cette terminaison, que l'on pourroit appeler par induration, le périoste reste seul affecté, soit que les lames superficielles de l'os aient éprouvé aussi un certain degré de tuméfaction, et qu'il y ait ainsi tout-à-la-fois exostose superficielle, et périostose endurcie. Enfin, il arrive quelquefois que la peau qui recouvre une périostose s'enflamme ; qu'on distingue dans la tumeur une véritable fluctuation, et que tout annonce qu'elle s'abcède. Dans ce dernier cas, la tumeur s'ouvre spontanément dans un ou plusieurs points de sa surface ; elle laisse échapper une quantité médiocre de pus dont l'issue ne produit presque pas d'affaissement dans la tumeur ; mais le fond paroît jaunâtre et blafard, et au bout d'un certain temps il se présente à l'ouverture un tampon plus ou moins volumineux de substance grisâtre, flétrie, semblable au bourbillon d'un furoncle, ou à l'escarre celluleuse d'un anthrax, et dont l'issue laisse voir l'os dénudé et nécrosé, ou bien un fond formé de bourgeons charnus vermeils, selon que la périostose et la mortification qui en a été la suite, ont affecté toute l'épaisseur du périoste, ou seulement une partie de cette membrane.

Cette dernière terminaison de la périostose est le seul danger qui accompagne cette maladie : lorsque le périoste, engorgé et altéré dans toute son epaisseur, est ainsi frappé de mortification, l'os reste à nu ; peut-être n'est-il pas exempt lui-même de l'action directe de la même cause, et mortifié en même temps dans ses lames superficielles; quoi qu'il en soit, il reste dénudé jusqu'à ce que la nature ait opéré la séparation de la partie morte. Alors les parois de l'abcès se dégorgent, s'affaissent; des bourgeons charnus bien conditionnés garnissent le fond, la cicatrisation commence et s'accomplit, sur-tout si l'on a soin en même temps de combattre la cause qui a donné lieu à la périostose; mais la cicatrice est adhérente à l'os qui a subi une déperdition de substance, et par conséquent reste enfoncée et difforme.

Il est évident que le traitement de la périostose doit consister principalement dans l'emploi des moyens propres à combattre le virus vénérien qui est la cause de la tumeur; et le plus souvent, si la maladie locale n'est pas fort avancée, et sur-tout s'il n'y a pas de symptômes d'inflammation quand on a recours au mercure, la tumeur se termine par résolution, et disparoît dans le cours du traitement; cependant dans des circonstances un peu moins favorables, la résolution de la tumeur ne s'opère que jusqu'à un certain degré, après lequel elle devient indolente, dure, stationnaire, et présente les caractères de l'induration; sorte de guérison qui n'est pas moins solide, et qui n'a d'autre inconvénient que celui de la difformité quand la tumeur est située dans un lieu apparent. Mais le traitement général est inefficace lorsqu'il n'est entrepris qu'après que les symptômes de l'inflammation se sont déja déclarés dans la périostose : la tumeur n'en suit pas moins alors la marche que nous avons exposée ci-dessus. Pour prévenir cette terminaison fâcheuse, il importe de combattre l'inflammation par des moyens locaux et par le régime, en même temps que l'on travaille à la destruction de la cause par le traitement général : l'application de cataplasmes émolliens et anodins est très-convenable dans ce cas ; et lorsque la sensibilité de la tumeur a totalement disparu, que l'inflammation est entièrement dissipée, on peut faire des applications résolutives, que l'on peut combiner avec les substances qui jouissent de vertus spécifiques appropriées à la nature de la cause. Ainsi on couvrira la tumeur d'un emplâtre fait avec un mélange des emplâtres de vigo *cum mercurio* et de savon ; on fera tous les deux jours une friction locale avec un scrupule ou un demi-gros d'onguent mercuriel, etc. Quelques auteurs conseillent, dans ce dernier cas, l'application sur la tumeur de vésicatoires volans. Ce moyen peut avoir réussi à titre de résolutif ; mais son emploi n'est pas exempt de danger à cause de l'inflammation qu'il peut occasionner, et que, comme on vient de le voir, on doit s'attacher à prévenir et à combattre par les moyens les plus puissans.

Si, faute d'avoir employé à temps le traitement que nous venons d'exposer, ou pour toute autre raison, l'inflammation de la tumeur et la mortification du périoste n'ont pu être ni prévenues, ni combattues avec succès, on doit attendre le moment où la fluctuation sera bien évidente pour donner issue au pus, à la faveur d'une ouverture médiocre faite avec le bistouri. Ce procédé est préférable à l'application de la potasse caustique, dont l'usage est toujours accompagné de douleurs atroces, quand on l'emploie sur des parties enflammées. Après la chûte de l'escarre formée par la mortification du périoste, si l'os est à nu et nécrosé, on attend que la nature ait opéré la séparation du séquestre, et l'on favorise ensuite la cicatrisation de l'ulcère.

ARTICLE III.

Du Spina-Ventosa.

La maladie qui va faire le sujet de cet article étoit inconnue aux anciens : c'est sans fondement que quelques auteurs ont prétendu qu'on pouvoit en reconnoître la description dans les écrits d'*Hippocrate* ; quelques passages obscurs ne renferment pas un sens assez positif pour être rapportés au *spina-ventosa* ; et ce qu'*Hippocrate* dit de certaines altérations organiques des os, dont les commentateurs ont rendu les dénominations par les mots latins *sideratio*, *gangræna*, *teredo*, etc., se rapporte bien plutôt à la dénudation, à la carie ou à la nécrose. *Celse* paroît désigner plus positivement cette maladie, mais ce qu'il en dit est encore fort obscur. Les Arabes lui consacrèrent une dénomination particulière, et le nom par lequel ils la désignèrent fut traduit en latin par les mots *ventum spinæ*, *spinæ ventositas*, *ventum* ou *flatum spineum*, et *spina-ventosa*. Cependant on voit par la description qu'ils en donnent, et sur-tout par leurs préceptes relatifs au traitement, qu'ils étoient loin d'en avoir une idée exacte, et que quoiqu'elle leur fût connue, ils la confondoient évidemment avec d'autres maladies (1).

On entend par *spina-ventosa* une affection des os cylindriques, dans laquelle les parois du canal médullaire subissent une distension lente, successive, quelquefois énorme, en même temps qu'elles sont considérablement amincies et même percées dans plusieurs points, ou que leur tissu éprouve une raréfaction singulière;

---

(1) Pour prouver ces deux assertions, il suffira de rappeler ici quelques passages d'*Avicenne. Ex ger. crem. vers.*, lib. IV, fen. 5, tr. 1, c. 9, *de ventositate spinæ et corruptione ossis :*

« *Ventositatis spinæ causa sunt humores acuti, pene-*
» *trantes in os, et corrodentes ipsum.* »

C. 10, *signa corruptionis ossis :*

« *Cùm ossi accidit corruptio, vides carnem super*
» *ipsum mollescere, et mollem fieri : et incipit in vià*
» *fœtoris et virtus : et penetrat per eam tenta facillimè*
» *ad os.... Et invenit rem non firmam in se ipsá, imò*
» *habentem fracturam, aut putrefactionem.* »

C. 11, *Curatio ejus :*

« *.... Si corruptio fuerit de illis quas non sanat nisi*
» *abscissio,... scias locum in quo oportet ut incidatur ;*
» *ita ut revolvatur tenta usquequo consequatur locum*
» *in quo invenit adhærentiam ossis ultimam : quoniàm*
» *illic est terminis.* »

C. 12, *modus serrandi os corruptum :*

« *Elevetur caro ab eo osse ita ut ponat in extremitate*
» *ejus filum, cum quo tendatur ad superiora. Tendat*
» *cum eo membrum aut aliud ex illo loco ad inferiora ,*
» *ut non associentur ci dentes, et serra ipsum... Quod*
» *si partes ossis corrupti fuerint proximæ juncturæ, tunc*
» *extrahe ipsum ex juncturá*, etc., etc. »

maladie dont le siège primitif paroît résider dans la cavité médullaire.

Beaucoup d'auteurs ont défini cette maladie, un gonflement des os avec corruption intérieure. Mais si, par le mot impropre et vague de corruption, il faut entendre la carie des parois de la cavité médullaire, nous verrons bientôt que cette définition est inexacte : la carie, il est vrai, accompagne souvent un degré fort avancé du *spina-ventosa*; mais ce n'est là qu'une complication, sans laquelle la maladie subsiste probablement long-temps, et non une circonstance propre, et encore moins la cause du *spina-ventosa*, ainsi qu'on l'a pensé. D'autres l'ont considéré comme une affection particulière de la moëlle, dont la distension des parois du canal qui la renferme, seroit la conséquence. Mais on voit facilement que cette idée mécanique ne s'accorde pas avec le résultat de l'observation : ou l'affection de la moëlle amèneroit la carie ou la nécrose; et, dans ce cas, on devroit trouver constamment l'une ou l'autre de ces deux affections à l'intérieur du *spina-ventosa*, quelle que fût l'époque de sa durée à laquelle on auroit occasion de l'examiner; ou bien la moëlle engorgée et tuméfiée agiroit simplement par compression, et useroit les parois du canal médullaire, pour se montrer à l'extérieur et sous les tégumens, à la manière des fongus de la dure-mère, des anévrismes, et de toutes les autres tumeurs qui ont la propriété de détruire les os qui leur opposent de la résistance; mais, dans ce cas, il n'y auroit point d'altération organique dans les os, point de distension, de raréfaction de leur tissu, seulement une *abrasion*, une perte de substance plus ou moins étendue : or, on n'observe rien de tout cela.

Quelques auteurs, et notamment *J. L. Petit*, ont confondu cette maladie avec l'exostose, et ont considéré ces deux affections et la carie, comme des variétés, ou plutôt comme des nuances du même genre de maladies. Nous avons déja vu en quoi l'exostose et la carie diffèrent entr'elles, et nous verrons bientôt en quoi celle-ci diffère des deux autres, et qu'elle mérite une description particulière.

M. A. Severin, considérant une variété de cette maladie à laquelle les enfans sont particulièrement sujets, a voulu changer la dénomination de *spina-ventosa* pour celle de *pædarthrocace* : mais quoique la douleur aiguë que le mot *spina* semble désigner ne soit pas constante, et que l'air ou la matière lymphatique dont la dénomination arabe supposeroit la tumeur remplie, soit une de ces allégations dépourvues de toute espèce de fondement, la dénomination proposée par *Severin* n'en est pas moins vicieuse, en ce qu'elle suppose que la maladie qu'elle désigne n'a lieu qu'aux pieds des enfans, et qu'elle ne se rapporte qu'à une espèce particulière.

L'observation démontre qu'il existe deux espèces bien distinctes de *spina-ventosa* : l'une familière aux enfans, et jusqu'à l'âge de puberté, affecte les os du métacarpe, ceux du métatarse et les phalanges, dépend évidemment du vice scrofuleux, s'annonce, se développe et subsiste long-temps sans douleur, ou n'est accompagnée que de douleurs médiocres, et se termine fréquemment par la nécrose d'une partie de l'os affecté. Les seuls symptômes que cette première espèce présente, sont un gonflement dur et fusiforme de presque tout l'os malade, sans altération sensible des parties molles environnantes, précédé de douleurs sourdes, et quelquefois même indolent. Les mouvemens de la partie affectée se conservent longtemps, et ils n'éprouvent quelque gêne que lorsque la tuméfaction de l'os est devenue suffisante pour détourner notablement les tendons de leur direction naturelle, ou pour déformer les surfaces articulaires, ce qui arrive rarement. Les progrès de la maladie et la distension à laquelle les parties molles sont exposées, amènent leur ulcération, laquelle correspond toujours à quelqu'ouverture du cylindre osseux développé, et permet d'introduire une sonde dans la cavité que l'os renferme. L'ouverture extérieure devient fistuleuse, et laisse suinter long-temps une quantité médiocre de matière purulente séreuse mal élaborée ; cependant la partie reste indolente, la constitution du sujet ne s'altère pas, et s'il parvient ainsi à l'époque de la vie où la nature fait ordinairement des efforts salutaires contre le vice scrofuleux, cette espèce de *spina-ventosa* peut guérir par la nécrose d'une partie de l'os altéré : alors le séquestre se sépare, le reste des parties osseuses s'affaisse, la résolution s'opère, et la maladie se termine par une cicatrice enfoncée, adhérente et difforme.

La seconde espèce, heureusement plus rare, mais beaucoup plus grave, affecte plus fréquemment les sujets adultes, et se développe le plus souvent près des extrémités des os longs et cylindriques des membres : l'humérus, les deux os de l'avant-bras, mais sur-tout le fémur et le tibia, en sont le siège le plus ordinaire. Elle est souvent précédée par des douleurs aiguës, persévérantes, que les malades comparent à l'action d'une épine ou de tout autre instrument aigu, qu'ils rapportent à la partie la plus profonde du membre, et qui subsistent long-temps avant qu'il se manifeste aucune tuméfaction. Quelquefois cependant la tumeur paroît, se développe peu-à-peu, et parvient même à un volume très-considérable, sans qu'il se manifeste des douleurs, ou du moins que de très-obscures. Dans tous les cas, lorsque la tumeur paroît, elle occupe toute la circonférence de l'os ; sa dureté et son incompressibilité ne permettent pas de méconnoître sa nature osseuse, mais elle est inégale, et la compression n'y excite point de douleur.

Quelquefois, parvenue à un volume qui double ou qui triple le volume naturel de l'os, la tumeur cesse de faire des progrès, ne cause plus de douleurs, ne gêne point les mouvemens du membre, reste stationnaire et subsiste ainsi toute la vie, sans altérer les parties molles, qui s'accoutument peu-à-peu à la distension qu'elles ont subie. Mais il est bien plus ordinaire qu'elle continue à croître, et qu'elle parvienne lentement à un volume énorme en conservant ses inégalités, ou en en acquérant de nouvelles. La plupart des éminences, des montuosités qui se remarquent sur la surface de la tumeur, sont formées par l'os lui-même, et présentent toute la consistance du tissu osseux ; mais quelques-unes de ces saillies n'offrent pas la même dureté ; on y distingue, par le toucher, une sensation qui n'est comparable ni à la rénitence que fait éprouver la collection d'un liquide renfermé dans une cavité dont les parois sont élastiques, ni à la souplesse que l'on remarque dans les tumeurs formées par le développement fongueux des parties molles; cette sensation équivoque laisse dans le doute si les points où on la remarque sont moins solides que ceux des saillies vraiment osseuses. Cependant, dans ces mêmes points, la peau s'enflamme; il survient des ulcérations qui donnent issue à une quantité médiocre de matière purulente ou ichoreuse de mauvaise nature; la tumeur, loin de s'affaisser, s'accroît de nouveau; les ulcérations deviennent fistuleuses; elles répondent toujours à quelque ouverture des parois du cylindre osseux développé; une sonde pénètre facilement dans l'intérieur de la tumeur, tantôt en traversant une substance spongieuse et comme lardacée, tantôt sans éprouver aucune résistance et en s'égarant, pour ainsi dire, dans une cavité irrégulière et plus ou moins ample. Parvenue à ce degré, la maladie locale exerce une influence funeste sur la constitution du sujet : les bords des ouvertures fistuleuses se dépriment et se renversent vers l'intérieur de la tumeur; il en découle une matière tous les jours plus copieuse et plus fétide; la fièvre, qui survient ordinairement à l'époque où les ulcérations s'établissent, mais qui est encore passagère et irrégulière, devient alors continue et prend le caractère d'hectique; les douleurs deviennent continuelles et quelquefois intolérables, le sommeil et l'appétit se dérangent et se perdent, la consomption se prononce, et le malade succombe à l'épuisement et à la colliquation.

Nous manquons de recherches d'anatomie

pathologique, propres à faire connoître la structure des tumeurs dont il s'agit. On a pris grand soin de conserver dans les cabinets de pièces pathologiques, des dessins représentant la forme du membre dans son entier, et l'os altéré traité par la macération ou par tout autre procédé, mais dépouillé de toutes les parties molles. Cependant, quoiqu'il fût bien intéressant de connoître le genre d'altération que le tissu osseux avoit subie, on ne peut disconvenir qu'en se bornant à étudier ainsi le *spina-ventosa*, pour ainsi dire, sur son squelette, on ne se soit privé de lumières importantes, qui seroient résultées de l'examen attentif de la structure intérieure de la tumeur, et de l'espèce d'altération que la moëlle a éprouvée. Il résulte de ce que l'on sait sur l'altération de l'os lui-même, que sa substance ne paroît subir aucune déperdition apparente ; elle semble même, dans quelques cas, avoir reçu des additions considérables. Toujours la substance propre de l'os, dans sa partie compacte, semble avoir éprouvé une raréfaction singulière, à la faveur de laquelle les parois du cylindre osseux ont pu, tantôt souffrir une distension et un amincissement considérables qui les ont portées à une très-grande distance du centre de la cavité médullaire ; en sorte que ces mêmes parois se trouvent converties en celles d'une cavité globuleuse ou fusiforme plus ou moins irrégulière, interrompues par un nombre plus ou moins considérable d'ouvertures à bords arrondis, et de grandeur variée, et dont la face interne présente des saillies ou pointes aiguës plus ou moins prononcées : tantôt, au contraire, les parois du cylindre médullaire ayant subi une distension telle que nous venons de la dépeindre, représentent une tumeur dont la superficie est formée par une croûte épaisse, plus ou moins solide, et interrompue par un nombre plus ou moins grand d'ouvertures, mais dont l'intérieur est occupé par une substance celluleuse formée de lames osseuses d'une ténuité extrême. Dans d'autres cas, le cylindre médullaire a subi une distension médiocre, mais sensible ; ses parois semblent avoir été portées inégalement loin du centre de la cavité, en sorte qu'elles présentent à l'extérieur des espèces de bosses, et à l'intérieur des fosses correspondantes, à l'instar de la conformation du crâne ; en même temps ces mêmes parois sont amincies, et leur réduction paroît dépendre de la raréfaction de leur tissu, dont les lames se sont isolées en se jetant en dedans et en dehors, et forment, de l'un et de l'autre côtés, un tissu aréolaire, que l'on distingue bien du reste en fendant la pièce verticalement. Enfin, dans quelques circonstances, le tissu de l'os altéré de l'une des manières indiquées, se trouve en même temps embrassé à l'extérieur par une masse cartilagineuse qui soulève inégalement le périoste sans l'altérer, et dans l'épaisseur de laquelle se sont développées des productions osseuses nouvelles, de forme irrégulière et bizarre, disposées en manière de rayons, et dirigées du point de l'os altéré vers la périphérie de la masse cartilagineuse, de volume varié, et quelquefois capillaires, les unes très-dures, les autres grenues, et d'autres à moitié solides et très-flexibles, et dont quelques-unes sont complètement isolées et séparées de l'os malade ;

par un grand intervalle; tandis que d'autres sont en contact, ou même réunies avec l'os primitif, dont on les distingue cependant sans peine par la différence du tissu, de la forme, de la couleur et de la consistance. Une circonstance remarquable et singulière de toutes ces altérations, c'est que, malgré qu'elles commencent ordinairement près des extrémités des os longs, elles ne font jamais que des progrès très-lents vers les surfaces articulaires; qu'elles n'affectent même jamais ces surfaces elles-mêmes; en sorte que les mouvemens se conservent long-temps dans l'articulation voisine de la maladie, tandis que le développement extrême de cette dernière semble envahir l'extrémité de l'os, et dérobe complètement au toucher les rapports articulaires.

Dans cet état de raréfaction et d'altération du tissu osseux, l'os conserve le plus souvent assez de solidité pour supporter le poids du corps et pour résister aux efforts les plus considérables; aussi, lorsque d'ailleurs les progrès de la maladie ont laissé assez de forces au malade, et qu'il n'y a point des douleurs vives, il n'est pas rare de voir les sujets affectés de la sorte, se livrer encore à des exercices pénibles, et que le volume de leur tumeur rend étonnans.

La carie de quelques points de l'intérieur de la tumeur osseuse, ou du contour de ses ouvertures, accompagne quelquefois le *spina-ventosa*. Mais si l'on considère que cette altération de l'os n'est pas commune, qu'elle ne se présente jamais que sur des *spina-ventosa* très-volumineux et qui sont ulcérés, on sentira, comme nous l'avons déja observé, que la

carie n'est point une circonstance essentielle
du *spina-ventosa*, mais seulement une complication, qui tient à des causes inconnues, mais
certainement accidentelles.

A en juger par un petit nombre d'observations que les auteurs ont détaillées avec un peu
plus de soin, et par quelques-unes qui nous sont
propres, il paroît que l'intérieur de la tumeur
est formé par la membrane médullaire, altérée
et transformée, tantôt en une substance rougeâtre semblable aux tumeurs ou développemens
fongueux, tantôt en une substance jaunâtre,
grisâtre, lardacée, exhalant une odeur rance,
et ressemblante à du vieux fromage, ou à du
plâtre ramolli, ou à la matière contenue dans
les tubercules scrofuleux.

D'après ce que nous venons de dire, on voit
facilement qu'on ne peut admettre aucune idée
mécanique dans l'image que l'on chercheroit à
se former du procédé par lequel ces tumeurs
se développent ; que l'état dans lequel se trouvent le tissu osseux et l'organe médullaire,
suppose un ramollissement du premier, et une
affection simultanée de l'un et de l'autre. Mais
que de recherches il reste à faire! que démon-
treroit, par exemple, une injection poussée
dans les vaisseaux du membre? En quel état
se trouveroient ces organes considérés dans la
tumeur? Quels principes les réactifs chimiques
démontreroient-ils dans l'os altéré et dans les
parties molles contenues dans la tumeur? En
quel état trouveroit-on l'os et les enveloppes
de la moëlle considérés à diverses époques de
la maladie? Que devient la portion d'os conservée dans le *spina-ventosa* des enfans, guéri
spontanément à la faveur de la nécrose? etc.

Quant aux parties molles, celles qui entourent la superficie du *spina-ventosa*, subissent une distension et un amincissement proportionnés au volume de la tumeur. Elles se confondent entr'elles dans la suite, à la faveur de l'inflammation dont elles deviennent le siège, lorsqu'il survient des ulcérations. Mais, comme nous l'avons déja observé, les mouvemens du membre se conservent long-temps, et par conséquent les muscles conservent, jusqu'à une époque fort avancée de la maladie, la faculté de se contracter, malgré l'amincissement prodigieux qu'ils subissent.

Il est évident que le *spina-ventosa* qui affecte les os des pieds ou des mains dans les jeunes sujets, dépend constamment du vice scrofuleux : il est toujours accompagné des traits de la constitution qui annoncent ce vice; il l'est souvent d'autres symptômes familiers à ce même vice ; il suit la même marche que ces derniers, guérit spontanément dans les mêmes circonstances, etc. Celui qui attaque principalement les adultes, est souvent accompagné ou précédé de symptômes de scrofules, ou de quelque circonstance qui annonce l'existence du vice scrofuleux. On a considéré la vérole comme pouvant donner lieu au *spina-ventosa*, mais on ne voit pas que le traitement anti-vénérien ait jamais réussi à arrêter les progrès de cette maladie, comme on le voit pour l'exostose, par exemple, quand elle dépend de cette cause, ainsi qu'il arrive le plus souvent. Jusqu'à quel point le virus psorique, la répercussion des dartres, le rhumatisme, la suppression des anciens ulcères, les crises des maladies internes, et sur-tout les violences extérieures, les coups, les chûtes, etc., peuvent-ils être considérés comme des causes du *spina-ventosa?* L'impossibilité où l'on est souvent de déterminer la véritable cause de cette maladie, aura, sans doute, porté plus d'une fois les auteurs et même les praticiens, à l'attribuer à des circonstances qui lui étoient absolument étrangères, et qui n'avoient d'autre rapport avec elle, que d'avoir précédé son développement.

Nous ne pourrions rien ajouter, touchant le diagnostic de cette maladie, à ce que nous avons dit en décrivant sa marche et en traçant son histoire. Nous observerons seulement ici qu'elle est fort difficile à distinguer dans son principe, sur-tout quand elle a lieu dans un os environné d'un grand nombre de parties molles, comme le fémur, par exemple. Quoique le *spina-ventosa* diffère de l'exostose, en ce que cette dernière est circonscrite et bornée à un point de la circonférence de l'os, tandis que le premier en occupe tout le contour, néanmoins il est aisé de les confondre alors, tant à cause des inégalités que le *spina-ventosa* présente dès son origine, que parce que l'épaisseur des parties molles empêche de bien juger de l'étendue et de la forme de la tumeur. La difficulté est bien plus grande lorsqu'il n'y a encore que des douleurs plus ou moins aiguës, et que l'engorgement ou la tuméfaction de l'os n'existe pas, ou que ce symptôme est presque nul. Il est une autre altération organique des os, avec laquelle il seroit aisé de confondre le *spina-ventosa*, même à une époque avancée de cette dernière affection, si l'on se contentoit de rapprocher leurs symptômes présens : l'ostéosarcome se présente, comme le *spina-ventosa*, sous la forme d'une tumeur volumineuse, de la consistance du tissu osseux lui-même, et quand nous aurons donné la description de cette maladie, on sera convaincu qu'il existe entre les deux plus d'un trait de ressemblance; mais la marche comparative de l'une et de l'autre peut les faire distinguer : le *spina-ventosa* a une marche essentiellement lente et chronique ; plusieurs années sont nécessaires à son entier développement. L'ostéo-sarcome, au contraire, a une marche qui, quoiqu'absolument lente, est beaucoup plus rapide que celle du *spina-ventosa*; il arrive à son terme funeste en bien moins de temps ; il est toujours accompagné de douleurs beaucoup plus aiguës et plus constantes.

Le *spina-ventosa* qui affecte les enfans est le moins grave : il fait ordinairement des progrès médiocres ; il n'altère jamais la constitution, et il guérit souvent par les seules forces de la nature. Celui qui affecte les adultes est plus ou moins dangereux, selon l'âge et la constitution du sujet, la situation de la maladie dans un point du membre plus ou moins rapproché du tronc, et les progrès qu'elle a déja faits. Rarement, dans son origine, cette maladie est-elle accompagnée de symptômes assez graves pour exposer les jours du malade; elle subsiste ensuite long-temps sans causer de grandes douleurs, et elle ne devient périlleuse que lorsque l'ulcération est survenue. Cette maladie ne pouvant être guérie que par l'amputation du membre, elle est bien plus à craindre, toutes choses égales d'ailleurs, lorsqu'elle s'est développée dans un point très-rapproché du tronc; ses progrès peuvent même s'étendre à un tel point, qu'ils rendent cette ressource im-possible.

Comme il arrive toujours dans les maladies dont la nature et les moyens de guérison sont inconnus, on a proposé un grand nombre de méthodes de traitement pour le *spina-ventosa*: *Boërhaave* proposoit des boissons abondantes, dont l'usage devoit être suivi de l'emploi des sudorifiques, de fumigations spiritueuses conduites sous les couvertures du malade par le moyen d'un tube, de manière à provoquer des sueurs copieuses, et il recommandoit en même temps les frictions, les purgatifs répétés de temps en temps, etc. D'après l'autorité de ce médecin célèbre, on a répété, sans preuves suffisantes, que les bois sudorifiques étoient d'une grande utilité dans le traitement de cette maladie. Mais on voit bien que l'utilité de cette méthode n'étoit point fondée sur l'expérience, mais bien sur le système mécanique qui régloit les procédés de *Boërhaave*; et si l'on croit avoir obtenu des succès dans quelques cas où la maladie étoit encore dans son principe, comment s'assurer que l'on n'aura point confondu avec le *spina-ventosa* quelqu'exostose commençante, ou même quelque périostose?

Quelques auteurs ont prescrit de découvrir le *spina-ventosa* dès son origine, par des incisions convenables; de pénétrer à travers ses parois au moyen du trépan perforatif ou de la couronne, de se frayer ainsi une voie assez ample jusques dans sa cavité, pour porter ensuite dans cette dernière des médicamens excitans, comme la teinture de myrrhe, celle d'aloës, etc., ou même le cautère actuel. Mais d'abord, il faudroit qu'il fût toujours possible de distinguer le *spina-ventosa* lorsqu'il n'a fait encore que peu de progrès, et nous avons vu qu'il étoit trop aisé de le confondre avec l'exostose, pour qu'un praticien prudent puisse, sans risquer de se tromper, se permettre une opération aussi douteuse : en second lieu, quelles indications se proposeroit-on ? L'expérience a démontré que les applications excitantes réussissent quelquefois dans le traitement de la carie ; mais a-t-elle prononcé de même relativement au *spina-ventosa?* Pour peu qu'on y réfléchisse, on verra bientôt que les anciens n'avoient tant recommandé les applications excitantes dans toutes les affections organiques des os où leur propre substance étoit à nu, que parce qu'ils avoient observé la guérison de la carie par ces procédés ; sa transformation en nécrose, et la séparation du séquestre, qu'ils attribuoient aux vertus de leurs médicamens. Faute d'avoir pu distinguer les diverses espèces de ces affections, ils ont étendu à toutes, les procédés qui leur réussissoient dans quelques-unes. Les modernes ont fortifié l'erreur en ajoutant leur propre autorité à des opinions dépourvues de preuves, et dont ils ne s'étoient pas donné la peine d'approfondir les motifs. Mais a-t-on jamais guéri le *spina-ventosa* par des procédés semblables ? Il faut en revenir à la question fondamentale ; les maladies qu'on a traitées de la sorte étoient-elles bien le *spina-ventosa ?*

Quant à l'usage du cautère actuel, il faudroit, pour en tirer parti dans ce cas, pouvoir détruire par son moyen toute la circonférence de l'os, puisque la maladie ne reconnoît pas d'autres bornes. Les expériences faites à dessein, sur les animaux vivans, et qui ont éclairci une foule de doutes relatifs à la nécrose, ont prouvé que l'on pouvoit mortifier, par le moyen du feu, la totalité de l'épaisseur d'un cylindre osseux, et que la nature s'occupoit ensuite tout à-la-fois de la séparation du séquestre et d'une reproduction osseuse qui remplaçoit la portion d'os perdue. Mais ces mêmes expériences ont prouvé aussi que cette opération est très-grave; un grand nombre d'animaux sont morts avant la fin du travail subséquent de la nature. Cette opération auroit-elle des résultats moins funestes pour l'homme, sur-tout employée à une époque de la maladie où cette dernière a acquis un grand développement? Nous ne le pensons pas. Nous ne croyons pas non plus que l'on puisse regarder comme des expériences faites à cet égard, certains faits où l'on s'est conduit ainsi, et où l'on a fait l'application du feu après avoir pénétré dans la tumeur : ces opérations sont, en général, narrées avec trop peu de soin et de détail, et, comme nous l'avons observé, certaines exostoses ressemblent trop au *spina-ventosa*, pour que l'on puisse compter sur de pareilles observations. Le procédé que la nature emploie pour amener la guérison du *spina-ventosa* qui survient aux os des pieds et des mains des enfans, paroîtroit donner un certain poids au procédé opératoire dont il s'agit ; il sembleroit même que puisqu'il suffit à la nature d'opérer la mortification et la séparation d'une partie de l'os affecté, pour procurer une guérison totale et complète, ce seroit l'imiter que de produire artificiellement la nécrose d'une partie

des parois osseuses de la tumeur et de son contenu : mais ne nous y trompons pas , la nécrose
et la séparation du séquestre ne sont que le
résultat apparent des efforts médicatifs de la
nature ; efforts qu'elle ne fait jamais qu'à une
époque déterminée et destinée à des révolutions
importantes pour le reste de la vie ; efforts qui
intéressent toute la constitution , et dont il ne
nous est pas donné de pénétrer ni les moyens ,
ni le mécanisme , ni les résultats ultérieurs.
Connoît-on les principes sur lesquels la nature
choisit , pour ainsi dire , entre la portion d'os
qui doit être mortifiée , et celle qui peut être
conservée ? A-t-on étudié et sait-on bien en
quoi consistent les changemens que subit la
portion d'os conservée pour recouvrer ses propriétés naturelles , ou du moins pour être pré-
servée des progrès ultérieurs de la maladie ?
Par quels moyens l'art pourroit-il s'éclairer
dans ce même choix , et assurer ces mêmes
changemens ? Si l'expérience n'a point encore
éclairci ces doutes, il faut convenir franche-
ment que l'on ne connoît pas encore une méthode de traitement convenable au *spina-ventosa.*

Tant que la maladie n'intéresse point la constitution et ne menace point les jours du malade ,
l'art est réduit à des secours palliatifs : on doit
se borner à des applications sédatives , et s'attacher ainsi à combattre seulement la violence
des douleurs , quand elles existent. Peut-être
ce procédé est-il le plus raisonnable et le plus
efficace jusqu'ici, pour s'opposer indirecte-
ment aux progrès de la maladie. Quoi qu'il
en soit , on remplit cette indication évidente ,
par le moyen de fomentations avec une décoc-

tion de feuilles de morelle, de jusquiame, de têtes de pavot blanc, etc., à laquelle on peut ajouter une certaine quantité d'opium, s'il est jugé nécessaire, et dans laquelle on trempe des flanelles dont on enveloppe la tumeur et le membre affecté.

Quelque pressans que paroissent les symptômes de l'ulcération prochaine de la tumeur, il n'est jamais utile d'ouvrir les points dans lesquels elle paroît devoir survenir : la distension des parties molles dépend moins de l'accumulation de la matière, qui, comme nous l'avons dit, est toujours en quantité médiocre, que des progrès de la maladie elle-même et de l'accroissement de la tumeur, dont l'affaissement ne succède jamais à l'ulcération. D'un autre côté, les accidens généraux faisant des progrès bien plus graves et plus rapides après que l'ulcération est survenue, et l'art n'ayant aucun moyen de la prévenir, les choses doivent être entièrement livrées à la nature.

Mais lorsque le *spina-ventosa* est parvenu à un degré considérable de développement ; lorsqu'il est percé de plusieurs ouvertures fistuleuses ; lorsque l'air a pénétré ainsi dans son intérieur, et qu'en même temps les douleurs se sont renouvellées ; que l'écoulement ichoreux, fétide et abondant qui s'en échappe affoiblit le malade ; enfin, lorsque la fièvre hectique, l'insomnie, le dégoût le consument, et font présager la colliquation et la mort, il est évident que l'amputation du membre est indiquée, et qu'elle doit être pratiquée sans délai pour sauver les jours du malade. Il ne faudroit même pas attendre une époque aussi avancée pour recourir à ce parti, dans les cas où la tumeur

située près du tronc s'étendroit en s'en rapprochant; les progrès de la maladie pourroient
bien rendre cette ressource inutile et impossible
dans la suite. Mais dans les cas où le *spina-
ventosa* attaque l'un des os du pied ou de la
main, et avant l'âge de la puberté, sur-tout
s'il est accompagné de signes évidens de scrofules, on doit d'autant moins se presser de re-
trancher la partie malade, qu'elle n'altère point
la constitution, et que la nature réussit souvent, comme nous l'avons dit, à opérer la guérison. On peut seconder ses efforts dans ce cas,
par le moyen d'un régime et d'un traitement
médical appropriés au vice scrofuleux.

A R T I C L E IV.

De l'Ostéo-Sarcome.

On doit entendre par ostéo-sarcome, une
altération du tissu osseux dans laquelle, après
avoir éprouvé une distension plus ou moins
considérable, la substance de l'os dégénère et
se transforme en une substance variée, mais
plus ou moins analogue à celle du cancer des
parties molles; tandis que les symptômes locaux
et généraux présentent une ressemblance encore plus frappante avec ceux de cette dernière
maladie.

On a décrit sous cette dénomination, sous
celles d'ostéo-sarcose, de carnification des os,
divers cas d'altération organique des os, dans
lesquels le véritable ostéo-sarcome se trouvoit
compliqué avec d'autres affections, et notamment avec le *spina-ventosa;* et quelques exem-

ples de cette dernière complication ont été décrits sous la dénomination assez exacte d'ostéo-stéatome. Mais ces complications doivent rentrer dans le cadre des espèces d'altérations que nous avons décrites précédemment dans leur état de simplicité, et nous réserverons la dénomination d'ostéo-sarcome pour la dégénération du tissu osseux qui paroît se rapprocher le plus de l'altération et de la marche propres au cancer.

Tous les os paroissent sujets à cette maladie; cependant on l'a observée plus fréquemment aux os de la face, à ceux de la base du crâne, aux os longs des extrémités, et sur-tout à l'os de la hanche ou innominé, qui est peut-être de tous les os du corps celui qui en est affecté le plus souvent.

En observant attentivement ce qui se passe dans le développement de l'ostéo-sarcome, on s'assure qu'il existe deux espèces bien distinctes de cette maladie, identiques cependant quant à leur nature, mais qui diffèrent par l'ordre dans lequel les organes qu'elle dénature sont affectés : dans l'une, l'ostéo-sarcome est l'effet de l'extension successive des progrès par continuité d'une affection cancéreuse qui a commencé dans les parties molles environnantes, comme on l'observe, par exemple, dans les os qui forment les parois des fosses nasales, et sur-tout dans le maxillaire supérieur, lorsqu'ils dégénèrent à la suite d'un polype dur et cancéreux, qui a d'abord subsisté long-temps isolé et sans autre affection locale. Dans la seconde espèce, l'os est le siège primitif de la maladie; son propre tissu dégénère, et les parties molles environnantes ne partagent la même espèce d'altération que successivement et d'une manière secondaire.

Dans tous les cas, l'ostéo-sarcome s'annonce par des douleurs vives, aiguës, profondes, qui subsistent quelquefois long-temps avant qu'il se manifeste aucune tuméfaction. Ces douleurs redoublent quelquefois avec des élancemens, et altèrent déja sensiblement la constitution, quoiqu'il ne paroisse encore aucun changement dans la forme du membre affecté. La tuméfaction survient; elle occupe toute la circonférence du membre; sa profondeur et sa dureté indiquent assez sa nature et son siège; elle est inégale, comme bosselée; la compression n'y apporte aucune diminution, et n'augmente pas les douleurs dont elle est le siège, et les parties molles environnantes sont encore dans leur état naturel. Cependant la tumeur s'accroît plus ou moins rapidement, et avec elle les douleurs, qui gardent toujours plus ou moins le caractère de lancinantes; les parties molles distendues et affectées par les progrès de la maladie, s'engorgent, deviennent elles-mêmes le siège de douleurs de la même nature; quelquefois la peau s'enflamme et s'ulcère, et dans ce cas, qui est fort rare, l'ulcération prend le caractère et l'aspect cancéreux. La fièvre lente se déclare et prend de l'intensité, l'insomnie causée par la violence des douleurs que l'opium ne calme qu'avec peine et momentanément, le dégoût, etc. minent insensiblement les forces, amènent le marasme, le dévoiement colliquatif, l'épuisement et la mort.

La marche et la durée de l'ostéo-sarcome sont variables : quelquefois après des douleurs extrêmement violentes qui ont marqué son début, la maladie semble ralentir ou même suspendre totalement sa marche, de manière que les malades peuvent subsister long-temps dans un état de calme bien différent de ce qu'il étoit naturel de craindre, sans cependant qu'ils puissent être considérés comme guéris. Mais le plus ordinairement il est aisé de prévoir, dès le début, la gravité de la maladie, par la violence des symptômes qui l'annoncent, et sur-tout par l'altération profonde que la constitution en éprouve déja. Dans ce dernier cas, la maladie fait des progrès rapides, et souvent quelques mois suffisent pour mettre le malade dans un danger imminent.

L'altération que le tissu osseux éprouve dans l'ostéo-sarcome, mérite une grande attention : le plus souvent, quand la maladie a fait des progrès considérables, et que la tumeur a subsisté long-temps, le tissu de l'os a disparu plus ou moins complètement ; à sa place on trouve une substance homogène, grisâtre, jaunâtre, lardacée, dont la coupe est unie et ressemble à celle du blanc-d'œuf fortement durci, ou à celle du vieux fromage, et dont la consistance varie depuis celle du cartilage, jusqu'à celle d'une bouillie fort épaisse. Les parties molles environnantes qui ont partagé l'affection de l'os, en ont pris la texture, et participent évidemment à la même altération ; muscles, tendons, périoste, ligamens, vaisseaux, tissu cellulaire, tout est confondu dans la même masse homogène, et a subi la même dégénération. Dans quelques cas, l'altération est moins avancée : on rencontre alors des portions d'os dont la texture et la consistance sont à-peu-près naturelles, et qui n'ont subi qu'un certain degré

de tuméfaction ; mais en avançant vers le centre
de la maladie, on voit la substance de l'os ramolli réduite à une consistance moindre que
celle des cartilages, conservant néanmoins manifestement la texture fibreuse ; et plus profondément on la trouve transformée en une matière lardacée, semblable à celle des organes
attaqués du véritable cancer. On rencontre fréquemment dans ces tumeurs des foyers contenant tantôt un ichor fétide, tantôt une matière
semblable à de la bouillie claire ; et quelquefois
au centre de la substance lardacée en laquelle
l'os est transformé, on trouve une masse plus
ou moins considérable de matière gélatineuse,
demi-transparente et tremblotante.

On a désigné le virus vénérien, le vice scrofuleux, la gale, les dartres, le rhumatisme, et
même les violences extérieures, comme les
causes de l'ostéo-sarcome. Mais tout en accor-
dant que ces affections peuvent compliquer
celle dont il s'agit, qu'elles peuvent même
jouer un rôle plus ou moins actif dans son développement comme causes déterminantes ou
occasionnelles, qui croira qu'il suffit de l'une
des causes que nous venons d'énumérer, et sur-
tout d'un coup, d'une chûte, pour donner
lieu à une altération aussi grave du tissu osseux ?
Qui ne voit que le tableau que nous venons de
faire, est précisément celui des affections cancéreuses exquises ; et qu'il est extrêmement
probable que l'ostéo-sarcome est le résultat de
l'action directe ou indirecte du virus cancéreux
sur les organes affectés ? Cette opinion acquerra
un nouveau degré de probabilité, si l'on considère qu'après l'amputation du membre affecté, la maladie se reproduit presque tou-

jours, comme on l'observe dans le vrai cancer des parties molles.

D'après ce que nous venons de dire, on se persuadera sans peine que le pronostic de l'ostéo-sarcome ne peut être que très-fâcheux : cette altération organique est, sans contredit, la plus grave de toutes celles dont le tissu osseux est susceptible. Les efforts de la nature sont absolument impuissans, non-seulement pour guérir cette funeste maladie, mais aussi pour en suspendre la marche; et l'art n'offre d'autre ressource que la prompte amputation du membre. Si ce moyen extrême pouvoit toujours être mis en usage à temps et avant que la maladie eût fait de grands progrès, il est probable que la rechûte seroit éloignée de beaucoup, et qu'on retireroit un plus grand avantage de l'opération. Mais la maladie est trop difficile à reconnoître dans le principe; il est même trop aisé de s'y tromper lorsqu'elle a fait des progrès considérables, pour qu'on puisse proposer un parti extrême dans le temps convenable; les malades eux-mêmes se décident rarement à la perte d'un membre, avant d'être convaincus, par les progrès de la maladie, que leur mort est inévitable.

Tout ce que nous avons dit précédemment sur le traitement du cancer, s'applique sans restriction à celui de l'ostéo-sarcome : ainsi l'art ne connoît aucun moyen d'arrêter les progrès de l'ostéo-sarcome une fois qu'il est déclaré, et l'on ne peut opposer à cette cruelle maladie que l'amputation du membre, ou bien un traitement palliatif. Pour que l'amputation soit praticable, il faut que la maladie soit située à une assez grande distance du tronc; il faut aussi qu'elle ne soit point accompagnée de symptômes propres à faire augurer l'affection des organes intérieurs : le succès seroit plus que douteux dans le cas où il y auroit de l'engorgement dans les glandes lymphatiques du membre, ou dans celles de l'abdomen ou de la poitrine. Il faudroit dans ce cas, comme dans celui où l'opération est impraticable à raison de la situation de la maladie ou des progrès qu'elle a déja faits ; il faudroit, dis-je, se contenter d'un traitement palliatif qui se réduit à l'usage de l'opium tant à l'intérieur qu'à l'extérieur.

Nous terminerons cet article par quelques mots sur une maladie qui n'a aucun rapport avec les altérations organiques des os, mais qui a été décrite comme une affection propre au périoste, et dont nous n'aurions pas d'autre occasion de parler.

On a décrit sous le nom de tumeurs fongueuses lymphatiques du périoste, de véritables tumeurs cancéreuses du tissu cellulaire, développées dans le voisinage des os, et qui avoient détruit ces organes en les comprimant, par une abrasion sans altération du tissu osseux et sans résidu, comme il arrive au voisinage des fongus de la dure-mère, dans celui des anévrismes, et aux parois du sinus maxillaire, à l'occasion des tumeurs fongueuses qui se développent dans son intérieur. Ces tumeurs s'annoncent par des douleurs très-aiguës, se développent spontanément, ne peuvent souffrir le moindre contact, sont d'abord libres dans le voisinage des os autour desquels elles se sont développées, et paroissent ensuite cimentées avec ces mêmes os et confondues avec eux ;

cependant lorsqu'on examine leurs rapports avec ces organes, on trouve qu'elles sont seulement comme articulées avec eux, étant logées dans l'excavation que la pression qu'elles exercent y a causée. Dans la suite la peau s'enflamme, s'ulcère, et la tumeur présente, dans tout le reste, l'ensemble des phénomènes propres à la marche ordinaire du cancer, dont elle partage les caractères et l'incurabilité. On ne peut se dissimuler que la circonstance singulière que présentent ces tumeurs, de ne se manifester le plus souvent que dans le voisinage des os, et vers celle de leurs surfaces où ils sont le moins recouverts de parties molles, cache sans doute quelque rapport inconnu, et que l'observation fera peut-être découvrir un jour. Quelques praticiens ayant observé quelquefois un filet de nerf passant sur la tumeur, et qui en étoit tiraillé, mais sans y être compris, ont pensé que tous les phénomènes que l'on observe dans cette maladie tenoient à cette circonstance. Mais quelques faits particuliers peuvent-ils servir de base à une conclusion générale ? D'ailleurs ces tumeurs ne présentent dans leur marche et dans leur terminaison rien d'insolite, rien d'extraordinaire, rien qui ne se rapporte aux maladies cancéreuses, dans le genre desquelles elles rentrent bien évidemment.

Nous placerons ici une observation qui nous paroît d'autant plus intéressante, qu'elle offre tout à-la-fois un exemple de complication du *spina-ventosa* avec l'ostéo-sarcome, et d'une disposition héréditaire à ces deux maladies.

Victoire-Marie Pélerin, âgée de trente ans, ouvrière, est née à Paris de parens sains et robustes. Son père, d'une stature moyenne et d'une constitution forte, a la peau brune et les cheveux noirs ; ses vaisseaux sanguins sont très-développés, et son tempérament paroît bilioso-sanguin. Il a toujours joui d'une bonne santé, et il est encore très-fort, quoiqu'âgé.

Les frères et sœurs de la malade sont d'une stature élevée, ont de belles proportions, jouissent d'une bonne santé et ont une constitution robuste. La plupart sont mariés et ont des enfans bien portans.

La malade elle-même est d'une stature médiocre et grêle, quoiqu'ayant des proportions régulières. Ses traits sont agréables, sa peau est brune, ses cheveux, ses sourcils et ses yeux châtain-clair, sa constitution assez forte, son tempérament bilioso-sanguin, ses mœurs douces et pures. Elle a toujours vécu dans une honnête aisance ; elle a toujours habité des quartiers sains de Paris et dans des étages élevés. Elle a toujours joui d'une bonne santé. Elle a eu six enfans qu'elle a nourris elle-même, et dont quatre sont vivans. Les deux qu'elle a perdus sont morts en bas-âge et de maladies aiguës. Parmi les quatre qui restent, trois sont bien portans et très-robustes : sa fille aînée, âgée de sept ans, est assez grande pour son âge, mais ses membres sont d'un volume médiocre. Elle a été malade long-temps et à plusieurs reprises, par des retours fréquens de fièvre intermittente. Ses convalescences ont été longues et pénibles. Son caractère est triste et capricieux ; mais les traits de la face n'annoncent aucune disposition aux scrofules.

Le père, les frères, les sœurs, les neveux, les enfans de *V. Pélerin*, présentent tous, depuis leur plus tendre enfance, des tubercules osseux,

38..

à base peu étendue, à sommet conique et aigu, et qui sont situés sur la face externe des côtes moyennes, ou à la partie supérieure de la face interne du tibia. Ces tumeurs sont indolentes, et ne font aucun progrès depuis très-long-temps.

La malade elle-même porte des tubercules semblables à la partie supérieure de la face antérieure de l'humérus gauche, à la partie supérieure de la face interne du tibia droit, et à la partie inférieure et antérieure du tibia gauche.

Depuis sa jeunesse, il s'est développé au milieu du fémur droit un de ces tubercules, qui a pris de bonne heure une forme oblongue qui occupe toute la circonférence de l'os, et qui a trois pouces de diamètre sur environ quatre pouces de contour. Son développement a été accompagné de douleurs assez vives; il n'a été précédé d'aucune cause connue, et depuis plusieurs années cette tumeur est indolente et stationnaire.

Dès l'âge le plus tendre, il survint des douleurs obtuses un peu au-dessous du milieu de la cuisse gauche, et bientôt il se manifesta dans ce même point une tumeur médiocre, et qui ne fit que des progrès lents pendant la jeunesse. La révolution de la puberté ne parut ni accélérer ni retarder son accroissement.

A dix-neuf ans, époque du mariage de la malade, cette dernière tumeur égaloit le poing d'un homme adulte, mais elle étoit complètement indolente. Son accroissement continua avec la même lenteur pendant les huit années suivantes. Durant l'allaitement du cinquième enfant, et sur-tout après son sevrage, elle fit des progrès beaucoup plus rapides; elle égaloit alors le volume de la tête d'un enfant. A cette époque il survint des douleurs vives par intervalles, et qui forcèrent la malade à garder le repos dans le lit pendant plusieurs semaines.

On persuada au mari de *V. Pélerin* que le sevrage de l'enfant étoit la cause de cette maladie, et qu'une nouvelle grossesse pourroit amener la guérison. La grossesse eut lieu en effet, et la tumeur s'accrut plus rapidement encore, accompagnée de douleurs quelquefois intolérables. Deux mois après la naissance de ce dernier enfant, que la malade entreprit de nourrir, les douleurs furent portées au point d'occasionner une fièvre symptômatique de plusieurs jours de durée, et la peau fortement distendue étoit menacée d'inflammation dans quelques points. Le repos, le régime, l'usage intérieur de l'opium, des applications sédatives, calmèrent cet orage. Alors la malade sevra son enfant et entra à l'hôpital de la Charité le 24 mai 1810.

A son entrée à l'hôpital, la tumeur s'étendoit depuis le milieu de la cuisse jusqu'au genou inclusivement. On distinguoit au-dessous l'évasement des condyles du tibia, la tension du ligament inférieur de la rotule, et cet os lui-même appliqué au-devant de la tumeur et comme enseveli dans cette dernière. Quelques mouvemens de l'articulation du genou pouvoient encore avoir lieu. La jambe étoit habituellement dans un état de flexion médiocre. La marche étoit facile et point douloureuse, et six semaines auparavant, la malade avoit fait deux lieues à pied sans difficulté, sur le pavé de Paris. La tumeur, dont la forme générale se rapprochoit de celle d'une sphère, présentoit dans sa circonférence plusieurs grandes saillies coniques, à base très-large. Sa consistance paroissoit osseuse ; quelques points des plus saillans offroient quelqu'élasticité, et beaucoup de rénitence. La peau qui la recouvroit, fort distendue, étoit parcourue par des veines très-dilatées ; elle n'étoit rouge que dans quelques points correspondans à ceux sur lesquels la tumeur reposoit habituellement. La circonférence de sa partie moyenne avoit 30 pouces 3 lignes d'étendue ; celle de la cuisse immédiatement au-dessus de la tumeur, avoit 10 pouces 4 lignes ; celle du genou immédiatement au-dessous, 12 pouces 9 lignes. Le diamètre antéro-postérieur, 9 pouces 10 lignes : le transversal, 8 pouces 8 lignes ; la hauteur, 10 pouces 7 lignes. Les douleurs étoient à-peu-près calmées, et la fièvre avoit disparu depuis peu. L'état de la malade étoit assez satisfaisant d'ailleurs. Prescription du repos et d'applications sédatives.

Le 27, douleurs presque nulles. Prescription du petit-lait purgatif de *Weiss*.

Le 5 juin, deuxième prescription du même médicament.

Dans le cours du mois, les douleurs se renouvellèrent à plusieurs reprises, mais la fièvre ne reparut pas. Les mouvemens n'augmentoient pas la souffrance, et la malade put se rendre à pied de l'hôpital de la Charité à son domicile, dans la partie la plus élevée de la rue de la Montagne-Sainte-Geneviève, et revenir de suite à la Charité. Elle pouvoit même frapper fortement le sol avec le pied du côté malade, sans souffrir.

Sur la fin du mois, la tumeur avoit fait des

progrès sensibles; on craignoit qu'elle ne s'é-
tendît sur-tout vers le haut, et qu'elle ne rendît
ainsi l'amputation de la cuisse impraticable,
seule ressource que l'on pût tenter, si la maladie prenoit un caractère dangereux. La malade
desiroit vivement d'être débarrassée de sa tumeur; elle en manifesta la volonté bien prononcée, et l'opération fut faite le 4 juillet. Elle
ne présenta d'autres particularités, que quelques difficultés occasionnées par la tension et
le soulèvement des muscles par la tumeur, et
une assez grande perte de sang, la compression
de l'artère ayant été exercée d'une manière
inexacte pendant l'opération.

Autopsie du membre. — Pesé immédiate-
men. après l'opération, son poids étoit de
36 livres.

Disséqué le lendemain (1), on trouva les
muscles triceps crural, droit antérieur et cou-
turier, amincis, élargis, présentant une teinte
jaune, et formant une sorte de membrane qui
enveloppoit la tumeur. Les muscles de la face
postérieure et ceux de la face interne de la
cuisse étoient dans leur état naturel. L'artère
fémorale et la poplitée étoient soulevées, distendues dans leur longueur, mais du diamètre
naturel, et sans altération organique; elles
marchoient selon une ligne oblique, prolongée depuis la partie moyenne et interne de la
cuisse, jusqu'à la partie la plus déclive du
jarret, en se contournant sur la partie interne

---

(1) Ce temps avoit été employé à faire un modèle en
plâtre, qui est déposé dans les cabinets de la Faculté de
Médecine.

de la tumeur qui les avoit aplaties. Le **nerf** sciatique et ses deux branches, repoussés **en** arrière, distendus et aplatis. La rotule et son ligament inférieur dans l'état naturel, excepté la face postérieure de l'os, qui présentoit quelques légères dépressions, et où le cartilage articulaire avoit été aminci ·dans quelques points correspondans aux saillies de la surface de la tumeur, sans cependant que la surface cartilagineuse eût rien perdu de son poli naturel.

Après avoir enlevé les muscles, on remarqua que la tumeur étoit formée par une masse à-peu-près sphérique, d'une substance couleur de perle, élastique, demi-transparente, se laissant pénétrer facilement, même avec l'ongle, mais point diffluente, quoique son aspect eût pu la faire juger gélatineuse. Elle pouvoit être comparée, pour la forme seulement, à une énorme pomme-de-terre, composée de quatre lobes principaux, et subdivisée à l'infini par un grand nombre de petits lobules (1). Un large sillon parcouroit la totalité de la face antérieure, et répondoit à la situation du tendon commun du triceps et du droit antérieur de la cuisse. Deux autres sillons étroits, mais fort profonds, parcouroient d'abord parallèlement la face postérieure, s'écartoient ensuite en bas, pour se diriger, l'un en dedans, l'autre en dehors, en dessinant le trajet des deux lèvres de la partie inférieure de la ligne âpre du fémur, et gardoient avec les parties molles, les rapports naturels de cette double crête.

---

(1) *Voyez* les planches 4, 5 et 6, et le modèle **en** cire déposé dans les cabinets de la Faculté, N.º 36.

Le périoste épaissi et plus consistant, donnant attache aux fibres charnues, étoit facile à reconnoître à la superficie de cette masse. Il passoit directement de l'un à l'autre des lobules, et envoyoit dans le fond de chaque sillon un prolongement fibro-cellulaire très-consistant, qui se détachoit de sa face profonde, et qu'on n'arrachoit qu'avec beaucoup de peine. Cette disposition du périoste peut être comparée avec beaucoup d'exactitude aux rapports mutuels de la pie-mère et de l'arachnoïde, et aux connexions de ces membranes avec la surface du cerveau.

L'enveloppe membraneuse de la tumeur étant enlevée avec soin, la substance de la masse restée à nu présentoit une structure et une consistance comparables à celles d'un cartilage encore très-mou et granulé, et dans quelques points, après avoir entamé cette substance peu profondément, on découvroit dans son épaisseur des filets nombreux, isolés, parallèles, présentant l'aspect et la structure imparfaite de filets osseux incomplètement organisés et à demi-solides.

La lame d'un scalpel, plongée au milieu de cette masse, étoit arrêtée à une certaine profondeur par une substance osseuse dans laquelle elle s'engageoit.

Le bout du fémur, supérieurement, jusqu'à son immersion dans la tumeur, et la surface articulaire des condyles depuis leur émersion, présentoient l'étendue, le diamètre, la direction, la forme et la structure naturelles. Un stylet plongé dans la cavité médullaire, s'engageoit jusques vers le milieu de la tumeur, et là paroissoit plus libre.

Les ligamens de l'articulation du genou étoient dans leur état naturel. La membrane synoviale, sur-tout devant les ligamens appelés croisés, injectée, épaissie et dure.

Les muscles de la jambe étoient bien nourris, de couleur et de consistance naturelles, et plus volumineux que ne paroissoient ceux de la jambe saine.

Aux deux extrémités du tibia et du péroné, sur leurs faces antérieure et postérieure, on trouvoit plusieurs tumeurs ou sortes d'excroissances osseuses, coniques, à sommet aigu, formées d'une couche osseuse, mince et tendre, et intérieurement, d'une substance cartilaginiforme granulée, semblable à celle de la tumeur du fémur.

La moitié inférieure du fémur avec la tumeur, la rotule, et les deux os de la jambe complètement dépouillés des parties molles, et frais, pesoient 19 livres et demie (1).

La tumeur abandonnée à elle-même chez le modeleur, pendant 48 heures, a laissé transsuder une pinte de sérosité fétide.

Fendue avec la scie, selon l'axe du fémur et dans l'intervalle des condyles, l'os s'est trouvé conserver supérieurement sa forme et sa consistance, jusqu'au tiers de la hauteur de la tumeur, dont il étoit embrassé seulement. Les condyles, immédiatement au-dessus de la surface articulaire, présentoient un réseau fin, très-épanoui, à larges alvéoles, plus rare et plus étendu que dans l'état naturel. Dans

____

(1) Il n'a pas été possible de tenir compte du poids perdu par l'évaporation, qui a dû être considérable, pendant le temps employé à modeler et dessiner la tumeur.

l'intervalle de ces deux portions et dans une étendue qui faisoit à-peu-près le huitième de la longueur totale de l'os , les parois du fémur s'étoient généralement écartées de l'axe de la cavité médullaire , et en même temps les lames de la substance compacte s'étoient éloignées, isolées, déviées en dedans et en dehors, puis transformées en filets de plus en plus déliés, et avoient ainsi converti cette substance en un tissu aréolaire , sur-tout vers le centre de la dilatation. Dans ce même lieu , plusieurs points de la circonférence de l'os présentoient une interruption plus ou moins complète, et en même temps les parois du cylindre étoient déjetées en dehors, en sorte que, dans chacun de ces points, les parois de la cavité de l'os, abstraction faite de la texture celluleuse , avoient quelque ressemblance avec celles d'un tuyau de métal qui auroit été éclaté par une force qui auroit agi de dedans en dehors. Dans la portion supérieure et saine de l'os, la cavité médullaire avoit conservé son état naturel. Dans le point altéré, elle étoit occupée par le tissu aréolaire osseux; mais la membrane et le tissu médullaires ne paroissoient nullement altérés, et les aréoles n'étoient occupées par aucune partie molle d'apparence charnue, ni par aucune matière puriforme ou autre. Le tissu aréolaire osseux n'y paroissoit nullement altéré, et ne présentoit sur-tout aucune apparence de carie.

De toute la circonférence de cette partie dégénérée du fémur, partoient des jetées plus ou moins volumineuses d'un réseau osseux, qui se portoient en rayonnant, et dans une direction excentrique, vers la périphérie de la tumeur.

en se divisant et sous-divisant à l'infini, et en
se confondant entr'elles. Ce sont les dernières
ramifications de ce réseau qui fournissoient les
filets osseux imparfaits que l'on trouvoit sous la
surface de la tumeur cartilagineuse. La macération de l'une des moitiés de la tumeur, a fait
voir que ce réseau extérieur étoit d'une structure particulière, et tout-à-fait distincte de
celle du réseau dans lequel les parois du cylindre médullaire avoient été transformées, et où
l'on reconnoissoit manifestement la texture de
l'os primitif. Des portions même considérables
du réseau extérieur, se sont trouvées complètement isolées ; quelques-unes même étoient placées à une grande distance de l'os, et se sont
séparées pendant la préparation.

La plus grande partie de la tumeur étoit formée par la substance cartilaginiforme dont
nous avons parlé, et qui avoit été reconnue par
la surface : elle en formoit la périphérie et les
intervalles nombreux et spacieux du réseau extérieur. Dans plusieurs points, cette substance
étoit altérée, ramollie, rouge et comparable,
pour l'aspect seulement, à la gelée de groseille.
Dans d'autres points, on remarquoit des excavations, de véritables foyers contenant une
matière sanguinolente. Vers la partie postérieure, on en remarquoit plusieurs autres, et
notamment un, capable d'admettre une noix,
à parois irrégulières, grises ou jaunâtres, tapissées par une membrane accidentelle, contenant un ichor jaunâtre et fétide, et en tout
semblable aux foyers cancéreux. Tous ces
foyers étoient fort éloignés de l'os primitif, et
n'avoient aucun rapport avec le réseau osseux
extérieur.

Les suites de l'amputation n'ont rien offert de remarquable : le dégorgement du moignon s'est opéré sans difficulté, la cicatrisation a suivi la marche ordinaire, et dans le moment où nous rédigeons cette observation (2 octobre 1810), la cicatrice est complète, la malade jouit d'une bonne santé, et les tumeurs osseuses qui lui restent, ne sont point douloureuses, et n'ont point augmenté de volume.

Quoique le fait suivant n'offre pas le même intérêt que le précédent, en ce qu'il ne s'agit que de l'autopsie de la partie malade, et point du tout des phénomènes que la maladie a présentés dans son cours, elle nous a paru mériter d'être conservée, comme propre à donner une idée de l'altération que subit le tissu osseux dans l'ostéo-sarcome pur, ou compliqué de carie.

Il s'agit d'une tumeur développée dans l'os de la hanche et dans le sacrum, et qui a fait périr le sujet dans le marasme, avec des symptômes que l'on peut comparer à ceux des affections cancéreuses.

A l'extérieur, cette tumeur s'étendoit depuis la région du sacrum jusqu'à la partie antérieure et interne de la cuisse. Elle soulevoit et avoit aminci les muscles fessiers et le *fascia lata*. Dans l'intérieur du bassin, elle avoit repoussé en dedans le colon, la vessie, et le muscle iliaque.

Elle comprenoit le *sacrum*, la partie inférieure de l'os ilion, la branche horizontale du pubis, et l'ischion jusqu'à sa tubérosité. Cette dernière et le corps du pubis étoient conservés, mobiles et comme séparés du reste par la différence de leur structure et de celle des parties altérées avec lesquelles ils étoient en conti-nuité.

La tumeur pesoit 10 livres et demie. Sa structure étoit celle d'un réseau osseux rare, qui paroissoit manquer totalement dans certains points, et dont les mailles étoient remplies par une substance, partie rouge et d'apparence charnue, partie blanche ou grise, et d'aspect lardacé. Elle contenoit plusieurs foyers, dont les uns renfermoient une matière sanguinolente, et les autres un ichor jaunâtre et fétide. La portion du sacrum qui concourt à l'articulation sacro-iliaque du côté malade, étoit conservée, mais cariée.

CHAPITRE XXII.

Du Ramollissement et de la Fragilité des Os.

IL semble naturel de considérer le ramollisse-ment et la fragilité des os comme deux affec-tions distinctes : quelques faits peu nombreux porteroient à le penser; et les opinions que les travaux des chimistes ont fait naître sur la na-ture respective de ces deux affections, ou de ces deux états des os, sembleroient étayer cette vue pathologique. Nous remarquerons, cependant, que les progrès de la chimie ont eu plus de part que l'étude simple des faits, à la distinc-tion généralement admise entre le ramollisse-ment et la fragilité des os : dès qu'on eut trouvé que ces organes doivent leur solidité à la satu-ration d'un parenchyme vivant par des sels à base alkaline ou terreuse, il étoit tout simple de conclure que la soustraction des sels ou la sur-saturation du parenchyme, devoit produire le ramollissement, ou la fragilité. Mais cette application prématurée d'une science neuve, dont les progrès rapides et continuels font va-rier chaque jour les principes, auroit pu donner quelque défiance : d'un autre côté, si l'on con-sidère que la chimie elle-même n'a pas suffi-samment constaté ces proportions diverses de la matière solidifiante dans les os malades, qu'un très-grand nombre de faits prouve que la mollesse et la fragilité des os se trouvent réunies dans les mêmes sujets et jusques dans le même os; enfin, que les sujets durant la vie desquels on a observé la fragilité, sont morts sans qu'on ait constaté par l'autopsie l'état dans lequel se trouvoit le système osseux, on sentira qu'on n'est pas autorisé par un nombre suffisant de bonnes observations, à admettre la distinction de la fragilité et de la mollesse des os, et à les considérer isolément comme deux maladies différentes. A la vérité, l'histoire des maladies cancéreuses offre des faits qui portent à croire que cette diathèse, parvenue à son plus haut degré, exerce son influence sur les os, et les rend fragiles; on seroit porté à penser de même du degré le plus éminent de la vérole; et quoique sous ce point de vue la fragilité des os ne dût être considérée que comme un symptôme d'une autre maladie, cette observation, toute vague qu'elle est, doit faire regretter qu'on ne se soit pas assuré de l'état des os par l'autopsie, et même par les réactifs chimiques. Le défaut de ces lumières doit se faire d'autant plus vivement sentir, que des sujets durant la vie desquels on n'avoit observé que les phénomènes du ramollissement, ont présenté après leur mort des fractures qu'on n'avoit pas soupçonnées, et qui portoient des caractères évidens d'ancienneté, et que, dans le même cas, on a vu survenir des fractures pendant qu'on examinoit le cadavre, et par des violences qui auroient été sans effet dans toute autre circonstance. Nous ne pouvons donc que signaler cette défectuosité de la science : s'il est vrai qu'il existe une fragilité simple des os, nous manquons totalement de faits exacts à cet égard, et l'on doit appeler sur ce sujet l'attention des praticiens.

Quant au ramollissement, nous en avons déja dit suffisamment pour faire pressentir le point de vue sous lequel nous pensons qu'il doit être considéré : il n'y a presque pas d'observations de ramollissement des os pur et simple ; presque constamment on a trouvé les os privés tout à-la-fois de leur solidité et de leur élasticité, ou, si l'on aime mieux, de la force d'aggrégation de leurs molécules intégrantes. Nous considérerons donc ici les os comme affectés de cette double et singulière espèce d'altération organique.

On a désigné par le nom de *rachitis* ou *rakitis* (1), cette affection du systême osseux, dans laquelle les organes dont il se compose sont privés de leur solidité ordinaire, et où l'épine et les os longs des membres éprouvent diverses déformations, avec ou sans fractures, produites par des causes très-légères.

Cette maladie se manifeste ordinairement depuis l'âge de six à dix mois jusqu'à trois ou quatre ans : cependant, on a vu des enfans venir au monde avec des symptômes évidens du rachitis ; on a vu cette maladie se dévelop-

---

(1) Les Anglais chez lesquels cette maladie a d'abord été observée et étudiée, ont nommé *the rikets* ceux qui en sont affectés. Quelle que soit l'analogie apparente de cette dénomination avec celle que nous venons d'indiquer, il est très-probable que cette dernière est fort ancienne, et qu'elle a dû être employée dans un temps où le symptôme le plus apparent de cette maladie, étoit le seul dont on eût été frappé. Il est au moins certain qu'*Hippocrate* en a connu les principaux phénomènes, comme on peut s'en convaincre par plusieurs passages du Traité *de Articulis*, où l'on trouve une foule de remarques curieuses qui ne peuvent être rapportées qu'à cette maladie.

3.   39

per avant et après l'âge de l'adolescence, chez les adultes et même chez les vieillards. Mais ces derniers faits sont extrêmement rares.

Les sujets d'un tempérament lymphatique et nerveux, d'une constitution foible, ceux qui sont nés de parens scrofuleux, ou qui paroissent destinés à le devenir eux-mêmes, sont plus disposés au rachitis. Cependant, on a vu cette maladie se développer dans des circonstances opposées, et il n'est pas très-rare de voir devenir rachitiques, des enfans nés de parens sains et robustes, et paroissant doués eux-mêmes d'une forte constitution jusqu'au moment où la maladie s'est déclarée.

On a observé qu'une maladie antérieure et de longue durée, sur-tout les diverses espèces de fièvres intermittentes, que l'habitation dans des lieux bas et humides, la mauvaise nourriture, une éducation physique vicieuse, l'allaitement trop prolongé, la répercussion de la secrétion muqueuse connue sous le nom de croûte de lait, la suppression soudaine de la teigne, des dartres, etc.; la présence des vers, une dentition pénible et sur-tout accompagnée de convulsions, favorisent plus ou moins le développement du rachitis, et coïncident avec son apparition. Plusieurs même ont regardé ces accidens, et sur-tout le dernier, comme des causes suffisantes de cette maladie. Mais l'observation a surabondamment démontré que ce sont là tout au plus des causes occasionnelles. On n'aura pas de peine à se persuader qu'il n'en peut être autrement des accidens externes auxquels on a vu le rachitis succéder plus ou moins immédiatement. Quelle autre influence pourroit-on attribuer à un coup, à une chûte, dans une maladie qui altère si profondément les propriétés vitales et physiques des os?

On a considéré le vice scrofuleux, le virus vénérien, le rhumatisme, la goutte, etc., comme pouvant donner lieu à la maladie qui nous occupe. Quelques auteurs ont même pensé que le rachitis pouvoit dépendre de ces différentes affections générales, et être produit indifféremment par chacune d'elles. Cette opinion nous paroît mériter une discussion approfondie, à laquelle nous ne pouvons pas nous livrer dans un ouvrage de la nature de celui-ci : nous nous contenterons donc de présenter sommairement les considérations qui nous paroissent devoir servir de base à l'opinion la plus probable.

1.º Il est très-vrai que l'on observe quelquefois le rachitis sur des sujets scrofuleux, et que l'on a trouvé dans les cadavres d'un grand nombre d'entr'eux, des lésions organiques attestant de la manière la plus évidente l'existence de la diathèse scrofuleuse. Mais dans combien d'autres circonstances le rachitis n'est-il pas survenu sans que rien annonçât les scrofules, sans qu'aucun symptôme ait décelé la présence de cette diathèse dans tout le cours de la maladie du système osseux, sans que rien, à l'ouverture du cadavre, ait pu même faire naître ce doute? Ces observations sont familières, sur-tout chez les sujets qui ont dépassé les premières années de la vie. Pour soutenir aujourd'hui que le rachitis dépend constamment du vice scrofuleux, il faudroit admettre que cette altération des os est elle-même le symptôme le plus éminent des scrofules, ce qui n'est pas démontré jusqu'à présent.

2.º On a vu également des symptômes évidens de vérole, précéder, accompagner ou suivre le développement du rachitis. Ces cas sont beaucoup plus rares que les précédens, et ceux où l'on ne voit paroître aucun symptôme siphilitique sont bien plus communs. Mais on a déduit la nature siphilitique du rachitis, moins de l'observation positive, que de l'analogie qu'on a cru exister entre l'affection vénérienne et la diathèse scrofuleuse, et de l'influence que l'on a supposée à cette dernière sur le ramollissement des os. Or, cette analogie du vice scrofuleux et du virus siphilitique, n'est rien moins que démontrée, et nous venons de voir que l'origine scrofuleuse du rachitis peut être contestée pour de bonnes raisons.

3.º On ne parviendroit pas plus facilement à démontrer l'origine arthritique ou rhumatismale de la maladie qui nous occupe : il est très-vrai que ces diathèses paroissent susceptibles d'être transmises par la voie de la génération ; que le ramollissement des os est précédé ordinairement de douleurs profondes, vives, opiniâtres, et qui ressemblent à quelques égards à celles de la goutte et du rhumatisme ; que les propriétés vitales des muscles sont affectées, dans quelques cas, d'une manière remarquable et qui se rapproche singulièrement du mode apparent d'affection que ces mêmes organes éprouvent dans le rhumatisme ; mais cela suffit-il pour conclure ?

4.º Enfin, comment se persuader qu'une maladie qui se présente toujours avec les mêmes phénomènes essentiels, qui a une marche propre et qui n'appartient qu'à elle, puisse dépendre de causes entièrement différentes ? Ce n'est pas ainsi que la nature procède; les lois de l'organisme, dans chaque système de l'économie vivante, ont leur manière propre d'être affectées par telle cause déterminée; et les gens exercés à l'observation savent bien reconnoître les phénomènes propres à l'action d'une cause de maladie connue, de quelqu'obscurité qu'elle s'enveloppe d'abord.

Lorsqu'on réfléchit attentivement aux résultats de l'observation relativement au rachitis, on ne peut guère se refuser à croire que cette maladie est produite par une cause propre, inconnue, agissant sur toute la constitution, et dont le ramollissement des os n'est qu'un symptôme; et que, si l'on a observé en même temps des symptômes de scrofules, de vérole, ou de toute autre diathèse, ils indiquoient une complication qui avoit peut-être favorisé le développement du rachitis en débilitant la constitution, mais qu'ils n'indiquoient point l'origine et la cause essentielle du rachitis lui-même. On a cherché à déterminer la nature de cette cause immédiate et particulière, dont l'action se dirige spécialement sur les os, et les prive de leur solidité. A peine est-il permis de rappeler aujourd'hui qu'on a cru pouvoir lui assigner le caractère acide, et qu'on a été jusqu'à affirmer que la maladie dépendoit du développement spontanée de l'acide oxalique. Quelqu'air de vraisemblance que ces hypothèses puissent tirer de l'ascescence des humeurs et de toutes les excrétions dans les jeunes sujets, ainsi que des travaux des chimistes sur la nature de la matière solidifiante des os, ces assertions hasardées et dénuées de toute espèce de preuves, ne doivent plus figurer que parmi les écarts de l'imagination, et doivent aller grossir le nombre immense des erreurs qui ont retardé si long-temps les progrès des sciences d'observation.

C'est ordinairement, comme nous l'avons dit précédemment, du sixième au neuvième mois après la naissance, tantôt avant que les enfans aient commencé à marcher, tantôt plus tard et pendant le travail de la dentition, que les premiers symptômes de cette maladie s'annoncent : les enfans deviennent tristes et sérieux ; les objets qui piquoient le plus leur curiosité, qui occupoient le plus leur petite imagination, les jeux de leur âge, n'ont plus aucun attrait pour eux ; l'exercice leur devient pénible, bientôt ils s'y refusent totalement, et ils veulent être toujours couchés, ou assis, ou transportés par ceux qui les soignent. A cette époque, les extrémités articulaires des os longs se gonflent, et l'augmentation de volume des articulations qu'ils forment est d'autant plus rémarquable, que la maigreur, qui fait déja des progrès sensibles, donne aux articulations l'apparence d'une suite de nœuds. De là, la dénomination de *noueure*, sous laquelle on connoît ce premier degré du rachitis, que l'on a aussi désigné sous le nom de *chartre* incomplète.

Ce premier degré de la maladie est marqué dans les sujets adultes par des douleurs plus ou moins vives, vagues ou fixes, d'un caractère équivoque, qui commencent par rendre l'exercice pénible, et successivement le rendent totalement impossible.

Lorsque le gonflement des articulations s'est déja fait remarquer chez les enfans, on s'aperçoit d'une augmentation manifeste du volume de la tête ; en même temps leur imagination et

leur jugement acquièrent une force et une ma-
turité qui étonnent, et les traits de la face
prennent une expression analogue à cette disposition de leur esprit (1). Mais quand la maladie s'annonce à un âge plus avancé, et lorsque
que les progrès de l'ossification ont déja fait
disparoître les sutures du crâne en tout ou en
partie, l'augmentation du volume de la tête n'a
point lieu, et les malades tombent dans la stu-
idité.

A mesure que le rachitis fait des progrès, et
quelquefois dès le commencement, le foie devient plus volumineux, et le ventre se météo-
rise (2); la face se couvre de rides, et les joues
pendantes forment un pli, une sorte de tumeur
vers les angles de la mâchoire inférieure. L'é-
ruption des dents est tardive ; ces os sortent de
leurs alvéoles déja noirs et altérés; presque
aussitôt après leur développement, les dents se
carient et se détruisent.

Ordinairement, le premier développement
de la maladie est accompagné d'une fièvre
plus ou moins marquée, mais qui a une marche
fort irrégulière et qui n'est jamais fort aiguë.
Les fonctions s'altèrent, et sur-tout le sommeil
et l'appétit. Les selles sont rares et décolorées;
et l'urine abondante, est tantôt crue, tantôt

---

(1) *Glisson* (*de Rachitide*), s'exprime en ces termes :
« *Vultum videre est magis compositum et severum, quàm*
» *œtas postularet, ut si in rem seriam aliquam medita-*
» *bundi essent.* »

(2) *Glisson* a parfaitement dépeint ce symptôme :
« *Abdomen exteriùs quidem, respectu nempè partium*
» *continentium, macrum est; interiùs verò, respectu*
» *partium contentarum, nonnihil prominens et tumidius-*
» *ulum sentitur.* »

trouble et chargée d'un sédiment blanchâtre, dans lequel les uns ont cru reconnoître une quantité extaordinaire de phosphate calcaire, et les autres ont cru remarquer l'absence totale de l'acide phosphorique libre.

Peu de temps après que la *noueure*, l'intumescence de la tête et de l'abdomen se sont manifestées, des douleurs dans la région de l'épine annoncent des déformations dans cette partie : elle se courbe dans divers points de sa hauteur et dans diverses directions, mais toujours dans deux ou trois sens opposés ; en sorte que les inflexions subséquentes semblent destinées à rétablir l'équilibre que la première auroit rompu. Il est d'ailleurs remarquable que, dans chacune de ces inflexions, l'épine forme des courbes plus ou moins étendues, mais jamais des angles. Les côtes ramollies et gonflées, sur-tout dans leur extrémité sternale, présentent dans ce même point des nodosités ou sorte de tumeurs ; et forcées de suivre l'épine dans les déformations qu'elle subit, leur courbure se redresse, les côtés de la poitrine sont aplatis, plus ou moins déprimés, et le sternum projeté en avant, présente la conformation de la poitrine des oiseaux, ou, comme on l'a observé, ressemble à la carène d'un vaisseau. Bientôt les os longs des extrémités subissent les mêmes altérations dans leur forme, et des inflexions dont les unes semblent n'être autre chose que les circonstances de la conformation naturelle extrêmement exagérées, et dont les autres n'ont aucun rapport ni avec les courbures naturelles des os, ni avec le sens dans lequel les muscles agissent sur eux.

On a souvent observé à cette époque avancée

de la maladie, des convulsions, des accès d'épi-
lepsie, des vomissemens, la dysurie ou la stran-
gurie, une cécité ou une surdité passagères,
et diverses autres espèces d'épiphénomènes
nerveux. Dans quelques circonstances, ces
symptômes ont paru tenir lieu du rachitis lui-
même : *Buchner,* qui a observé cette maladie
sur presque tous les individus d'une même fa-
mille, a remarqué que, sur onze frères, dont
la plupart moururent rachitiques, ou présentè-
rent les symptômes de cette maladie, portée
jusqu'au degré le plus éminent, ceux qui en
furent exempts éprouvèrent des maladies con-
vulsives graves, et dont ils périrent également
en bas-âge.

Le rachitis étant parvenu à son plus grand
développement, tantôt le progrès de l'âge, ou
toute autre cause naturelle, semble arrêter sa
marche et amener une terminaison heureuse ;
tantôt, au contraire, les fonctions s'altèrent de
plus en plus, et la terminaison devient funeste.
Dans le premier cas, les douleurs cessent, la
fièvre disparoît, le ventre s'affaisse et reprend
le volume et la consistance naturelles ; l'appétit
renaît, et les fonctions digestives s'exécutent ;
les os recouvrent leur solidité dans l'état de
déformation où ils se trouvent ; les forces se
rétablissent, et les muscles, quoique réduits à
un amincissement singulier, acquièrent assez
d'énergie pour exécuter les mouvemens nécessaires pour la station et la progression. Ces
deux dernières fonctions s'exécutent avec plus
ou moins de difficulté, selon le degré auquel
les difformités ont été portées. On observe aussi
que le volume de la tête se maintient, et que
ces individus, lorsque la maladie n'est point

survenue dans l'âge adulte, conservent ordinairement la vivacité d'imagination qui carac-
térisoit les premiers progrès du rachitis.

Dans les cas contraires, lorsque la maladie
doit avoir une issue malheureuse, les douleurs
persistent, la déformation de la poitrine cause
une dyspnée plus ou moins gênante ; il se manifeste quelquefois une ou plusieurs attaques
d'hémopthisie et même une phthisie pulmonaire, qu'on a sans raison attribuée à cette cause
mécanique et à la gêne que le poumon éprouve.
Les muscles diminuent de volume, et cependant ils sont dans un état de contraction permanente qui tient tous les membres fixés dans
la flexion, ou dans des positions singulières et
bizarres ; les ongles s'alongent, se ramollissent,
se recourbent et s'altèrent sensiblement dans
leur structure ; le malade est condamné au plus
parfait repos et comme cloué dans son lit, à
cause des violentes douleurs qu'il éprouve
quand on tente de le remuer : le plus souvent,
en le transportant ou en l'aidant à changer
d'attitude, on détermine une ou plusieurs fractures, et toujours à l'occasion d'un effort très-
léger (1). Enfin, la fièvre lente, la colliquation
et le marasme épuisent entièrement les forces,
et le malade succombe. Quelquefois, cependant,
avant que la maladie soit aussi avancée, les rachitiques périssent dans un accès de convulsion.

----

(1) Une remarque assez singulière, mais dont il existe
un grand nombre de preuves d'observation, dont quelques-unes ont été mal appréciées, c'est que ces solutions
de continuité paroissent susceptibles de réunion, malgré
la profonde altération que les os ont éprouvée à cette
époque.

L'autopsie des cadavres de sujets morts à la suite de cette maladie, montre que le plus souvent la masse cérébrale, augmentée de volume, est exempte de toute autre altération. Quelquefois, cependant, on trouve un épanchement de sérosité dans les ventricules, une véritable hydrocéphale (1). On trouve fréquemment les poumons remplis de tubercules, même dans les cas où il ne s'est point manifesté de symptômes de phthisie pulmonaire. Les glandes du mésentère sont tuméfiées, tuberculeuses, quelquefois même elles contiennent des foyers de matière stéatomateuse; mais d'autres fois aussi, ces mêmes organes sont sains, quoique la maladie ait parcouru lentement tous ses degrés. Le foie est volumineux, les intestins et la vessie sont distendus, relâchés, mais sans altération. Les muscles sont minces, pâles et jaunâtres. Les os sont plus légers, rouges ou bruns; pénétrés d'un grand nombre de vaisseaux sanguins dilatés, poreux et comme spongieux, mous et compressibles, abreuvés d'une sorte de sanie qu'on exprime de leur tissu par la compression, comme d'une éponge, ou mieux, comme d'un cuir macéré après avoir été tanné. Les parois du cylindre médullaire des grands os des extrémités sont fort amincies, tandis que les os du crâne ont beaucoup augmenté d'épaisseur, et sont devenus spongieux et comme réticulaires. Les uns et les autres, et sur-tout les os longs,

_____

(1) Il est très-probable, ainsi qu'on l'a pensé, qu'on a souvent décrit comme une hydrocéphale idiopathique, un symptôme du rachitis; car, lorsque ce symptôme survient de bonne heure, il cause la mort du sujet avant que la maladie ait pu se manifester par des phénomènes plus évidens.

ont acquis une souplesse remarquable (1) ; mais quand on les courbe au-delà d'un certain point, ils se rompent. La fracture a lieu plus facilement si l'inflexion est faite brusquement. La cavité médullaire des os longs ne contient, au lieu de moëlle, qu'une sérosité rougeâtre et totalement dépouillée du caractère gras et huileux que présente cette secrétion dans l'état naturel (2).

On ne connoît encore qu'un petit nombre d'essais informes sur l'état chimique des os altérés par le rachitis ; et tout ce qu'ils ont appris, c'est que les sels à base alkaline ou terreuse y sont réduits à de moindres proportions que dans les os sains ; mais que cette différence est beaucoup moins remarquable qu'on

---

(1) *Glisson*, qui a observé très-attentivement cette maladie, et qui a joint au fruit de son expérience, celle de quatre autres médecins ses contemporains, avec lesquels il travailloit de concert à rassembler les matériaux de son excellent Traité, dit n'avoir jamais trouvé, et n'avoir jamais ouï dire qu'on eût vu dans cette maladie les os réduits à la consistance de la cire. Il croit que c'est par erreur que quelques personnes de son temps se formoient cette idée de l'état des os dans le rachitis, et traite de fables tout ce qu'on avoit débité à ce sujet.

(2) Il est facile de s'apercevoir que le tableau que nous venons de présenter des lésions organiques que l'on a trouvées à la suite du rachitis, contient plusieurs traits évidemment étrangers à cette maladie : le nombre en est peut-être encore plus considérable qu'il ne paroit ; les travaux d'anatomie pathologique peuvent seuls l'apprendre. Cette science presque neuve, dont on ne sauroit trop recommander l'étude approfondie, mais sage, peut seule éclaircir la question des complications, relativement à la maladie dont il s'agit, comme par rapport à une foule d'autres.

n'auroit dû s'y attendre, et que le parenchyme fibro-celluleux y est altéré au point de se laisser dissoudre complètement par le même acide minéral étendu d'eau qui sert à le dépouiller des substances salines. Ce premier aperçu, que des travaux ultérieurs rendront sans doute fort curieux, n'est point fait pour étonner ceux qui sont accoutumés à étudier la nature : sans doute c'est dans le parenchyme vivant des os que doivent se passer les phénomènes les plus importans d'une maladie qui en altère la structure et qui détruit leur solidité; et ceux qui n'ont vu dans le rachitis que le départ des sels dont les os sont saturés dans l'état naturel, se sont arrêtés probablement au dernier résultat de la maladie.

On voit d'après cela, combien on est éloigné de pouvoir statuer encore rien de positif sur l'éthiologie de cette maladie; combien il s'en faut que l'on puisse tirer des lumières utiles à cet égard, des lois connues de la chimie; combien sont futiles les systêmes fondés sur la supposition d'une altération déterminée de la nutrition dans les os (1), etc., etc.! Tout ce qu'il y a de certain, c'est qu'une fois que les os sont ramollis, le poids du corps, l'action des mus-

---

(1) Y a-t-il rien de plus anti-médical que le conseil qu'on a donné sérieusement d'employer intérieurement le phosphate calcaire, et dont quelques hommes d'un grand mérite ont été dupes? On étoit parti d'une supposition gratuite; et l'expérience, entre les mains de médecins attentifs et exempts de prévention, a bientôt démontré la futilité de cette pensée. Est-il dans la destinée de l'homme d'épuiser tous les genres d'erreurs avant d'atteindre la vérité?

cles, et probablement aussi d'autres causes inconnues, déterminent les courbures multipliées
et singulières des os; car on ne peut attribuer à
aucune des causes connues, certaines courbures
de l'épine, dans des sujets qui gardent la position horizontale dès le commencement de la
maladie, etc.

Le pronostic du rachitis est le plus souvent
très-fâcheux. Cette maladie est toujours grave,
soit parce qu'il n'est pas rare que les sujets qui
en sont affectés périssent en bas âge, soit parce
que, dans les cas les plus heureux, il est impossible d'éviter des difformités quelquefois
horribles, soit enfin parce que l'art n'a que des
ressources peu nombreuses et très-incertaines.
Plus la maladie se déclare de bonne heure et
dans un âge tendre, plus aussi elle est grave;
on a presque toujours vu périr en peu de
temps les enfans qui sont nés avec des marques évidentes de rachitis, ou qui en ont
éprouvé les premières atteintes peu de temps
après leur naissance. Plus l'augmentation du
volume de la tête et du ventre est considérable
et survient promptement dans le commencement de la maladie, plus celle-ci est grave.
Elle est très-fâcheuse également, quand elle
survient dans le cours ou à la suite d'une maladie aiguë. Ces mêmes maladies, et sur-tout
les fièvres exanthématiques, survenant après le
développement du rachitis, en arrêtent le cours,
ou en suspendent momentanément la marche,
selon que l'altération organique est plus ou
moins avancée : on a même vu une fièvre que
tout sembloit d'abord annoncer seulement
comme symptômatique, mais qui prenoit insensiblement une marche régulière et aiguë, ou

bien des exanthêmes sans fièvre, produire le même effet et amener une solution heureuse. La révolution de la puberté paroît avoir produit quelquefois un effet aussi heureux ; mais l'expérience démontre que cette époque n'a pas sur le rachitis une influence aussi déterminée que sur les symptômes du vice scrofuleux. L'influence des saisons sur cette maladie est très-marquée ; on a observé fréquemment que le rachitis suspendoit sa marche et sembloit devenir stationnaire pendant le printemps et l'été, et que ses symptômes acquéroient une nouvelle intensité pendant l'automne et l'hiver ; que ces influences étoient d'autant plus marquées, que les saisons jouissoient à un plus haut degré de la température qui leur est propre. Quelquefois, par un concours de circonstances inconnues, la maladie semble suspendre ses progrès sans cesser de donner des signes évidens de son existence, en sorte qu'elle a pu prolonger sa durée pendant un grand nombre d'années. La complication de scrofules, de vérole, de scorbut, etc., est toujours très-dangereuse, et ajoute beaucoup à la gravité de la première maladie. Le rachitis, parvenu au point de produire des convulsions, le spasme permanent des muscles, l'altération et la courbure des ongles, des fractures, la fièvre hectique, le marasme, etc., est absolument incurable et mortel. On peut en dire à-peu-près autant de celui qui sévit sur les sujets adultes ou plus avancés en âge. Nous ne pensons pas que, dans les cas les plus favorables et dans ceux où les efforts de la nature ou les secours de l'art sont parvenus à arrêter le cours de la maladie et à ramener les os à leur état de solidité primitive, on ait jamais vu l'action des muscles rétablir la rectitude naturelle des membres, comme quelques écrivains l'ont avancé.

Si l'on examine avec soin et sans prévention les observations que l'on possède de traitemens heureux du rachitis, on verra que les méthodes qui ont eu des succès, se réduisent à l'emploi plus ou moins méthodique de moyens diététiques et médicamenteux excitans ou toniques, et au traitement des diverses maladies connues qui peuvent compliquer le rachitis. Bien souvent les préventions des divers praticiens sur la nature présumée de la cause du rachitis, les ont portés à employer de préférence diverses préparations mercurielles, les anti-scorbutiques, les substances alkalines, les savoneux, les préparations antimoniales, le soufre, les sels à base de fer, etc., etc.; et tous ces moyens ont également réussi, dans les cas où le succès étoit possible, sans que l'on puisse se convaincre par les circonstances de la maladie elle-même, que ces préférences étoient fondées sur de bonnes raisons. Quelquefois aussi il existoit en même temps que le rachitis, des signes évidens de scrofules, de vérole, de scorbut, etc., qui ont disparu pendant l'administration des moyens qui sont propres au traitement de ces maladies, et en même temps on a vu disparoître les symptômes du rachitis. C'est des observations de ce genre que se sont autorisés ceux qui ont pensé que la cause de cette maladie n'étoit pas identique, et qu'elle pouvoit dépendre de chacune des diathèses connues. Mais ces observations et celles que nous avons indiquées plus haut, prouvent seulement qu'il n'existe pas, jusqu'à présent, de méthode de traitement exclusive et spécifique du rachitis, qu'une méthode excitante peut avoir en général d'heureux effets dans le traitement de cette maladie, et peut-être que les moyens de ce genre, aussi bien que le traitement méthodique des diverses complications connues, n'ont d'autre mérite dans ce cas, que de mettre la nature dans des conditions favorables, pour qu'elle opère la guérison par des procédés et un mécanisme qui nous sont totalement inconnus; peut-être aussi, et la chose nous paroît extrêmement probable, qu'un grand nombre de ces maladies ont guéri spontanément, pendant l'usage de moyens insignifians ou inutiles.

Quoi qu'il en soit, on s'est bien trouvé de faire changer les malades d'habitation, de leur faire quitter les lieux bas, frais et humides, de leur faire habiter les lieux élevés, chauds et secs, de leur faire respirer un air pur et riche en oxigène, de leur faire préférer la nourriture animale, de leur faire faire un usage assez libéral d'un vin généreux, et de les faire user fréquemment de frictions sèches aromatiques sur toute l'habitude du corps. Les excitans de toute espèce, parmi lesquels on peut compter sur-tout les sels mercuriels, les sulfures, les oxides ou les sels antimoniaux, le fer, le soufre, sur-tout dans l'état de division où il se trouve dans les eaux minérales, le kina sous ses diverses formes pharmaceutiques, les plantes crucifères et leurs diverses préparations, peuvent tous devenir très-utiles, administrés de bonne heure et avec la prudence convenable.

Le temps et la manière de faire usage de ces moyens variés ne sont pas indifférens, et c'est peut-être en cela que consiste ce que l'observa-

3.   40

tion a appris de plus certain et de plus utile touchant le traitement de cette maladie. On peut distinguer dans sa durée totale trois états bien différens, et qu'il est très-essentiel de ne pas confondre. L'un est un état d'irritation générale, caractérisée par des douleurs violentes, quelquefois intolérables, par l'insomnie, et par une fièvre assez vive. Cet état s'observe sur-tout dans le commencement de la maladie, quelquefois aussi dans son cours et à plusieurs reprises, et semble indiquer alors une sorte de *récrudescence*. Tout moyen excitant est dangereux dans ce cas, et d'autant plus, que quelquefois ces espèces d'exacerbations conduisent à des résultats heureux et inattendus. Les calmans, les ipnotiques conviennent seuls dans cette circonstance, et s'il ne survient point de changement favorable, au moins le calme succède à l'orage, et l'on arrive ainsi à un temps plus convenable pour l'administration des médicamens actifs.

Le second état est celui de ce calme, au moins passager, qui succède toujours aux crises de souffrance et d'irritation, et durant lequel la maladie semble avoir suspendu sa marche. C'est toujours dans ces intervalles que l'on observe les efforts médicatifs de la nature et les guérisons spontanées, dont on connoît un assez grand nombre d'exemples; et s'il est vrai que nos moyens puissent avoir d'heureux effets, c'est sans contredit dans cette circonstance que ces effets sont le plus probables (1).

Enfin, le troisième état est celui où le ma-

---

(1) La distinction de ces deux premiers états appartient à *Pujol*, médecin modeste et éclairé, dont les écrits méritent d'être étudiés.

rasme et la colliquation se déclarent, ou sont imminens : dans cet état avancé de la maladie, il est rare que les remèdes actifs aient aucun résultat avantageux ; ils peuvent même devenir dangereux en raison de la chûte des forces, de l'extrême excitabilité qui l'accompagne toujours, et de la tendance aux évacuations colliquatives. Dans ce cas, tous les excitans purgent avec une facilité remarquable ; en sorte qu'on ne peut guère en user qu'à très-petite dose, et que leur combinaison avec l'opium devient souvent nécessaire, autant que la prudence et l'état des forces peuvent le permettre.

Dans un temps où l'on considéroit l'action des muscles sur les os, comme la seule cause capable de déformer ces derniers, on s'est beaucoup occupé de la construction de corsets baleinés, de croix de fer, de bottines et autres semblables moyens mécaniques, que l'on croyoit propres à corriger les difformités des membres ou du tronc. Les inventions de ce genre se sont singulièrement multipliées, et la plupart des traités d'orthopédie tiennent une place considérable parmi les livres inutiles. Tous ces moyens coërcitifs, incapables de produire aucun bien, exposent, au contraire, à des accidens graves et multipliés ; aussi, malgré les éloges qui leur ont été prodigués par leurs inventeurs et par des auteurs d'un grand poids, les praticiens éclairés et judicieux ont renoncé à leur usage ; et aujourd'hui on convient généralement qu'il est nécessaire d'abandonner à la seule nature, aidée d'un bon traitement médical, le soin de redresser les os déformés par le rachitis.

FIN DU TROISIÈME VOLUME.

EXPLICATION
DE LA PREMIÈRE PLANCHE.

Elle représente un bandage pour la fracture de la clavicule.

Figure 1.   Ceinture de toile piquée, large d'environ cinq pouces, et assez longue pour entourer le tronc à la hauteur du coude.

A. A. Côté externe de la ceinture.

b. b. b. b. Boucles dans lesquelles se passent les courroies du bracelet.

c. c. c. Boucles pour fixer la ceinture.

d. d. d. Courroies qui servent au même usage.

Figure 2.   Bracelet de toile neuve piquée, moins large que la ceinture, et assez long pour environner la partie inférieure du bras.

A. Bracelet vu par sa face externe.

b. b. b. b. Courroies qui se passent dans les boucles de la ceinture.

c. c. c. Trous dans lesquels se passe le lacet.

d. d. Le lacet lui-même.

Figure 3.   Bandage appliqué.

a. a. Ceinture.

b. b. Bracelet.

c. c. Courroies du bracelet passées dans les boucles de la ceinture.

d. d. Lacet passé dans les trous du bracelet.

e. e. Coin placé sous l'aisselle.

f. f. Rubans de fil qui l'assujettissent.

g. g. Scapulaire qui sert à soutenir la ceinture.

Planche 1.

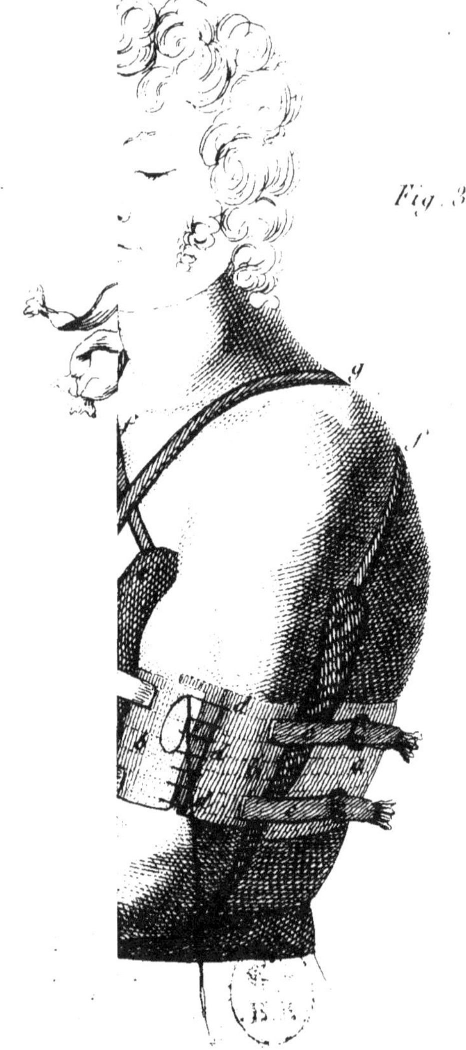
Fig. 3.

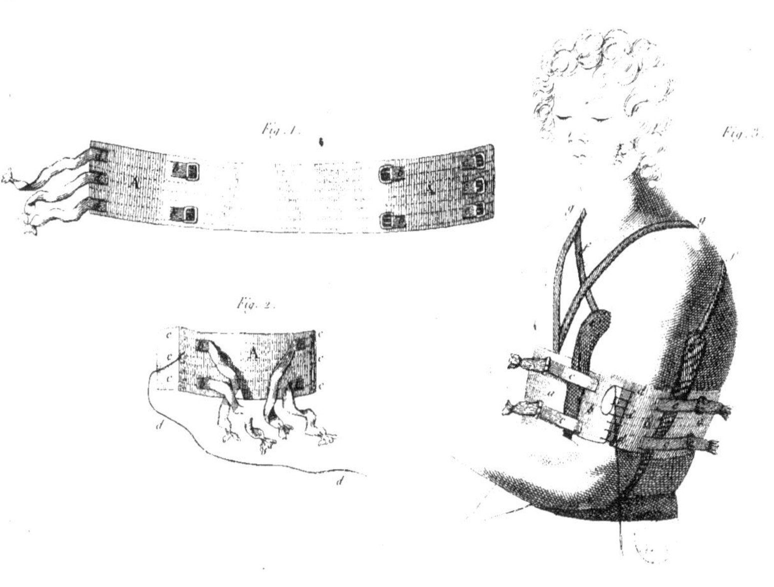

Fig. 1.
Fig. 2.
Fig. 3.

Fig. 1.

Fig. 2.

Fig. 3.

Planche 2.

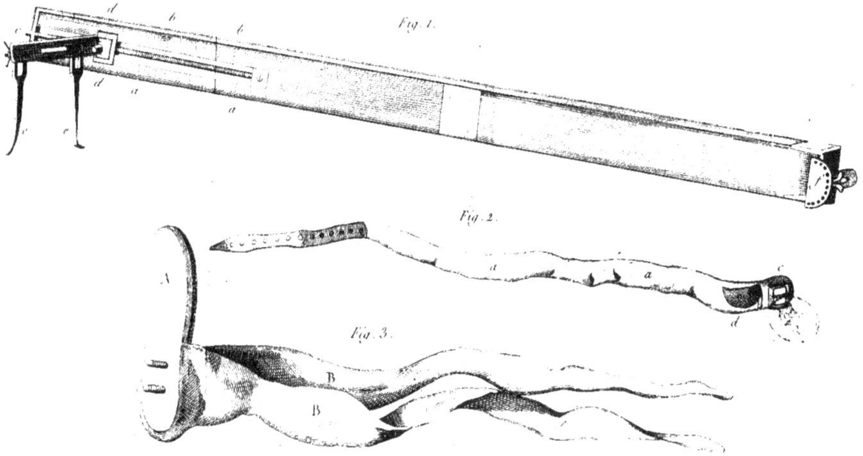

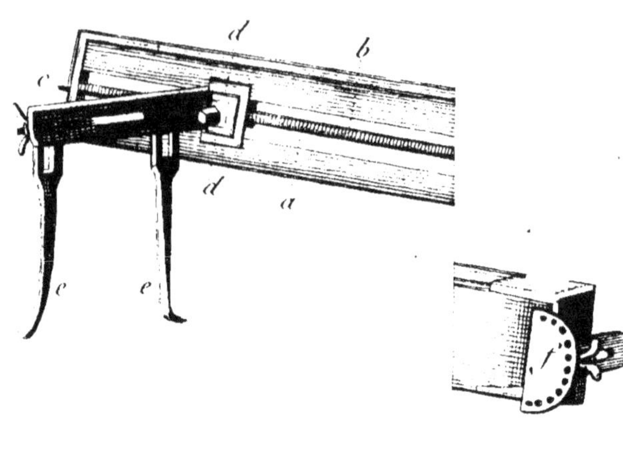

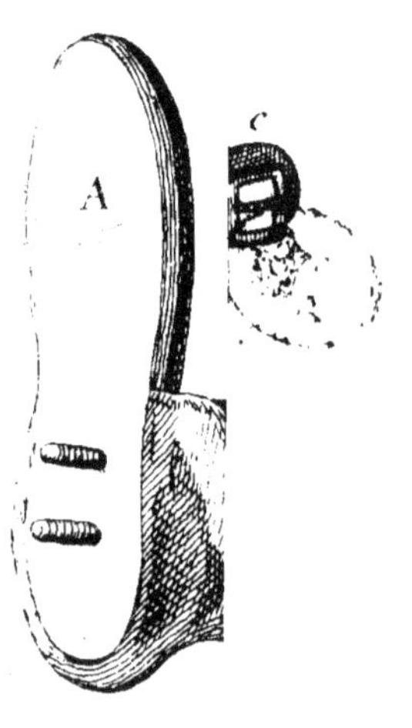

Planche 2.

EXPLICATION

DE LA SECONDE PLANCHE.

Machine pour exercer l'extension continuelle des membres inférieurs.

Figure 1. ATTELLE vue par sa face interne.

    a. a. Fente qui règne dans le tiers inférieur de sa longueur.

    b. b. Vis sans fin engagée dans cette fente.

    c. Extrémité carrée de la vis, dans laquelle s'engage la clef à manivelle.

    d. d. Ecrou mobile percé d'un trou que traverse la vis, et garni de deux plaques qui glissent sur les côtés de l'attelle.

    e. e. Supports.

    f. Crochet de l'extremité de l'attelle.

Figure 2. Sous-cuisse.

    a. a. Sa partie moyenne rembourrée comme la ceinture d'un brayer.

    b. Son extrémité garnie d'une courroie.

    c. Boucle de l'autre extrémité.

    d. Gousset ouvert par en bas, dans lequel doit s'engager le crochet de l'extrémité supérieure de l'attelle.

Figure 3. Semelle garnie.

    A. Plaque de la semelle.

    B. B. Lanière de peau, fendue.

EXPLICATION
DE LA TROISIEME PLANCHE.

Figure 1. Appareil appliqué.

> *a. a. a.* Le membre malade étendu.
>
> *b. b. b.* Attelle pour l'extension continuelle.
>
> *c. c.* Vis de rappel.
>
> *d.* Clef à manivelle propre à tourner la vis.
>
> *e. e.* Écrou mobile garni de ses plaques, traversé par la vis, et glissant sur l'attelle.
>
> *f.* Crochet de l'extrémité supérieure de l'attelle engagé dans le gousset du sous-cuisse.
>
> *g.* Sous-cuisse en place.
>
> *h. h. h. h.* Attelle antérieure.
>
> *i. i. i. i. i.* Paillassons de balle d'avoine.
>
> *k. k. k. k. k.* Lacs pour serrer tout l'appareil.
>
> *l.* Semelle à laquelle le pied est fixé.
>
> *m. m.* Supports de la semelle.

Figure 2. Une rotule fracturée et réunie par un cal osseux, vue par sa face antérieure. (*Voyez planche IV, fig.* 1.

> *a. b.* Extrémités de la fracture transversale.
>
> *c. d.* Les deux fragmens inclinés vers le point *b.*
>
> *e.* Traces d'une autre fracture longitudinale.
>
> *f.* Défectuosité de la réunion, répondant au point de la plus grande largeur du cal.
>
> *g. h. i.* Irrégularités qui semblent dépendre de l'ossification d'une partie du tendon des muscles extenseurs de la jambe, et du tissu fibreux qui couvre la face antérieure de la rotule.

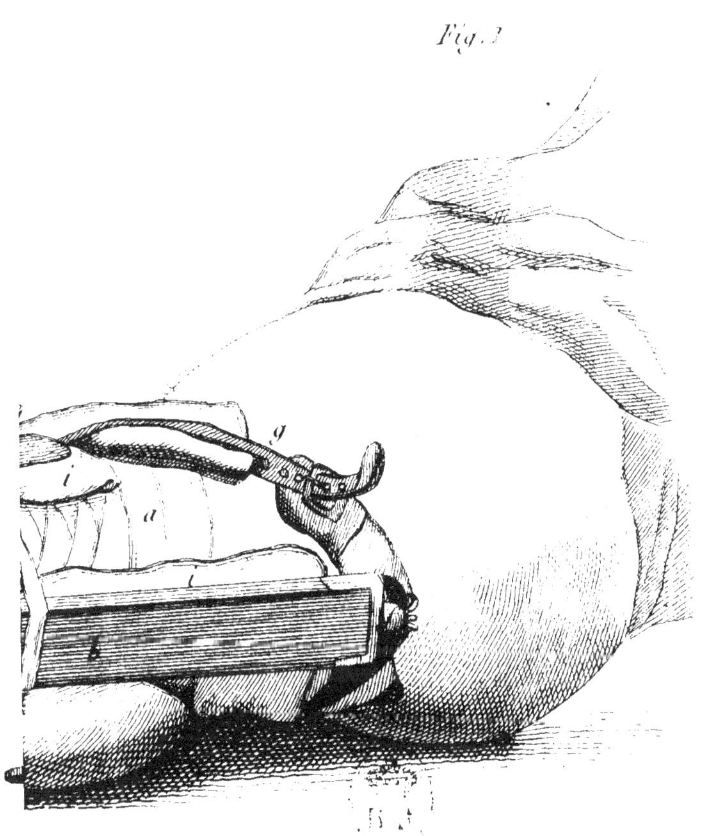

Fig. 3
g
i
a

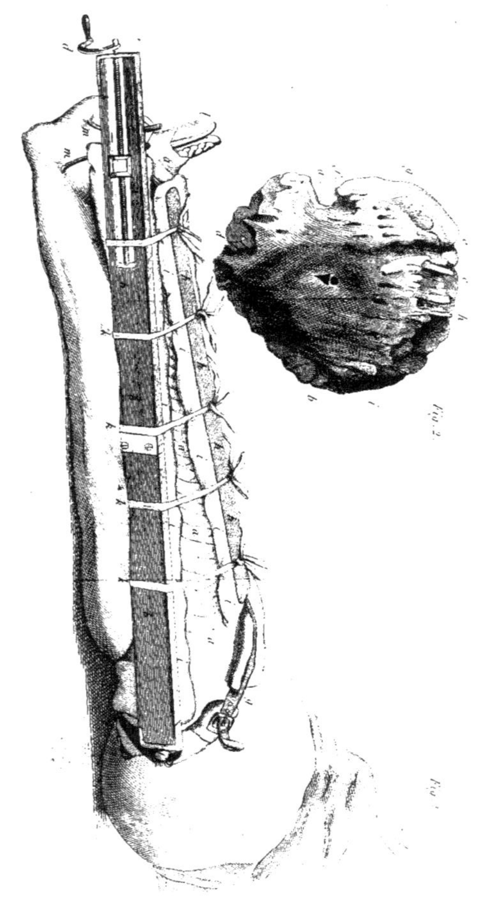

Fig. 1.
Fig. 2.

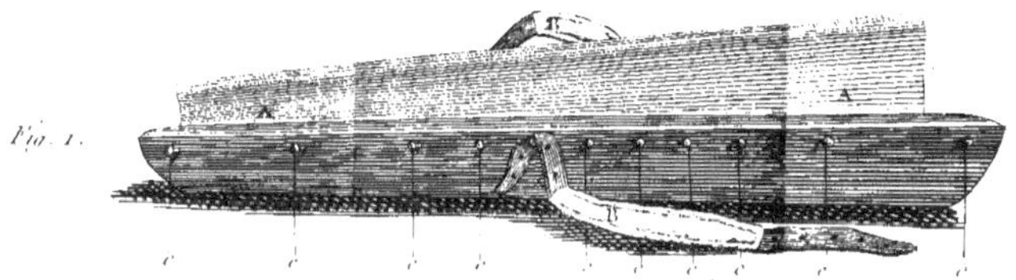

Fig. 1.

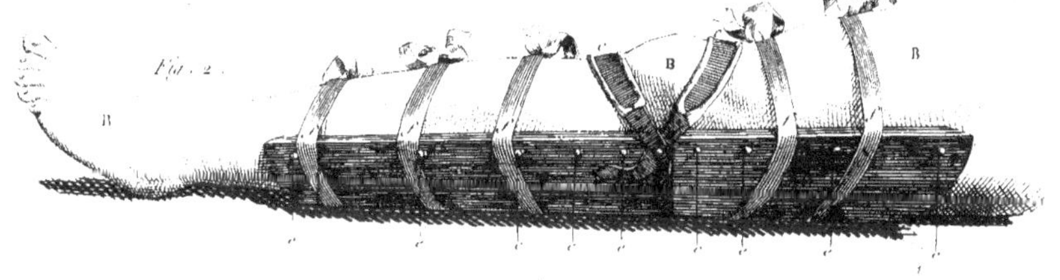

Fig. 2.

Planche 3 bis.

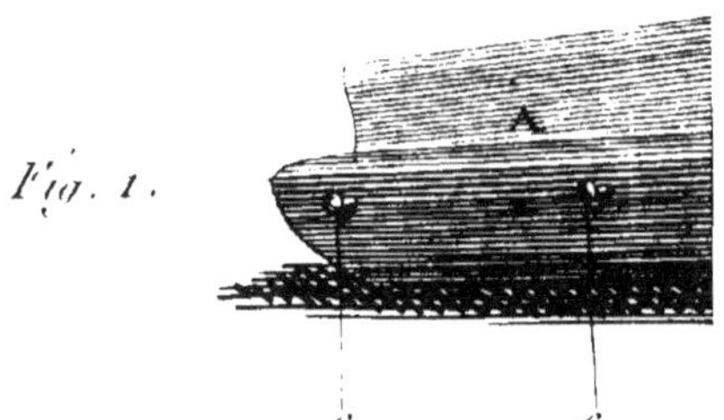

Fig. 1.
A
c   c

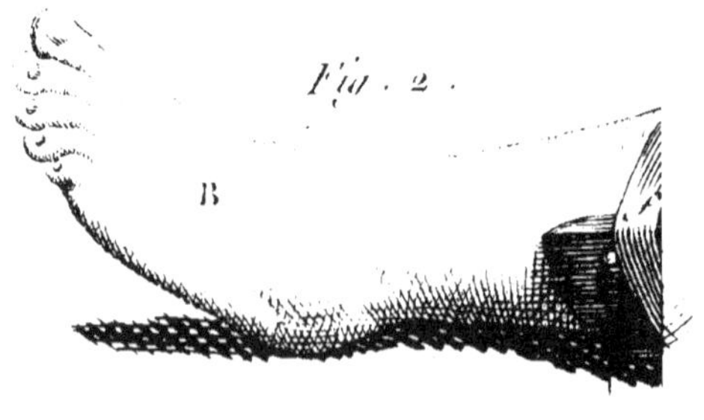

Fig. 2.
B
c

EXPLICATION
DE LA TROISIEME PLANCHE *bis.*

Elle offre un appareil pour la fracture de la rotule.

Figure 1. Gouttière dans laquelle est placée la partie postérieure du membre.

    A. A. Face concave de la gouttière.

    B. B. Les deux courroies.

    c. c. c. c. c. Clous auxquels s'accrochent les extrémités des courroies.

Figure 2. Appareil appliqué.

    A. A. La gouttière vue en dehors.

    B. B. B. Le membre malade.

    c. c. Courroies placées au-dessus et au-dessous de la rotule.

    d. d. Extremités percées par lesquelles on les assujettit.

    e. e. e. e. e. Clous auxquels on peut accrocher ces extrémités.

    f. f. f. f. f. Lacs qui retiennent le membre dans la gouttière.

EXPLICATION
DE LA QUATRIEME PLANCHE.

Figure 1. UNE rotule fracturée et réunie par un cal osseux, vue par sa face postérieure. (*Voyez planche III bis ,fig.* 2.)

a. b. Extrémités de la fracture transversale.

c. d. Les deux principaux fragmens, inclinés l'un et l'autre vers le côté *a* de la fracture transversale.

e. Traces d'une autre fracture longitudinale, qui tomboit sur la première vers le côté *b.*

f. Lieu où correspond la plus grande étendue du cal, et où l'on voit des traces de sa texture fibreuse primitive.

g. Restes de la surface articulaire.

Figure 2. Une tumeur occupant la partie inférieure de la cuisse, vue par son côté externe, enveloppée de toutes les parties molles.

a. Lieu occupé par la rotule.

b. Le ligament de cet os, que l'on distinguoit au toucher.

c. c. c. c. c. Plusieurs des tubercules de la surface de la tumeur, sensibles à travers la peau.

d. d. Reliefs formés par les tumeurs commençantes au bas du tibia et du péroné, que l'on distinguoit à travers les tégumens.

Nota. Le membre est représenté dans le degré de flexion qui étoit encore possible.

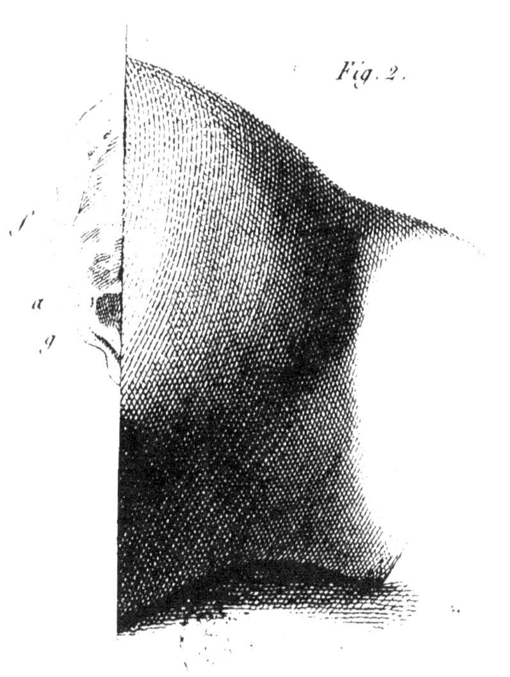
Fig. 2.
Planche 4.

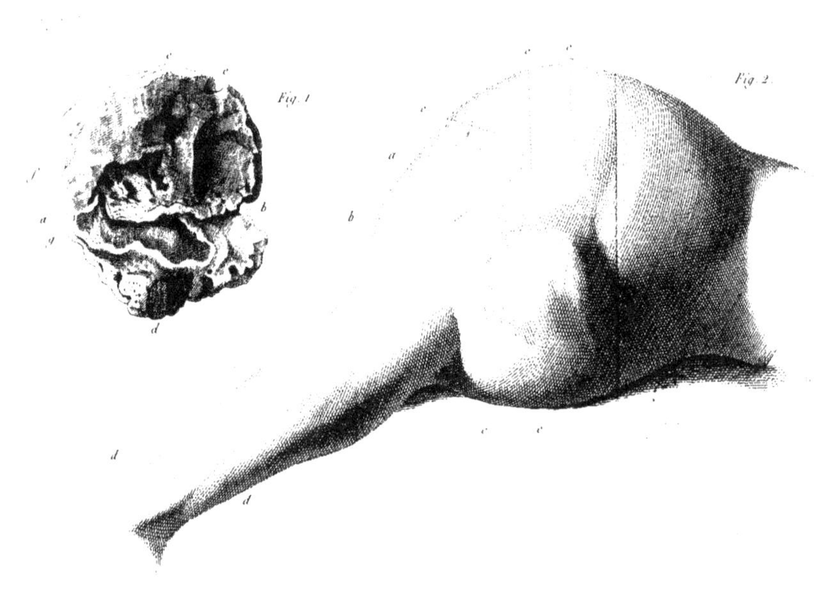

Fig. 1
Fig. 2
Planche 4.

Planche 5.

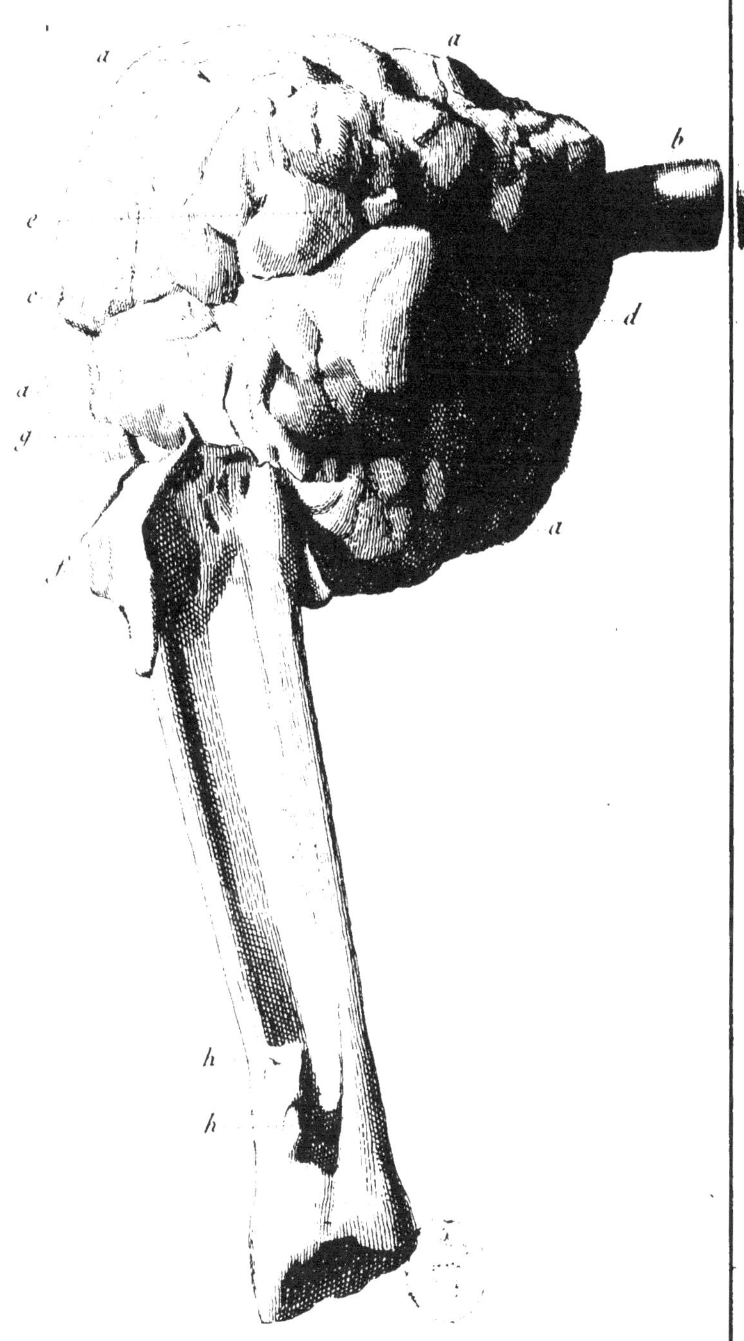
a
a
b
e
c
d
a
g
a
f
h
h

EXLPLICATION

DE LA CINQUIEME PLANCHE.

La tumeur dépouillée des muscles et de l'enveloppe immédiate fournie par le périoste.

a. a. a. a.   Circonférence bosselée de la tumeur.

b.   Portion du corps du fémur.

c.   Dépression à laquelle répondoit le tendon des muscles extenseurs de la jambe et de la rotule.

d.   Rainure postérieure répondant à la ligne âpre.

e.   Division externe de la même rainure, qui suivoit la branche externe de la bifurcation inférieure de la ligne âpre, et logeant la portion correspondante de l'aponévrose *fascia-lata*.

f.   La rotule renversée, tenant à son ligament.

g.   Portion du condyle interne du fémur.

h. h.   Tubercules osseux développés sur le tibia.

EXPLICATION
DE LA SIXIEME PLANCHE.

Une moitié de la tumeur osseuse, traitée par la macération.

a.   Portion du corps du fémur.

b. b. b. b. b. b. Prolongemens radiés de la tumeur osseuse, que l'on découvroit à la surface de la masse cartilagineuse.

c.   Branche externe de la bifurcation inférieure de la ligne âpre, développée en forme de crête très-saillante.

d. d.   Intervalles qui résultent de la chûte de productions osseuses isolées, qui se sont séparées par l'effet de la macération.

e.   Condyle externe du fémur.

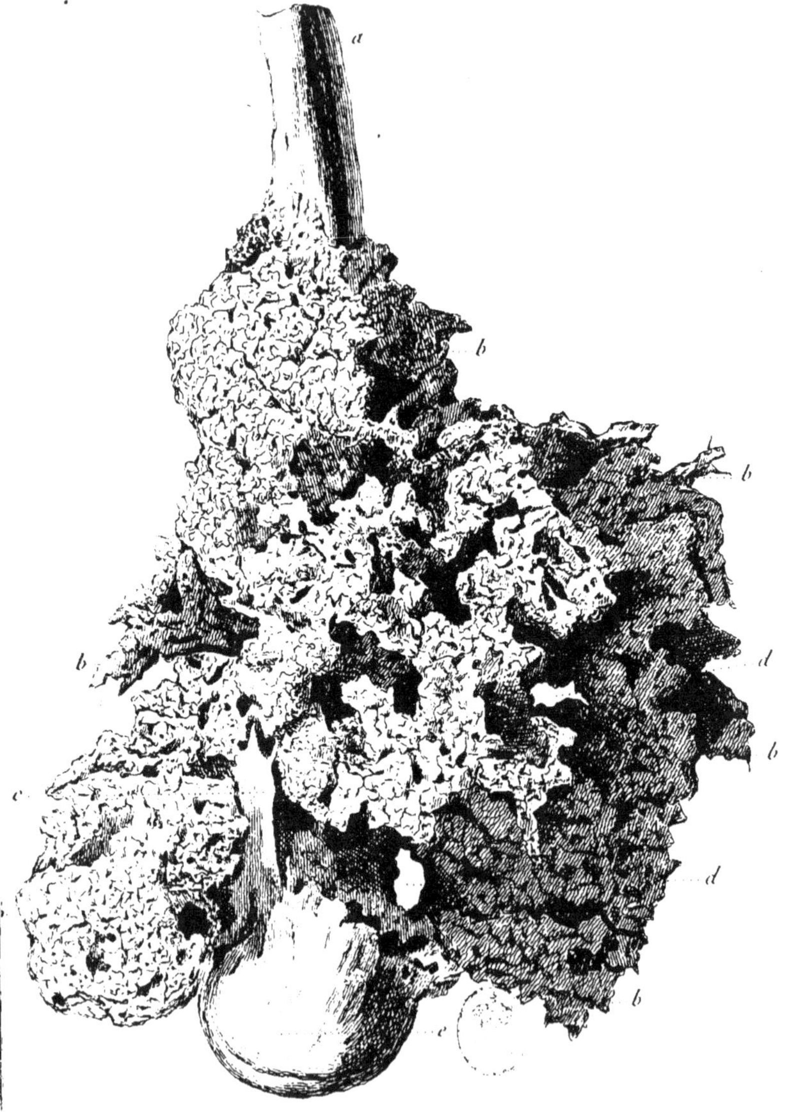

Planche 6.
a
b
b
b
b
c
d
d
b
e

CHAPITRE X.

CHAPITRE XI.

CHAPITRE XII.

CHAPITRE XIII.

CHAPITRE XIV.

CHAPITRE XV.

CHAPITRE XVI.

CHAPITRE XVII.

CHAPITRE XVIII.

CHAPITRE XIX.

CHAPITRE XX.

CHAPITRE XXI.

CHAPITRE XXII.

FIN DE LA TABLE DES MATIÈRES.